Peter Schopf
Curriculum Kieferorthopädie, Band I

Curriculum Kieferorthopädie

Band I
Schädel- und Gebißentwicklung
Prophylaxe
Kieferorthopädische Diagnostik
Herausnehmbare Behandlungsgeräte

von

Prof. Dr. Peter Schopf
Direktor der Poliklinik für Kieferorthopädie,
Zentum der Zahn-, Mund- und Kieferheilkunde
der J. W. Goethe -Universität Frankfurt am Main

3., überarbeitete und erweiterte Auflage

Quintessenz Verlags-GmbH
Berlin, Chicago, London, Paris, Barcelona, Tokio,
São Paulo, Moskau, Prag und Warschau

Die Deutsche Bibliothek - CIP-Einheitsaufnahme

Schopf, Peter:
Curriculum Kieferorthopädie / von Peter Schopf. -
Berlin; Chicago; London; Paris; Barcelona; Tokio;
São Paulo; Moskau; Prag; Warschau: Quintessenz-Verl.-GmbH
(Curriculum; 1)
(Quintessenz-Bibliothek)
ISBN 3-87652-568-3
ISBN 3-87652-578-0

Bd. 1 Schädel- und Gebißentwicklung; Prophylaxe:
Kieferorthopädische Diagnostik; Herausnehmbare
Behandlungsgeräte. - 3., überarb. und erw. Aufl. - 2000
ISBN 3-87652-579-9

3. Auflage

Druck und Bindearbeiten: WB-Druck GmbH & Co., Rieden

ISBN 3-87652-578-0 (Band I und II)
ISBN 3-87652-579-9 (Band I)
ISBN 3-87652-577-2 (Band II)

Vorwort zur 1. Auflage

Bei der Lektüre eines neuen Buches wird man nicht selten enttäuscht, weil man sich vom Inhalt mehr versprochen hat oder unter dem betreffenden Titel einen anderen Informationsgehalt erwartete. Dies wird insbesondere der Fall sein, wenn die Zielsetzung des Autors und die inhaltlichen Vorstellungen des Lesers nicht übereinstimmen.
Um die Intentionen dieses Kompendiums der Kieferorthopädie verständlich zu machen, erscheint es sinnvoll, kurz auf die Entstehungsgeschichte einzugehen. Seit nahezu 20 Jahren werden den Studierenden der Universität Frankfurt von der Abteilung für Kieferorthopädie umfangreiche Skripten zur Verfügung gestellt, welche den Stoff der kieferorthopädischen Vorlesungen und Kurse stichwortartig behandeln und die ein Mitschreiben bei den Vorlesungen verzichtbar machen sollen. Diese Skripten wurden in regelmäßigen Abständen überarbeitet und ergänzt. Die 4. Überarbeitung wurde 1989 abgeschlossen, und im Zuge der Suche nach Sponsoren, welche bereit wären, die Vervielfältigung mitzufinanzieren, wurde vom Quintessenz-Verlag der Vorschlag gemacht, das Skriptum zu überarbeiten und im Rahmen einer neuen Buchreihe für Studenten zu publizieren.
Den Mitarbeitern meiner Abteilung bin ich für die Unterstützung bei der Bearbeitung des Manuskripts und ihre kritischen Anregungen zu Dank verpflichtet. Die Zeichner unserer Klinik, Herr Handke und Herr Blechschmidt, haben wesentlichen Anteil an der grafischen Gestaltung der Druckvorlage.
Die Konzeption des Buches als studienbegleitende Lernhilfe für Studenten erklärt manche seiner Eigenheiten. Es erhebt nicht den Anspruch, ein Handbuch zu sein, welches umfassend und unter Darlegung des gesamten wissenschaftlichen Hintergrunds das Fachgebiet der Kieferorthopädie darstellt. In einem solchen Werk würde der Leser mit Recht ein umfangreiches Verzeichnis der einschlägigen Publikationen erwarten. Die Literaturhinweise in diesem Kompendium beschränken sich hingegen auf (in der Regel deutschsprachige) Lehrbücher, die dem Studierenden als ergänzende Fachbücher empfohlen werden können und zur Verfügung stehen.
Auch muß der Leser einige inhaltliche Einschränkungen akzeptieren, die sich daraus erklären, daß in diesem Buch der Lehrstoff der an der Universität Frankfurt angebotenen Unterrichtsveranstaltungen dargestellt wird, so daß eine schwerpunktmäßige Auswahl nicht ausbleiben kann.
Gerade im Fach Kieferorthopädie bestehen deutliche Unterschiede zwischen dem Lehrstoff für angehende Zahnärzte, der während des Studiums der Zahnheilkunde angeboten wird, und dem Fachwissen, welches sich der Kieferorthopäde im Rahmen seiner Weiterbildung anzueignen hat. Dies kann für ein Fachbuch, das sich auf den Lehrstoff des (Undergraduate-) Studiums beschränkt, nicht ohne inhaltliche Konsequenzen bleiben.

Auch bezüglich der Ausstattung erwartet der Leser in den neueren Werken eine aufwendigere Darstellung mit bunten Fotografien, insbesondere im klinischen Teil, die er in diesem Buch vermissen wird. Einfache Schwarzweiß-Skizzen sollen dazu beitragen, daß das Buch zu erschwinglichen Konditionen angeboten werden kann.
Vorrang hat in allen Bereichen der Grundgedanke, ein Buch für den Studenten herauszubringen, welches in erster Linie eine brauchbare und preiswerte Lernhilfe sein soll. Der breite Rand für ergänzende Notizen, die straffe Gliederung und die Beschränkung auf die wesentlichen Lehrinhalte sollen den Charakter als Arbeitsbuch unterstreichen.
Es war mein Wunsch, mit dieser Publikation dem Studierenden eine Darstellung der Grundlagen des Faches Kieferorthopädie in die Hand zu geben, die so gestaltet sein sollte, wie ich mir während meines Studiums unterrichtsbegleitende Fachbücher gewünscht habe. Ich hoffe, daß die 1. Auflage dieses Buches diesem Ziel recht nahe kommt.

Frankfurt am Main, September 1990 — Der Verfasser

Vorwort zur 2. Auflage

In Anbetracht des kurzen Intervalls zwischen dem Erscheinen der 1. und 2. Auflage (1991/1994) läge es nahe, das Buch ohne wesentliche Änderungen zu publizieren. Verschiedene Gründe haben mich bewogen, diesen (einfachen) Weg nicht zu gehen. Zum einen enthielten die Rezensionen der 1. Auflage eine Reihe konstruktiv kritischer Vorschläge, die in der Neuauflage weitgehend berücksichtigt werden sollten, zum anderen sah ich unabhängig davon die Notwendigkeit, einige Kapitel umfassender zu gestalten und neue Bereiche hinzuzufügen. Zu diesen Überlegungen trug die Beobachtung bei, daß sich der Kreis der Leser über die ursprünglich angesprochene Gruppe der Studierenden hinaus offensichtlich deutlich ausgeweitet hat und die dargestellte Thematik auch für den niedergelassenen Zahnarzt und Kieferorthopäden von Interesse scheint.
Aus der erheblichen Ausweitung des Inhalts, die zur besseren Handhabung als unterrichtsbegleitendes Arbeitsbuch eine Teilung in zwei Bände erforderlich machte, ergab sich das unauflösbare Problem, daß der Stoff nun für den Studenten möglicherweise zu umfangreich, für den kieferorthopädisch Tätigen aber immer noch zu lückenhaft ist. Der Student wird dies bei seiner Selektion berücksichtigen, dem Fortgeschrittenen hingegen muß der Hinweis auf eine ausreichende Zahl von Literaturangaben zur Wissensergänzung genügen.
Neben marginalen Änderungen der 1. Auflage wurden in den Band I der 2. Auflage die Themen: Individualprophylaxe, kieferorthopädische Beratung, Funktionsanalyse sowie kieferorthopädische Werkstoffkunde eingefügt.
Im Band II nahm die Darstellung der Grundlagen festsitzender und extraoraler Apparaturen - insbesondere im Hinblick auf die beobachtete Ausweitung des Leserkreises - erheblich an Umfang zu. Ganz neu eingefügt wurde ein Kapitel über interdisziplinäre Aspekte, in welchem so wichtige Themen, wie die Zusammenarbeit von Hauszahnarzt bzw. Allgemeinmediziner und Kieferorthopäden, präprothetische und chirurgische Kieferorthopädie, parodontologische und psychologische Aspekte im Rahmen der kieferorthopädischen Therapie, Praxishygiene und Infektionsschutz sowie rechtliche Fragen angesprochen werden.
Ergänzend finden sich im Anhang eine Kurzdarstellung der kieferorthopädischen Abrechnung für Patienten der GKV und der PKV, Informationsbögen zur Patientenaufklärung, sowie eine Reihe von in der kieferorthopädischen Praxis zu verwendenden Formblättern.
Den Mitarbeitern der Abteilung habe ich erneut für ihre Unterstützung bei der Bearbeitung des Manuskripts zu danken; insbesondere gilt mein Dank Frau Dr. Margraf-Stiksrud für den Beitrag „Psychologische Aspekte“ und Herrn Dr. Gerkhardt für seine Mitarbeit am Kapitel „Instrumentelle Funktionsanalyse“.

Frankfurt am Main, Februar 1994 — Der Verfasser

Vorwort zur 3. Auflage

Während die Überarbeitung der 1. Auflage (1990) eine nicht unerhebliche Ausweitung des Stoffes mit sich brachte, die für die 2. Auflage (1994) eine Teilung des Kompendiums in zwei Teile erforderte, enthält die 2000 erscheinende 3. Auflage vergleichsweise nur wenige Änderungen und Ergänzungen.
Im Teil I wurden die Grundlagen des Wachstums sowie der Schädel- und Gebißentwicklung - der Bedeutung dieses Themas für die kieferorthopädische Therapie entsprechend - umfassender dargestellt. Gleiches gilt für die kieferorthopädische Befunderhebung (Anamnese und klinische Untersuchung). Ergänzt wurden die Abschnitte über die Wahl des richtigen Zeitpunkts für eine kieferorthopädische Therapie sowie über die Indikation von Röntgenbildern im Rahmen dieser Behandlungen. Das Kapitel „Funktionsanalyse" wurde von Herrn Kollegen Gerkhardt überarbeitet und durch eine kurze Darstellung der manuellen Funktionsanalyse ergänzt.
Im Kapitel über kieferorthopädische Werkstoffkunde wurde der Abschnitt über metallische Werkstoffe erweitert, aus dem Teil I herausgenommen und in das Kapitel über die Therapie mit festsitzenden Apparaturen integriert. Auf diese Weise war es möglich, die Bedeutung metallischer Legierungen für festsitzende Behandlungstechniken umfassender und besser zu erläutern.
Eine komplette Überarbeitung und Aktualisierung war im Anhang erforderlich, da nach Drucklegung der 2. Auflage eine Reihe von Abrechnungsbestimmungen bzw. Positionen des BEMA und der Gebührenordnung für Ärzte (GOÄ) geändert wurden.
Neu ist auch, daß Band II eine CD-ROM beigefügt wurde, die alle Informationsbögen und Formulare enthält, die sich von der CD kopieren oder ausdrucken lassen. Da die meisten Bögen in Word 6.0 abgespeichert sind, lassen sie sich für den Praxisgebrauch ändern und individuell gestalten.
Die erfreulich positive Aufnahme dieses Kompendiums hat dazu geführt, daß bisher jeweils nach 4–5 Jahren eine Neuauflage erforderlich wurde. Dies erlaubte eine laufende Aktualisierung und Ergänzung. Ich hoffe, daß sich diese, für den Leser vorteilhafte Entwicklung auch in den kommenden Jahren fortsetzt.

Frankfurt am Main, März 2000 Der Verfasser

Inhaltsverzeichnis Band I

Einführung in das Fachgebiet, Geschichte **19**

1. Schädel- und Gebißentwicklung **21**

1.1 Skelettales Wachstum **21**
1.1.1 Knochenform und -struktur 21
1.1.2 Knochenbildung 22
1.1.3 Knochenwachstum 23
1.1.4 Körperwachstum / Alterung 25
1.1.5 Wachstumsstudien 27

1.2 Schädelwachstum **28**
1.2.1 Schädelkalotte und Schädelbasis 28
1.2.2 Gesichtsschädel 28
1.2.3 Die Bedeutung der verschiedenen Wachstumsmuster für die kieferorthopädische Therapie 32
1.2.4 Wachstumsstörungen 34

1.3 Normale Gebißentwicklung **34**
1.3.1 Pränatale Phase 34
1.3.2 Milchgebiß 37
1.3.3 Permanentes Gebiß 39
1.3.4 Physiologische Veränderungen der Zahnstellung während der Gebißentwicklung und des Zahnwechsels 43

1.4 Störungen der Gebiß- und Zahnentwicklung **47**
1.4.1 Stützzoneneinbruch 47
1.4.2 Frühzeitige(r) Milchzahnextraktion / -verlust 48
1.4.3 Frühzeitiger Verlust permanenter Zähne 50
1.4.4 Spätanlagen 50
1.4.5 Hormonelle Einflüsse auf den Zahndurchbruch 52
1.4.6 Störungen der Zahnbildung 52

1.5 Ätiologie von Dysgnathien **52**

1.6 Eugnathie / Indikation und Zeitpunkt **54**
1.6.1 Eugnathie 54
1.6.2 Kieferorthopädische Behandlungsindikation 55
1.6.3 Zeitpunkt 60

2. Prophylaxe **67**

2.1 Kieferorthopädische Behandlung als Karies- und Parodontalprophylaxe **67**

2.2 Kieferorthopädische Prophylaxe **69**
2.2.1 Pränatale Prophylaxe 72
2.2.2 Stillen oder Flasche ? 73
2.2.3 Habituelle Einflüsse 74
- Lutschgewohnheiten 75
- Zungenfehlfunktionen und anomales Schlucken 83
- Myofunktionelle Übungen 86
- Mundatmung 87
2.2.4 Präventive Maßnahmen zur Stützzonenerhaltung 89
2.2.5 Einschleifen von Milchzähnen 101

2.3 Mundhygiene - Fluoridierung - Ernährung **102**

2.4 Individualprophylaxe **112**

3. Kieferorthopädische Diagnostik **117**

3.0 Kieferorthopädische Beratung **117**
3.0.1 Die kieferorthopädische Beratung durch den Hauszahnarzt 117
3.0.2 Die eingehende kieferorthopädische Beratung 118

3.1 Kieferorthopädische Befunderhebung **129**

3.2 Anamnese **130**
3.2.1 Familienanamnese (A) 132
3.2.2 Patientenanamnese (B) 134

3.3 Klinische Untersuchung **144**
3.3.1 Allgemeinbefund (C) 144
3.3.2 Extraoraler Befund (D) 146
3.3.3 Intraoraler Befund (E) 155

3.4 Abdrucknahme und Herstellung von Kiefermodellen **174**

3.5 Modellanalyse **178**

3.6 Fotostataufnahme **207**
3.6.1 Seitenbild (Profildarstellung) 207
3.6.2 Enface-Bild 208

3.7 Röntgenbefund **210**
3.7.1 Orthopantomogramme bzw. Röntgenstaten 210
3.7.2 Schädel-Röntgenbilder 213
3.7.3 Röntgenaufnahmen der Hand 214
3.7.4 Zusätzliche Röntgendiagnostik 214

3.8 Kephalometrie 215
3.8.1 Bedeutung und Herstellung des Fernröntgenseitenbildes 215
3.8.2 Das kephalometrische Auswertungsverfahren der Universität Frankfurt am Main (Meßpunkte) 219
3.8.3 Kephalometrische Referenzlinien 222
3.8.4 Ausmessung der Fernröntgenaufnahme (Standardanalyse) 224
3.8.5 Bewertung und klinische Bedeutung der kephalometrischen Meßwerte 225
3.8.6 Superposition 238
3.8.7 Ergänzende Kurzanalyse nach *Ricketts* 239

3.9 Handröntgenbild 241

3.10 Funktionsanalyse 248
3.10.1 Nomenklatur 248
3.10.2 Klinische Funktionsanalyse 251
3.10.3 Instrumentelle Funktionsanalyse 262

3.11 Diagnostischer Set up 275

4. Kieferorthopädische Apparatesysteme (Teil 1) 279

4.1 Einführung in die klinische Kieferorthopädie 279
4.1.1 Möglichkeiten der Gebißumformung 279
4.1.2 Im Rahmen der kieferorthopädischen Behandlung mögliche Bewegungen 285
4.1.3 Mögliche Schäden durch kieferorthopädische Behandlungen 287
4.1.4 Rezidiv / Retention 291

4.2 Apparatesysteme und ihre Indikationen 295

4.3 Plattenapparaturen 314
4.3.1 Bestandteile der Platte 315
4.3.2 Herstellung der Platten 344
4.3.3 Hinweise zur Eingliederung von Platten 347
4.3.4 Plattensonderformen 355

4.4 Aktivator und andere funktionskieferorthopädische Geräte 363
4.4.1 Wirkungsprinzip des *Andresen-Häupl*-Aktivators 364
4.4.2 Indikation des Aktivators 366
4.4.3 Wirkungsmechanismen und Behandlungsablauf einer Aktivatortherapie verschiedener geeigneter Anomalien 368
4.4.4 Zur Stabilität der Ergebnisse einer Aktivatorbehandlung 376
4.4.5 Modifikationen des Aktivators 377
4.4.6 Vor- und Nachteile des Aktivators 382
4.4.7 Konstruktionsbiß 384
4.4.8 Aktivatorherstellung 388
4.4.9 Einschleifen des Aktivators 404
4.4.10 Handhabung des Aktivators 408

4.5 Apparateplanung/Planskizzen/ Zusammenarbeit mit dem Labor 414

Literaturverzeichnis 419

Sachregister (Band 1 und 2) 425

Inhaltsverzeichnis Band II

5 Kieferorthopädische Apparatesysteme Teil 2 - Werkstoffe / Festsitzende Apparaturen - 455

5.1 Kieferorthopädische Werkstoffe 455
5.1.1 Nichtmetallische Werkstoffe 455
5.1.2 Metallische Werkstoffe 458

5.2 Geschichte festsitzender Geräte 473

5.3 Indikation einer Behandlung mit festsitzenden Apperaturen; Vor- und Nachteile dieser Geräte 474

5.4 Mechanik - Kräfte - Verankerung 478
5.4.1 Mechanik 478
5.4.2 Kraftgröße 480
5.4.3 Friktion 481
5,4.4 Verankerung

5.5 Bestandteile der festsitzenden Apparatur 485
5.5.1 Bänder 485
5.5.2 Brackets 486
5.5.3 Bögen 486
5.5 4 Ligaturen, Elastics, Federn 490

5.6 Der „Edgewise“ - Bogen 490
5.6.1 Biegungen 1., 2. und 3. Ordnung 493
5.6.2 Das Straight-Wire-Prinzip 497
5.6.3 Die verschiedenen Bögen der Edgewise-Apparatur 500
5.6.4 Mögliche Nebenwirkungen von Bögen 507
5.6.5 Die Verwendung von Elastics 510

5.7 Die Behandlungsphasen 513

5.8 Therapeutische Aufgaben und ihre Lösung mit festsitzenden Geräten 517

5.9 Bebänderung / direktes und indirektes Kleben von Brackets, Behandlungskontrollen, Debonding 521

5.10 Kleine orthodontische Maßnahmen 527

5.11 Instrumentarium für die Herstellung und Anwendung festsitzender Apparaturen 530

5.12 Extraorale Geräte 536
5.12.1 Headgear / Gesichtsbogen 536
5.12.2 Kopf-Kinn-Kappe 545
5.12.3 *Delaire*-Maske / Gesichtsmaske 546

5.13 *Crozat*-Apparaturen 547

6 Dysgnathien in Stichworten 549

6.1 Rückbiß - Große Frontzahnstufe - Klasse II 550

6.2 Progener Formenkreis 564

6.3 Offener Biß 576

6.4 Tiefbiß / Deckbiß 588

6.5 Schmalkiefer / Transversale Enge 600

6.6 Laterognathien / Bukkalokklusion 612

6.7 Diastema mediale 623

6.8 Aplasie 631

6.9 Frontzahnverlust 640

6.10 Retention und Verlagerung 651

6.11 Lippen-Kiefer-Gaumenspalten 662

6.12 Sagittale Enge / Platzmangel
Diskrepanz zwischen Raumangebot und Raumbedarf 672

6.13 Kieferorthopädische Extraktionstherapie 681
6.13.1 Geschichte 681
6.13.2 Indikation zur Extraktion, Vor- und Nachteile 682
6.13.3 Allgemeine Extraktionsregeln,
Auswahl der zu extrahierenden Zähne 686
6.13.4 Ausgleichsextraktion 693
6.13.5 Sechsjahrmolarenextraktion 698
6.13.6 Behandlungsgeräte bei Extraktionsfällen 703
6.13.7 Kieferorthopädisch indizierte Milchzahnextraktionen 704
6.13.8 Weisheitszahnproblematik 712

7 Interdisziplinäre Aspekte 717

7.1 Zusammenarbeit zwischen Kieferorthopäden und Hauszahnarzt 717
7.1.1 Kieferorthopädisch relevante Aufgaben des Hauszahnarztes
vor Einleitung einer kieferorthopädischen Therapie 717

7.1.2 Aufgaben des Hauszahnarztes vor Einleitung der kieferorthopädischen Therapie 718
7.1.3 Aufgaben des Hauszahnarztes nach Abschluß der kieferorthopädischen Behandlung 721

7.2 Präprothetische Kieferorthopädie 722

7.3 Kieferorthopädisch-chirurgische Therapie skelettaler Anomalien 726
7.3.1 Indikation 726
7.3.2 Zeitpunkt 729
7.3.3 Anomalieunabhängige Grundsätze für die Durchführung kieferorthopädisch-chirurgischer Maßnahmen 729
7.3.4 Kieferorthopädisch-operative Therapieverfahren 733

7.4 Zahnärztlich-chirurgische Eingriffe im Rahmen der kieferorthopädischen Behandlung 736
7.4.1 Freilegung verlagerter bzw. retinierter Zähne 737
7.4.2 Lippenbandexzision 740

7.5 Parodontologische Aspekte 742
7.5.1 Zusammenhänge zwischen Zahnstellungs- bzw. Okklusionsanomalien und Parodontopathien 742
7.5.2 Vermeidung parodontaler Schäden im Rahmen einer kieferorthopädischen Behandlung 743
7.5.3 Präorthodontische Parodontaltherapie 744
7.5.4 Verbesserung der parodontalen Verhältnisse durch parodontologisch-kieferorthopädische Maßnahmen 745

7.6 Psychologische Aspekte in der Kieferorthopädie 748
7.6.1 Zahnarzt-Patient-Beziehung 749
7.6.2 Verhaltensgewohnheiten 752
7.6.3 Gesprächsführung 760
7.6.4 Psychologische Behandlungsindikation 764

7.7 Zusammenarbeit mit Kollegen aus medizinischen Fachgebieten 770
7.7.1 Kinderheilkunde 770
7.7.2 Hals-Nasen-Ohren-Heilkunde 771
7.7.3 Innere Medizin / Allgemeinmedizin 772
7.7.4 Dermatologie / Allergologie 772
7.7.5 Orthopädie 774
7.7.6 Humangenetik 774

7.8 Praxishygiene und Infektionsschutz 774
7.8.1 Infektionsrisiko 775
7.8.2 Grundlagen der Infektionsprophylaxe 776
7.8.3 Hygienemaßnahmen in der kieferorthopädischen Praxis und im Labor 781
7.8.4 Hygieneplan 782
7.8.5 Kieferorthopädische Behandlung hochinfektiöser Patienten 782

7.9 Rechtliche Fragen 788
7.9.1 Aufklärungspflicht 788
7.9.2 Dokumentations- und Aufbewahrungspflicht 790
7.9.3 Haftung bei Überweisungen vom Kieferorthopäden an den Hauszahnarzt 791

Anhang

A Kieferorthopädische Abrechnung 795
A 1 Gesetzliche Krankenkassen (BEMA) 796
A 2 Privatpatienten / Private Krankenversicherung / Beihilfe (GOZ) 832

B Formblätter / Informationsbögen 871
B 1 Informationsbögen zur Patientenaufklärung 871
B 2 Formulare und Muster 886

Literaturverzeichnis 903

Sachregister (Band 1 und 2) 909

Beilage: CD mit Befund- und Informationsbögen

Seite 19-52	Einführung in die Kieferorthopädie Schädel- und Gebißentwicklung, Wachstum	1.1 1.4
Seite 52-66	Ätiologie von Dysgnathien Eugnathie/Indikation und Zeitpunkt	1.5 1.6
Seite 67-88	Kieferorthopädische Prophylaxe Habituelle Einflüsse	2.1 2.2.3
Seite 89-102	Präventive Maßnahmen zur Stützzonen- erhaltung, Einschleifen von Milchzähnen	2.2.4 2.2.5
Seite 102-116	Mundhygiene - Fluoridierung - Ernährung Individualprophylaxe	2.3 2.4
Seite 117-129	Kieferorthopädische Beratung	3.0
Seite 129-173	Kieferorthopädische Befunderhebung, Anamnese, klinische Untersuchung	3.1 3.3
Seite 174-207	Abdrucknahme, Modellanalyse	3.4 3.5
Seite 207-247	Fotostataufnahme, Röntgenbefund, Kephalometrie, Handröntgenbild	3.6 3.9
Seite 248-278	Funktionsanalyse, Diagnostischer Set up	3.10 3.11
Seite 279-313	Einführung in die klinische Kieferorthopädie Apparatesysteme und ihre Indikationen	4.1 4.2
Seite 314-363	Plattenapparaturen	4.3
Seite 363-414	Aktivator/funktionskieferorthopädische Geräte	4.4
Seite 414-418	Apparateplanung/Planskizzen/ Zusammenarbeit mit dem Labor	4.5

Einführung in das Fachgebiet, Geschichte

Geschichte

Bereits 400 v. Chr. beschrieb *Hippokrates* Unregelmäßigkeiten der Zahnstellung.

Celsus	(25 v. - 50 n. Chr.) empfahl die Entfernung von Milchzähnen bei Durchbruch der permanenten Nachfolger,
Galen	(129 - 199) das Befeilen der Zähne beim Vorliegen eines Raummangels.
1619	beschrieb *Fabricius* die Extraktion von Zähnen zur Therapie eines vorliegenden Engstandes.
1728	verwendete *Fauchard* zur Korrektur von Zahnfehlstellungen eieinen Außenbogen aus Elfenbein,
1750	*Hunter* einen Metallbogen mit Ligaturen.

Die in früheren Jahren üblichen Bezeichnungen des Faches »Orthodontie« bzw. »Zahnärztliche Orthopädie« wurden im deutschsprachigen Raum zwischen 1930 und 1938 zunehmend durch den Begriff »Kieferorthopädie« ersetzt; im anglo-amerikanischen Sprachraum wird die Bezeichnung »Orthodontics« bei weitgehend identischem Begriffsinhalt (unverändert) weiterverwendet bzw. durch den Zusatz „and Dentofacial Orthopedics" ergänzt.

Aufgaben der Kieferorthopädie

Prophylaxe und Therapie von Gebißfehlbildungen und Zahnstellungsanomalien.

Kieferorthopädische Ausbildung

Seit 1955 ist das Fach Kieferorthopädie im Unterricht an deutschen Universitäten Prüfungs- und Pflichtfach (4. Kernfach).
Im Unterricht werden nach der derzeit gültigen Prüfungsordnung für Zahnärzte angeboten:

3 Vorlesungen	(Einführung in die Kieferorthopädie, Kieferorthopädie I und II) sowie
3 Kurse	(Kurs der kieferorthopädischen Technik, Kurse der kieferorthopädischen Behandlung I und II).

Ausbildungsziel im Studenten-(»Undergraduate«-)Unterricht ist die Vermittlung von Kenntnissen in folgenden Bereichen:

- Normale und abwegige Gebißentwicklung
- Physiologie und Pathophysiologie der orofazialen Funktionsabläufe und ihrer gebißbezüglichen Wechselwirkungen
- Durchführung kieferorthopädisch- prophylaktischer Maßnahmen
- kieferorthopädische Befunderhebung
- Erkennen und Differenzieren von Dysgnathien
- biologische Grundlagen der kieferorthopädischen Therapie
- Möglichkeiten und Grenzen der verschiedenen Apparatesysteme
- kieferorthopädische Werkstoffe
- Therapie leichter Stellungsfehler mit einfachen Behandlungsgeräten
- Rezidive und Retention nach kieferorthopädischer Behandlung
- Durchführung kieferorthopädischer Beratungen durch den Allgemeinzahnarzt, insbesondere bezüglich Indikation und Zeitpunkt kieferorthopädischer Maßnahmen
- kieferorthopädische Extraktionsregeln
- Möglichkeiten der präprothetischen und chirurgischen Kieferorthopädie sowie der Zusammenarbeit mit anderen Disziplinen.

Das Studium schließt mit dem Staatsexamen ab. Im Fachgebiet »Kieferorthopädie« dauert die Prüfung in der Regel vier Tage. Der Kandidat hat in einem schriftlichen Bericht über einen Krankheitsfall und in einer mündlichen Prüfung seine theoretischen Kenntnisse über die Genese und die Beurteilung von Kieferdeformitäten sowie in der Planung von Regulierungsapparaten nachzuweisen und außerdem mindestens eine einfache Regulierungsapparatur selbst herzustellen (Prüfungsordnung für Zahnärzte § 51).

Kieferorthopädische Weiterbildung (»Postgraduate-Ausbildung«)

Nach abgeschlossenem Studium der Zahnheilkunde kann der Zahnarzt sich im Fachgebiet »Kieferorthopädie« spezialisieren. Die (ganztägige) Weiterbildung dauert - je nach Kammerbereich - drei bis vier Jahre und schließt mit einem Fachgespräch vor einem Ausschuß der Zahnärztekammer ab.

Weiterbildungsberechtigt sind anerkannte Fachpraxen sowie die Fachabteilungen der deutschen Hochschulen, wobei in der Regel mindestens ein Jahr der Weiterbildungszeit an einer Hochschule zu absolvieren ist.

Der erfolgreiche Abschluß der Weiterbildung berechtigt zur Führung des Titels »Zahnarzt für Kieferorthopädie« o.ä.; in der Regel beschränkt der Kieferorthopäde seine Tätigkeit auf sein Fachgebiet.

1 Schädel- und Gebißentwicklung

1.1 Skelettales Wachstum

1.1.1 Knochenform und -struktur

Es werden grundsätzlich drei **Formen** von Knochen unterschieden:
a. *Röhrenknochen*, z. B. die Extremitätenknochen; sie bestehen aus einem Schaft (Diaphyse) und zwei Endstücken (Epiphysen), die mit einer dünnen, meist hyalinen Knorpelschicht überzogen sind. In der Wachstumsphase befindet sich zwischen Epi- und Diaphyse eine knorpelige Wachstumszone, die Epiphysenfuge (-platte), die am Wachstumsende verknöchert.
b. *Plattenknochen,* z.B. die Platten der Schädelkalotte, und
c. *kurze Knochen*, z. B. die Handwurzelknochen - dicke, plumpe Knochen unterschiedlicher Gestalt.
Die meisten Knochen des Gesichtsschädels und der Schädelbasis sind *uneinheitlich gestaltete Knochen*, die eine kompliziertere Form haben und meist eine Kombination aus kurzer Form und Plattenknochen darstellen.

Makroskopisch lassen sich zwei Formen von **Knochenstrukturen** unterscheiden:
1. **spongiös** / wabenartig / trabekulär
2. **kompakt** / kortikal /dicht.

Spongiöser Knochen wird von einem dreidimensionalen Gitter von Knochenbälkchen (Trabekeln) und Zwischenräumen gebildet, die von Knochenmark ausgefüllt sind. Er ist zellreich.
Die relativ dünne, äußere Schicht eines Knochens (Kortikalis) besteht aus einem soliden Hartgewebe aus dichtem Knochen mit einem größeren Anteil an Matrix. In beiden Knochenarten finden sich die gleichen Zellen sowie eine organische und anorganische Matrix.
Mit Ausnahme der knorpelüberzogenen Gelenkenden ist jeder Knochen von einer dünnen Knochenhaut, dem **Periost** umgeben, das aus einer zell- und gefäßreichen Innenschicht und einer faserreichen, bindegewebigen Außenschicht besteht. Das Periost ist mittels dicker collagener Fasern, den Sharpey'schen Fasern, am Knochen befestigt.
Das Periost dient dem Schutz des Knochens und bildet die Haftungsfläche für die Sehnen. Im Erwachsenenalter enthält die innere Periostschicht zahlreiche spindelförmige Bindegewebszellen, welche durch eine Stimulation (z. B. durch eine Fraktur) aktiviert werden, so daß Osteoblasten gebildet werden.

Während Knorpel nur durch Diffusion ernährt werden kann, ist Knochen reich an Gefäßen. Die Ernährung der Kompakta erfolgt durch ein System winziger Kanälchen, die für die Entwicklung und Größenzunahme des Knochens von Bedeutung sind. Das **Kanalsystem** verläuft von einer Lakune zur anderen und zu den Knochenoberflächen, wo die Kanälchen sich in die Gewebezwischenräume öffnen. Durch die Gewebeflüssigkeit wird ein Austausch von Metaboliten zwischen dem Blutstrom und den Osteocyten ermöglicht, so daß die Knochenzellen lebendig bleiben, auch wenn sie von einer intercellulären Substanz umgeben sind, die verkalkt ist.

Verantwortlich für Wachstum und Strukturänderungen des Knochens sind drei Arten von Zellen:
1. **Osteoblasten**, 2. **Osteocyten** und 3. **Osteoclasten**, die als verschiedene funktionelle Zustände des gleichen Zelltyps anzusehen sind.

Osteoblasten bilden Knochengewebe. Sie werden auf der Oberfläche von wachsendem Knochen als quaderförmige oder niedrig-säulenförmige Epithelschicht gefunden und erzeugen die Knochenmatrix.
Die Zellen eines voll ausgebildeten Knochens bestehen in erster Linie aus **Osteocyten**, die in knöchernen Krypten oder Lakunen eingeschlossen sind. Osteocyten wandeln sich zu Osteoblasten oder Osteoclasten um, wenn sie der richtige Reiz (Trauma, Hormone) aktiviert.
Osteoclasten sind verantwortlich für die Knochenresorption. Es sind vielkernige Riesenzellen, die in Hohlräumen auf der Oberfläche des Knochens liegen, den Howship'schen Lakunen. Sie sondern proteolytische Enzyme ab, die eine collagenlösende Aktivität haben, was eine Knochenresorption zur Folge hat.

1.1.2 Knochenbildung

Der Vorläufer jedes Knochengewebes ist immer Bindegewebe. Die Begriffe knorpelig (enchondral) und desmal (intramembranös) bezeichnen verschiedene Arten von Bindegewebe.
Enchondraler Knochen entwickelt sich aus Knorpel, indem er in diesen eindringt und den gebildeten Matrixknorpel ersetzt (Ersatzknochen / Umwandlungsknochen). Dieser Prozeß sorgt für eine kontinuierliche Knochenbildung mit einem relativ hohen Verdichtungsgrad. Diese Art von Knochen findet sich z. B. im Condylus des Unterkiefers und einigen Teilen des Sphenoids und der okzipitalen Knochen.
Bei der **enchondralen Ossifikation** wird aus dem ursprünglichen mesenchymalen Gewebe eine knorpelige Vorstufe. Dieses knorpelähnliche Stück wird von seinem Perichondrium umgeben. Im Gebiet des ersten Verknöcherungszentrums hypertrophieren die Chondrocyten. Die Matrix zwischen diesen Zellen verkalkt. Kleine Blutgefäße dringen vom Perichondrium aus in dieses Gebiet ein, ebenso wird etwas von der Matrix spontan resorbiert. Jedes Gefäß bringt einige undifferenzierte mesenchymale Zellen mit sich, die schließlich Osteoblasten bilden. Diese Osteoblasten nehmen eine Position auf der Oberfläche der verkalkten Knorpelreste ein und erzeugen hier eine osteoide Matrix. Wenn diese osteoide Matrix verkalkt, bildet sich eine dünne Knochenschicht.

Bei der **desmalen (intramembranösen) Ossifikation** entwickelt sich der Knochen direkt aus Bindegewebe (Deck- oder Belegknochen). Eine Gruppe undifferenzierter Zellen in einer Bindegewebsmembran formt dabei ein Bündel. Aus dieser Konzentration entstehen Osteoblasten und erzeugen nachfolgend eine osteoide Matrix, die verkalkt. Bei der Ausbreitung dieses Prozesses wird ein Netz von Knochentrabekeln gebildet.
Indem die Osteoblasten fortfahren ein Osteoid zu bilden, werden sie in ihrer eigenen Matrix „gefangen" und wandeln sich in Osteocyten um. Die Blutgefäße, die ursprünglich das undifferenzierte Mesenchym ernährten, verlaufen jetzt durch das übriggebliebene Bindegewebe, verflochten zwischen den Knochentrabekeln. Das Bindegewebe, welches das Knochengebiet umgibt, differenziert sich, um das Periost zu bilden.
Zu den desmal gebildeten Knochen gehören die Plattenknochen der Schädelkalotte, die meisten Knochen des Gesichtsschädels, während die Schädelbasis und die mit ihr verbundenen Strukturen enchondralen Ursprungs sind. Das Mittelgesicht entwickelt sich enchrondral aus den Nasenknorpeln. Bei der Entwicklung der Mandibula wirken membranöse und chondrale Ossifikationszentren zusammen.

WT-Zentren: Suturen Synchondrosen Condylus

1.1.3 Knochenwachstum

Die Entstehung, das Wachstum und der Umbau von Knochen sind entweder die Folge von Spannung oder Druck.
Für die im Laufe des Wachstum vorkommenden Veränderungen sind zum überwiegenden Teil die Wachstumszentren - Suturen [Knochennähte], Synchondrosen [Knorpelfugen], Condylus - verantwortlich.

Dabei gibt es verschiedene Möglichkeiten, wie ein Knochen seinen Umfang vergrößert und seine Form verändert:

- ***Epiphysäres Wachstum***

Das klassische Beispiel von Knochenwachstum ist das enchondrale (epiphysäre) Wachstum der langen Skelettknochen (Abb. 1). Das erste Zentrum der Verknöcherung befindet sich in der Mitte eines Knorpelvorläufers im Mittelteil der langen Knochen. In der Folge entwickeln sich sekundäre Verknöcherungszentren an den beiden Enden des Knochens, den Epiphysen. Die Längenzunahme erfolgt in der Epiphysenfuge. Wenn der Knorpel wächst, werden seine distalen Enden durch Knochen ersetzt, der sich nach dem Muster chondraler Ossifikation bildet. Dies hat eine Verkalkung der Knorpelmatrix zur Folge, ferner eine Erosion der Matrix in Verbindung mit dem Eintritt von Gefäßen und der Einbringung von osteogenem Gewebe zusammen mit den Blutgefäßen. Im inneren Bereich des Schafts wird der Knochen durch endostale Resorption in den Hohlräumen dünn. Die Zunahme in der Dicke wird vom Periost gesteuert.
Mit Beendigung des Längenwachstums schließt sich die Epiphysenfuge. Die Epiphysenplatte verliert ihre knorpelige Natur - und somit ihre Fähigkeit, interstitiell zu wachsen - und verkalkt. Dieser Prozeß verbindet die Diaphyse und die zwei Epiphysen miteinander, die dann einen kontinuierlichen langen Knochen bilden.

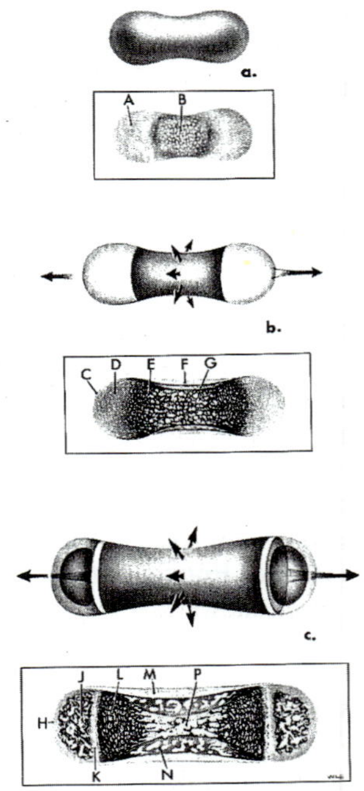

Abb. 1 Die enchondrale Ossifikation. In der knorpligen Primäranlage des Knochens (a) entsteht ein primäres Ossifikationszentrum (B), der übrige Bereich ist immer noch knorplig (A). Der „Knochen" wächst dann in zwei Richtungen: 1. in die Länge, 2. in die Breite (Pfeilrichtung in Stadium b). Die Epiphysen sind noch völlig aus Knorpel aufgebaut (C), auf den Gelenkflächen fehlt jedoch das Perichondrium. Das Knorpelgewebe unterzieht sich fortschreitender interstitieller Proliferation (D). Während es in die Länge wächst, wird es sukzessive durch enchondral gebildetenKnochen ersetzt, wodurch auch der medulläre Bereich in Längsrichtung vergrößert wird (E). Das frühere Perichondrium funktioniert nun als Periost (F), und es bildet die subperiostale (desmale) Hülle des Knochens (G). Mit fortschreitendem Längen- und Dickenwachstum (Pfeile in Stadium c.) bilden die sekundären Ossifikationszentren die knöchernen Epiphysen. Zwischen diesen primären und sekundären Knochenregionen bleibt der „Wachstumsknorpel" der Epiphysenfuge erhalten (K). Eine besondere Art sekundären Knorpels entwickelt sich im Bereich des Gelenkknorpels. Während die Epiphysenfuge durch interstitielles Wachstum in Richtung des Knochenendes wächst, wird sie auf der Rückseite sukzessive von enchondral gebildetem Knochen ersetzt (L). Gleichzeitig wird der ursprünglich den ganzen Knocheninnenraum ausfüllende Geflechtknochen abgebaut (P). Das Periost (M) bildet fortlaufend Knochen und die Kompakta wird dicker und länger (N).
(Aus *Enlow, D.H*: The Human Face, New York, Harper & Row, 1968, p 46).

- Suturales Wachstum

Diese Art von Wachstum erfolgt in den Nähten (z. B. der Plattenknochen) und unterscheidet sich deutlich vom epiphysären Wachstumsmechanismus. Benachbarte miteinander verzahnte Knochen werden an den Nähten durch Wachstumskräfte getrennt, die in anderen Geweben erzeugt werden, z. B. durch die Gehirnmasse. Wenn dies geschieht, entsteht an den Rändern der Suturen neuer Knochen, so daß beide Knochen Kontakt halten. Aus diesem Grund ist suturales Wachstum passiv und als sekundäre Knochenverschiebung in einem Spannungsfeld zu betrachten. Wo Druck- oder Zugkräfte fehlen, wie in Teilen der Schädelbasis, erfolgt das Knochenwachstum enchondral.

- Appositionelles Wachstum

Knochen kann auch durch appositionelles Wachstum an Größe zunehmen bzw. seine Form ändern. Hierbei erfolgt Wachstum auf der Fläche, indem Knochen auf der Außenfläche gebildet wird (Apposition), während er auf der Innenfläche abgebaut wird (Resorption). Appositionelles Wachstum geht vom Periost bzw. Endost aus.

Remodellation (Umbau)
Um die Form und die Proportionen der Knochen während der Wachstumsperiode zu bewahren, läuft gleichzeitig mit der Zunahme der Knochengröße ein kontinuierlicher kompensatorischer Umbauprozeß ab.

Kortikale Drift
Kortikaler Knochen hat eine innere (endostale) und eine äußere (periostale) Oberfläche. Kortikale Drift ist ein Umbaumechanismus mit Resorption auf der einen und Apposition auf der anderen Seite des Knochens, der entweder in periostaler oder in endostaler Richtung abläuft. Auf diese Art und Weise scheint sich die kortikale Platte tatsächlich durch den Raum zu bewegen (zu driften). Ein klassisches Beispiel kortikaler Drift ist das Wachstum des horizontalen Unterkieferasts. Die Knochenapposition am posterioren Rand und die Resorption am vorderen Rand des aufsteigenden Asts haben zur Folge, daß der horizontale Ast der Mandibula länger wird und der retromolare Raum sich vergrößert.

Translatorisches Wachstum
Beim translatorischen Wachstum verschiebt sich ein Knochen, ohne dabei an Größe zuzunehmen. Echtes Wachstum findet hier eigentlich in einem anderen Gebiet statt. Zum Beispiel verursacht das Wachstum in der Synchondrosis spheno-occipitalis eine Vorwärtsverschiebung des frontomaxillären Komplexes.

Der Einfluß mechanischer Faktoren auf die Knochenform
Der Knochen hat eine Schutz- und Stützfunktion für die mit ihm funktionell verbundenen Muskeln, Sehnen und Bänder. Bei seiner Formgebung und -erhaltung spielen äußere (Umwelt-) Faktoren eine wesentliche Rolle. Diese exogenen Kräfte werden von dem funktionell verbundenen Weichgewebe, der sogenannten funktionellen Matrix, vermittelt. Kompakte und trabekuläre (spongiöse) Knochenmuster sind auf diese Weise biomechanisch bestimmt. So entspricht z. B. die räumliche Anordnung der Trabekel genau den theoretischen Bahnen der Hauptbelastung.
Knochen paßt sich fortwährend den mechanischen Kräften an, die auf ihn einwirken. Dieses bemerkenswerte Adaptationsvermögen des Knochengewebes bewirkt, daß einmal gebildete Elemente des Knochens sich in Richtung des funktionellen Drucks ändern und ihre Masse vergrößern oder vermindern.

1.1.4 Körperwachstum / Alterung

Das Wachstum der verschiedenen Körperteile und -gewebe verläuft nicht gleichmäßig. So sind die lebenserhaltenden Organsysteme und Funktionen (z. B. Gehirn, Nervensystem, lymphatische, Kreislauf-, Atmungs- und Ausscheidungsorgane) bereits zum Zeitpunkt der Geburt relativ weit entwickelt, während die Gliedmaßen, die Fortpflanzungsorgane und der Kauapparat zunächst im Wachstum zurückbleiben und erst später aufholen. Dies führt im Laufe der kindlichen Entwicklung zu deutlichen Proportionsverschiebungen zwischen einzelnen Körperteilen: So ist zum Zeitpunkt der Geburt der Hirnschädel deutlich größer als der Gesichtsschädel, was sich später ausgleicht; die Größenrelation zwischen Kopf und Körper, die beim Neugeborenen etwa 1 : 4 beträgt, verschiebt sich bis in das Erwachsenenalter - hauptsächlich durch das Extremitätenwachstum - auf über 1 : 8.

Die Wachstumsintensität läßt sich in Kurven darstellen (s. auch Kap. 3.9, S. 247).
Die generelle **Wachstumskurve** zeigt ein rasches Tempo in der Kindheit, einen kleinen Spurt zwischen 6 und 8 Jahren und einen auffallenden Gipfel in der Pubertät. Nach dem Erreichen der maximalen Geschwindigkeit in der Pubertät zeigt die Kurve einen kontinuierlichen Rückgang bis zum Ende des Wachstums. Dieser Wachstumsrhythmus repräsentiert die Zunahme der Körpergröße, des Gesichts und der Mehrheit anderer Gewebe und Organe. Selbst nach dem 20. Lebensjahr ist das Wachstum jedoch nicht vollständig abgeschlossen; noch Jahre danach finden sich sowohl Größenzu- als auch -abnahme.

Das Wachstum wird von einer Reihe von Faktoren beeinflußt:
- Vererbung: Das Wachstums-Grundmuster, die endgültige Körpergröße, die Wachstumsgeschwindigkeit, der Beginn und das Maximum des pubertären Spurts scheinen genetisch bestimmt.
- Ernährung: Mangel essentieller Nahrungsmittel kann das Wachstumsmuster schwerwiegend verändern. Zum Beispiel kann ein Proteinmangel die Entwicklung der Muskeln beeinträchtigen. Unterernährung kann zu einer Hemmung des Wachstums und zu einer Verzögerung des Reifungsprozesses führen.
- Krankheiten: Krankheiten und Funktionsstörungen im Säuglingsalter und in früher Kindheit können Wachstum und Entwicklung beeinflussen (z. B. Allergien, Rachitis, Tuberkulose, chronische Nierenerkrankungen etc.).
- Trauma: Schäden an Nerven, Muskeln, Sehnen usw. können das Wachstum aufhalten.
- Akzeleration: Im Verlauf der vergangenen 100 Jahre ist ein Trend der Zunahme der Körpergröße und zu einer früheren Reifung zu beobachten.

Alterung
Viele Behinderungen im hohen Alter lassen sich durch Defekte im Prozeß des Wachstums und des Ersatzes geschädigter Zellen erklären. Zellteilung ist für das Wachstum wichtig. Nach der Pubertät dauert die Mitose zwar an, um die Gewebe und die Organe in einem fließenden Gleichgewicht in Bezug auf die Zahl der Zellen zu halten; mit zunehmendem Alter hält sie jedoch nicht mehr Schritt mit dem Verschleiß, die Anzahl der Körperzellen nimmt ab.
Die generell nachlassende Kapazität der Zellen sich zu teilen, zeigt sich auch in der Abnahme der Fähigkeit, geschädigtes Gewebe zu reparieren. Dies wird durch Beobachtungen bei der Heilung von Frakturen und bei der orthodontischen Behandlung bestätigt. Bei älteren Menschen sind die Knochen spröde, sie brechen häufig und es braucht lange Zeit, bis sie sich wieder verbinden und heilen. Es erfolgt eine langsame Abnahme der Knochendichte und der zellulären Elemente im Knochen.

1.1.5 Wachstumsstudien

Zum Studium des Wachstums lassen sich eine Reihe von Verfahren verwenden:

A. Vitalfärbung

In früheren Zeiten wurden Versuchstiere zur Darstellung des Knochenwachstums mit Krappwurzeln gefüttert. Dies ergab eine Rotfärbung neugebildeten Knochens, die nach der Tötung sichtbar gemacht werden konnte. Während dieses Jahrhunderts wurden zur Vitalfärbung häufig Alizarin (der wesentliche und aktive Bestandteil der Krappwurzel), sein synthetisches Äquivalent oder andere Marker, wie Trypanblau, Chlor-Thiazine, Bleiacetat oder radioaktive Isotope verwendet.

In einigen Studien wurden Kombinationen verschiedener Farbstoffe verwendet; wenn diese nacheinander eingesetzt wurden, ließ sich der Knochen, der sich während jedes Intervalls gebildet hatte, eindeutig identifizieren.

Eine Markierung mit Tetracyclin hinterläßt ein schwaches gelbes Band im neu gebildeten Knochen. Wegen der fluoreszierenden Qualität des Markers läßt sich dies leicht mit ultraviolettem Licht sichtbar machen. Die besonderen Vorteile von Tetracyclin sind seine niedrige Toxizität; nachteilig wirkt sich aus, daß die Vitalfärbung mit Tetracyclin das normale Wachstum des Versuchstiers hemmt. Daher ist es nicht gut geeignet für das Studium von Wachstumsraten; das Wachstumsmuster hingegen läßt sich mit dieser Technik ausgezeichnet darstellen.

B. Röntgen

Zur Darstellung der skelettalen Entwicklung werden bevorzugt Röntgenaufnahmen der Hand verwendet, da die Knochen der Finger und der Handwurzel zu unterschiedlichen Zeiten mineralisieren (s. Kap. 3.9, S. 245). Ausgehend von einem initialen Verknöcherungszentrum macht jeder dieser Knochen eine Phase der Vergrößerung und Ausprägung des verknöcherten Gebietes durch und erreicht schließlich seine endgültige Form - bei den Fingerknochen und dem Radius mit Verschmelzung der Epi- und Diaphysen.

In der Kieferorthopädie werden ferner longitudinale kephalometrische Röntgenserien zum Studium wachstumsbedingter Veränderungen des Schädelskeletts verwendet. Messungen standardisierter linearer und angulärer Werte zeigen Änderungen der Morphologie, der Proportionen und der Wachstumsgeschwindigkeit an (s. Kap. 3.8 , S. 224).

C. Implantate

In eine Reihe von Studien wurden Metallimplantate verwendet, um wachstumsbedingte Veränderungen im Knochen von Tieren oder Menschen röntgenologisch nachweisen zu können. Röntgenserien erlaubten Longitudinalstudien, indem man Änderungen in der Position der Implantate registrierte.

Im Bereich der Kieferorthopädie verwendete z. B. *Björk* Metallimplantate im Bereich des horizontalen Asts der Mandibula zum Studium des Unterkieferwachstums.

1.2 Schädelwachstum

1.2.1 Schädelkalotte und Schädelbasis

Das Muster des Knochenwachstums für das Schädeldach ist membranös, das der Schädelbasis zum größten Teil chondral.
Das Wachstum des Hirnschädels (Neurokranium), der als eine Art Kapsel das Gehirn umschließt, zeigt die neurale Eigenschaft schnellen frühen Wachstums, während der Gesichtsschädel (Viszerokranium / Splanchnokranium) dem langsamen Verlauf folgt, der dem somatischen Wachstum eigen ist. Bei Geburt ist das Größenverhältnis von Hirn- zu Gesichtsschädel: 8:1, verglichen mit einem Verhältnis von 1:1 im Erwachsenenalter. Mit 4 Jahren hat der Hirnschädel etwa 90% seiner endgültigen Größe, während der entsprechende Wert für das Gesicht erst etwa 40-50% beträgt.

Das Wachstum der Schädelkalotte ist ein direktes Ergebnis des Gehirnwachstums. Während die verschiedenen Knochen des Schädeldaches infolge der Vergrößerung der Gehirnmasse getrennt werden, wird ein ununterbrochener Kontakt an den Nähten aufrechterhalten. Die Knochen werden passiv nach außen verlagert, ihre Vergrößerung findet als seitliche Verlängerung der einzelnen flachen Knochen an ihren Kontaktflächen statt (suturales Wachstum). Ein Schließen (Verknöchern) der Nähte erfolgt im allgemeinen zwischen dem 25. und 35. Lebensjahr.

Abweichend hiervon ist die Schädelbasis nicht völlig abhängig vom Gehirnwachstum und folgt möglicherweise einem genetischen Muster, ähnlich dem des Gesichtswachstums. Die Schädelbasis, welche die Verbindung zwischen dem Neurokranium und dem Viszerokranium herstellt, paßt sich in ihrem Wachstum in unterschiedlichem Ausmaß der Ausdehnung der Teile des Gehirns an, die es umschließt. Ihr Wachstumsmuster berücksichtigt, daß alle Öffnungen für die zahlreichen Durchgänge für Rückenmark, Nerven, Blutgefäße etc. erhalten bleiben.
Das komplexe Wachstumsmuster kann als Kombination von ausgedehnter kortikaler Drift, chondralem Wachstum in den Synchondrosen und suturalem Wachstum unterschiedlichen Ausmaßes angesehen werden.

Bei Störungen des zeitlich aufeinander abgestimmten Wachstums des Gehirns und des Hirnschädels - etwa durch frühzeitige Nahtverknöcherung oder ein Auseinanderweichen der Nähte und Fontanellen - kann es zu Schädeldeformationen kommen (z. B. Mikrozephalie, Hydrozephalus, Turmschädel).

1.2.2 Gesichtsschädel

Der Gesichtsschädel (Viszerokranium) wird von den Knochen der Augenhöhle, der Nasenhöhle, des Jochbogens sowie des Ober- und Unterkiefers gebildet. Die meisten Knochen werden desmal gebildet.
Wie bereits erwähnt, wachsen der Hirnschädel und das Gesichtsskelett mit unterschiedlicher Geschwindigkeit. Das Neurokranium folgt dem neuro-

nalen Wachstumsmuster, während das Wachstum des Gesichtsschädels dem allgemeinen Körperwachstum entspricht.
Typisch ist also ein rasches Wachstum des Gesichtsschädels im Kleinkindalter, eine stetige, aber gleichbleibende Zunahme in der Kindheit, eine Beschleunigung und ein Spurt während der Pubertät sowie ein Abfall der Wachstumsgeschwindigkeit bis zur Beendigung des Wachstums im Erwachsenenalter. Das pubertäre Maximum der Wachstumsgeschwindigkeit für den Gesichtsschädel und die Körpergröße wird nahezu gleichzeitig erreicht. Für die kieferorthopädische Planung, Therapie und Prognose sind diese Zusammenhänge von großer Bedeutung.

Das Wachstum des Gesichtsschädels ist nicht auf „Wachstumszentren" beschränkt, vielmehr sind alle Knochenoberflächen in gewissem Maße an Wachstum und Remodellierungsprozessen beteiligt.

Für die Wachstumsvorgänge im Schädelskelett wurden eine Reihe von Theorien aufgestellt:

A. Theorie von der suturalen Dominanz (*Sicher,* 1947)
Aufgrund der Beobachtung, daß sich der Farbstoff der Krappwurzel bei der Fütterung von Versuchstieren im Gebiet von Nähten ablagerte, wurde geschlossen, daß die Nähte die Gebiete sind, in denen sich das Knochenwachstum im Schädel abspielt.
Sicher folgerte irrtümlicherweise daraus, daß die Nähte durch die Proliferation des Bindegewebes zwischen den zwei Knochen das Wachstum verursachen und daß sie neben Periost und Knorpel die treibende Kraft für das Gesichtswachstum seien.

B. Theorie des knorpeligen Wachstums (*Scott,* 1953)
Scott hatte erkannt, daß in der pränatalen Entwicklung knorpelige Teile eine bedeutende Rolle bei der Bildung der nasalen Kapsel, des Unterkiefers und der Schädelbasis spielen. Er betrachtete den Beitrag der Nähte am cranio-facialen Wachstum als sekundär und nur verantwortlich für die Anpassung an die durch knorpelige Wachstumszentren und die Funktion herbeigeführte Trennung der Knochen.

C. Theorie der funktionellen Matrix (*Moss,* 1959)
Moss meinte, daß für die Einleitung des Knochenwachstums interne genetische Faktoren verantwortlich seien, daß aber die weitere morphologische Differenzierung sowie die Aufrechterhaltung des schon gebildeten Knochens unter dem Einfluß der Weichteilumgebung und der physiologischen Funktionen (Beißen, Kauen, Schlucken, Atmen, Sprechen usw.) erfolgt.
Er unterschied zwei Arten funktioneller Matrix, die als periostal und kapsulär bezeichnet wurden. Die *periostale funktionelle Matrix* verursacht Änderungen in dem verbundenen knöchernen Gewebe durch Apposition und Resorption von Knochengewebe. Folglich bewirkt sie eine Veränderung der Knochengröße und -form. Ein Beispiel für eine derartige Matrix ist die Wechselwirkung zwischen dem Musc. temporalis und dem Proc. coronoideus. So verringert sich die Größe des Proc. coronoideus bei Entfernung oder Denervierung des Muskels, während sie bei funktioneller Hypertrophie oder Überfunktion zunimmt. Neben Muskeln können Blut-

gefäße, Nerven und Drüsen als funktionelle Matrix Veränderungen knöcherner Gewebe in Größe und Form bewirken.
Alle funktionellen Schädelbestandteile sind in Form mehrerer Kapseln angeordnet. Die Schädelbestandteile, die das neuronale Gebiet umfassen, befinden sich innerhalb der neurocranialen Kapseln, während jene, die das faziale Gebiet bilden, innerhalb der orofazialen Kapsel liegen. Die verschiedenen Schädelkapseln dienen dazu, ihre jeweilige kapsuläre funktionelle Matrix zu umgeben und zu schützen.
Auch diese *kapsuläre funktionelle Matrix* bewirkt Knochenapposition und -resorption sowie translatives Wachstum. Im Modell der neuronalen kapsulären funktionellen Matrix vergrößert sich z. B. die Schädelkalotte passiv als Antwort auf die sich ausdehnende neuronalen Masse. Dies bewirkt suturales Wachstum, Resorption und Ablagerung.
Als Sonderform der kapsulären Matrix bezeichnet Moss die *funktionellen Hohlräume* - Körperhöhlen, wie der Nasen-Mund-Rachenraum - die mehr oder weniger unvollständig mit Weichteilen ausgefüllt sind.

D. Theorie des äquivalenten Wachstums *(Enlow,* 1968)
Diese Theorie geht davon aus, daß es „vier morphogenetisch getrennte Gebiete im menschlichen Schädel gibt, den Unterkiefer, das Mittelgesicht, das Obergesicht und das Schädeldach. Das Mittelgesicht, die Schädelbasis und der Unterkiefer sind direkt aneinandergrenzend, und die Wachstumsvorgänge, die in einem vorkommen, beeinflussen notwendigerweise die Art komplementären Wachstums der anderen zwei".
So ist z. B. die Vorwärtsverlagerung des nasomaxillären Komplexes durch die Verlängerung des sphenookzipitalen Teiles mit einem äquivalenten Wachstum des Unterkiefers verbunden. Der Schädel als Ganzes setzt sich aus verbundenen Einheiten zusammen, die sich während des Wachstums voneinander abhängig verhalten. In den verschiedenen Teilen des Gesichts und des Schädels läuft ein eng koordinierter Prozeß der Vergrößerung ab, der ein direktes Gleichgewicht zwischen den einzelnen Teilen mit sich bringt.

Ober- und Unterkieferwachstum
Unabhängig von den unterschiedlichen Theorien über die Ursachen des Gesichtsschädelwachstums unterscheiden sich die **Wachstumsmechanismen** in den verschiedenen Bestandteilen des Gesichtsschädels.
Der **nasomaxilläre Komplex** ist mit der Schädelbasis verbunden, die die Entwicklung dieses Gebietes beeinflußt. Die Position der Maxilla ist vom Wachstum in den spheno-okzipitalen und spheno-ethmoidalen Synchondrosen abhängig. Posteriore Bewegung herrscht im Gebiet der Tuberositas vor; die Hauptbewegungsrichtung im alveolären Gebiet und des Gaumens ist abwärts; das nasale Gebiet bewegt sich nach vorn und der Jochfortsatz bewegt sich nach posterior und seitlich. Eine transversale Zunahme der apikalen Basis im Bereich der Maxilla erfolgt in der Sutura palatina mediana. Die Sutur zwischen Prämaxilla und Maxilla schließt sich bereits im 1. - 2. Lebensjahr und spielt für das Oberkieferwachstum keine nennenswerte Rolle.
Das Vertikalwachstum des Alveolarfortsatzes ist maßgeblich vom Zahndurchbruch bestimmt.
Der **Unterkiefer** ist ein U-förmiger Knochen, der sich aus zwei symmetri-

schen Teilen zusammensetzt, die in der Mittellinie kurz nach der Geburt zu einem einheitlichen Knochen verschmelzen. Er entsteht zuerst von den paarigen pharyngealen und mandibulären Bögen. Der Unterkiefer besteht aus einem hufeisenförmigen Körper (horizontale Äste), zwei aufsteigenden Ästen, an deren Enden sich ein Gelenkfortsatz (Proc. condylaris) und ein Muskelfortsatz (Proc. coronoideus) befindet, und den Alveolarfortsätzen, deren Höhe wesentlich von dem Zahnbestand abhängt. Der Winkel zwischen horizontalen und aufsteigenden Ästen ist beim Neugeborenen relativ flach (ca. 140 - 150°) und nimmt im Laufe der Gebißentwicklung zunehmend ab. Der mit der Fossa mandibularis des Schläfenbeins artikulierende, walzenförmige Condylus am Ende des Gelenkfortsatzes ist hauptsächlich von knorpeliger Struktur, ähnlich der epiphysären Platte langer Knochen. Er unterscheidet sich jedoch in einigen Punkten von konventionellen epiphysären Knochenenden. Zum Beispiel ist der hyaline Knorpel des Condylus mit einer dichten, faserigen Bindegewebsschicht bedeckt. So vergrößert sich der Knorpel des Condylus nicht nur interstitiell, wie die langen Knochen, sondern ist auch in der Lage, in seiner Dicke durch appositionelles Wachstum unter der Bindegewebsdecke zuzunehmen.

Der Wachstumsmechanismus des Unterkiefers ist sowohl durch interstitielle als auch appositionelle Proliferation gekennzeichnet. Für die Größenzunahme ist appositionelles Wachstum am posterioren Rand des Ramus, am Alveolarrand, am inferioren Rand des Unterkieferkörpers und (geringgradig) auf der seitlichen Oberfläche verantwortlich. Begleitende Resorption erfolgt am vorderen Rand des aufsteigenden Astes (Abb. 2).

Bezüglich der Ursachen für dieses Wachstum gibt es mehrere mögliche Erklärungen:

Eine Theorie besagt, daß der Unterkiefer sich im Raum abwärts und vorwärts bewegt als eine Folge verdrängender Kräfte, die von der proliferati-

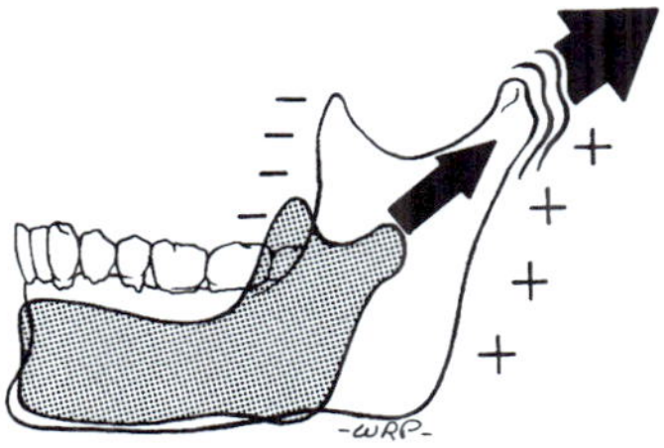

Abb. 2 Die Remodellation ist ein fundamentaler Bestandteil des Wachstumsprozesses. Der Grund, warum sich ein Knochen umbauen muß, liegt darin, daß während seines Wachstums die regionalen Anteile gegeneinander bewegt werden, diese Transformation („Drift") wandelt die Position jedes Teiles eines Knochens von einer Lokation zur nächsten, während sich der Gesamtknochen vergrößert. Das erfordert ständige Remodellationsvorgänge an Form und Größe jeder Region. Der Ramus z. B. bewegt sich durch die Kombination von Apposition und Resorption fortschreitend nach posterior. Währenddessen wird der anteriore Teil des Ramus zu einem Teil des Corpus remodelliert. Das bewirkt eine Längenzunahme des Corpus. Die fortschreitende nachfolgende Bewegung von Teilkomponenten bezeichnet man als *Translation.* Die Translation ist die Basis für die Remodellation. Der gesamte Ramus wird nach posterior verlagert und der posteriore Teil des sich verlängernden Corpus mandibulae wird in ein Gebiet reloziert, welches vorher der Ramus innehatte. Es findet eine strukturelle Remodellation statt, weg von dem, was Teil des Ramus war, hin zu dem, was neuer Teil des Corpus wird. Infolgedessen wächst das Corpus in die Länge. [aus *Enlow* (36)]

ven Aktivität im Condylus erzeugt werden, d.h. der Condylus wäre das Hauptwachstumszentrum des Unterkiefers. Wachstumsmechanismen wären:

a. enchondrale Knochenbildung, d.h. interstitielles Wachstum durch Knorpelzellproliferation und

b. appositionelles Wachstum.

Wachstum nach beiden Mechanismen hat eine senkrechte Verlagerung des Condylus zur Folge, wobei das aufwärts und rückwärts gerichtete Wachstum des Condylus in eine abwärts- und vorwärtsgerichtete Bewegung des Unterkiefers umgewandelt wird. Währenddessen vergrößert Knochenapposition am hinteren Rand und Resorption am vorderen Rand des aufsteigenden Astes sowohl den Unterkieferkörper als auch den verfügbaren Raum für den Zahnbogen.

Eine zweite Ansicht unterstellt, daß der primäre Anreiz für mögliches Wachstum das Stützgewebe oder der Reiz der funktionellen Matrix ist (s. S. 29), wobei der Unterkiefer mit mehr als einer funktionellen Matrix in Verbindung gebracht werden kann. So ist zum Beispiel der Proc. coronoideus mit dem Musc. temporalis verbunden, während die Musc. masseter und pterygoideus medialis im Bereich des Kieferwinkels ansetzen. Der Ramus ist mit dem pharyngealen Raum und der mittleren Schädelgrube verbunden. Er wächst u.a. als Antwort auf das Breiten- und Tiefenwachstum der mittleren Schädelgrube und der pharyngealen Räume.

Die Theorie der funktionellen Matrix geht also davon aus, daß die an der Funktion beteiligten Gewebe (Muskel, Nerven, Blutgefäße, Drüsen, Fett, Zähne und Hohlräume) die primären Faktoren sind, welche die räumliche Position und die Größe des Unterkiefers steuern.

1.2.3 Die Bedeutung der unterschiedlichen Wachstumsmuster für die kieferorthopädische Therapie

Die unterschiedlichen Wachstumsmuster, die im Bereich des nasomaxillären Komplexes und der Mandibula zu finden sind, haben auch eine Reihe von Auswirkungen, die die Planung, Durchführung und Prognose einer kieferorthopädischen Behandlung maßgeblich beeinflussen.

So erfolgt eine transversale Verbreiterung der **Maxilla** (d.h. der apikalen Basis) durch Wachstum in der Sutura palatina mediana. Diese Sutur verknöchert in der Regel erst im 3. Lebensjahrzehnt, so daß im Kindes- und Jugendlichenalter die Möglichkeit einer suturalen Erweiterung mit Breitenzunahme der Oberkieferbasis besteht.

Grundsätzlich ist eine **therapeutische Verbreiterung des oberen Zahnbogens** auf drei Wegen denkbar:

a. durch (ggf. gefördertes) **Wachstum in der medianen Sutur** bzw. Erweiterung derselben (s. transversale Erweiterung bzw. forcierte Gaumennahterweiterung, Kap. 6.5, S. 600 ff.);

b. durch (ggf. gefördertes) **Vertikalwachstum der Seitenzähne** entlang dem Zahnkegel (de Coster) nach unten, außen und

c. durch **Zahnkippung nach bukkal** (Abb. 3).

Da im Falle einer suturalen Erweiterung des Oberkiefers und bei der Vertikalentwicklung der oberen Seitenzähne Wachstum genutzt wird bzw. eine

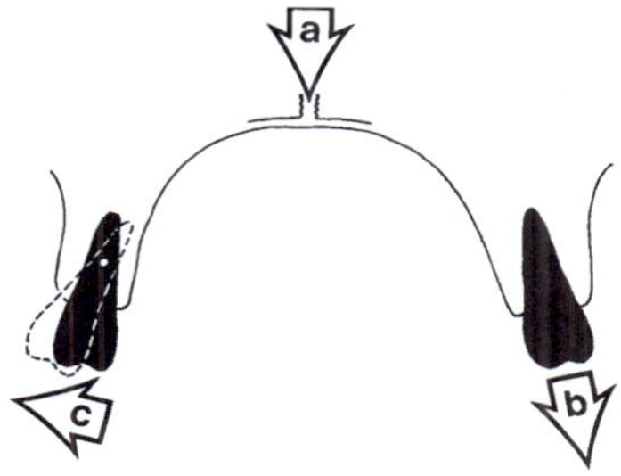

Abb. 3 Möglichkeiten der Verbreitung des Zahnbogens

a) Breitenzunahme der Basis in der medianen Sutur.
b) Vertikalwachstum der Seitenzähne,
c) Kippung der Seitenzähne nach bukkal.

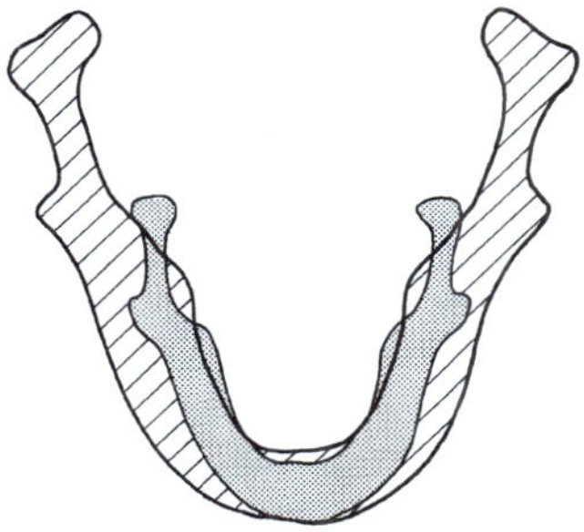

Abb. 4 Breitenzunahme des unteren Zahnbogens überwiegend durch Längenzunahme und Divergenz der horizontalen Äste (nach *Enlow*)

echte Verbreiterung der Kieferbasis erfolgt, sind die Resultate derartiger Behandlungen weitgehend rezidivfrei. Eine Kippung der Seitenzähne nach bukkal hat jedoch häufig eine Instabilität des Resultats zur Folge, da hierbei die Zähne in den Einflußbereich der Wangenmuskulatur bewegt werden und die bukko-lingualen Druckrelationen sich ändern.

Eine Größen- (Breiten-)zunahme des **Unterkiefers** erfolgt weitgehend durch condyläres Wachstum mit Knochenapposition am posterioren Rand und begleitender Resorption am vorderen Rand des aufsteigenden Astes, wobei aufgrund der Divergenz der horizontalen Äste eine nach dorsal zunehmende transversale Ausdehnung des Unterkieferbogens resultiert (Abb. 4). Die geringgradige Knochenapposition auf der seitlichen Oberfläche der horizontalen Äste trägt nur unwesentlich zur Breitenzunahme bei. Ein suturales Wachstum findet im Bereich der Mandibula nicht statt, da die Symphyse bereits kurz nach der Geburt verknöchert.
Im Unterkiefer ist also eine therapeutische Verbreiterung des Zahnbogens durch suturale Erweiterung nicht möglich. Auch die Vertikalentwicklung der unteren Seitenzähne führt nicht zu einer Zahnbogenverbreiterung, da die Wachstumsrichtung entlang des Zahnkegels nach oben, innen gerichtet ist und daher den Zahnbogen eher schmaler werden läßt. Eine transversale Breitenzunahme des unteren Zahnbogens erfolgt im Gegensatz zum Oberkiefer ausschließlich durch Zahnkippung nach bukkal. Eine nennenswerte Verbreiterung des unteren Zahnbogens ist aus den genannten Gründen durch kieferorthopädische Maßnahmen in der Regel nicht zu

erreichen oder mit einer großen Rezidivneigung verbunden. Eine therapeutische Breitenzunahme mit Aussicht auf Stabilität ist - wenn überhaupt - allenfalls in begrenztem Umfang möglich (maximal etwa 4 mm), insbesondere, wenn die unteren Seitenzähne primär relativ stark nach lingual geneigt waren und im Rahmen der Behandlung eine Aufrichtung erfolgt; auch ist ein stabiles Resultat nur zu erwarten, wenn sich ein neues Kräftegleichgewicht der umgebenden Muskulatur einstellt und die Interkuspidation die erreichte Zahnbogenform sichert.

1.2.4 Wachstumsstörungen

Störungen des Kieferwachstums sind durch mehrere exogene und endogene Faktoren zu befürchten

- durch Unfälle (besonders Frakturen im Gelenkbereich),
- durch Infektionskrankheiten (Otitis media, Scharlach, Polyarthritis, Osteomyelitis etc.) im Bereich der Wachstumszonen (Kiefergelenk!),
- durch Hemmungsmißbildungen (z.B. Lippen-Kiefer-Gaumenspalten),
- durch hormonale Störungen (ein Hormon des Hypophysenvorderlappens steuert das Wachstum; sein Fehlen hemmt die Knochenentwicklung (Beispiel: Mikrogenie),
- durch Ernährungsstörungen (Avitaminosen beeinflussen das Wachstum von Kiefer und Zähnen; Beispiel: Rachitis mit offenem Biß, Deformation von Ober- und Unterkiefer, Schmelzhypoplasien),
- im Rahmen syndromaler Erkrankungen:
  z.B. - *Pierre Robin*-Syndrom
  (Gaumenspalte, Glossoptose [Zungenrücklage], extreme Retrogenie),
- Dysostosis cranio-facialis (*Crouzon*) (Turm- und Wolkenschädel, Mikrognathie),
- Dysostosis mandibulo-facialis (*Franceschetti*)
  (Unterentwicklung des Gesichts, vor allem der Mandibula, Mikrognathie, Nichtanlagen und Gaumenspalte möglich, Schrägstellung der Augenspalten, Verbildung der Ohrmuscheln),
- Dysostosis cleido-cranialis (*Marie-Sainton*)
  (Fehlen der Schlüsselbeine, Unterentwicklung des Gesichtsschädels, Anomalien der Zahnzahl, Retentionen, Verlagerungen [s. Kap. 6.10, S. 651 ff.], Zystenbildung etc.)
- Akromegalie (im 2. und 3. Lebensjahrzehnt auftretende Erkrankung durch Überproduktion von Wachstumshormon, Verdickung der peripheren Körperteile (Akren), z.B. Stirn, Nase, Lippen, Zunge, Unterkiefer, Hände, Füße etc.)

1.3 Normale Gebißentwicklung

1.3.1 Pränatale Phase

Die Entwicklung des menschlichen Gebisses beginnt bereits in einer frühen embryonalen Phase. In der 5. intrauterinen Woche beginnt die Bildung des knöchernen Unterkiefers aus den beiden Unterkieferwülsten, die sich ver-

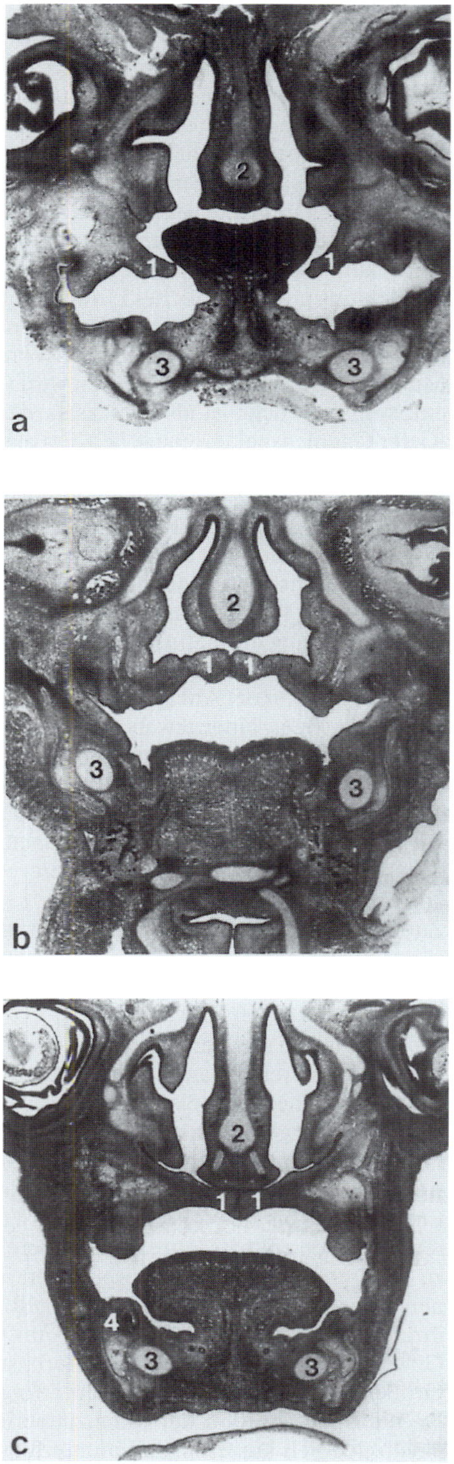

Abb. 5a bis c Bildung des sekundären Gaumens.
a) Vor Aufrichtung der beiden Gaumenfortsätze (1) und Vereinigung derselben mit dem Nasenseptum (2) muß die Zunge nach caudal sinken.
b) Mund- und Nasenhöhle werden getrennt. Die Vereinigung der beiden Gaumenfortsätze mit dem Nasenseptum beginnt im anterioren Teil des sekundären Gaumens und schreitet dann nach dorsal fort.
c) Gaumenfortsätze und Nasenseptum sind zusammengewachsen.
3 = *Meckel*scher Knorpel;
4 = Zahnkeim.
(aus *Schulze* [134, Bd. 3])

größern und aufeinander zu schieben. Zur gleichen Zeit beginnt die Zahnentwicklung mit der Verdickung des schon vorhandenen Epithels der Mundhöhlenschleimhaut im Kieferbereich. Diese strangartigen Epithelverdickungen sinken als Zahnleisten in das darunterliegende Kiefer-Ektomesenchym ein.
In der 6. Woche vollzieht sich die Bildung des Oberkiefers durch eine Vereinigung der paarigen Stirn- und Oberkieferwülste. Die Oberkieferwülste schieben sich unter die lateralen Nasenwülste und wachsen, mit diesen vereint, auf die medialen Nasenwülste zu (Bildung des primären Gaumens). Der sekundäre Gaumen bildet sich in der 7. - 8. Woche. Dabei erfolgt eine Aufrichtung und ein seitliches Einwachsen der Gaumenfortsätze nach einer Vorverlagerung der Mandibula (embryonale Progenie), wodurch Platz für die Kaudalverlagerung der Zunge als Voraussetzung für die Trennung von Mund- und Nasenhöhle geschaffen wird (Abb. 5). Die Phase um die 7. - 8. embryonale Woche ist als Schicksalszeit für die Entstehung von Lippen-Kiefer-Gaumenspalten anzusehen. Bei regulärer Entwicklung ist der gesamte harte Gaumen spätestens am Ende der 9. Woche geschlossen.
Etwa zur gleichen Zeit erfolgt durch lokale Zellvermehrungen die Bildung von 10 Zahnknospen pro Kiefer, aus denen sich die Milchzähne entwickeln. Die Mineralisation der Milchfrontzähne beginnt in der 17. Woche, erste Mineralisationszeichen der Milchmolaren finden sich in der 20. Woche. Von den drei Hartsubstanzen wird Dentin zuerst gebildet, wenig später folgt die Bildung des Zahnschmelzes. Schmelz und Schmelzoberhäutchen sind epithelialer Herkunft aus der Anlage des Schmelzorgans. Dentin und Pulpa werden aus der Anlage der Zahnpapille gebildet und sind, wie Zement und Wurzelhaut, bindegewebiger Herkunft.
Die Zahnbildung beginnt sowohl in der 1. als auch in der 2. Dentition bei den Schneide- und Eckzähnen an einem Punkt in der Mitte der Schneidekante bzw. an der Kronenspitze, von wo aus sie sich nach lateral und apikal fortsetzt. Bei mehrhöckrigen Zähnen (Molaren und Prämolaren) finden sich je nach Höckerzahl mehrere Mineralisationszentren, die dann konfluieren.
Zum Zeitpunkt der Geburt sind die Kronen der Milchschneide- und -eckzähne meist komplett ausgebildet, während die Kronen der Milchmolaren etwa zur Hälfte mineralisiert sind.

Im Vergleich zu anderen Körpergeweben benötigen die Zähne für ihre Entwicklung eine relativ lange Zeit. So beginnt beispielsweise die Mineralisation der Milcheckzähne am Ende des 4. embryonalen Monats, ihre Wurzelbildung hingegen ist erst am Ende des 3. Lebensjahres abgeschlossen. Die Mineralisation der permanenten oberen Eckzähne benötigt noch wesentlich länger; von den ersten Verkalkungszeichen am Ende des 1. Lebensjahres bis zur Vollendung ihrer Wurzel (in der Regel mit 13-14 Jahren) vergehen etwa 12 Jahre. Eine weitere Eigenart der Zähne im Vergleich zu anderen Organen oder Körperteilen ist darin zu sehen, daß ihre Kronen sich von Beginn an in ihrer endgültigen Form bilden, und daß nach ihrer vollständigen Mineralisation - im Gegensatz zu den umliegenden Geweben (Alveolarfortsätze, Kieferbasen) - keine wachstumsbedingte Größenzunahme der Kronen mehr erfolgt.
Da die Mineralisation der Milchzähne im Vergleich zur 2. Dentition in einem deutlich kürzeren Zeitraum erfolgt, lassen sich auch die Differen-

zen im Aufbau der Milch- und der permanenten Zähne gut erklären: Milchzähne weisen einen geringeren Verkalkungsgrad auf, sie sind im Vergleich zu den gelblicheren Nachfolgern heller (weiß) und weniger widerstandsfähig gegen Abrasion.

1.3.2 Milchgebiß

Zum Zeitpunkt der Geburt sind nur in ganz seltenen Fällen einzelne Milchzähne in die Mundhöhle durchgebrochen (Dentitio praecox), in der Regel ist das Neugeborene zahnlos.
Für die **Durchbruchszeiten** der Milchzähne lassen sich keine allgemeingültigen Regeln aufstellen. Im Normalfall beginnt die 1. Dentition mit dem Erscheinen der mittleren Schneidezähne im Unterkiefer im Alter von 6 - 8 Monaten. Große individuelle Unterschiede werden allerdings beobachtet. Die Zähne im Unterkiefer brechen meist etwas früher durch als ihre oberen Antagonisten. Nach dem Durchbruch der unteren und oberen centralen und lateralen Incisivi folgen in der Regel die 1. Milchmolaren im Unter- und Oberkiefer, danach die Milcheckzähne und am Schluß die 2. Milchmolaren (Tab. 1). Als ungefähre Richtzeiten für den Zahndurchbruch in der 1. Dentition können folgende Angaben gemacht werden:

Tabelle 1 Durchbruchsperioden der Milchzähne

mittlere Schneidezähne	I	6. - 10. Monat
seitliche Schneidezähne	II	10. - 14. Monat
1. Milchmolaren	IV	14. - 18. Monat
Eckzähne	III	18. - 24. Monat
2. Milchmolaren	V	24. - 30. Monat

Bei einem Kind mit durchschnittlicher Zahnentwicklung beginnt die Zahnung also mit $^1/_2$ - $^3/_4$ Jahr; mit der Komplettierung des Milchgebisses ist im Mittel mit etwa $2^1/_2$ Jahren zu rechnen. Aufgrund der bereits in der 1. Dentition erkennbaren großen individuellen Schwankungsbreite kommt es aber nicht selten vor, daß die ersten Milchschneidezähne bereits in den ersten Lebensmonaten (selten pränatal) durchbrechen bzw. ein Kind an seinem ersten Geburtstag noch zahnlos ist, ohne daß man hier von einer irregulären Entwicklung sprechen könnte. Erst ein Durchbruch der ersten Zähne im 2. Lebensjahr ist als Dentitionsverzögerung zu bezeichnen.

Morphologie des Milchgebisses
Im Gegensatz zur „embryonalen Progenie" in der 8. embryonalen Woche zeigen die Lagebeziehungen von Ober- und Unterkiefer zum Zeitpunkt der Geburt im allgemeinen eine leichte Rücklage des Unterkiefers (Retrogenie) mit Aufbiß des (zahnlosen) unteren Alveolarfortsatzes auf ein etwa 5 mm breites, nach dorsal leicht abfallendes Plateau des oberen Alveolarfortsatzes (s. Abb. 6). Ober- und Unterkiefer weisen, wie auch das spätere Milchgebiß, weitgehend eine Halbkreisform auf.
Typisch für das Milchgebiß ist die infolge der breiteren unteren 2. Milchmolaren annähernd gleiche Länge des oberen und unteren Zahnbogens, was

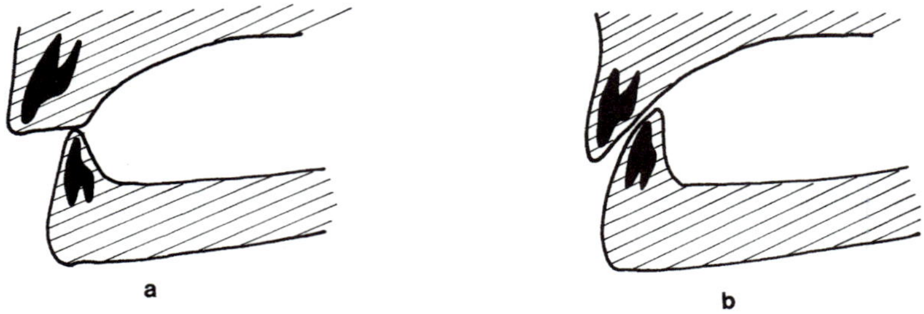

a) Stufenbiß b) Schachtelbiß

Abb. 6 Bißform beim Neugeborenen

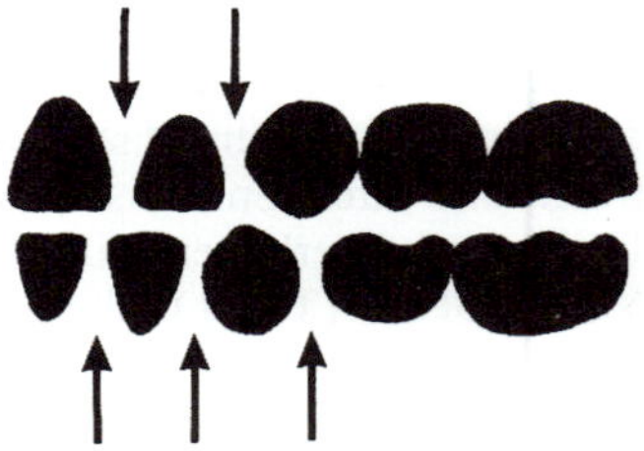

Abb. 7 Lücken im frontalen Bereich eines späten Milchgebisses.

zu einer senkrechten Abschlußebene distal der 2. Milchmolaren, der sog. Postlakteal-Ebene führt.

Mit dem Wachstum der Alveolarfortsätze und der Verbreiterung der Zahnbögen entwickeln sich im späten Milchgebiß zunehmend Lücken zwischen den Schneidezähnen, die als physiologisch zu bezeichnen und für die regelrechte Entwicklung des permanenten Gebisses von essentieller Bedeutung sind (Abb. 7). Da die Milchschneidezähne schmaler sind als ihre permanenten Nachfolger werden diese Lücken, die sich im Alter von 4 $^1/_2$ - 6 Jahren ausbilden, benötigt, damit den breiteren Schneidezähnen der 2. Dentition ausreichend Platz zur korrekten Einstellung in den Zahnbogen zur Verfügung steht. Eine Verhinderung oder eine therapeutische Korrektur dieser Lücken ist also nicht nur unnötig, sondern wäre sogar schädlich.

Diese Aussage gilt übrigens auch für eine breitere Lücke in der Mitte des oberen Zahnbogens, das sog. Diastema mediale, welches häufig mit einem tief inserierenden Lippenbändchen vergesellschaftet ist. Im Milchgebiß ist grundsätzlich weder das Schließen des Diastema mediale noch die Excision des tief inserierenden Frenulums indiziert, weil sich das Diastema nicht selten bei Durchbruch der seitlichen permanenten Schneidezähne schließt oder zumindest verkleinert und sich der Ansatz des Lippenbändchens infolge des Vertikalwachstums des Alveolarfortsatzes und des Durchbruchs der mittleren permanenten Schneidezähne in dieser Zeit noch nach cranial verschiebt.

Zahnstellungs- und Kieferanomalien im Milchgebiß sind relativ selten, was sich dadurch erklären läßt, daß sich hereditär bedingte Anomalien häufig erst im Laufe der Gebißentwicklung voll ausprägen, während erworbene Anomalien meist in den ersten Lebensjahren nicht vorhanden sind und

durch den Einfluß exogener Faktoren erst während der weiteren Gebißentwicklung entstehen.
Typische, im Milchgebiß auftretende Dysgnathien sind:

- die Rücklage des Unterkiefers (Retrogenie) mit vergrößerter horizontaler Frontzahnstufe,
- der Vorbiß des Unterkiefers (Progenie) mit umgekehrtem Frontzahnüberbiß,
- der frontal offene Biß, der meistens habituell bedingt ist, sowie
- der seitliche Kreuzbiß, der nicht selten als Folge intensiven Nuckelgebrauchs beobachtet wird.

Die beiden erstgenannten Dysgnathien deuten sich in der Regel bereits im Säuglingsalter als Stufenbiß, Kantenbiß bzw. progener Biß an.
Ein deutlich ausgeprägter vertikaler Frontzahnüberbiß (Tiefbiß) ist im Milchgebiß wesentlich häufiger als im permanenten Gebiß und bei mäßiger Ausprägung eher physiogisch, da bei vielen Kindern durch die mit dem Zahndurchbruch einhergehende Bißhebung eine wachstumsunterstützte Reduzierung und Normalisierung des vertikalen Überbisses erfolgt.

1.3.3 Permanentes Gebiß

Mineralisation

Erste Mineralisationsstadien permanenter Zahnkeime sind bereits zum Zeitpunkt der Geburt wahrzunehmen. Bereits in dieser Phase sind die Höckerspitzen der 1. bleibenden Molaren verkalkt (s. Abb. 8).
Im ersten Lebensjahr bilden sich Mineralisationszentren an den incisalen Kanten der oberen und unteren permanenten Schneidezähne sowie den Spitzen der bleibenden Eckzähne.
Die Mineralisation der Prämolarenspitzen setzt mit etwa 2 Jahren ein, während die Entwicklung der Molaren- und Frontzahnkronen fortschreitet.
Bei einem 4-jährigen Normalzahner sind die Kronen der 1. Molaren sowie der Schneidezähne voll mineralisiert, die Kronen der Eckzähne etwa zur Hälfte; Prämolarenspitzen und Höckerspitzen der 2. Molaren zeigen deutliche Mineralisationszeichen. Zu dieser Zeit hat die Wurzelbildung der mittleren Schneidezähne und der 1. Molaren begonnen.
Beim Durchbruch des ersten bleibenden Zahnes in die Mundhöhle - beim normalzahnenden Kind im Alter von etwa 6 Jahren - sind die Wurzeln der 1. Molaren und der mittleren Schneidezähne zum überwiegenden Teil, die Wurzeln der seitlichen Schneidezähne zu einem Drittel bis zur Hälfte mineralisiert.
Die Mineralisation verläuft bei allen permanenten Zähnen - meist parallel zur Vertikalentwicklung - weiter, die Prämolarenwurzeln sind zum Zeitpunkt des Durchbruchs dieser Zähne jedoch oft nur zu $^2/_3$ ausgebildet; auch alle übrigen permanenten Zähne beenden ihr Wurzelwachstum (den Apex) erst ca. 3 Jahre nach ihrem Durchbruch in die Mundhöhle.
Eine Sonderstellung nimmt der Weisheitszahn ein. Sollte er angelegt sein, beginnt die Mineralisation frühestens mit (5 -) 8 Jahren, im allgemeinen ist er erst im 10. - 13. Lebensjahr röntgensichtbar. Nichtanlagen der Sapientes sind daher vor dem 14. Lebensjahr nicht mit Sicherheit festzustellen.

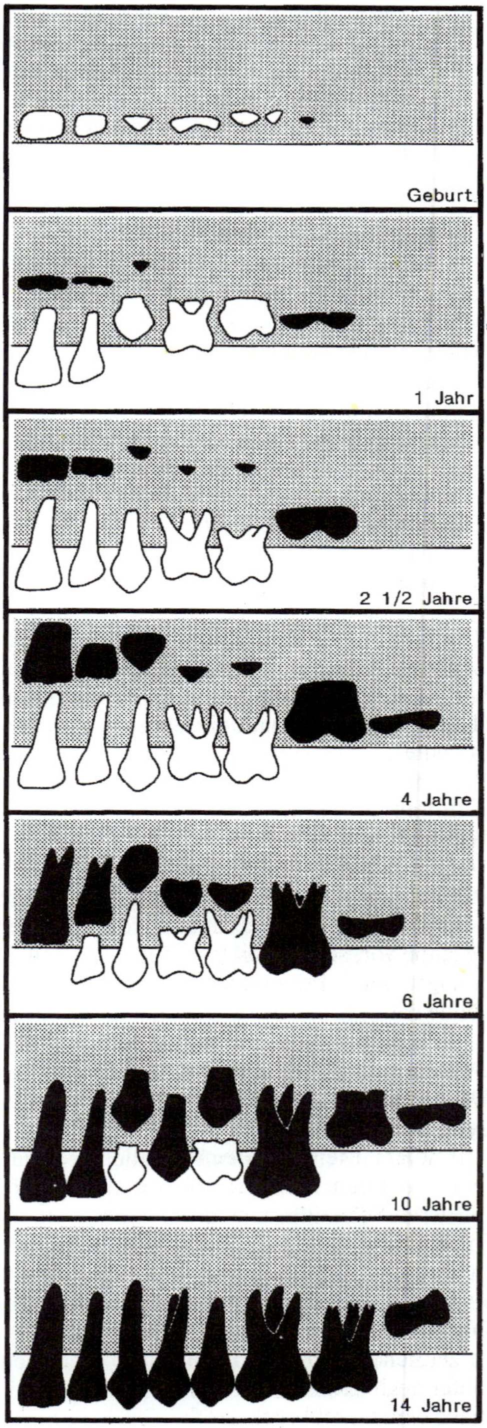

Abb. 8 Chronologie der Gebißentwicklung.
(Milchzähne = weiß, permanente Zähne = schwarz)
(nach *Tammoscheit*).

Im Frontbereich besteht vor allem in einer frühen Entwicklungsphase häufig ein Mißverhältnis zwischen den (voll ausgebildeten) Zahnbreiten und dem (noch wachsenden) Kiefer, was die gestaffelte Anordnung der Zahnkeime im Gebiet der Schneide- und Eckzähne erklärt.
Im Seitenzahngebiet entwickeln sich die Keime der permanenten Ersatzzähne zwischen den Wurzeln der Milchmolaren. Da die Milchmolaren breiter sind als die Prämolaren, ergeben sich hier selten primäre Platzprobleme.

Störungen der Mineralisation und Zahnbildung können generell oder lokal auftreten. Zu den (seltenen) generellen Mineralisationsstörungen zählen die Amelogenesis aplastica bzw. imperfecta.
Schmelzbildungsstörungen exogener Ursache können bei Rachitis vorkommen (Schmelzhypoplasien an den Zähnen bzw. in den Schmelzzonen, die zum Zeitpunkt der Erkrankung mineralisierten), eine medikamentöse Ursache haben (bei Fluorid-Überdosierung kommt es zur Dentalfluorose mit einer weißlichen Fleckung der Zähne, bei Tetracyclingabe während der Zahnbildung zu einer (ebenfalls) irreversiblen, grünbräunlichen Verfärbung der Zähne) oder werden lokal als Folge eines Traumas im Milchgebiß beobachtet (z. B. bei Intrusion eines Milchfrontzahnes in das Keimgebiet des permanenten Nachfolgers mit Hartsubstanzdefekten oder Formanomalien der betroffenen Zähne).

Relativ häufig sind Zahnbildungsstörungen im Sinne einer Nichtanlage von Zähnen (Aplasie), überzählige Zahnanlagen (oft als Mesiodentes im Bereich der Mitte des oberen Zahnbogens) oder Anomalien der Zahnform (Kümmerformen, hyperplastische Zähne bzw. Zwillingsbildungen, Dens in dente).
Von diesen Störungen sind Zähne der 1. Dentition wesentlich seltener betroffen als permanente Zähne. Bei den Nichtanlagen dominieren die Weisheitszähne (20 - 25 %), während die Angaben für die Aplasie aller übrigen Zähne zwischen 6 und 9 % schwanken. Von diesen sind die 2. Prämolaren im Ober- und Unterkiefer und die seitlichen oberen Schneidezähne am häufigsten betroffen. Seltener kommen Nichtanlagen unterer Schneidezähne vor, sehr selten (meist im Rahmen multipler Aplasien) fehlen die Anlagen der 1. Prämolaren, der Eckzähne, der oberen mittleren Schneidezähne sowie der zweiten und ersten Molaren (s. auch Kap. 6.8, S. 631 ff.).

Durchbruch der permanenten Zähne
Die zweite Dentition beginnt bei einem Normalzahner in der Regel mit dem Durchbruch der 1. Molaren im Alter von 6 Jahren (daher: Sechsjahrmolar). Meistens brechen die unteren Molaren vor den oberen Antagonisten durch. Bei einer Reihe von Kindern brechen jedoch die (unteren) mittleren Schneidezähne zeitgleich oder sogar früher durch.
In der ***ersten Phase des Zahnwechsels*** im Alter von 6 bis 8 Jahren zeigt sich in der Regel folgender Ablauf:
Zunächst wechseln die mittleren Schneidezähne im Unterkiefer, dann im Oberkiefer;
in zeitlichem Abstand folgen die seitlichen Incisivi, ebenfalls im Unterkiefer beginnend.
Nach dem Durchbruch der Schneidezähne tritt im Zahnwechsel eine Pause

von 1 bis $1^1/_2$ Jahren ein, in welcher der Zahnbestand weitgehend konstant bleibt.
In der ***zweiten Phase des Zahnwechsels*** - im Alter von 9 1/2 bis 12 Jahren - brechen in unregelmäßiger Reihenfolge durch:

im Unterkiefer: Eckzahn - 1. Prämolar - dann 2. Prämolar oder 2. Molar;
im Oberkiefer: 1. Prämolar - Eckzahn oder 2. Prämolar - und zuletzt der 2. Molar.

Ein Abweichen von dieser Durchbruchsreihenfolge wird - insbesondere im dysgnathen Gebiß - häufig beobachtet.

Die **Durchbruchszeiten** der permanenten Zähne unterliegen (noch) größeren individuellen Schwankungen als die der Milchzähne. Abweichungen von der normalen Durchbruchszeit um bis zu 3 Jahre sind keine Seltenheit. Bei den Mädchen brechen die bleibenden Zähne im allgemeinen 3 bis 6 Monate früher durch als bei den Jungen.
In Anbetracht der großen Schwankungsbreite sind Mittelwertangaben nur von eingeschränkter Bedeutung. Sie sind Richtzeiten für Normalzahner, die bei Früh- und Spätzahnern deutlich unter- bzw. überschritten werden.

Das **dentale Alter**, d.h. die Gebißreife in Bezug auf die Mineralisation und den Durchbruchsstand der permanenten Zähne, läßt sich daher nur aufgrund der Zahl der bereits durchgebrochenen Zähne, präziser mittels Röntgenaufnahmen, welche auch das Stadium der Keime und der Wurzelmineralisation erkennen lassen, bestimmen. Eine enge Korrelation zwischen skelettalem und dentalen Alter besteht ebensowenig wie zwischen chronologischem und dentalen Alter; es ist also nicht möglich, aus einer skelettalen Früh- oder Spätentwicklung auf eine zu frühe oder verspätete Gebißentwicklung zu schließen. Die Differenzen zwischen der skelettalen und der dentalen Entwicklung können in Extremfällen vielmehr bis zu 4 Jahren betragen.
Während zur Bestimmung des skelettalen Alters u.a. Röntgenaufnahmen der Hand verwendet werden (s. Kap. 3.9, S. 237), läßt sich das dentale Alter unter Verwendung von Tabellen für den regulären Durchbruchszeitpunkt (Tab. 2) und der röntgenologischen Bestimmung der vertikalen Position und der Mineralisation der permanenten Zähne geschlechtsspezifisch bestimmen. Die röntgenologische Abklärung erfolgt in der zahnärztlichen bzw. kieferorthopädischen Praxis in der Regel unter Zuhilfenahme von Panoramaaufnahmen des Gebisses.
Untersuchungen zum dentalen Alter belegen, daß es in den vergangenen Jahrzehnten zu einer deutlichen Akzeleration in der Zahnentwicklung gekommen ist; die Zähne brechen heute durchschnittlich um mehrere Monate früher durch als vor 60 - 80 Jahren.
Zwischen dem Erscheinen der Zähne in der Mundhöhle und ihrer endgültigen Einstellung mit Antagonistenkontakt liegen unterschiedliche Zeitintervalle: Prämolaren benötigen nur wenige Wochen, Schneidezähne etwa 3 - 5 Monate, die (oberen) Eckzähne ca. 1 - 1 $^1/_2$ Jahre.
Mit dem Durchbruch der Weisheitszähne ist im Alter von 17 - 22 Jahren zu rechnen, wenn keine Faktoren vorliegen, welche die Eruption dieser Zähne erschweren (Raummangel, Keimverlagerung).

Tabelle 2 Durchschnittswerte für die Durchbruchszeiten permanenter Zähne
(nach *F. van der Linden, H. Boersma und B. Prahl-Andersen,* 1979)

	Mädchen		Jungen	
Oberkiefer	Mittelwert	Standardabw.(J)	Mittelwert	Standardabw. (J)
1	6.94	0.73	7.20	0.80
2	7.97	0.96	8.22	0.88
3	10.89	1.16	11.16	1.68
4	10.20	1.32	10.27	1.38
5	10.88	1.52	10.96	1.36
6	6.10	0.64	6.06	0.92
7	11.35	2.22	11.87	1.08
Unterkiefer				
1	6.13	0.64	6.21	0.72
2	7.21	0.75	7.36	0.73
3	9.56	0.98	10.34	1.05
4	10.09	1.38	10.55	1.73
5	11.35	1.77	11.44	1.87
6	6.10	0.60	6.21	0.68
7	11.13	1.97	11.31	1.79

Zahnwechsel

In der Regel setzt die Resorption der Milchzahnwurzeln etwa 2 Jahre vor dem Durchbruch der permanenten Nachfolger ein und schreitet mit der Vertikalentwicklung dieser Zähne kontinuierlich fort, bis es zum Ausfall des Milchzahnes kommt. Bis zum Durchbruch des permanenten Nachfolgers in die Mundhöhle vergehen im allgemeinen nach dem Ausfall der Milchzähne mehrere Wochen oder Monate. Diese Zeitspanne kann sich verlängern, wenn der Milchzahn vorzeitig verloren ging und der bleibende Zahn das darüberliegende Gingivagewebe oder sogar noch eine überdeckende Knochenschicht durchstoßen muß (s.S. 49). Andererseits kann es - insbesondere bei abwegiger Durchbruchsrichtung der permanenten Zähne - vorkommen, daß ein Milchzahn beim Durchbruch seines Nachfolgers noch persistiert, was den Durchbruch dieses Zahnes verzögert oder zu einer dystopischen Einstellung führt.

1.3.4 Physiologische Veränderungen der Zahnstellung während der Gebißentwicklung und des Zahnwechsels

Während der Gebißentwicklung und des Zahnwechsels kommt es zu einer Reihe physiologischer Änderungen der Zahnstellung.

A. Vertikal:

Mit dem Durchbruch der Zähne der ersten, insbesondere aber der 2. Dentition tritt in engem Zusammenhang mit dem Kieferwachstum eine Bißhebung ein, d.h. eine Abstandsvergrößerung der Kieferbasen durch Wachstum der Alveolarfortsätze, Vertikalentwicklung der Zähne (insbesondere der Seitenzähne) und Längenzunahme der aufsteigenden Unterkieferäste.

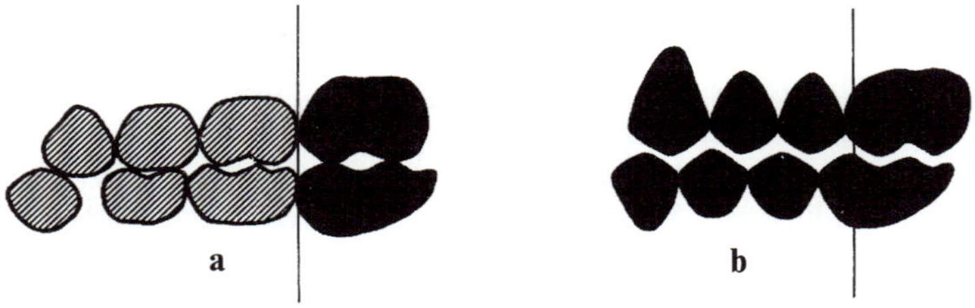

Abb. 9 Regelrechte Okklusion der 1. permanenten Molaren im frühen Wechselgebiß und im bleibenden Gebiß

a) Die Sechsjahrmolaren brechen hinter der Postlaktealebene im singulären Antagonismus durch.
b) Nach Ablauf des Zahnwechsels hat sich eine neutrale Verzahnung eingestellt.

Eine besonders deutliche Bißhebung ist bei Durchbruch der Milchmolaren und der 2. Molaren zu beobachten.

B. Transversal:
Im späten Milchgebiß bilden sich im Bereich der Schneidezähne (zur Verbesserung des Platzangebots für die permanenten Frontzähne) Lücken (s. auch Abb. 7).
Bei lückenlosem Milchgebiß sind ein Frontengstand bzw. Torsionen oder Dystopien der permanenten Frontzähne im Wechselgebiß unvermeidlich.

C. Sagittal
Der Durchbruch der Sechsjahrmolaren erfolgt im eugnathen Gebiß zunächst meist im singulären Antagonismus (Höcker-Höckerverzahnung) hinter der Postlaktealebene. Erst im Laufe des Zahnwechsels stellt sich dann eine neutrale Verzahnung ein (Abb. 9).

Die Erklärung für dieses Phänomen liegt in den unterschiedlichen Breiten der 2. Milchmolaren und der 2. Prämolaren, deren durchschnittliche Breitendifferenz im Oberkiefer 2,3 mm, im Unterkiefer 3,5 mm beträgt, und dem unterschiedlichen Raumbedarf der permanenten Eckzähne (im Oberkiefer ist der permanente Eckzahn deutlich breiter als sein Vorgänger, während im Unterkiefer der permanente Eckzahn nur geringfügig breiter ist als der Milchzahn).
Zusätzlich kann die neutrale Einstellung der Sechsjahrmolaren durch den *Zielinsky*-Modus und die von *Baume* beschriebenen Primatenlücken erklärt werden.

- **Zielinsky-Modus:** Dieser Autor erklärt die neutrale Okklusionseinstellung u.a. durch ein Vorgleiten der Mandibula nach Erweiterung des oberen Zahnbogens mit Lückenbildung und Abrasion der Milchmolarenhöcker.
- Die **Theorie nach Baume** geht davon aus, daß die Primaten-(= Affen-) Lücken, die im Oberkiefer zwischen seitlichen Milchschneidezähnen und Milcheckzähnen, im Unterkiefer zwischen Milcheckzähnen und 1. Milchmolaren bestehen (Abb. 10), während des Zahnwechsels im Ober-

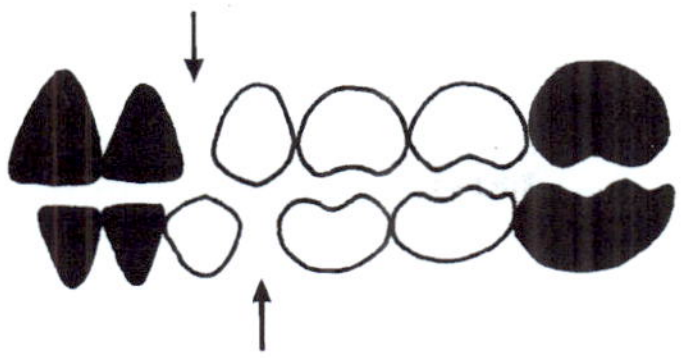

Abb. 10 Primatenlücken im Wechselgebiß.

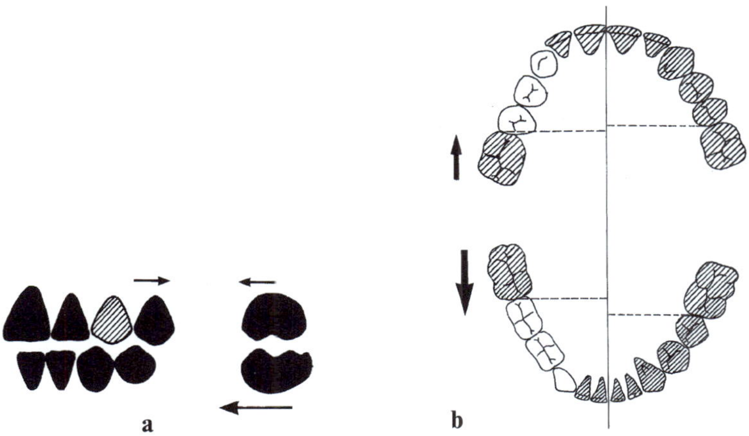

Abb. 11 Physiologische Wanderungen der Nachbarzähne nach Ausfall der 2. Milchmolaren (a). Da die Stützzonen im Unterkiefer primär größer sind als die im Oberkiefer, die oberen Eckzähne jedoch breiter sind als die unteren, ist die Mesialwanderung der Sechsjahrmolaren im Unterkiefer stärker ausgeprägt (b).

kiefer durch die permanenten Eckzähne ausgefüllt werden, während im Unterkiefer dieser Platz für die Mesialwanderung der Sechsjahrmolaren zur Verfügung steht.

Aus diesen Überlegungen resultieren folgende **physiologische Zahnwanderungen** in sagittaler Richtung:

Die oberen 1. Prämolaren wandern geringfügig nach distal (und schaffen damit Platz für die Eckzähne).
Die oberen 1. Molaren wandern - wenn überhaupt - geringfügig nach mesial.
Die unteren 1. Molaren wandern physiologisch deutlich nach mesial (Abb. 11 a und b).

Wichtig ist aus diesen Gründen die Unterscheidung in

- eine physiologische Mesialwanderung der 1. Molaren (bis zur endgültigen korrekten Position) und
- eine pathologische Mesialwanderung der 1. Molaren, die (über das phy-

siologische Maß hinausgehend) zum Mesialstand der Molaren und damit zum Raummangel führt.
Zu beachten ist, daß Sechsjahrmolaren auch bei unversehrten Milchmolaren zusammen mit diesen nach mesial wandern können.

1.4 Störungen der Gebiß- bzw. Zahnentwicklung

1.4.1 Stützzoneneinbruch

Unter der **Stützzone** wird der Raum zwischen der distalen Kante der seitlichen Schneidezähne und der mesialen Kante der Sechsjahrmolaren verstanden, der im frühen Wechselgebiß durch die Milcheckzähne und die Milchmolaren (III, IV und V), im bleibenden Gebiß durch die seitlichen Ersatzzähne (3, 4 und 5) ausgefüllt wird.
Aufgabe der Stützzone ist die Übernahme der sagittalen Abstützung, d.h. eine Platzhalterfunktion für die permanenten Eckzähne und Prämolaren, sowie die vertikale Abstützung, d.h. die Verhinderung einer unerwünschten Elongation von Antagonisten bzw. eines Senkbisses. Für die Beschreibung des Zustandes der Stützzone lassen sich folgende Begriffe verwenden:
Stützzone erhalten = alle (Milch-) Zähne sind vorhanden und in ihrem Kronendurchmesser nicht reduziert (Abb. 12).

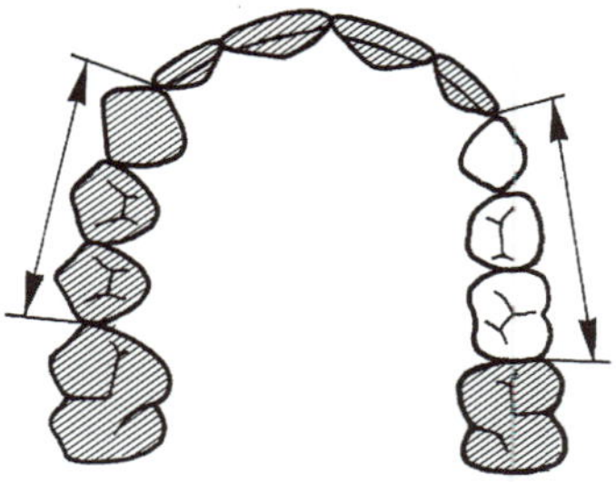

Abb. 12 Erhaltene Stützzonen.

Stützzone versehrt = ein oder mehrere Milchzähne im Stützzonenbereich sind verlorengegangen bzw. im Kronenbereich so weit kariös zerstört, daß die Milchzahnkronen ihre sagittale und vertikale Abstützungsfunktion nicht mehr (voll) übernehmen können. Ein Platzverlust ist jedoch (noch) nicht eingetreten, d.h., über das physiologische Maß hinausgehende Zahnverschiebungen haben noch nicht stattgefunden, sind jedoch möglich bzw. zu erwarten (Abb. 13).
Stützzone eingebrochen = Verlust oder kariöse Zerstörung eines oder mehrerer Milchzähne mit Positionsänderungen der die Stützzone begrenzenden Zähne (z. B. Mesialstand von Sechsjahrmolaren und/oder Distalstand, Lingualstand bzw. Retroinklination von Schneidezähnen), die zur Raumeinengung im Stützzonenbereich führen (Abb. 14).
Als **Folgen eines Stützzoneneinbruchs** und der daraus resultierenden Verminderung des Platzangebots werden mechanische Durchbruchsbehinderung, paraxialer Durchbruch, Retention permanenter Zähne etc. beobachtet (Abb. 15 und 16).

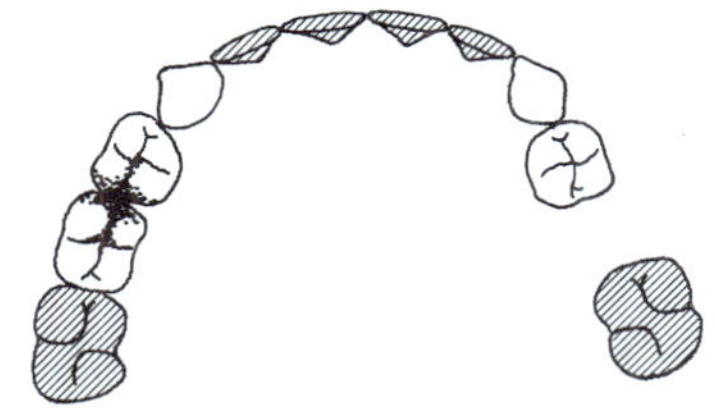

Abb. 13 Versehrte Stützzonen im 1. und 2. Quadranten durch kariöse Zerstörung bzw. vorzeitigen Verlust von Milchzähnen.

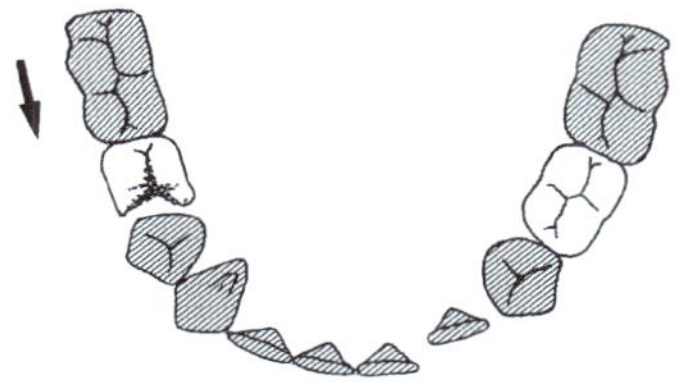

Abb. 14 Stützzoneneinbruch nach vorzeitigem Milchzahnverlust
- im 3. Quadranten durch frühzeitigen Verlust von 73 und Distalwanderung 32,
- im 4. Quadranten durch kariöse Zerstörung von 85 und Mesialwanderung 46.

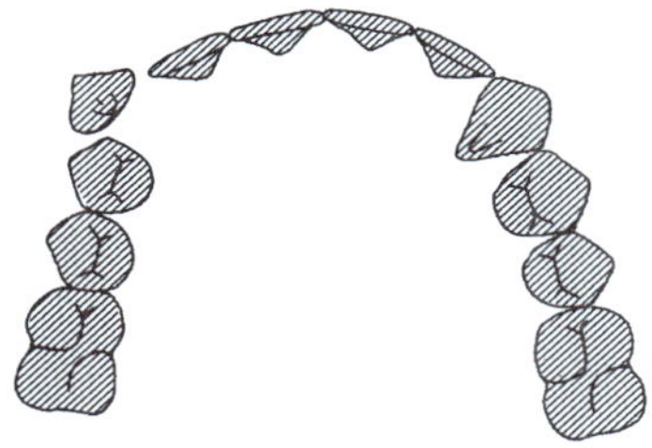

Abb. 15 Eckzahnaußenstand nach Einbruch der Stützzone.

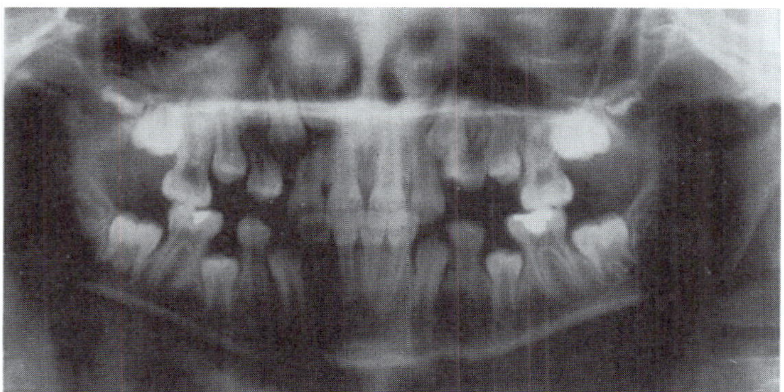

Abb. 16 Retention der Zähne 13, 23, 35 und 45 nach Stützzoneneinbruch in allen Quadranten.

Betroffen sind im Oberkiefer häufig die Eckzähne und die 2. Prämolaren, im Unterkiefer meist die 2. Prämolaren, d.h. die zuletzt durchbrechenden Zähne.
Neben Karies und Extraktionen ist eine Reduzierung der Stützzone auch durch **unterminierende Resorption** möglich, d.h., daß ein permanenter Zahn nicht nur seinen Vorgänger sondern auch den benachbarten Milchzahn resorbiert (Abb. 17).
Die Ursachen für eine unterminierende Resorption der Milchzahnwurzeln können in einem Raummangel bei enger Keimlage, einer extremen Breitendifferenz zwischen Milch- und bleibenden Frontzähnen oder einer atypischen Keimlage bzw. Durchbruchsrichtung der permanenten Zähne liegen.

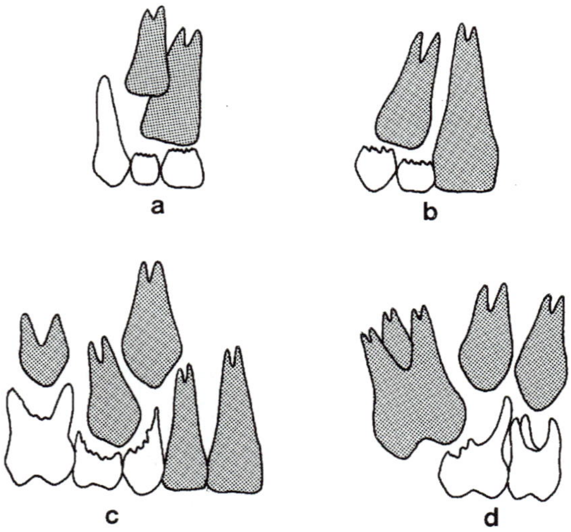

Abb. 17a bis d Unterminierende Resorption
a) Der mittlere permanente Schneidezahn resorbiert neben dem Vorgänger auch die Wurzel des seitlichen Milchschneidezahnes.
b) Der seitliche permanente Inzisivus resorbiert die Wurzel des Milchschneidezahnes und des Milcheckzahnes.
c) Der 1. Prämolar resorbiert die Wurzeln des 1. Milchmolaren und des Milcheckzahnes.
d) Der durchbrechende Sechsjahrmolar resorbiert die distale Wurzel des 2. Milchmolaren.

Als Folge der unterminierenden Resorption wird häufig ein Raummangel für die Nachfolger der unterminierend resorbierten Milchzähne, d.h. ein Stützzoneneinbruch, ein Engstand o.ä. beobachtet.

1.4.2 Frühzeitige(r) Milchzahnextraktion/-verlust

Ein vorzeitiger (frühzeitiger) Milchzahnverlust kann sehr unterschiedliche Folgen für den nachfolgenden permanenten Zahnkeim haben: So ist

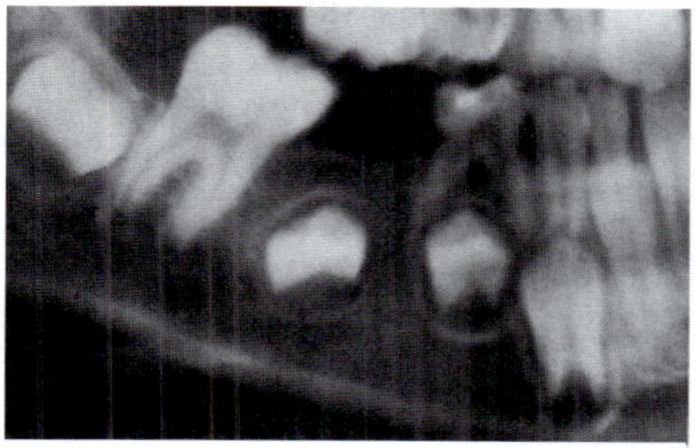

Abb. 18 Die dicke Knochenschicht über dem Keim des 2. Prämolaren läßt eine Verzögerung des Durchbruchs erwarten.

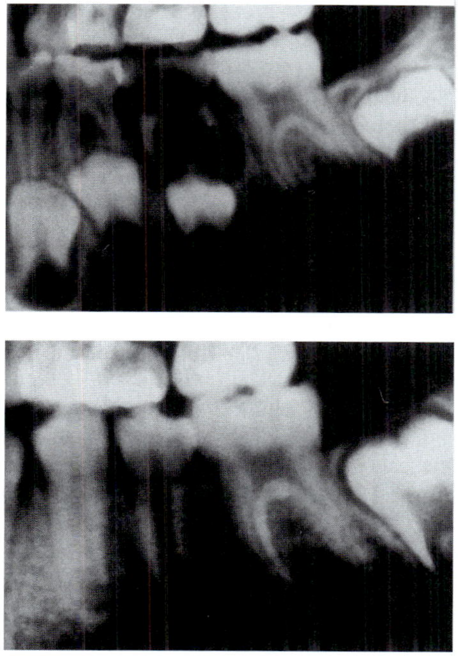

Abb. 19 a und b Beschleunigung des Durchbruchs 45 als Folge einer apikalen Ostitis 85 und vorzeitiger Entfernung des Milchmolaren.
(Beachte, daß alle oberen Milchseitenzähne nach Einstellung des 2. Prämolaren im Unterkiefer noch vorhanden sind).

sowohl eine Verzögerung als auch eine Beschleunigung des Zahndurchbruchs möglich.
- Eine **Verzögerung des Zahndurchbruchs** ist zu erwarten, wenn zum Zeitpunkt des Milchzahnverlusts noch eine Knochenschicht über dem Keim des permanenten Zahnes vorhanden ist, bzw. wenn die Extraktion des Milchzahnes mehr als 1 1/2 Jahre vor Durchbruch des permanenten Nachfolgers erfolgte (Abb. 18).
- Mit einer **Beschleunigung des Zahndurchbruchs** ist zu rechnen, wenn die Knochenbarriere über dem Zahnkeim bereits durchbrochen ist (besonders als Folge apikaler Prozesse an Milchzahnwurzeln), bzw. wenn der Durchbruch des Nachfolgers in den nächsten 1-1 1/2 Jahren zu erwarten ist (Abb. 19).

Die Mineralisation der permanenten Zähne ist bei Verzögerung bzw. Beschleunigung des Zahndurchbruchs nicht unmittelbar betroffen, d.h., retinierte Zähne werden voll ausgebildet, die Wurzeln der zu früh durchgebrochenen Zähne sind altersbedingt erst gering mineralisiert.

Als weitere Folge frühzeitiger Milchzahnextraktion können auftreten:

- Lokale Wachstumshemmung
- Mittellinienverschiebungen
- Torsionen (z. B. der 1. Molaren)
- Stützzoneneinbruch.

1.4.3 Frühzeitiger Verlust permanenter Zähne

Sechsjahrmolarenverlust während des Zahnwechsels kann zur Folge haben:

- Wanderungen bzw. Kippungen der Nachbarzähne
- Gleithindernisse
- Okklusionsstörungen
- Mittellinienverschiebungen
- Verlängerung der Antagonisten
- parodontale Schäden
- Verlust der vertikalen Abstützung mit Bißsenkung
- Einschränkung der Kaufunktion etc.

Weitere Informationen sind im Band II, Kapitel 6.13.5 (Sechsjahrmolarenextraktion) enthalten.

Frontzahnverlust (meist traumatisch) kann zur Folge haben:

- Kippung der Nachbarzähne in die Lücke mit Verschiebung der Mittellinie
- Raumeinengung (Erschwerung der prothetischen Lückenversorgung)
- Okklusionsstörungen
- Beeinträchtigung des Aussehens
- Verkürzung des Zahnbogens
- Wachstumshemmung etc.

Weitere Informationen sind im Band II, Kapitel 6.9. (Frontzahnverlust) enthalten.

1.4.4 Spätanlagen

Eine massive Verzögerung der Zahnbildung, bei welcher die Zahnkeime (insbesondere der 2. Prämolaren) erst Jahre nach der normalen Entwicklungszeit mineralisieren und - falls dann noch Platz vorhanden - eventuell auch durchbrechen, wird als Spätanlage bezeichnet (Abb. 20a-c). Kümmerformen sind im Zuge dieser Fehlentwicklung häufig.
Die klinische Problematik eines Zahndruchbruchs erst lange nach Beendigung der üblichen kieferorthopädischen Behandlungszeit ergibt sich aus der erheblich erschwerten Planung und der unsicheren Prognose.

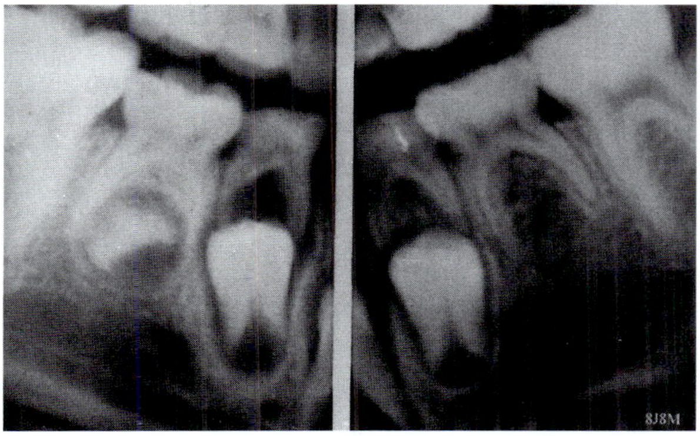

Abbildung 20a

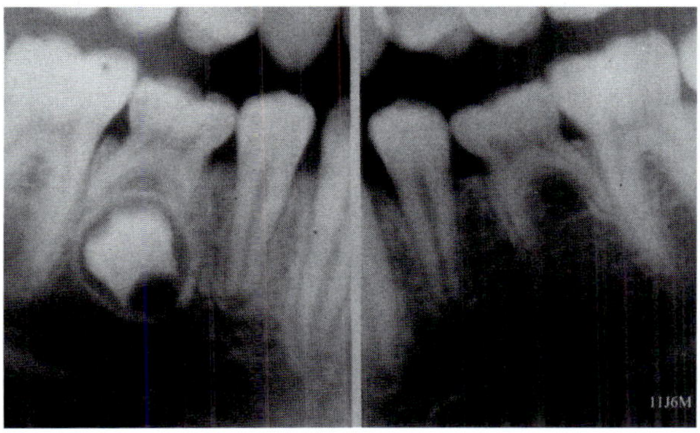

Abbildung 20b

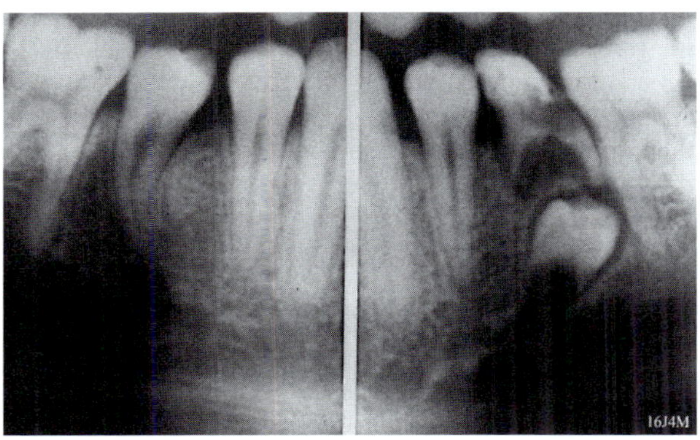

Abbildung 20c

Abb. 20 a bis c Spätanlage eines unteren Prämolaren.
Auf dem Röntgenbild eines Patienten ist im Alter von 8:8 Jahren (a) der Keim des Zahnes 45 sichtbar, während in Regio 35 keine Zahnanlage zu erkennen ist. Die Wurzeln des Milchmolaren 75 sind vollständig erhalten.
Im Alter von 11:6 Jahren ist die (verzögerte) Entwicklung der Krone 45 weiter fortgeschritten; der Zustand im 3. Quadranten scheint unverändert (b).
Fünf Jahre später - im Alter von 16:4 Jahren - ist der Zahn 45 durchgebrochen; im gegenüberliegenden Quadranten ist nun die Anlage des Zahnes 35 röntgensichtbar, dessen Entwicklungsstand dem dentalen Alter von ca. 7 Jahren entspricht (c). (Röntgenserie aus der Praxis Drs. *Kulder*, Kassel).

1.4.5 Hormonelle Einflüsse auf den Zahndurchbruch

Diese sind möglich bei hypophysärem Zwergwuchs, Hypothyreose sowie endogenem und exogenem Schwachsinn. Sie führen meist zu einer Verlangsamung der Zahnentwicklung.

1.4.6 Störungen der Zahnbildung

Als Störungen der Zahnbildung können beobachtet werden:

- Aplasien (Nichtanlagen) von bleibenden, seltener von Milchzähnen
- Hyperplasien (überzählige Zähne)
- hypoplastische Zahnkronen (Mikrodontie, Kümmerform)
- hyperplastische Zähne (Makrodontie)
- Zwillingsbildungen
- Dens in dente
- Amelogenesis aplastica (schmelzlose Zähne)
  - imperfecta (schmelzfreie Abschnitte)
- Schmelzhypoplasien (z. B. rachitischer Genese)
- Mineralisationsstörungen
  - Tetracyclinzähne
  - gefleckte Zähne (z. B. Fluoridüberdosierung).

1.5. Ätiologie von Dysgnathien

Nach einem Vorschlag von *Hotz* lassen sich die Dysgnathien in **angeborene, vererbte und erworbene Fehlstellungen** einteilen.
Eine Zuordnung zu diesen Gruppen ist zwar sinnvoll (vor allem zur Einschätzung der Wirksamkeit prophylaktischer Maßnahmen), jedoch vielfach schwierig, da häufig Mischformen vorhanden sind, die Symptome mehrerer oder aller Gruppen enthalten.
Die meisten Fehlstellungen entstehen auf der Basis eines anlagebedingten/vererbten Grundmusters, werden aber auch durch vielfältige Umwelteinflüsse beeinflußt.
Für die Form des Gebisses sind verantwortlich:

- *Erbanlagen*
- *Wachstum*
- *Konstitution*
- *Funktion, Muskulatur*
- *innere Sekretion*
- *exogene Einflüsse*
- *Habits*
- *Karies*
- *Ernährung*

wobei die verschiedenen Einflußfaktoren z.T. in wechselseitiger Abhängigkeit stehen.
Unter Verwendung der Einteilung nach *Hotz* wäre folgende Zuordnung denkbar:

Angeborene Anomalien
Mißbildungen (z. B. Lippen-Kiefer-Gaumen-Spalten, Syndrome) sowie Anomalien der Zahnzahl, Zahnstellung und Kieferform.

Vererbung
kann z. B. eine Rolle spielen bei der Entstehung folgender Anomalien, wobei in der Regel ein multifaktorielles Geschehen verantwortlich zu machen ist:

- Progenie (z. B. Habsburger)
- Deckbiß
- echtes Diastema
- Mißverhältnis zwischen Zahn- und Kiefergröße
- Über- und Unterzahl von Zähnen
- Verlagerung und Retention
- Lippen-Kiefer-Gaumenspalten
- genuiner Distalbiß (Rückbiß) und
- Prognathie.

Zur Erforschung der Möglichkeiten einer Vererbung dysgnather Merkmale werden Sippenuntersuchungen durchgeführt; auch die Zwillingsforschung *(Korkhaus)* vermag wertvolle Informationen beizusteuern.

Erworbene Anomalien
Exogene (Umwelt-)Faktoren spielen bei der Entstehung vieler Dysgnathien eine Rolle. Die Literaturangaben über die Häufigkeit weitgehend exogen bedingter Anomalien schwanken zwischen 35 und 50 %.
Zu den gebiß(ver)formenden exogenen Faktoren müssen beispielsweise gezählt werden:
- Brust/Flaschenernährung (??)
- Rachitis
- Schlaflage (?)
- Habits (Lutschen, Nuckel, Lippenbeißen, Zungenhabits, anomales Schlucken, habituelle Mundatmung etc.)
- frühzeitiger Milchzahnverlust (Stützzone!)
- Verlust permanenter Zähne und
- Unfälle.

Die Kenntnisse über Art, Beteiligung und Auswirkungen exogener Faktoren sind in der Kieferorthopädie besonders wichtig, da nur bei den erworbenen Stellungsanomalien bzw. bei den durch exogene Einflüsse entstandenen Einzelsymptomen eine wirksame Vorbeugung realisierbar ist. Auf die Möglichkeiten einer kieferorthopädischen Prophylaxe wird im Kapitel 2 ausführlich eingegangen.

1.6 Eugnathie/Indikation und Zeitpunkt

1.6.1 Eugnathie

Unter Eugnathie versteht man das morphologisch und funktionell optimale Gebiß.
Zum eugnathen Gebiß gehören:

- volle Zahnzahl (d.h. keine Nichtanlagen/Überzahl)
- normale Zahnformen (keine Kümmerformen, Übergrößen, Doppel- bzw. Fehlbildungen)
- gut ausgeformte Zahnbögen (Oberkiefer: Ellipse, Unterkiefer: Parabel, Milchgebiß: Halbkreis)
- kein Engstand, keine Lücken (Ausnahme im Milch- und Wechselgebiß)
- keine Einzelzahnabweichungen (Torsion, Kippung, Außenstand etc.)
- normale vertikale Position der Zähne (keine Infraokklusion, keine Elongation)
- korrekte Größen der Kieferbasen
- korrekte Einlagerung der Kieferbasen in den Schädel
- neutrale Okklusion, doppelzähniger Antagonismus.

  Detaillierte Vorstellungen bezüglich des Zusammenspiels oberer und unterer Zähne hat *Andrews* in den »sechs Schlüsseln zur Okklusion« beschrieben. Zu ihnen gehören u.a. :
  - der Kontakt der distalen Randleiste des oberen 1. Molaren mit der Mesialfläche der mesialen Randleiste des unteren 2. Molaren
  - eine leichte Mesialneigung der oberen und unteren Seitenzähne
  - eine deutliche Lingualneigung der unteren Seitenzähne, die vom Eckzahn bis zum 2. (bzw. 3.) Molaren kontinuierlich zunimmt
  - eine korrekte Achsenstellung der Schneidezähne mit guter dentaler Abstützung
  - eine nicht zu ausgeprägte (eher flache) Okklusionskurve.

- Übereinstimmung von Zahn- bzw. Kiefermitten im Ober- und Unterkiefer
- horizontaler Frontzahnabstand (Overjet) = 2 mm
- vertikaler Frontüberbiß (Overbite) = (2–)3 mm
- labialer und bukkaler Überbiß der oberen Zähne
- ungehinderte statische und dynamische Okklusion.

Funktionell einwandfreie Okklusionsverhältnisse erfordern u.a.:
- eine korrekte (zentrale) Lage des Gelenkköpfchens in der Fossa bei habitueller Interkuspidation (Schlußbiß)
- eine gute Abstimmung zwischen Gelenkbahnneigung, Frontzahnrelation und Höcker-Fossa-Beziehungen im Seitenzahnbereich
- eine möglichst axiale Belastung der Seitenzähne bei gleichmäßigem Kontakt
- nach Möglichkeit eine front-/eckzahngeschützte Okklusion (sog. »Front-/Eckzahnführung«), wobei die Schneide- und Eckzähne bei Vorwärts- und Seitwärtsbewegungen des Unterkiefers Kontakt halten und den Biß abstützen, während die Seitenzähne diskludieren und auf diese Weise

vor horizontaler Belastung geschützt werden. Bei einer großen Zahl von Patienten ist diese »Front-/Eckzahnführung« jedoch nicht vorhanden; eine »Gruppenführung« der Seitenzähne auf der Arbeitsseite kann jedoch als funktionell nahezu gleichwertig angesehen werden
- keine Fehlbelastung einzelner Zähne, die zu einer Autodestruktion des Gebisses führen könnten
- regelrechte Funktion (Kauen, Schlucken, Sprechen, Atmung, Kiefergelenk)
- funktionelles Gleichgewicht der orofazialen Muskulatur.

Das eugnathe Gebiß ist zwar anzustrebendes Ziel jeder kieferorthopädischen Behandlung, jedoch nicht alleiniges Entscheidungskriterium für die Behandlungsbedürftigkeit.
Absolut eugnathe Gebisse, die allen oben aufgeführten Anforderungen genügen, sind extrem selten, und nicht jede (geringe) Abweichung vom eugnathen Zustand sollte behandelt werden. Die kieferorthopädische Behandlungsindikation ist vielmehr individuell abzuklären.
Hierbei sollte berücksichtigt werden, daß als individuelles Behandlungsziel beiweitem nicht in jedem Fall das Erreichen eines idealgeformten, eugnathen Gebisses definiert werden kann, sondern daß unter Berücksichtigung von Risiken und Nebenwirkungen kieferorthopädischer Maßnahmen (vor allem im Erwachsenengebiß) das für den jeweiligen Patienten maximal Erreichbare angestrebt werden sollte.
Bei der Abwägung muß immer bedacht werden, daß eine kieferorthopädische Behandlung mehr nutzen als schaden soll, und daß der im Rahmen der Therapie erforderliche Aufwand für den Patienten auch in einem angemessenen und zumutbaren Verhältnis zum medizinisch relevanten Effekt steht.

1.6.2 Kieferorthopädische Behandlungsindikation

Die Dringlichkeit einer kieferorthopädischen Behandlung sollte in abgestufter Wertung beurteilt werden, wobei in modifizierter Form eine von *Hotz* angegebene Skala verwendet werden kann:

1. Dringend notwendig (weil schwere funktionelle und gesundheitliche Störungen vorliegen oder zu erwarten sind)
2. notwendig (weil eine deutliche ausgeprägte Fehlstellung vorhanden ist)
3. wünschenswert (wobei ein ästhetisches Ziel im Vordergrund steht)
4. noch zu verantworten und
5. kieferorthopädische Behandlung abzulehnen.

Eine Abstufung erscheint erforderlich, da fast alle Kindergebisse mehr oder weniger vom eugnathen Zustand abweichen.
Zur Bewertung der **Behandlungsbedürftigkeit** bzw. der Ausprägung einer Gebißanomalie wurden in verschiedenen Ländern eine Reihe von Indizes und Wertungstabellen eingeführt, die im Wesentlichen der Festlegung dienen, ob die Kosten für eine kieferorthopädische Behandlung von den Kostenträgern (Krankenkassen, Versicherungen, Staat etc.) ganz oder anteilig übernommen werden. Einige dieser Indizes werden in der Folge kurz aufgeführt:

- Index of Orthodontic Treatment Need (IOTN)
[*Brook, P.H., Shaw, W.C.:* The development of an index of orthodontic treatment priority. Eur J Orthod 11 (1989) 309-332]
Der Index enthält zwei Komponenten, eine ästhetische Komponente und eine, welche die Schwere einer Anomalie und ihre Bedeutung für die Gebißgesundheit aufgrund (weitgehend) morphologischer Kriterien beurteilt. Zur ästhetischen Bewertung wird eine Skala von 10 frontalen Mundfotografien verwendet, die unterschiedliche Ausprägungsgrade (Attraktivitätsgrade) von Gebißanomalien zeigen. Der Patient beurteilt dann, welches Bild auf der vorgelegten Skala in der Attraktivität dem eigenen Gebiß entspricht.

Die zweite Komponente listet verschiedene Merkmale von Malokklusionen auf und gewichtet sie in 5 Stufen. Zur Beurteilung werden die Frontzahnstufe, die progene Situation, der frontale bzw. laterale Kreuzbiß, Zahnfehlstellungen, der offene Biß, der vertikale Überbiß, Anomalien der Zahnzahl, Störungen der Funktion bzw. der Okklusion, Durchbruchsstörungen und sonstige Anomalien (z. B. Spalten) herangezogen. Für die Einstufung in die Grade 4-5 (Behandlung notwendig), Grad 3 (Grenzfall) und Grade 1-2 (keine Behandlungsnotwendigkeit) sind die möglichen Folgen für den Bestand und die Funktion des Gebisses entscheidend.

- Index for need of orthodontic treatment
[Ingervall, B., Rönnerman, A.: Index for need of orthodontic treatment. Odont Revy 26 (1975) 59-82]
Zwei Aufstellungen von Anomaliedefinitionen und zugeordneten Punktwerten erlauben die Berücksichtigung morphologischer und funktioneller Faktoren zur Beurteilung der Behandlungsnotwendigkeit.

- Orthodontic Treatment Priority Index
[Grainger, R.M.: Orthodontic Treatment Priority Index. Public Health Service Publication #1000, ser.2, #25. Government Printing Office, Washington D.C., 1967]

Die Bewertung des Schweregrades einer Anomalie erfolgt nach Feststellung der Molarenokklusion, des Overjet, der Frontzahnstufe, von Aplasien, Kreuzbissen, Engständen und Rotationen unter besonderer Berücksichtigung einer möglichen Beeinträchtigung der Funktion.

- Malocclusion Treatment Severity Index (MTSI)
[Fisk, R.O., Wilson, R.E.: Selection of patients amenable to simple orthodontic procedure using a malocclusion treatment severity index. J Canad Dent Ass, 39 (1973) 468-471]

Die Beurteilung des Overjet, der Lage der apikalen Basen und der Molarenrelation soll für Non-Extraktionsfälle einen Anhalt bieten, ob eine Behandlung mittels einfacher Apparaturen in kurzer Zeit durchzuführen ist.

- Index nach *Eismann*
[Numerische Erfolgsbewertung kieferorthopädischer Therapie. Habil. Schrift, Dresden 1969]

Der Index, der zur Bewertung des Behandlungsstandards und -erfolgs entwickelt wurde, gewichtet jedes einzelne Symptom einer Anomalie nach seiner Ausprägung unter Berücksichtigung der Auswirkungen auf die Funktion und Ästhetik sowie eventueller Folgeerkrankungen. Die Summe der Wertungspunkte erlaubt eine Zuordnung zu vier Schweregraden.

- Peer Assessment Rating (PAR-Index)
[Richmond, S., Shaw, W.C., O'Brien, K.D., Buchanan, I.B., Stephens, C.D., Roberts, C.T., Andrews, M.: The Development of the PAR-Index (Peer Assessment Rating). Eur J Orthod 14 (1992), 125-139]
Der Index dient zur Bewertung des Behandlungsstandards und -erfolgs. Seine Punktsumme setzt sich aus 11 Einzelmessungen (Zahnfehlstellungen, Retentionen, Engstände/Raummangel, Okklusion/Kreuzbiß, vertikaler Überbiß/offener Biß, Frontzahnstufe/progener Biß, Mittellinienabweichungen) zusammen, die mit einem speziellen Lineal gemessen und unterschiedlich gewichtet werden. Die Veränderung der Summenwerte zeigt die Verbesserung der Gebißsituation durch die kieferorthopädische Behandlung an, die prozentuale Angabe verdeutlicht den Behandlungserfolg.

In Deutschland legt zur Zeit (1999) die Punktwertung eines Indikationsschemas fest, ob die Krankenkassen die Kosten für die kieferorthopädische Behandlung von Kindern und Jugendlichen übernehmen (Anhang, S. 797).

Aufgrund der unterschiedlichen Regelungen und länderspezifischer sozialer Einflußfaktoren finden sich im Schrifttum sehr unterschiedliche Angaben über die Notwendigkeit kieferorthopädischer Behandlungen (die meisten liegen zwischen 25 und 50% der Kinder).

Im Rahmen der gesundheitspolitischen Diskussion in der Bundesrepublik hat die Deutsche Gesellschaft für Kieferorthopädie im Jahre 1988 ein Statement zur Indikation kieferorthopädischer Behandlungsmaßnahmen veröffentlicht:

»Kieferorthopädische Maßnahmen sind unerläßlich
- bei Störungen des Abbeißens und Kauens, Störungen der Lippen- und Zungenfunktion, der Atmung und des Sprechens,
- bei Fehlbildungen, die den Zahnbestand gefährden - Begünstigung von Karies und Parodontopathien,
- bei Fehlbildungen, welche die Harmonie der Funktion stören oder Störungen erwarten lassen - Folge- und Spätschäden, wie Erkrankungen der Kiefergelenke und der Muskulatur.«

Als **kieferorthopädische Behandlungsbegründung** lassen sich demnach beispielhaft und ohne Anspruch auf Vollständigkeit aufzählen:

1. Kariesprophylaxe
Engstand und Schmutznischen in irregulären Interdentalbereichen bedeuten ein erhöhtes Kariesrisiko, ihre Beseitigung im Rahmen der kieferorthopädischen Behandlung wirkt sich daher im Sinne einer Verhütung kariöser Defekte aus.

2. Parodontalprophylaxe
Über- und Fehlbelastung von Zähnen (z. B. Folgen von Zahnkippungen, Gleithindernisse, Okklusions- und Artikulationsstörungen, Fehlbelastung bei Dysfunktionen der Muskulatur und der Weichteile, direkte Traumatisierung bei tiefem Biß mit Gingivakontakt, Zwangsbiß etc.) können zu parodontalen Schäden führen.

3. Verbesserung der Kau- und Abbeißfunktion
Eine Einschränkung oder Beeinträchtigung der Kau- und Abbeißfunktion ist möglich bei:

- Okklusions- und Artikulationsstörungen (z. B. bei tiefem Biß, Kreuzbiß, Kippungen etc.)
- fehlenden Zahnkontakten (etwa bei vergrößerter Frontzahnstufe, offenem Biß, Lücken im Zahnbogen) sowie
- Fehlstellungen im Frontbereich.

4. Verhütung von Kiefergelenk-Schäden
Funktionsstörungen können zu einer (irreparablen) Schädigung der Kiefergelenke führen.

5. Verbesserung der Phonetik
Aussprachsstörungen sind besonders bei Fehlstellungen im Frontbereich sowie bei funktionellen Störungen der Zungen- und Lippenmuskulatur zu befürchten (Beispiel: Sigmatismus).

6. Korrektur entstellender Anomalien (physiognomische Gründe)
Eine psychische Beeinträchtigung durch sichtbare Fehlstellungen, z. B. profilverändernde Dysgnathien (wie Progenie, Mikrogenie), Lippen-Kiefer-Gaumenspalten oder Eckzahnaußenstand, Engstand etc., kann so massiv sein, daß eine kieferorthopädische Behandlung geboten ist.

7. Allgemeingesundheitliche Gründe
Für eine optimale Nahrungsaufnahme und -zerkleinerung ist eine ungestörte Kau- und Abbeißfunktion erforderlich.
Eine Reihe von Dysgnathien (z. B. Schmalkiefer, offener Biß etc.) tragen zur Entstehung bzw. Beibehaltung der (unphysiologischen) Mundatmung bei, was zu einer größeren Erkältungsanfälligkeit führen kann.
Haltungsfehler der orofazialen Muskulatur sind häufig Bestandteil einer generellen Haltungsschwäche, die im Rahmen der kieferorthopädischen Behandlung mitberücksichtigt werden sollte.

8. Präprothetische Behandlung
Bei reduzierter Zahnzahl oder fehlerhaften Zahnstellungen (z. B. bei Aplasien/Unfallverlust in der Front, beim ausgeprägten Diastema mediale oder Kippungen von Seitenzähnen) können die Voraussetzungen für eine optimale prothetische Versorgung so eingeschränkt sein, daß erst eine präprothetische kieferorthopädische Behandlung (etwa eine Positionsänderung von Pfeilerzähnen, die Veränderung von Lücken, das Aufrichten gekippter Zähne etc.) die ordnungsgemäße Anfertigung von Zahnersatz ermöglicht. Außerdem ist darauf hinzuweisen, daß bei massiven Lageabweichungen der Ober- bzw. Unterkieferbasis (z. B. bei Retrogenie, Mikrogenie, Prognathie etc.) die Herstellung eines funktionstüchtigen Zahnersatzes häufig erschwert ist, so daß die Korrektur der basalen Kieferlagebeziehungen im Rahmen einer kieferorthopädischen Behandlung unter Nutzung des Wachstums auch in diesen Fällen die Ausgangsposition für eine spätere prothetische Versorgung erheblich verbessert. **1.5 -1.6**

9. Prä- bzw. postoperative Kieferorthopädie
Bei einer Reihe schwerster Dysgnathien ist eine erfolgreiche Korrektur nur durch Zusammenarbeit mehrerer Fachdisziplinen möglich.
Im Säuglings- und Kleinkindalter betrifft dies fast ausschließlich Patienten mit Lippen-Kiefer-Gaumenspalten, wobei die kieferorthopädische Behandlung die Voraussetzungen für eine gute Operation der Spalte verbessern soll.

Im Erwachsenenalter lassen sich extreme skelettale Anomalien, wie Progenie, Retrogenie, Prognathie, strukturell offener Biß u.ä., häufig nur chirurgisch korrigieren. In den meisten Fällen setzt die operative Korrektur eine prä- und postoperative orthodontische Behandlung voraus. Im Rahmen der präoperativen Therapie werden die Zahnbögen ausgeformt und aufeinander abgestimmt; die postoperative Therapie betrifft meist die häufig noch erforderliche Feinabstimmung der Okklusion.

Bei der *Klärung von Behandlungsbedürftigkeit und -umfang* sind ferner zu beachten

- individuelle Kariesneigung
- individuelle Neigung zu Parodontopathien
- Mundhygiene des Patienten
- Kooperationsbereitschaft des Kindes und der Eltern
- soziale Umstände
- geistige Reife
- Entfernung bzw. Kontrollmöglichkeiten und
- Alter (chronologisch/dental/skelettal).

So erfordert die Behandlung mit herausnehmbaren Geräten beispielsweise eine ausreichende Einwirkungszeit der Geräte, d.h. eine gute Mitarbeit von Patienten (und Eltern).
Der Einsatz festsitzender Apparaturen ist wegen des erhöhten Kariesrisikos nur bei guter Mundhygiene indiziert und bei ausgeprägter Kariesneigung bedenklich.
Auch erfordern alle aktiven Behandlungsgeräte eine regelmäßige Kontrol-

le, die auch bei größeren Entfernungen zwischen Wohnort und Praxis (ganzjährig) sichergestellt sein muß.

1.6.3. Zeitpunkt

Bei der Wahl des richtigen Zeitpunktes für die Einleitung kieferorthopädischer Maßnahmen wird häufig davon ausgegangen, daß die zweite Phase des Zahnwechsels, d.h. die Altersstufe zwischen dem 9. und 12. Lebensjahr, als günstigste Behandlungszeit anzusehen ist.
Eine derart undifferenzierte Betrachtungsweise ist jedoch aus verschiedenen Gründen nicht erlaubt.

Bei einer Reihe von Fehlstellungen ist eine kieferorthopädische Therapie bereits zu einem (wesentlich) früheren Zeitpunkt erforderlich, bei anderen Patienten ist - abhängig vom Zahnwechsel oder vom skelettalen Wachstum - möglicherweise erst ein späterer Termin zu wählen.
Für die Wahl des optimalen Zeitpunkts zur Einleitung apparativer kieferorthopädischer Maßnahmen gelten einige Grundregeln:

- Das Gesichtsschädelwachstum, die mit dem Zahndurchbruch und dem Zahnwechsel einhergehenden Veränderungen sowie die im Kindesalter besonders günstige Gewebereaktion und -umformbereitschaft müssen für die Therapie optimal genutzt werden.
- Die Dauer der Behandlung, d.h. die Phase der aktiven Therapie und der anschließend erforderlichen Retention, soll so kurz wie möglich gehalten werden.
- Die Belastung der Patienten und ihres Umfelds sollte möglichst gering sein.

Weniger als das chronologische Alter des Patienten sind für die Einleitung kieferorthopädischer Maßnahmen von Bedeutung :

- Das dentale Alter, d.h. der Ablauf des Zahnwechsels
Eine kieferorthopädische Therapie kann im allgemeinen erst abgeschlossen werden, wenn der Zahnwechsel beendet ist bzw. wenn die zweiten Molaren durchgebrochen sind. Bei Patienten mit verzögertem Zahnwechsel kann dies bedeuten, daß die Einleitung kieferorthopädischer Maßnahmen erst relativ spät erfolgt, um die Gesamtbehandlungszeit nicht zu sehr auszudehnen. Bei einem Frühzahner hingegen bestehen diese Bedenken nicht; die Therapie kann entsprechend früher begonnen werden.

- Das skelettale Alter
Für die optimale Behandlung einer Reihe von Dysgnathien ist anhaltendes Wachstum unerläßlich [z. B. Rückbiß, Mikrognathie etc.]; andererseits können ungünstige Wachstumseinflüsse zu einer Verstärkung der Anomalie, einer Erschwerung der Behandlung und einer Verschlechterung der Prognose beitragen [z. B. Progenie, skelettal offener Biß]. Kenntnisse über Stand und Ablauf der skelettalen Entwicklung sind in beiden Fällen für die Planung der kieferorthopädischen Therapie unerläßlich.

- Art und Ausmaß der Dysgnathie sowie ihre Tendenz zur Verstärkung bzw. Konsolidierung

Bei extremen Anomalien bzw. Fehlstellungen, die eine Tendenz zur Verstärkung aufweisen, wird im allgemeinen versucht, eine Progredienz der Dysgnathie durch einen frühen Behandlungsbeginn aufzuhalten (z. B. bei extremer Frontzahnstufe mit Einlagerung der Unterlippe zwischen den Schneidezähnen, bei Milchgebißprogenie mit Tendenz zum exzessiven Unterkieferwachstum, bei extrem frontal offenen Biß mit anhaltender Zungenfehlfunktion etc.). Auch beim Vorliegen eines Zwangsbisses, der zur Konsolidierung einer fehlerhaften Unterkieferposition tendiert, ist eine frühe Behebung der Zwangsführung - ggf. bereits im Milchgebiß - anzustreben (z. B. beim progenen Zwangsbiß, beim seitlichen Kreuzbiß mit Lateralverlagerung der Mandibula, einem Deckbiß mit distalem Zwangsbiß oder einer Bukkal- bzw. Lingualokklusion). 1.5-1.6

- Die geistige Reife des Patienten

muß der Durchführung der geplanten Behandlungsmaßnahmen entsprechen.

Wird die kieferorthopädische Therapie aus den genannten Gründen sehr früh begonnen, sollte sie nach Möglichkeit nicht ohne Unterbrechung bis zur Beendigung des Zahnwechsels bzw. des Wachstums durchgeführt werden, da dies den Patienten sehr stark belasten würde. Es ist vielmehr zu erwägen, die Behandlung in **zwei Phasen** durchzuführen: In der ersten, kurz gehaltenen Phase sollte die gravierende (z. B. wachstumsbeeinträchtigende) Anomalie so weit wie möglich korrigiert werden, um nach einer Pause in der zweiten Phase ggf. noch erforderliche Feinkorrekturen anzuschließen.

Anomaliebezogen und unter Berücksichtigung der verschiedenen Apparatesysteme lassen sich die Zeitabschnitte für kieferorthopädische Regulierungsmaßnahmen in folgende Altersstufen unterteilen:

Behandlung im Säuglingsalter

Bei Kindern mit Lippen-Kiefer-Gaumenspalte ist im allgemeinen bereits in der 1. Woche das Einfügen einer (kieferorthopädischen) Platte sinnvoll, die als Trinkhilfe, aber auch zur präoperativen Umformung des Oberkiefers im Sinne einer Annäherung der Kiefersegmente dient (s. Kap. 6.11, S. 662 ff.). Die kieferorthopädische Betreuung dieser Patienten setzt sich in der Folge (ggf. mit Unterbrechungen) während der gesamten Periode der Gebißentwicklung bis in das permanente Gebiß fort.Auch bei Kindern mit Down-Syndrom kann eine Therapie mit Stimulationsplatten zur Korrektur von Zungenfunktionsstörungen und zum Erreichen eines Mundschlusses bereits im Säuglings- und Kleinkindalter indiziert sein.

Frühbehandlung im Milchgebiß

Kieferorthopädische Therapiemaßnahmen im Milchgebiß sind selten erforderlich, da ausgeprägte Zahnfehlstellungen und Gebißanomalien in dieser frühen Phase der Gebißentwicklung nicht so häufig vorkommen wie im späten Wechselgebiß bzw. im permanenten Gebiß. Auch kann sich ein zu früher Behandlungsbeginn im Sinne einer unnötigen Verlängerung der Behandlungsdauer sowie einer vermeidbaren Belastung des Patienten nachteilig auswirken.

Die *Indikation* einer kieferorthopädischen Behandlung im Milchgebiß besteht daher in der Regel nur bei ausgeprägten skelettalen Dysgnathien, die zur Progredienz neigen, eine Wachstumshemmung zur Folge haben können oder deren erfolgreiche Behandlung zu einem späteren Zeitpunkt erschwert bzw. unmöglich scheint, wenn sich diese durch prophylaktische Maßnahmen (z. B. Einschleifen von Milchzähnen bzw. Abgewöhnung von Habits oder Fehlfunktionen) nicht entscheidend beeinflussen lassen.
Zu diesen Dysgnathien zählen beispielsweise:

- die Milchgebißprogenie (mit makrogener Wachstumstendenz)
- die Retrogenie mit extrem vergrößerter Frontzahnstufe (z. B. > 10 mm)
- der laterale Kreuzbiß mit Gefahr einer Wachstumshemmung des Oberkiefers
- ausgeprägte Formen des lateralen bzw. progenen Zwangsbisses mit Gefahr einer artikulären Fixierung oder Wachstumsbeeinträchtigung
- extreme Formen des frontal offenen Bisses, ggf. bei dolichofazialem Gesichtstyp
- traumatisch bedingte Kieferanomalien (z. B. Folgen von Gelenkfrakturen) sowie
- Fehlentwicklungen bei Lippen-Kiefer-Gaumenspalten bzw. syndromalen Erkrankungen (z. B. *Morbus Down, Pierre Robin*-Syndrom u.a.), die sich meist schon seit der Geburt in interdisziplinärer Betreuung befinden.

Therapiemaßnahmen im Milchgebiß werden sinnvollerweise in einem Alter eingeleitet, in dem eine Abdrucknahme ohne größere Schwierigkeiten möglich ist und eine ausreichende Kooperationsbereitschaft seitens des Kindes besteht, d.h. in den meisten Fällen *nicht vor dem 4. Lebensjahr.*
Jede Planung einer Frühbehandlung im Milchgebiß bedarf einer angemessenen *Diagnostik,* die sich in der Regel auf die Anamnese, den extra- und intraoralen klinischen Befund, die Feststellung von Funktionsstörungen sowie einen Modellbefund beschränken kann. Die Anfertigung und Auswertung von Schädelröntgenbildern und Orthopantomogrammen gehört in diesem Alter nicht zu den diagnostischen Routinemaßnahmen; sie kann in Einzelfällen aus differentialdiagnostischen Gründen jedoch sinnvoll sein. Handröntgenbilder sind in diesem Alter im Rahmen der kieferorthopädischen Behandlungsplanung nicht indiziert.

Als *Behandlungsgeräte* kommen im allgemeinen individuell hergestellte herausnehmbare Apparaturen (funktionskieferorthopädische Apparate bzw. Platten), seltener festsitzende bzw. extraorale Geräte (z. B. Quadhelix oder *Delaire*-Maske) zum Einsatz. Normierte Geräte (z. B. konfektionierte Vorhofplatten, konfektionierte funktions-, wachstums- oder dentitionssteuernde Apparate u.a.) eignen sich kaum für eine sinnvolle Therapie und dienen weitgehend der kieferorthopädischen Prophylaxe.

In den meisten Fällen ist die Umformbereitschaft des Milchgebisses so gut, daß sich ein Therapieerfolg rasch einstellt und die notwendigen Maßnahmen in wenigen Monaten bzw. in 1 - $1^1/_2$ Jahren, d.h. noch vor Beginn des Zahnwechsels, abgeschlossen werden können. Läßt sich die Fehlstellung in diesem Zeitraum nicht vollständig korrigieren, ist es - von wenigen Ausnahmen abgesehen - zur Reduzierung der Patientenbelastung sinnvoll, die

Behandlung mit Beginn der 2. Dentition zu unterbrechen und erforderlichenfalls in der 2. Phase des Zahnwechsels bzw. im permanenten Gebiß wieder aufzunehmen.

Diese Empfehlung gilt nicht für die Fälle, in denen
- eine irreparable Schädigung des Gebißsystems,
- eine massive Wachstumsbehinderung oder
- eine deutliche Verstärkung der Dysgnathie droht, die durch kieferorthopädische Maßnahmen im frühen Wechselgebiß verhindert oder deutlich abgeschwächt werden können, beispielsweise beim Vorliegen eines frontalen bzw. lateralen Kreuzbisses oder eines progenen, lateralen bzw. distalen Zwangsbisses.

Behandlung in der 1. Phase des Zahnwechsels
In dieser Altersstufe sollte mit der Behandlung einer Reihe von Dysgnathien begonnen werden (zumindest, wenn bevorzugt herausnehmbare Geräte zur Anwendung kommen):

- fast alle progenen Formen vom einfachen Kreuzbiß bis zur Progenie
- extreme Rückbißformen
- gravierende Habits
- Behebung von Wachstumsbehinderungen, wie lateraler bzw. distaler Zwangsbiß
- evtl. Deckbißbehandlung
- Überwachung von Lücken (z. B. nach Milchzahnverlust, Trauma etc.).

Behandlung in der 2. Phase des Zahnwechsels
In diesem Zeitraum sollte die überwiegende Zahl der Anomalien kieferorthopädisch behandelt werden, vor allem, wenn die Therapie mit herausnehmbaren Apparaturen erfolgen soll.
In dieser Phase bestehen besonders günstige Aussichten, weil

- eine Ausnutzung des Wachstums möglich ist,
- der Zahndurchbruch gesteuert werden kann,
- die Umformbereitschaft des Gewebes im Zuge des Zahndurchbruchs und der funktionellen Ausrichtung des parodontalen Gewebes groß ist,
- die wachstumsbedingte Umbaufähigkeit der Kiefergelenke genutzt werden kann und
- allgemein in diesem Alter eine recht gute Kooperationsbereitschaft der Kinder besteht.

Behandlung im permanenten Gebiß
Unter der Voraussetzung einer Therapie mit herausnehmbaren Geräten muß in dieser Phase häufig von einem versäumten bzw. nicht optimal gewählten Beginn gesprochen werden, weil

- die Umbaubereitschaft des Gewebes fortschreitend geringer wird,
- immer weniger Wachstum nutzbar ist und
- vermehrt Probleme beim Tragen herausnehmbarer Geräte (Platten, funk-

tionskieferorthopädische Geräte, aber auch Headgar) auftreten können.

Aufgrund der für die Therapie mit festsitzenden Apparaturen nicht selten erforderlichen Anzahl permanenter Zähne ist dieser Zeitraum jedoch als Standardzeit einer Behandlung mit Multiband-Apparaturen anzusehen.

Kieferorthopädische Erwachsenenbehandlung

Nur bei wenigen Dysgnathien kann wegen eines nicht zu verhindernden ungünstigen skelettalen Wachstums eine konservativ-kieferorthopädische Therapie im Kindesalter nicht erfolgreich durchführbar und daher erst nach Abschluß des Wachstums im Sinne kieferorthopädisch-chirurgischer Maßnahmen indiziert sein (z. B. Progenie, skelettal offener Biß etc.).
Auch präprothetische Behandlungen sind in der Regel erst im Erwachsenenalter - unmittelbar von der prothetischen Versorgung - sinnvoll.
Des weiteren muß bei Patienten mit Kiefergelenkbeschwerden, funktionsbedingten Myopathien bzw. Myoarthropathien oder entsprechenden Funktionsstörungen eine kieferorthopädische Therapie auch jenseits des Wachstumsabschlusses erwogen werden, wenn die Möglichkeit besteht, durch diese Maßnahmen eine Besserung oder gar Heilung der Beschwerden zu erzielen.
Von diesen wenigen Ausnahmen abgesehen wird eine kieferorthopädische Therapie im Erwachsenenalter in den allermeisten Fällen als versäumte oder als Zweitbehandlung zu betrachten sein, die häufig nur noch ein Kompromißergebnis zuläßt.
Daher ist in diesen Fällen eine besonders sorgfältige Indikationsabgrenzung erforderlich!

Tabelle 3 Behandlungsbegründung und -zeitpunkt (sofern die Therapie mit herausnehmbaren Geräten durchgeführt wird) bei verschiedenen Dysgnathien

Anomalieform	Behandlungsbegründung	besonders dringlich	Zeitpunkt
transversale Enge	Karies- und Parodontalprophylaxe (Beseitigung irregulärer Interdentalräume), allgemeingesundheitliche Gründe (Mundatmung)	ausgeprägter Engstand im kariesanfälligen Gebiß	2. Phase des Zahnwechsels
sagittale Enge	Karies- und Parodontalprophylaxe (Beseitigung irregulärer Interdentalräume, Vermeidung von Gleithindernissen, Verbesserung der Kaufunktion, physiognomische Gründe (Eckzahndystopie), korrekte Einstellung der Eckzähne aus gnathologischen Gründen und im Hinblick auf spätere prothetische Versorgung	ausgeprägter Engstand im kariesanfälligen Gebiß	2. Phase des Zahnwechsels
progene Formen	Vermeidung von Überlastungsschäden isoliert getroffener Schneidezähne, Verhinderung einer Wachstumshemmung im Oberkiefer, Verbesserung der Kau- und Abbeißfunktion, Beseitigung einer Zwangsführung mit Gefahr von Gelenkerkrankungen	nahezu alle Formen	extreme Progenieformen: im Milchgebiß, allgemein: bei Durchbruch der mittleren Inzisivi
große Frontzahnstufe (Rückbiß)	Vermeidung von Überlastungsschäden durch Dysfunktionen der mimischen Muskulatur, Verbesserung der Kau- und Abbeißfunktion, Ermöglichen einer korrekten Nasenatmung bei erschwertem Lippenschluß, Verbesserung der Physiognomie, Erleichterung prothetischer Maßnahmen	extreme Formen des Rückbisses, Behinderung des Lippenschlusses, Einlagerung der Unterlippe zwischen die oberen und unteren Inzisivi	Extremfälle: im Milchgebiß, allgemein: 2. Phase des Zahnwechsels
offener Biß	Vermeidung von Fehlbelastungen der Inzisivi durch habituelle Einflüsse, Ermöglichen einer korrekten Nasenatmung bei erschwertem Lippenschluß, Verhinderung von Karies und Gingivitiden als Folge offener Mundhaltung, Verbesserung der Abbeißfunktion, Verhinderung von Sprachstörungen	bei Dysfunktionen der Zunge, Mundatmung und Fehlhaltung der Lippen im kariesanfälligen Gebiß mit Neigung zu Gingivitiden, bei Störungen der Sprache und Abbeißfunktion	Extremformen: im Milchgebiß, allgemein: in der 1. Phase des Zahnwechsels
Deckbiß	Vermeidung von Ulcerationen an der Gaumenschleimhaut bei tiefem Biß mit Gingivakontakt, Verbesserung der Kau- und Abbeißfunktion, Verhinderung von Gelenkerkrankungen bei extremem Tiefbiß	bei Schleimhautverletzungen, erheblicher Einschränkung der Kaufunktion, bei Gelenkbeschwerden	nach Durchbruch der mittleren Inzisivi im 7. Lebensjahr (bei Plattentherapie)

Anomalieform	Behandlungsbegründung	besonders dringlich	Zeitpunkt
Zwangsbiß	Verbesserung der Kaufunktion, Vermeidung von Überlastungsschäden und Gelenkerkrankungen	im parodontal gefährdeten Gebiß und bei Gelenkbeschwerden	im Milchgebiß: Einschleifen, im Wechselgebiß: sofort Beseitigung der Zwangsführung
Deformationen bei Lippen-Kiefer-Gaumenspalten	Beseitigung der meist schweren funktionellen Störungen, Verbesserung von Phonetik und Physiognomie, präoperative Maßnahmen im Säuglingskiefer	nahezu alle Formen	präoperativ in der 1. Lebenswoche, ggf. mit Unterbrechungen bis zur prothetischen Versorgung
Verlagerung und Retention	Vermeidung der Kippung von Nachbarzähnen, kieferorthopädische Einordnung anstelle späterer prothetischer Versorgung, Verbesserung der Kaufunktion (Seitenzahnbereich) und der Physiognomie	Kippung der Nachbarzähne	frühzeitig, jedoch unter Berücksichtigung des Entwicklungsstandes des retinierten Zahnes
Verlust permanenter Zähne	Verhütung unkontrollierter Zahnkippungen im Wechselgebiß, kieferorthopädischer Lückenschluß anstelle prothetischer Versorgung	Kippung der Nachbarzähne	Überwachung: sofort, aktive Zahnbewegungen erst bei fortgeschrittener Wurzelbildung
Aplasien	Verhütung unkontrollierter Zahnkippungen im Wechselgebiß, kieferorthopädischer Lückenschluß anstelle prothetischer Versorgung	Kippung der Nachbarzähne, Okklusionsstörungen	ggf. frühzeitig: gesteuerte Milchzahnextraktionen; aktive Zahnbewegungen erst bei fortgeschrittener Wurzelbildung
Diastema mediale	Raumschaffen für die seitlichen Inzisivi, präprothetische Behandlung bei Nichtanlage der oberen seitlichen Schneidezähne, Beseitigung von Sprachstörungen		nach Durchbruch der seitlichen Inzisivi, da vorher Selbstausgleich möglich

2 Prophylaxe

Definition des Begriffes „Prophylaxe" in der Kieferorthopädie

Bei der Beantwortung der Frage, welchen Beitrag die Kieferorthopädie im Rahmen der zahnärztlichen Prophylaxe zu leisten vermag, werden zwei Schwerpunkte erkennbar:

1. Die **kieferorthopädische Behandlung selbst ist als präventive Maßnahme im Sinne einer Karies- und Parodontalprophylaxe** anzusehen.
2. Durch die **kieferorthopädische Prophylaxe im engeren Sinne** lassen sich eine große Zahl von Zahnstellungs- und Bißanomalien verhüten.

Zu diesen kieferorthopädisch-präventiven Aktionen gehören z. B. das Abgewöhnen gebißschädigender Gewohnheiten, die Erhaltung der Milchzähne (insbesondere im Stützzonenbereich) wie ganz allgemein Maßnahmen, welche eine regelrechte Entwicklung des Gebisses ermöglichen und schädliche Einflüsse eliminieren.
Legt man den Begriff der kieferorthopädischen Prophylaxe etwas weiter aus, so betrifft sie nicht nur die Maßnahmen, die in der Lage sind, die Entwicklung einer Dysgnathie bzw. deren stärkere Ausprägung zu verhindern, sondern auch solche, die in einer frühen Phase der Gebißentwicklung bereits bestehende Anomalien ohne den Einsatz individuell hergestellter kieferorthopädischer Behandlungsgeräte beheben bzw. abschwächen können.
Eine kieferorthopädische Therapie mit herausnehmbaren oder festsitzenden Apparaturen soll durch diese präventiven Bemühungen vermieden bzw. verkürzt und erleichtert werden.
Kieferorthopädische Prophylaxe ist keineswegs auf die pränatale Entwicklungsphase sowie das Säuglings- und Kleinkindalter beschränkt. Die Verhütung dysgnather Entwicklungen bleibt vielmehr auch im Wechselgebiß und sogar noch nach Abschluß des Zahnwechsels eine wichtige zahnärztliche Aufgabe.

2.1 Kieferorthopädische Behandlung als Karies- und Parodontalprophylaxe

Mit dem Nachweis, daß es durch kieferorthopädische Behandlung gelingt, einen wirksamen Beitrag zur Prophylaxe von Karies und Parodontopathien zu leisten, hat man sich immer etwas schwer getan. Zeitweise wurde den Kieferorthopäden sogar unterstellt, im Rahmen ihrer Therapie nicht zur

Verhütung sondern zur Entstehung dieser Erkrankungen beizutragen. Dies galt vor allem für den Bereich der sog. Multibandbehandlung mit dem Risiko von Wurzelresorptionen, Gingivitis, Dehiszenzen, entmineralisierten Schmelzbereichen usw. (s. auch Kap. 4.1.3)
Dieses Risiko soll keineswegs negiert oder bagatellisiert werden; der Stand der kieferorthopädischen Klinik und Technik ist jedoch - sorgfältige Planung und Durchführung sowie gute Patientenkooperation vorausgesetzt - so weit, daß sich negative Auswirkungen auf Zahnhartsubstanz und Parodontium weitestgehend vermeiden lassen.

Eine größere Zahl von Untersuchern hat den wissenschaftlich fundierten Beweis zu erbringen versucht, daß die positiven Effekte einer kieferorthopädischen Therapie deutlich überwiegen. Was die Beweisführung so schwierig gestaltet, ist die Komplexität des Entstehungsmechanismus von Karies und Parodontopathien. Beide werden durch Plaque ausgelöst, und angesichts der vielen, auf die Plaquebildung einwirkenden und an ihr beteiligten Faktoren ist es nicht immer einfach, den Einfluß eines Faktors eindeutig herauszuarbeiten.
Im Zentrum der Untersuchungen stand häufig die Frage, ob sich mit der Beseitigung eines Engstandes, d.h. von Schmutznischen und irregulären Interdentalräumen, ein signifikanter karies- und gingivitisreduzierender Effekt erzielen läßt. Trotz zum Teil unterschiedlicher, manchmal sogar kontroverser Meinungen zu diesem Thema scheinen eine Reihe von Aussagen jedoch konsensfähig:

1. Im dysgnathen Gebiß führt die schlechtere Reinigungsmöglichkeit zu einer signifikanten Verstärkung der Plaqueakkumulation. Dies kann im Zusammenspiel mit unzureichender Mundhygiene Parodontalerkrankungen auslösen und unterhalten. Auf diese Weise wirkt sich ein Engstand mit zunehmendem Alter mehr und mehr negativ auf die parodontalen Verhältnisse aus; auch scheint er den Knochenabbau bei bereits bestehender mäßiger Parodontalerkrankung zu fördern.
2. Entscheidend für das Auslösen von Parodontopathien ist neben der Mundhygiene auch der Schweregrad und die Art der Dysgnathie. Erhöhte PMA-Indexwerte, größere Taschentiefen, Rezessionen und Zahnlockerungen werden vor allem bei Klasse II,1-Anomalien mit vergrößerter Frontzahnstufe, beim tiefen Biß mit traumatisierendem Einbiß, beim Deckbiß, bei Anomalien des progenen Formenkreises - vor allem beim frontalen Kreuzbiß - und als Folge einer exzentrischen Belastung pathologisch gewanderter, gekippter oder bukkal bzw. lingual stehender Seitenzähne gefunden.
3. Vorhandene Plaque spielt nicht nur bei der Entstehung und Unterhaltung parodontaler Erkrankungen die maßgebliche Rolle, sie führt auch zu einer Entkalkung des Zahnschmelzes.
   Plaquefördernden Anomalien - z. B. dem Engstand - kommt daher auch eine nicht zu unterschätzende Rolle im Rahmen der Kariesentstehung zu.
4. Ein wesentlicher parodontal- und kariesprophylaktischer Beitrag kieferorthopädischer Behandler darf auch darin gesehen werden, daß sich im Rahmen der meist mehrjährigen Therapie die Mundhygiene oft entscheidend und langfristig verbessern läßt.

Da als Folge der mangelnden Selbstreinigung bei der Therapie mit herausnehmbaren, insbesondere aber mit festsitzenden Apparaturen mit einer verstärkten Plaqueanreicherung gerechnet werden muß und Drähte, Bänder und Brackets die Mundhygiene erschweren sowie das Risiko kariöser Defekte und parodontaler Erkrankungen deutlich erhöhen, muß der kieferorthopädisch tätige Zahnarzt dem Problem einer optimalen Mundhygiene sein besonderes Augenmerk schenken.
Mit Hilfe spezieller Programme müssen kieferorthopädische Patienten Mundhygiene-Techniken erlernen und unter Kontrolle regelmäßig üben. Derartige Mundhygieneunterweisungen sind heute obligatorische Begleitmaßnahmen jeder sorgfältig geplanten und durchgeführten kieferorthopädischen Therapie.
Eine konsequente Durchführung dieser Programme führt bei den so betreuten kieferorthopädischen Patienten dazu, daß die Befunde bezüglich Mundhygiene, Frequenz und Intensität von Gingivitis, Plaqueindizes und Kariesfrequenz deutlich günstiger ausfallen als in einer Vergleichsgruppe gleichaltriger Probanden; dieser positive Effekt konnte im übrigen noch lange nach Abschluß der kieferorthopädischen Behandlung festgestellt werden. Ganz offensichtlich werden die Patienten durch die über einen längeren Zeitraum stattfindenden, regelmäßigen Unterweisungen und Kontrollen zu einem grundsätzlich besseren Mundhygieneverhalten erzogen, das zudem eine deutliche Langzeitwirkung erkennen läßt.

Sicher ist es bei dem stets komplexen Geschehen schwierig, den karies- und parodontalprophylaktischen Wert einer kieferorthopädischen Behandlung in jedem Einzelfall eindeutig nachzuweisen. Grundsätzlich erscheint aber zusammenfassend folgende Feststellung berechtigt:

Zahnstellungs- und Kieferanomalien stellen bedeutsame ätiologische Ko-Faktoren dar, welche die Ausbildung von Parodontopathien und von Karies begünstigen können. Ihre kieferorthopädische Korrektur allein vermag zwar häufig weder Erkrankungen des Zahnhalteapparates noch kariöse Defekte zu verhindern; sie wird aber in jedem Fall günstigere Bedingungen schaffen, die in Verbindung mit guter, bzw. im Rahmen einer kieferorthopädischen Behandlung sogar verbesserter Mundhygiene, lokalen parodontologischen Maßnahmen, gesunder Ernährung sowie anderen zahnärztlich-prophylaktischen Bemühungen zur Gesunderhaltung des Zahnhalteapparates beitragen und eine kariöse Zerstörung der Zahnhartsubstanz verhindern helfen.

2.2 Kieferorthopädische Prophylaxe

Der Stellenwert der kieferorthopädischen Prophylaxe im Rahmen der zahnärztlichen Gesundheitsfürsorge

Die Bedeutung kieferorthopädisch-präventiver Maßnahmen für die Gesundheit des Menschen und ihre Wertigkeit im Gesamtzusammenhang der medizinischen Versorgung wird durch eine Reihe von Einflußfaktoren bestimmt, die trotz einer Vielzahl wissenschaftlicher und epidemiologischer Analysen weder in qualitativer noch in quantitativer Hinsicht mit letzter Gewißheit abgeklärt werden konnten. Beim Versuch einer Wertung erscheint die Beantwortung folgender Fragen wichtig:

1. Wie häufig sind behandlungsbedürftige Stellungsanomalien der Zähne und Kiefer?
2. Welche dieser Anomalien sind anlagebedingt bzw. vererbt, welche Fehlstellungen zählen zu den erworbenen (denn nur durch exogene Faktoren verursachte Anomalien lassen sich durch prophylaktische Maßnahmen verhindern oder beeinflussen) und wie groß ist der Anteil dieser erworbenen Fehlstellungen in unserer Population?
3. Welche Effizienz haben die uns bekannten präventiven Maßnahmen zur Verhütung von Dysgnathien?

ad 1.

Angaben über die *Häufigkeit dysgnather Zustände* schwanken (hauptsächlich wegen unterschiedlicher Auffassungen über die Behandlungsbedürftigkeit) im Schrifttum zwischen 26,8 und 95,3%. Signifikante geschlechtsspezifische Unterschiede konnten nicht festgestellt werden; ethnische Faktoren hingegen scheinen bei der Entstehung dysgnather Zustandsbilder offenbar nicht ohne Einfluß; auch weist die Häufigkeit eine altersabhängige Zunahme auf.

ad 2.

Die Morphologie des menschlichen Gebisses kann als Ergebnis vielfältiger *Umwelteinflüsse* auf der Basis eines *anlagebedingten bzw. ererbten Grundmusters* angesehen werden. Abhängig von der Dominanz der Erbanlagen sowie von Stärke, Dauer, Art und Zeitpunkt der exogenen Einflüsse, der Funktion und der individuellen Gewebsreaktion erhält das gnathische System vorwiegend im ersten Lebensjahrzehnt seine endgültige Gestalt (Abb. 21).

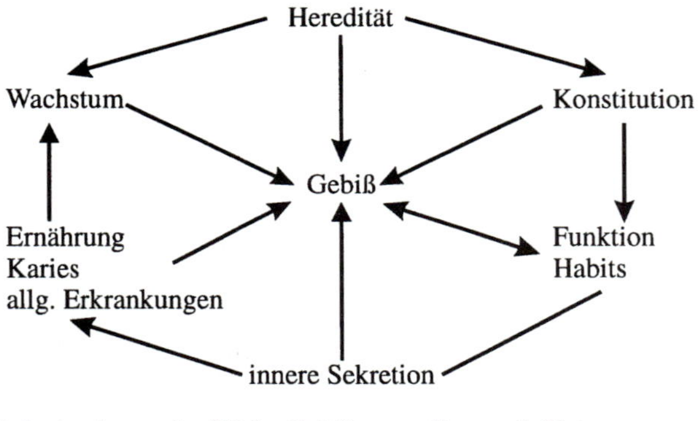

Abb. 21 Ätiologieschema der Kiefer-Gebißanomalien nach *Hotz.*

Diese Vielzahl von Faktoren, welche noch dazu in wechselseitiger Abhängigkeit voneinander stehen können, erklären die Schwierigkeit einer ätiologischen Abklärung, lassen aber andererseits ausreichend Raum für prophylaktische Möglichkeiten verschiedenster Art.
Nach einer 1980 an der Frankfurter Zahnklinik durchgeführten Untersuchung von 1000 kieferorthopädischen Patienten sind an der Entstehung dysgnather Zustandsbilder sehr selten nur exogene oder nur endogene Faktoren beteiligt. Etwa dreiviertel der Kinder weisen Kombinationsformen auf, bei denen durch prophylaktische Maßnahmen nur eine Verringerung der Ausprägung, nicht aber eine vollständige Korrektur der Anomalie möglich ist. 2.1. - 2.2.3
Bei den untersuchten 1000 Patienten waren 44,3% der gewichteten Einzelsymptome durch exogene Einflüsse entstanden. Bei 20,3% wurden hereditäre Faktoren unterstellt (Abb. 22). Signifikante geschlechtsspezifische Unterschiede konnten nicht ermittelt werden.

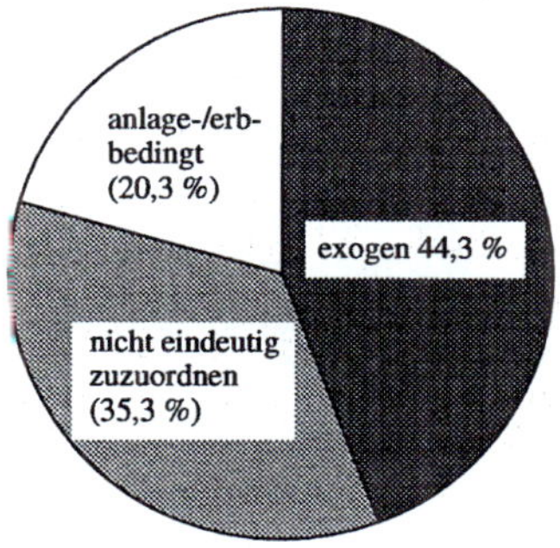

Abb. 22 Anteil ätiologischer Faktoren bei 1000 Kindern.

Die Aufteilung der exogenen Anomaliegruppen zeigt zwei dominierende Einflußfaktoren: Die Folgen eines vorzeitigen Milchzahnverlustes (Stützzoneneinbruch) mit 22,9% und Habits (18,5%).
Die Folgen eines traumatischen Verlusts permanenter Frontzähne spielte, wie auch die frühzeitige Sechsjahrmolarenextraktion, nur eine untergeordnete Rolle (1,1% bzw. 1,7%) (Abb. 23).

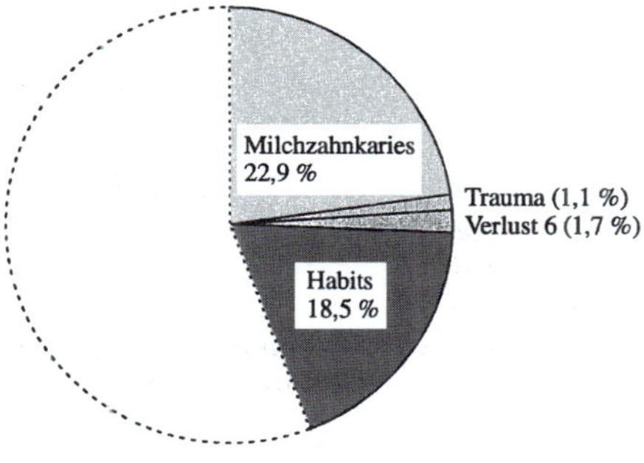

Abb. 23 Aufteilung der durch exogene Faktoren entstandenen Anomalien.

ad 3.

Angaben über die *Effizienz prophylaktischer Maßnahmen* finden sich im Schrifttum vergleichsweise selten. Dennoch wird in einer Reihe von Publikationen über gute Erfolge einer kieferorthopädischen Prävention im Säuglings- und Vorschulalter berichtet.
Als Beispiele für eine wirksame Prophylaxe lassen sich anführen:

- Die Rachitisprophylaxe durch die Gabe von Vitamin D-Präparaten,
- die Eliminierung schädlicher habitueller Einflüsse (nach Untersuchungen in polnischen Krippen und Kindergärten konnte etwa ein Drittel der bei Säuglingen und Kleinkindern festgestellten Milchgebißanomalien durch präventive Maßnahmen, wie Abstellen von Habits, Ernährungsumstellung, Einschleifen und myofunktionelle Übungen geheilt werden) und
- die Erfolge kariesprophylaktischer Maßnahmen in bezug auf die Verminderung der Folgen eines frühzeitigen Milchzahnverlusts in Ländern mit langjähriger effizienter Prophylaxearbeit (z. B. Schweiz).

Bisherige Untersuchungen zeigen, daß die Bemühungen um eine wirksame Vorbeugung noch intensiviert werden müssen. Bei dem Umfang der erforderlichen Aufgaben, wie Abstellen von Habits, Verbesserung der Mundhygiene, Einfügen von Lückenhaltern, zahnerhaltende Maßnahmen im Milch-, Wechsel- und permanenten Gebiß, Ernährungsberatung für Mutter und Kind, Rachitisprophylaxe, Umstellung der Mundatmung, rechtzeitige Extraktion persistierender Milchzähne, Einschleifen, myofunktionelle Übungen etc., bedarf es der Zusammenarbeit zwischen Eltern und verschiedenen Berufsgruppen, wobei neben Erziehern, dem Kindergarten- und Krankenhauspersonal, den Kinder- und Hausärzten, den Lehrern sowie den Bediensteten des öffentlichen Gesundheitsdienstes vor allem die Zahnärzte und ihre Mitarbeiter gefordert sind.

Maßnahmen zur Prophylaxe von Zahnstellungs- und Bißanomalien

2.2.1 Pränatale Prophylaxe

Eine Gefährdung der regelrechten Gebißentwicklung durch äußere Einflüsse ist nicht erst nach der Geburt sondern auch in der embryonalen Phase möglich.
Pränatale Noxen, welche als Ursache für Mißbildungen in Frage kommen, sind:

- Virusinfektionen, wie Röteln, Poliomyelitis, Hepatitis u.a.
- Mangelernährung
- Sauerstoffmangel
- Strahlenwirkung und
- Giftstoffe (zu denen mit einiger Berechtigung auch eine Reihe von Medikamenten gerechnet werden müssen).

Die präventiven Maßnahmen des Arztes und Zahnarztes müssen bereits vor der Geburt des Kindes einsetzen, um eine ungestörte Entwicklung zu gewährleisten. Virus-Schutzimpfungen sowie eine ausreichende Vitamin-

und Mineralsalzzufuhr während der Schwangerschaft sind einige Möglichkeiten der pränatalen Prophylaxe.
Die Kenntnisse um die negativen Einflüsse bestimmter Noxen auf die Entwicklung ektodermaler Strukturen eröffnen auch Möglichkeiten zur Prophylaxe von Lippen-Kiefer-Gaumenspalten (im Tierexperiment ist die präventive Wirkung von Solcoseryl [Actihaemyl] und Vitamin B statistisch gesichert).

2.2.2 Stillen oder Flasche?

Die Bedeutung der Säuglingsernährung für die Gebißentwicklung

In früheren Jahren war die Ansicht weit verbreitet, daß die Flaschenernährung des Säuglings zu Fehlentwicklungen des Milchgebisses führt. Insbesondere die Entstehung oder Beibehaltung einer Rücklage des Unterkiefers sowie die Häufung von Lutschgewohnheiten oder Zungenfehlfunktionen wurden der Flaschenernährung angelastet.
Es steht außer Frage, daß das Stillen aus pädiatrischer, ernährungsphysiologischer und psychologischer Sicht als besonders günstige und physiologische Ernährungsart anzusehen ist (optimale Zusammensetzung der Muttermilch, verbesserte Abwehrlage des Säuglings, Entwicklung einer innigeren Mutter-Kind-Beziehung etc.).
Durch viele Untersuchungen scheint heute jedoch gesichert, daß

- die Säuglingsernährung mit der Flasche keinen wesentlichen Einfluß auf die Entstehung einer Unterkieferrücklage hat,
- für die Ausbildung von Lutschgewohnheiten die Art der Säuglingsernährung von geringer Bedeutung ist und daß
- flaschenernährte Kinder nicht häufiger Fehlfunktionen der Zunge oder beim Schlucken zeigen, als Kinder, die gestillt wurden.

Allerdings sollte empfohlen werden, nur solche Flaschensauger zu benutzen, welche in ihrer Form der Physiologie des Saugens an der Brust so gut es geht entsprechen – das Kind saugt die Brustwarze ein und drückt sie mit der Zunge gegen den vorderen Teil des harten Gaumens (Abb. 24 und 25).

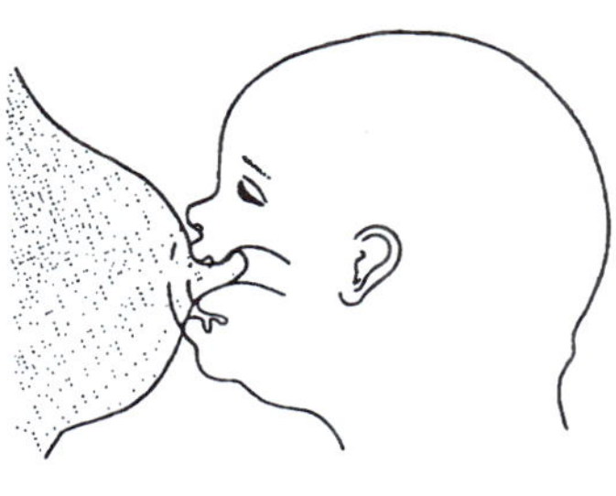

Abb. 24 Zungenlage bei Brusternährung (Umzeichnung nach *Rakosi*).

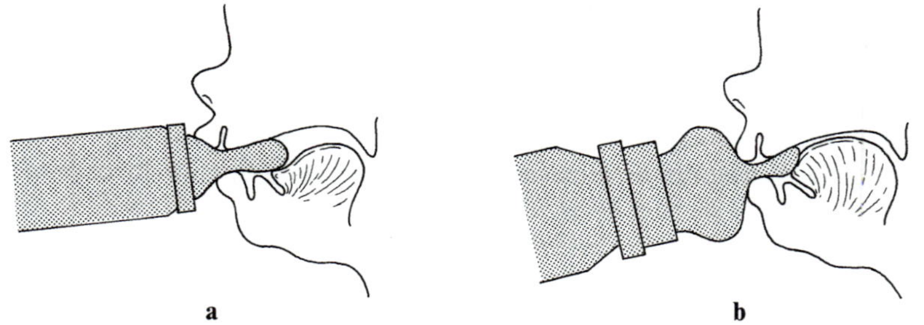

a b

Abb. 25 a und b Zungenlage bei Flaschenernährung

a) mit zu langem Sauger
b) mit funktionell geformtem Sauger (Umzeichnung nach *Rakosi).*

Auch ist bei Flaschenernährung ein rascher Milchfluß infolge zu großer oder nachträglich erweiterter Saugerlöcher bzw. unsachgemäßer (zu flacher) Lagerung des Säuglings zu vermeiden. Die Milch sollte nicht einfach in den Mund fließen, sondern vom Kind unter aktiver funktioneller Betätigung der Muskulatur aufgenommen werden, um den Funktionsausfall beim Stillen wenigstens teilweise zu ersetzen. Gegebenenfalls ist die funktionelle Beanspruchung, d.h. die Dauer der Nahrungsaufnahme, durch kleinere Saugerlöcher der Dauer des natürlichen Stillvorgangs (ca. 20 Minuten) anzugleichen.

2.2.3 Habituelle Einflüsse

Unter dem Begriff »Habits« werden alle (üblen) Angewohnheiten zusammengefaßt, die zu einer dysgnathen Entwicklung führen können, z.B.:

- Lutschen
- Beißen auf die Unterlippe und Zunge
- Zungenpressen
- Lippensaugen
- Fingernägelkauen
- anomales Schlucken
- fehlerhafte Sprachlautbildung etc.

Eine Differenzierung dieser oralen Fehlfunktionen in drei Gruppen ist möglich:

- In das Lutschen (an Daumen, Finger, Lippen und Gegenständen),
- die autoaggressiven Fehlfunktionen (Bruxismus, Lippenbeißen und Nägelkauen) und
- Zungendysfunktionen (Zungenlutschen und -pressen sowie anomales Schlucken).

Eine unbehinderte Funktion ist für die Entwicklung, das Wachstum und die Form des menschlichen Gebisses von großer Bedeutung. Störungen

der Funktion können Störungen der Gebißentwicklung, des Kieferwachstums sowie Zahnstellungs- und Bißanomalien zur Folge haben.
Ein Schwerpunkt der kieferorthopädischen Prophylaxe betrifft daher die Bekämpfung und Eliminierung schädlicher Angewohnheiten und Fehlfunktionen der orofazialen Muskulatur.
Ziel dieser präventiven Maßnahmen ist:

- Die Vermeidung und Behebung von Kieferfehlhaltungen, von Fehlspannungen der Kaumuskulatur sowie in Zunge und Wangen
- die Vermeidung der offenen Mundhaltung 2.1. - 2.2.3
- die Wahrung eines zwanglosen Lippenschlusses
- die Vermeidung jeder Behinderung der Zunge sowie Ausschaltung der Möglichkeit ihrer Einlagerung in den Seiten- und Frontzahnbereich
- das bewußte Üben und die Einhaltung der Nasenatmung sowie
- das Abstellen von Lutschgewohnheiten.

Lutschgewohnheiten

Zu den Lutschgewohnheiten im weitesten Sinne zählen nicht nur das Lutschen am Daumen oder an den Fingern, sondern auch die Verwendung anderer Lutschkörper, wie Nuckel, Zunge, Wangen, Lippe, Kleidung, Bettzipfel u.a.

Vorkommen

Der Anteil der Kinder mit positiver Lutschanamnese beträgt in unserer Population etwa 70 bis 80 %, wobei heute der Gebrauch des Beruhigungssaugers in Relation zum Daumenlutschen wesentlich häufiger beobachtet werden kann.
Deutliche geschlechtsspezifische und soziale Unterschiede bestehen bei der Entwicklung und Beibehaltung von Lutschgewohnheiten; in der Gruppe der Daumenlutscher ist der Anteil der Mädchen signifikant höher; Mädchen lutschen auch länger am Daumen als Jungen. Unter den Daumenlutschern sind Kinder aus gehobenen sozialen Schichten signifikant häufiger vertreten.
Beim Gebrauch des Nuckels (Beruhigungssauger) ist kein geschlechtsspezifischer Unterschied festzustellen, jedoch ist dieser bei Kindern aus sozial niedrigeren Schichten weiter verbreitet.
Deutliche Differenzen zwischen dem Gebrauch des Daumens bzw. der Finger und der Verwendung des Beruhigungssaugers bestehen bezüglich des Zeitpunktes, zu dem die beiden Angewohnheiten aufgegeben werden:
In den ersten zwei Lebensjahren ist die Relation zwischen daumenlutschenden und nuckelnden Kindern nahezu ausgeglichen, vom dritten Lebensjahr an läßt der Nuckelgebrauch deutlich nach und ist nach dem fünften Lebensjahr kaum noch zu beobachten.
Die Unart des Daumenlutschens wird nicht so rasch abgestellt, die Prävalenzraten sinken weitaus langsamer. Unter den Schulkindern (im achten bis elften Lebensjahr) finden sich noch 8 bis 15 % Daumenlutscher.

Folgen des Daumenlutschens

Nicht bei jedem lutschenden Kind ist mit einer deutlichen Veränderung der Zahnstellung zu rechnen.
Die Auswirkungen sind u.a. abhängig von

- der Intensität und der Dauer des habituellen Einflusses,
- dem Alter des Kindes, der Konstitution und dem vererbten Grundmuster,
- Art und Lage des Lutschkörpers sowie
- der Entwicklung sekundärer Funktionsstörungen (Zungenfehlfunktionen, Lippenbeißen etc.).

Beim Abstellen des Daumenlutschens bis zum Alter von drei bis vier Jahren ist in der Regel ein Selbstausgleich der eingetretenen Fehlbildung des Gebisses zu erwarten.
Gravierende Folgen für das permanente Gebiß sind erst zu befürchten, wenn das Lutschen noch nach dem vierten bis fünften Lebensjahr anhält. Mit folgenden Auswirkungen des Lutschens muß gerechnet werden:

- Alveoläre Stellungsfehler der oberen und unteren Schneidezähne (im Sinne einer Anteinklination der oberen Inzisivi und einer Retroinklination, z.T. auch Intrusion der unteren Inzisivi) (Abb. 26a und b).
- Hemmung des Vertikalwachstums der Alveolarfortsätze des Ober- und Unterkiefers im anterioren Bereich und
- bei stärkerer Ausprägung: Ausbildung eines typisch lutschoffenen Bisses, sehr häufig - je nach Benutzung des Daumens oder eines bzw. mehrerer Finger der rechten oder linken Hand - als asymmetrische Anomalie (Abb. 27 a und b, Abb. 28 a und b).

Richtung und Ausmaß der Fehlstellung oberer und unterer Frontzähne sowie die Beeinflussung der Zungenfunktion hängen wesentlich davon ab, in welcher Haltung und wie weit der Daumen bzw. die Finger in die Mundhöhle eingelegt werden.

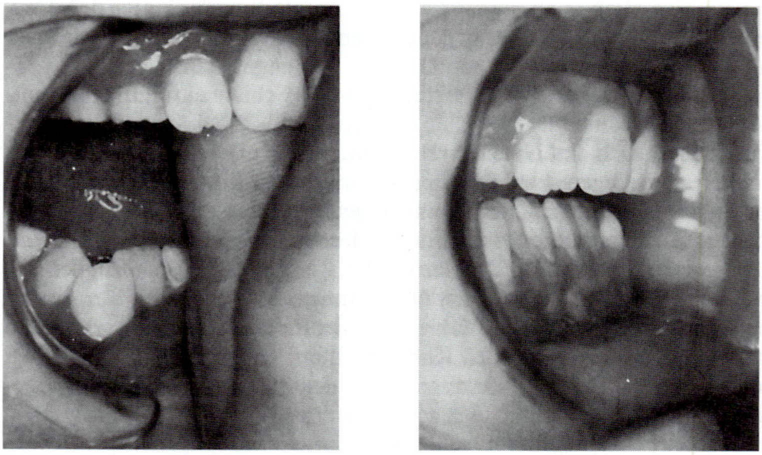

Abb. 26 a und b Vergrößerte Frontzahnstufe und offener Biß durch Daumenlutschen.

Abb. 27 a und b Asymmetrisch offener Biß durch Lutschen am Finger.

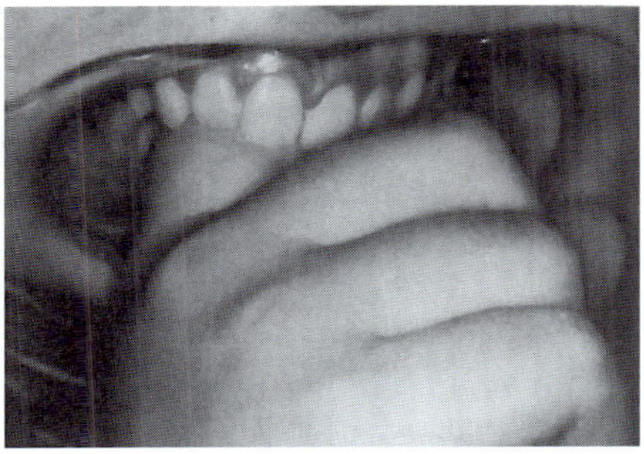

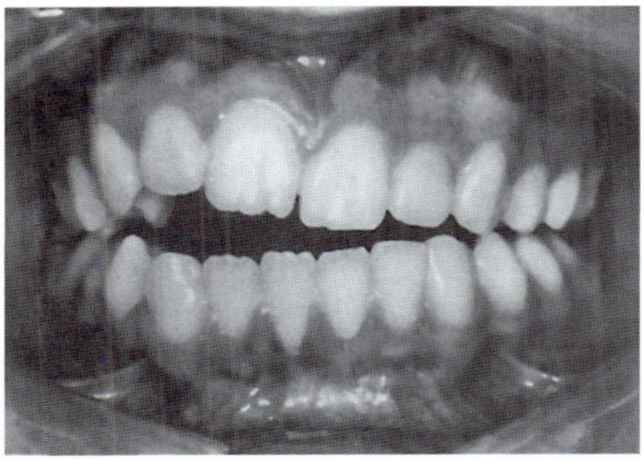

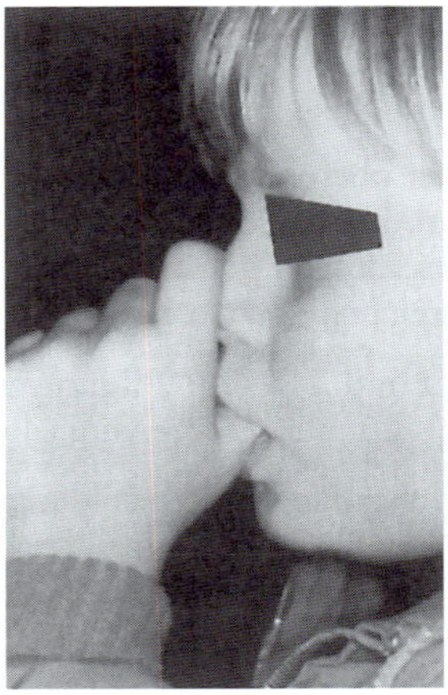

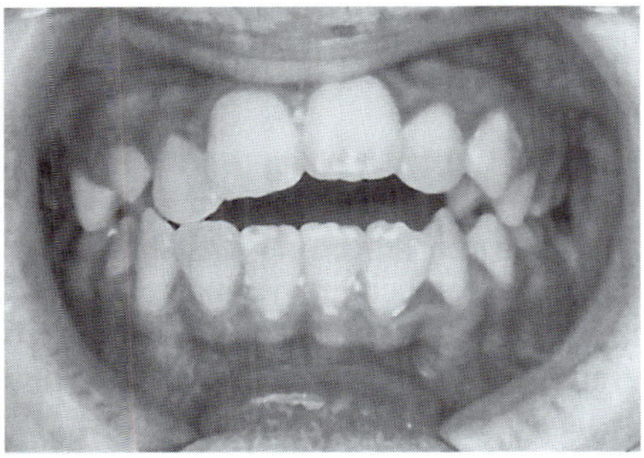

Abb. 28 a und b Durch langandauerndes Daumenlutschen verursachter asymmetrisch-offener Biß.

Lutschfolgen sind besonders gravierend, wenn das Habit mit gleichgerichteten Erbanlagen zusammentrifft.

Da typische Folgen des Daumenlutschens - insbesondere der asymmetrisch offene Biß - in der Regel auf den alveolären Bereich beschränkt bleiben, verläuft die Korrektur meist ohne Schwierigkeiten. Die Prognose ist günstig. In manchen Fällen ist sogar noch im Wechselgebiß nach Abstellen des Habits eine Selbstausheilung, zumindest aber eine deutliche Abschwächung der Anomalie zu erwarten.

Gnathische Veränderungen (z.B. die Ausbildung einer Rücklage der Mandibula) sind primär beim Lutschhabit nicht zu erwarten. Da aber die durch

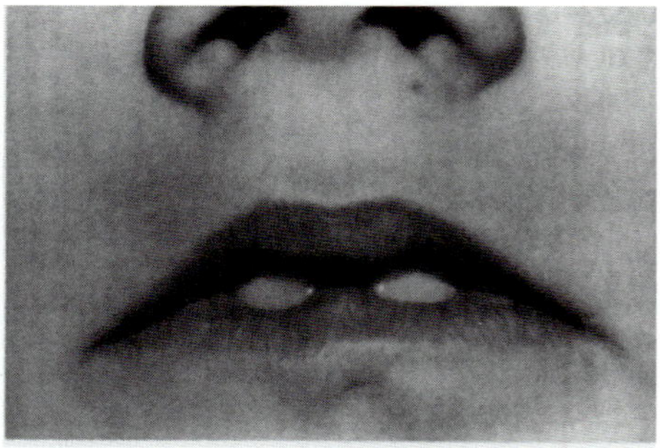

Abb. 29 Lippenbeißer.

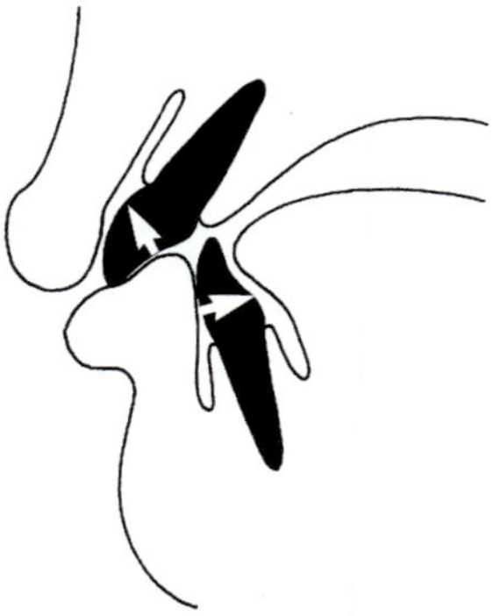

Abb. 30 Der Druck der Unterlippe beim Lippenbeißen führt zu einer weiteren Protrusion der oberen und Retrusion der unteren Schneidezähne.

das Lutschen bedingte Anteinklination der oberen und Retroinklination der unteren Schneidezähne zu einer Vergrößerung der horizontalen Frontzahnstufe führt, muß mit sekundären Lutschfolgen gerechnet werden, die wesentlich gravierendere Ausmaße erreichen und auch zur Bildung bzw. Verstärkung einer Unterkieferrücklage führen können. In die vergrößerte Stufe zwischen oberen und unteren Frontzähnen legt sich häufig die Unterlippe ein, in dem Bemühen, die Mundhöhle in Funktionsruhe bzw. beim Schlucken abzudichten. Dies führt nicht selten zur Ausbildung eines neuen Habits (Lippenbeißen, Lippensaugen) und kann zur Progredienz der Dysgnathie und zu einer massiven Überlastung der Parodontien im Frontbereich führen (Abb. 29 und 30).

Ein frontal offener Biß stellt häufig auch einen Anreiz für die Ausbildung einer Zungenfehlfunktion (Zungensaugen, Zungenpressen, anomales Schlucken) dar.

Folgen des Gebrauchs eines Nuckels
(Beruhigungssauger)

Berichte über den Gebrauch eines Beruhigungssaugers (auch Nuckel, Noller, Schnuller, Lutschbeutel u.a. genannt) finden sich bereits im 15. Jahrhundert. Lutschbeutel dienten anfangs sowohl der Nahrungsaufnahme als auch der Beruhigung, später stand die Beruhigung im Vordergrund. In der

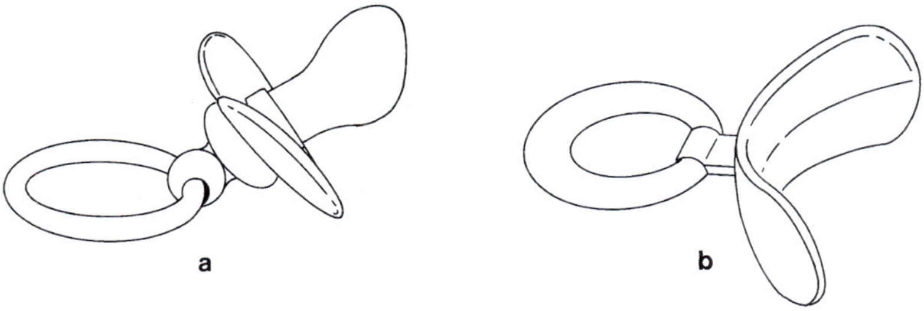

Abb. 31 a NUK-Beruhigungssauger.
Abb. 31 b Konfektionierte Mundvorhofplatte.

2.1. - 2.2.3

zweiten Hälfte des 19. Jahrhunderts wurde der Stoffbeutel durch den Gummischnuller aus Kautschuk ersetzt, an dem auch ein Schild zur Verhinderung des Hereinrutschens in den Mund und des Erstickens angebracht war. Bereits früh erschienen Berichte über schädliche Auswirkungen eines langdauernden Nuckelgebrauchs, die durch besonders geformten Nuckel (NUK-Beruhigungssauger/NUK-Mund- und Kieferformer) (Abb. 31 a) vermieden werden sollten.
NUK-Sauger wurden und werden heute noch vielfach auch als Prophylaktikum gegen Daumenlutschen und eine fehlerhafte Entwicklung des Gebisses empfohlen; sie sind jedoch auch bei korrektem Gebrauch nicht ohne schädliche Folgen (frontal offener Biß, vergrößerte Frontzahnstufe, seitlicher Kreuzbiß als Folge einer transversalen Unterentwicklung insbesondere des oberen Zahnbogens).
Während im Rahmen einer Untersuchung in Frankfurter Kindergärten (1984) bei daumenlutschenden Kindern 50,3 % mit dysgnathen Befunden (hauptsächlich vergrößerte Frontzahnstufe und frontal offener Biß) festgestellt wurden, ergaben sich bei nuckelnden Kindern »nur« 38,3 % dysgnathe Befunde und zwar bei 21,8 % ein frontal offener Biß und bei 12,8 % ein seitlicher Kreuzbiß.
Die Vorteile des Nuckelgebrauchs sind vor allem darin zu sehen, daß bei Abgewöhnung dieses Habits bis zum dritten Lebensjahr eine signifikante und altersabhängig zunehmende Tendenz zur Verminderung des offenen Bisses besteht; ein Selbstausgleich ist beim lateralen Kreuzbiß hingegen deutlich seltener zu beobachten.
Der Gebrauch des Beruhigungssaugers ist im Vergleich zum Daumenlutschen daher nur als das »kleinere Übel« anzusehen.
Hinzu kommt, daß der Beruhigungssauger zwar früher abgewöhnt, aber offenbar während der Gebrauchszeit intensiver benutzt wird als der Daumen (durchschnittliche Nutzungszeit sechs bzw. drei Stunden pro Tag).

Das Abgewöhnen von Lutschhabits

Das Abgewöhnen von Habits - insbesondere des Lutschens - stellt eine wichtige kieferorthopädisch-prophylaktische Maßnahme dar.
Die vorrangige Bekämpfung des Lutschens ergibt sich aus drei Gründen:

1. Lutschen ist die häufigste üble Angewohnheit.
2. Es ist im Vergleich zu anderen Habits, wie Lippenbeißen, Lippensaugen und Zungenfehlfunktionen, im allgemeinen noch am leichtesten und ohne apparative kieferorthopädische Behelfe abzugewöhnen.
3. Das Lutschen löst häufig als primäre Angewohnheit erst sekundär andere, schwerwiegendere Habits aus.

Für das Abstellen des Lutschens, besonders des Daumen- und Fingerlutschens, wurde im Laufe der Zeit eine Vielzahl von Vorschlägen publiziert. Bereits 1879 schlug der Pädiater *Lindner* das Herausziehen des Fingers aus dem Mund, das gütige Zureden, das Bestreichen des Daumens mit Salz, Pfeffer oder Chinin sowie das Einwickeln der Hand bzw. das Überstreifen eines Handschuhs vor.
Weitere, zum Teil recht martialische Vorschläge im Schrifttum betreffen das Einbinden beider Hände in Taschentücher, das Überziehen von Wollstrümpfen, das Vernähen der Nachthemdärmel, das Überstülpen von Stoffbeuteln mit aufgenähten großen Knöpfen, das Auftragen von Bitterstoffen, das Überziehen von Handschuhen mit langen Gummistrahlen, das Überstülpen von röhrenförmigen Armmanschetten, Pappröhren oder Plastikzylindern, die Verwendung von Antilutschkörpern (auf den Daumen gebundene Kunststoffröhrchen, die durch »Nebenluft« den Sauggenuß ver-

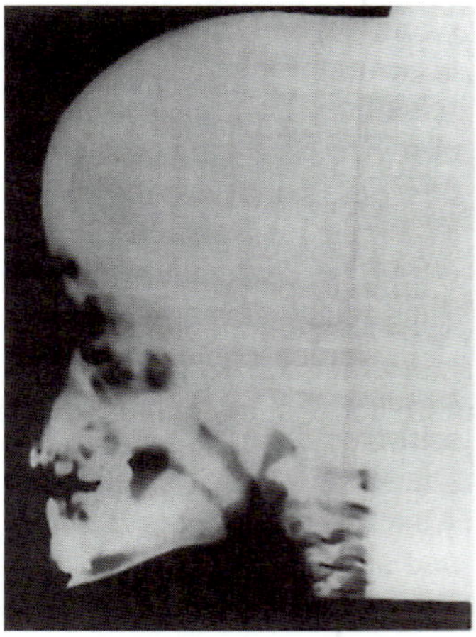

Abb. 32 a und b Frontal offener Biß durch intensiven Gebrauch eines Nuckels.

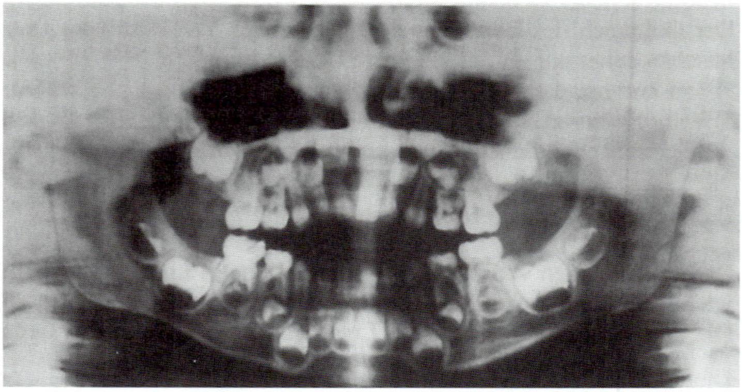

hindern sollen) sowie die Eingliederung festsitzender bzw. herausnehmbarer Geräte mit eingefügten Gittern, Dornen o.ä.
Als probates Mittel, das Lutschen am Daumen und Fingern abzugewöhnen, wird von vielen Autoren der Ersatz des Daumens durch einen Nuckel angesehen, da ein den anatomischen Gegebenheiten weitgehend angepaßter, weicherer Nuckel das Gebiß weniger deformiert als der härtere Daumen, und der Beruhigungssauger auch wesentlich früher aufgegeben wird. Der Daumen hingegen ist immer präsent und vom Kind auch unbeobachtet zu benutzen.
Einwände gegen den Sauger aus hygienischen Gründen erscheinen nicht berechtigt, da er in der Regel sauberer zu halten ist als ein Kinderdaumen. Da aber auch der Nuckel das Gebiß deformieren kann, sollte er möglichst selten eingefügt und so früh wie möglich abgewöhnt werden (spätestens im dritten bis vierten Lebensjahr) (Abb. 32 a bis e). **2.1. - 2.2.3**

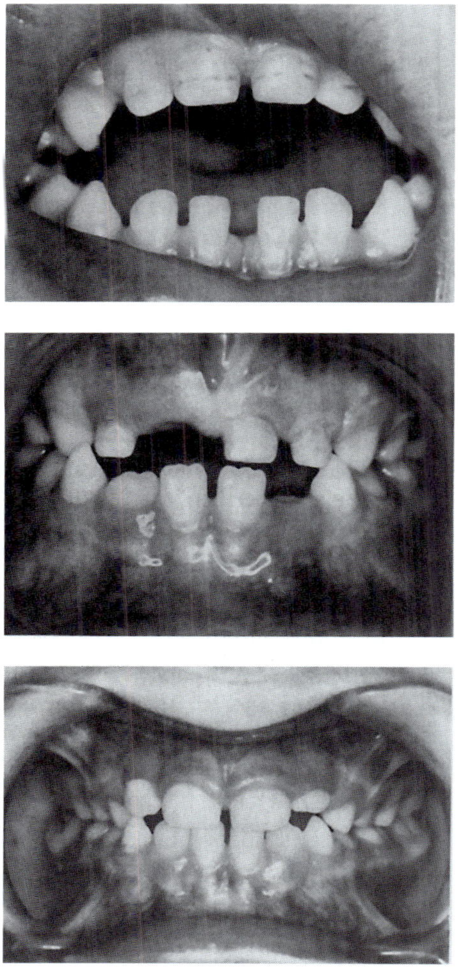

Abb. 32 c bis e Selbstausgleich eines durch intensiven Nuckelgebrauch entstandenen offenen Bisses ohne kieferorthopädische Behandlung.

WENN DU NICHT GELUTSCHT HAST, DANN ZEICHNE BITTE EINE SONNE IN DAS KÄSTCHEN.

WENN DU GELUTSCHT HAST, DANN ZEICHNE BITTE EINEN REGEN.

1	Montag	Dienstag	Mittwoch	Donnerstag	Freitag	Samstag	Sonntag
2	Montag	Dienstag	Mittwoch	Donnerstag	Freitag	Samstag	Sonntag
3	Montag	Dienstag	Mittwoch	Donnerstag	Freitag	Samstag	Sonntag
4	Montag	Dienstag	Mittwoch	Donnerstag	Freitag	Samstag	Sonntag

Abb. 33 Sonne-Regen-Karte.

Als weiteres konfektioniertes Gerät kann im Vorschulalter zum Abgewöhnen von Lutschhabits (wie auch des Lippenbeißens, Lippensaugens und der habituellen Mundatmung) die **Mundvorhofplatte** gute Dienste leisten (Abb. 31 b). Sie ist jedoch bei behinderter Nasenatmung nicht indiziert und erreicht Erfolge nur bei guter Mitarbeit und regelmäßiger Kontrolle durch die Eltern oder Erzieher.
Maßnahmen zum Abgewöhnen des Lutschens sind nicht in allen Fällen bereits vor der Einschulung erfolgreich. Auch für die Altersgruppe der Schulkinder müssen daher Entwöhnungsmöglichkeiten diskutiert werden. Da die Kinder in diesem Alter schon wesentlich besser ansprechbar sind, gelingt es vielfach durch die Autorität des Arztes und ein ernstes Gespräch, in dem mit Nachdruck auf die Schäden für das Gebiß hingewiesen wird, die Kinder zur Aufgabe der Angewohnheit zu veranlassen.
Als Erinnerungsstütze sind Eintragungen in einen Kalender oder das Anlegen einer elastischen Binde um das Ellenbogengelenk, das Ausfüllen einer Sonne-Regen-Karte (Abb. 33) und Belohnungen hilfreich.
Drohungen, Züchtigung, Spott oder ständiges Schimpfen sind ungeeignet zur Abgewöhnung von Lutschhabits. Gegen »aversive Stimuli« (Daumexol, behindernde Platten, Dorne und andere Zwangsmaßnahmen) sind aus psychologischer Sicht ernsthafte Bedenken angemeldet worden. Erforderlich ist auf jeden Fall eine Kenntnis des Milieus, der Einstellung der Eltern, der Erziehung sowie des sozialen Verhaltens und ein Wissen um Erziehungsschwierigkeiten, Verhaltensauffälligkeiten oder neurotische Symptome (Einnässen, Stottern, Nägelbeißen, unmotiviertes nächtliches Aufschreien, Einschlafstörungen etc.).

Aber nicht jedes Lutschhabit führt zu dauerhaften Zahnstellungsanomalien, und nicht jede »üble« Angewohnheit ist Ausdruck einer psychischen Störung. In Fällen hartnäckigen Lutschens über das siebente Lebensjahr hinaus sollte der Zahnarzt jedoch die Zusammenarbeit mit dem Kinderpsychologen suchen oder den Eltern empfehlen, die Hilfe eines Erziehungsberaters in Anspruch zu nehmen.

Tabelle 4 Maßnahmen zum Abgewöhnen des Daumenlutschens

Kleinkind:	- Aufbringen übelschmeckender Stoffe (»Daumexol«) (Wirksamkeit fraglich.) - mechanische Lutschbehinderung (Umwickeln der Hände, Fäustlinge, Zunähen der Nachthemdärmel, Armmanschetten etc.) = psychologisch bedenklich! - Umstellen auf den Beruhigungssauger bei Daumenlutschen im Säuglingsalter (als das kleinere Übel) zum frühestmöglichen Zeitpunkt; jedoch Entwöhnung des Nuckels bis zum dritten Lebensjahr wegen der möglichen negativen Auswirkungen auf das Gebiß (offener Biß, vergrößerte Frontzahnstufe, seitlicher Kreuzbiß)	2.1. - 2.2.3
Vorschulalter:	- Vermeidung bzw. Reduzierung psychischer Belastungen, keine Strafandrohung beim Lutschen, Zuwendung bzw. Ablenken des Kindes (besonders vor dem Einschlafen) - Gespräch des Zahnarztes mit dem Kind (Ausnutzen der Autorität des Zahnarztes) - Erinnerungsstützen (Kalender, Sonne-Regen-Karte, Armbandagen, Daumenpflaster etc.) bei abgewöhnungswilligen Kindern - konfektionierte Mundvorhofplatte	
Schulkinder:	- Maßnahmen des Vorschulalters und zusätzlich: - schriftliches Ehrenwort - ggf. kinderpsychologische Beratung - ggf. myotherapeutische Übungen - ggf. apparative kieferorthopädische (Früh-)Behandlung.	

Zungenfehlfunktionen und anomales Schlucken

Zusammenhänge zwischen Lutschhabits, dysgnathen Befunden (offener Biß, vergrößerte Frontzahnstufe, bialveoläre Anteinklination der Inzisivi etc.) und Zungenfehlfunktionen bzw. dem anomalen Schlucken wurden durch mehrere wissenschaftliche Untersuchungen bestätigt. Eine diagnostische Abklärung und die Beurteilung des Funktionsablaufs beim Schlucken sind allerdings sehr viel schwieriger und unsicherer als bei anderen habituellen Einflüssen oder Parafunktionen. Bei der Einschätzung, ob ein Schluckmuster als regelrecht oder anomal einzuordnen ist, spielt auch das Alter eine wesentliche Rolle, da zwischen der normalen Schluckgewohnheit eines Kleinkindes und der eines Jugendlichen bzw. Erwachsenen erhebliche Unterschiede bestehen.

Beim **normalen (somatischen) Schluckmuster eines Erwachsenen** werden die Zahnreihen durch die Kaumuskulatur in Schlußbißstellung gebracht, wobei der Unterkiefer bis zum posterioren Zahnkontakt angehoben wird und die Zunge hinter den Frontzähnen dem Gaumen anliegt; die Lippenmuskulatur ist entspannt. Der weiche Gaumen schließt den Nasopharynx ab, der Larynx wird angehoben (Abb. 34a).

Das **infantile (viszerale) Schluckmuster eines Kleinkindes** ist dadurch gekennzeichnet, daß die Kaumuskulatur, insbesondere der Masseter, anfangs kaum eingesetzt wird, um die Zahnreihen einander zu nähern. Die Zunge stößt zwischen die Frontzahnreihen nach vorn, dann bewirken die Kaumuskeln ein Anheben des Unterkiefers bis die Zähne Kontakt mit der Zunge haben. Die Zungenspitze wird gegen die Frontzähne gepreßt. Die mimische Muskulatur, insbesondere der Mentalis und der Orbicularis oris sind am Schluckakt intensiv beteiligt und helfen der Zunge, die Nahrung nach dorsal zu transportieren (Abb. 34 b).

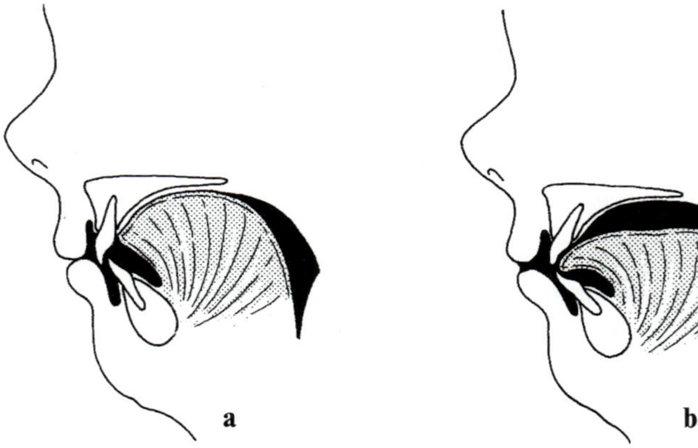

Abb. 34 a und b
a) Zungenlage beim somatischen Schluckmuster.
b) Zungenlage beim infantilen (viszeralen) Schlucken.

Dieses Schluckmuster wird beim Jugendlichen und Erwachsenen als »anomales Schlucken« oder »anteriore Zungenposition« bezeichnet.

Bei normaler Entwicklung wird das infantile Schlucken vom zweiten bis dritten Lebensjahr an auch ohne therapeutische Maßnahmen zunehmend aufgegeben. Bei Fortbestehen des viszeralen Schluckens nach dem vierten Lebensjahr kann vom Vorhandensein einer Dyskinesie gesprochen werden.

Besonders Daumenlutscher versäumen die Umstellung vom infantilen zum somatischen Schlucken der Erwachsenen häufig, so daß sie im Wechsel-

gebiß als Zungenpresser auffallen. Eine Chance zur Umstellung der Schluckgewohnheit besteht dann häufig erst nach Abstellen des Lutschens. Zungenfehlfunktionen sind als längere Zeit bestehende Funktionsabläufe oft nicht einfach zu ändern.
Von der Zunge wirken beim aktiven Habit des Zungenpressens wie auch beim anomalen Schlucken Druckkräfte auf die Schneidezähne ein, die erheblich über den normalen Belastungswerten liegen und die labiolinguale Druckrelation signifikant verändern.
Durch Fehl- bzw. Parafunktionen, zu denen auch das Zungenpressen gezählt wird, können nicht nur Formveränderungen im gnathischen System, sondern auch lokal pathologische Vorgänge im Zahnhalteapparat oder im Kiefergelenk ausgelöst werden (Abb. 35).

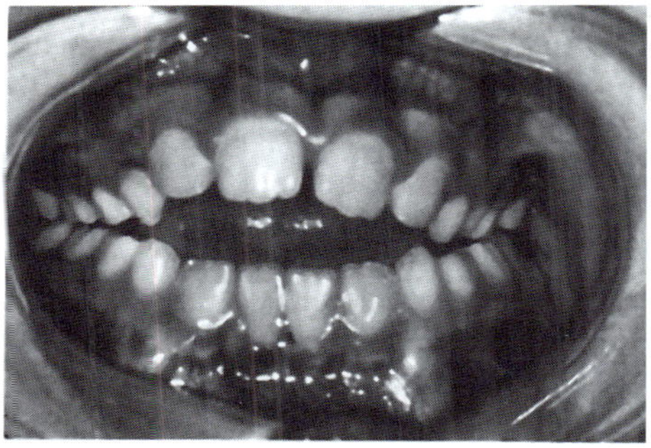

Abb. 35 Primär durch ein Lutschhabit entstandener frontal offener Biß mit zusätzlichem Zungenhabit.

Aus diesen Gründen ist eine Normalisierung der Zungenfunktion anzustreben, wobei sich die funktionelle Umstimmung beim Kind einfacher realisieren läßt als beim Jugendlichen oder gar im Erwachsenenalter. Andererseits wird im Vorschulalter in einer Reihe von Fällen der Umstellungsprozeß vom viszeralen zum somatischen Schlucken noch nicht vollzogen sein und auch ohne therapeutische Maßnahmen ablaufen. Von Extremformen abgesehen ist daher eine Korrektur von Zungenfehlfunktionen im allgemeinen erst im Schulalter sinnvoll.
Als Methoden zur Abgewöhnung von Zungenhabits kommen

- die apparative Therapie (z.B. mit Zungenschild, Zungengitter (Abb. 36), Dornen oder »Spikes« (Abb. 37) u.ä.) sowie
- myofunktionelle Übungen in Frage.

Die apparative Behandlung wird in der Regel im Zusammenhang mit einer kieferorthopädischen Therapie, d.h. der Korrektur von Zahnstellungs- und Bißanomalien mit abnehmbaren oder festsitzenden Geräten durchgeführt und daher in den Kapiteln 4 bis 6 (Band I und II) besprochen.

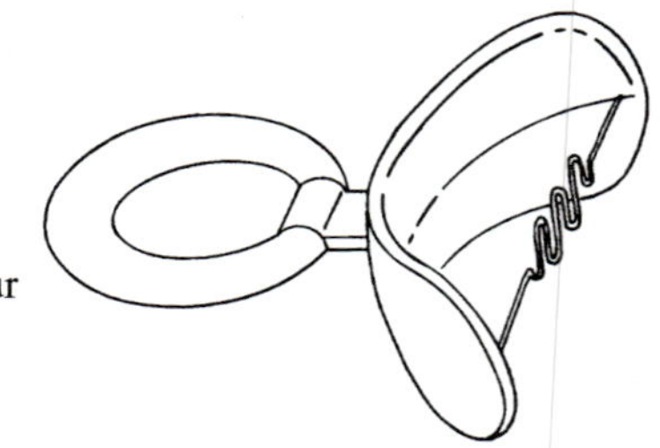

Abb. 36 Vorhofplatte mit Zungengitter zur Therapie eines zungenoffenen Bisses.

Abb. 37 »Spikes« zur Korrektur eines zungenoffenen Bisses.

Myofunktionelle Übungen

Bereits 1918 beschrieb *Rogers* gymnastische Übungen, um die orofaziale Muskulatur zu trainieren und zu stärken und damit die kieferorthopädische Therapie zu unterstützen.
Erfahrungen mit derartigen myofunktionellen Übungen wurden in Europa vorzugsweise in Polen, der DDR, der Sowjetunion und anderen osteuropäischen Ländern gemacht.
Eine planmäßige Durchführung der Myotherapie setzt nicht nur eine kontinuierliche Überwachung der Kinder voraus, was in Kindergärten möglich wäre, sondern auch eine ausreichend große Zahl geschulter Fachkräfte.
Die Kritik an der Effizienz dieser prophylaktischen Maßnahme setzt häufig an dem unausgewogenen Verhältnis zwischen dem großen personellen und zeitlichen Aufwand und dem im Vergleich zur apparativen kieferorthopädischen Frühbehandlung relativ unsicheren Effekt an.
Im kieferorthopädischen Schrifttum werden die **Erfolgsaussichten** myofunktioneller Übungen bei Zungenfehlfunktionen überwiegend mit Skepsis beurteilt.
Positive Wertungen und Berichte über die erfolgreiche Durchführung myofunktioneller Maßnahmen kommen hauptsächlich aus dem Lager der Sprach- bzw. Myotherapeuten.
Einzelne Stufen der myofunktionellen Übungen bestehen in aufeinander aufbauenden und sich im Schwierigkeitsgrad steigernden Übungsschritten. Neben dem bereits von Rogers vorgeschlagenen Training der mimischen und der Kaumuskulatur wird vor allem die richtige Zungenlage am Gaumen, der Lippenschluß, das korrekte Schlucken sowie die Aussprache bestimmter Konsonanten (z.B. mit K oder G beginnende Wörter) geübt,

wobei Hilfsmittel, wie auf die Zunge gelegte Gummiringe oder ein durch die Lippen zu haltender beschwerter Faden etc., Verwendung finden.
Günstigster **Zeitpunkt** für eine erfolgreiche Durchführung myotherapeutischer Maßnahmen ist das Grundschulalter vom achten Lebensjahr an.
Bei Kindern im Vorschulalter kann eine myofunktionelle Therapie zwar prophylaktisch wirken, gegebenenfalls Malokklusionen bzw. deren Verstärkung verhindern und Habits leichter abgewöhnen, jedoch ist eine ausreichende Motivation der jungen Patienten häufig nicht einfach, auch ist eine Selbstausheilung in diesem Alter durchaus möglich.
Eine Ausnahme bilden hier die **Patienten mit Morbus Down** mit meist gravierenden Zungenfunktionsstörungen, deren myofunktionelle Behandlung sinnvoll und erfolgreich bereits im Säuglings- bzw. Kleinkindalter durchgeführt werden kann. **2.1 - 2.2.3**
Durch eine kleine Gaumenplatte aus Kunststoff mit Reizkörpern kann es gelingen, die Zungenhaltung deutlich zu verbessern, ohne daß zunächst weitere zahnärztlich-therapeutische oder operative Maßnahmen erforderlich sind.
Die Durchführung dieser Maßnahmen bei Kleinkindern mit Morbus Down ist jedoch nur im Zusammenhang mit einer logopädischen Frühbehandlung und einer medico-mechanischen myofunktionellen Gymnastik sinnvoll.

Mundatmung

Auch die habituelle Mundatmung muß zu den Angewohnheiten gezählt werden, die nicht ohne Einfluß auf die Form des Gebißsystems bleiben und durch prophylaktische Maßnahmen zu beeinflussen sind.
Jedoch ist eine klare Trennung zwischen der Mundatmung, die durch pathologische Gegebenheiten hervorgerufen wird, und der habituellen Form erforderlich.
Anatomische bzw. pathologische **Ursachen** *können sein:*

- Eine zu kleine, wenig durchgängige Nase,
- Septumdeviationen und
- adenoide Vegetationen (Abb. 38 a und b).

Eine **habituelle Mundatmung** wird bei freier Nasenpassage in vielen Fällen durch Stellungsfehler im Frontbereich (Anteinklination der oberen Inzisivi, Spitzfront), durch zu kurze Oberlippe oder schwachen Lippentonus begünstigt.
Sie ist bei 20–40 % der Kinder zu finden.
Als **Folgen** der offenen Mundhaltung und der Mundatmung können beobachtet werden:

- Entzündliche Veränderungen der Gingiva,
- ausgetrocknete Lippen, Rhagaden an den Mundwinkeln (Abb. 39),
- häufige Schwellungen des lymphatischen Rachenringes sowie
- dysgnathe Zustandsbilder, wie oberer Schmalkiefer, hoher Gaumen, frontal offener Biß und Progenie.

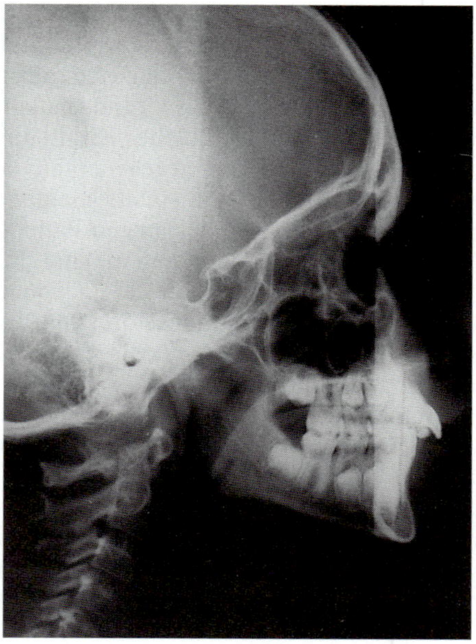

Abb. 38 a Fernröntgenbild eines Patienten mit unbehinderter Luftpassage.

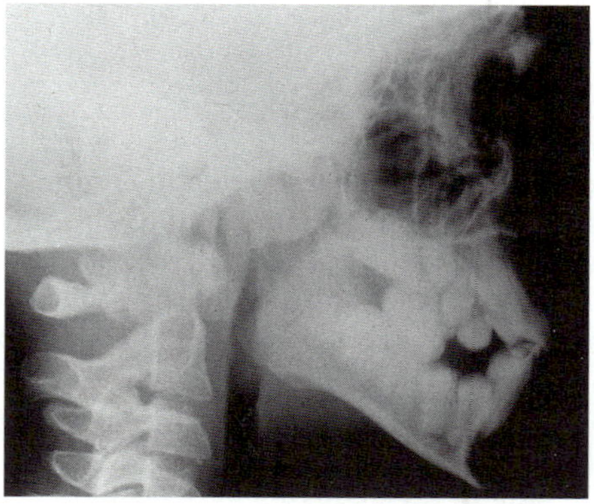

Abb. 38 b Fernröntgenbild eines Patienten mit eingeengter Luftpassage im Rachenraum.

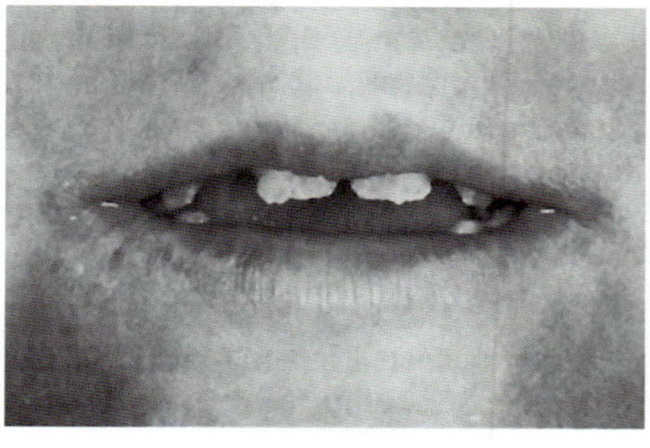

Abb. 39 Rhagaden an den Mundwinkeln eines Mundatmers.

Die Entstehung eines oberen Schmalkiefers bei Mundatmern wird durch Zurücksinken der Zunge beim Atmen durch den geöffneten Mund erklärt, wobei diese ihren wachstumsstimulierenden Reiz auf den Gaumen und den oberen Alveolarfortsatz nur unzureichend ausübt, so daß der Oberkiefer in der transversalen Entwicklung zurückbleibt.
Die **Bekämpfung der Mundatmung** sollte in enger Zusammenarbeit zwischen Hals-Nasen-Ohrenarzt und Zahnarzt bzw. Kieferorthopäden erfolgen.
Ist eine normale Nasenatmung aufgrund anatomischer bzw. pathologischer Gegebenheiten - etwa durch adenoide Vegetationen, Septumdeviationen etc. - nicht möglich, ist ein rhinologischer Eingriff, in Einzelfällen unterstützt durch eine kieferorthopädische Behandlung (forcierte Gaumennahterweiterung), zu erwägen.
Bei habitueller Mundatmung und unbehinderter Nasenpassage empfiehlt sich ein prophylaktisches bzw. kieferorthopädisch-therapeutisches Vorgehen.
Dessen Erfolg hängt davon ab, ob die habituelle Mundatmung durch Fehlstellungen der Zähne (Anteinklination der oberen Front, offener Biß), durch eine zu kurze Oberlippe bzw. einen schwachen Lippentonus begünstigt wird oder ob derartige Faktoren nicht vorliegen. Chancen, durch einfache prophylaktische Maßnahmen eine Umstellung auf die Nasenatmung zu erreichen, sind in der Regel nur gegeben, wenn die genannten morphologischen Abweichungen des Gebisses und der orofazialen Weichteile nicht oder nur geringgradig ausgeprägt sind.
In anderen Fällen ist ohnehin eine apparative kieferorthopädische Behandlung erforderlich, in deren Verlauf auch eine Regulierung der Atmungsweise angestrebt werden muß.
Als brauchbares prophylaktisches Hilfsmittel zum Abgewöhnen der habituellen Mundatmung kann die (konfektionierte) Mundvorhofplatte (s. Seite 79, Abb. 31 b) angesehen werden. Bei schwach entwickelter Lippenmuskulatur können unterstützende myofunktionelle Übungen angebracht sein, wie das Halten und Bewegen einer Münze zwischen den Lippen (Gulden-Therapie), das Training mit dem Lippenaktivator oder die bereits im Rahmen der myofunktionellen Therapie angesprochenen Lippenkräftigungsübungen

2.2.4 Präventive Maßnahmen zur Stützzonenerhaltung

Die Bedeutung der Stützzone

Als **Stützzone** wird der Raum bezeichnet, den die Milcheckzähne und -molaren bzw. deren Ersatzzähne (Eckzahn und Prämolaren) einnehmen und der von der distalen Kante des seitlichen Schneidezahnes bis zur mesialen Kante des Sechsjahrmolaren reicht.
Aufgaben der Stützzonen sind die Platzhalterfunktion für die seitlichen Ersatzzähne, die sagittale Abstützung in den Zahnbögen und die vertikale Abstützung der Antagonisten.

Die Stützzone ist

erhalten, wenn alle Milch- (bzw. permanenten) Zähne vorhanden und im Kronendurchmesser nicht reduziert sind;

versehrt, wenn ein Verlust von Milchzähnen oder eine kariöse Zerstörung von Milchzahnkronen mit Reduzierung des Kronendurchmessers vorliegt, ohne daß Verschiebungen der Nachbarzähne über das physiologische Maß hinaus stattgefunden haben (d.h., es liegt keine Raumeinengung vor) (Abb. 40 b);

eingebrochen, wenn ein Verlust oder eine Zerstörung von Milchzähnen mit Positionsänderungen der die Stützzone begrenzenden Zähne erfolgte, die zu einer Raumeinengung in diesem Bereich geführt hat (Abb. 40 a).

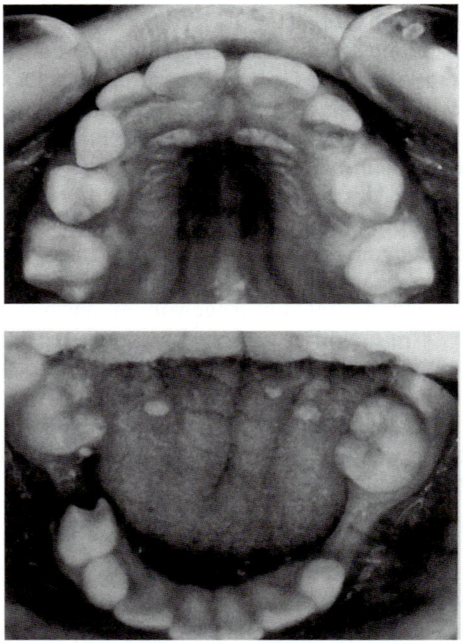

Abb. 40 a und b Stützzoneneinbruch im Oberkiefer sowie im linken unteren Quadranten, versehrte Stützzone im rechten Unterkieferquadranten.

Die **Häufigkeit eines vorzeitigen Milchzahnverlustes** bzw. eines Stützzoneneinbruchs bei kariöser Zerstörung von Milchzähnen wird je nach Untersuchung und Population mit 24 % bis 54 % angegeben.
Eine besondere Häufung ist bei kieferorthopädischen Patienten bzw. Kindern mit dysgnathen Gebissen zu beobachten.
So wiesen von 1000 Patienten der Abteilung für Kieferorthopädie der Universitäts-Zahnklinik Frankfurt nur 19,8 % komplett erhaltene Stützzonen auf. Bei 14,1 % war mindestens eine Stützzone versehrt und bei 66,1 % mindestens eine der Stützzonen eingebrochen.

Die Prävalenz vorzeitiger Milchzahnverluste sowie die häufig gravierenden Folgen lassen erkennen, daß die Bemühungen um die Erhaltung der ersten Dentition für die Gebißentwicklung, die korrekte Einstellung der permanenten Zähne und die Gebißfunktion von großer Bedeutung sind. Diese Forderung kann auch durch die Beobachtung nicht an Gewicht verlieren, daß nicht jeder Milchzahnverlust zu schwerwiegenden Schäden führen muß. Die Mehrzahl der Autoren gibt an, daß nach vorzeitiger Milchzahnextraktion etwa bei der Hälfte aller Kinder Folgen im Sinne eines Stützzoneneinbruchs und anderer Gebißanomalien zu beobachten sind.
Für die **Auswirkungen** eines vorzeitigen Milchzahnverlustes auf das Gebißsystem ist von Bedeutung, welche Zähne extrahiert werden und zu welchem Zeitpunkt.
Die Folgen eines vorzeitigen Milchmolarenverlusts sind im Oberkiefer gravierender als im Unterkiefer. **2.2.4 - 2.2.5**
Im allgemeinen ist ein Verlust des zweiten oberen Milchmolaren besonders folgenreich, weil die rasche Mesialwanderung des Sechsjahrmolaren meist zu einer deutlichen Lückenverkleinerung führt. Nach Verlust des zweiten Milchmolaren erfolgt die Reduzierung des Raumes fast ausschließlich von distal.
Nach Verlust des ersten Milchmolaren bzw. des Milcheckzahnes kommt es sowohl zu einer Mesialwanderung der Seitenzähne als auch zu einer Distalwanderung der Front.
Nach Verlust des Milcheckzahnes, insbesondere bei unilateralem Vorkommen, überwiegt die Lückeneinengung von mesial, häufig auch mit Verschiebung der Mittellinie bzw. späterem frontalen Engstand.
Ein vorzeitiger Milchzahnverlust im Frontgebiet hat in der Regel nicht so gravierende Auswirkungen wie der Verlust von Milchseitenzähnen.
Das Ausmaß der Raumeinengung nach vorzeitigem Milchzahnverlust ist bei beidseitigem Vorkommen größer als bei einseitigem.
Die Raumeinbußen sind um so größer, je mehr Zähne verlorengehen und je minderwertiger das statische und funktionelle Gefüge der dysgnathen Zahnreihe ist.
Nach Untersuchungen von *Seipel* (1949) führt ein vorzeitiger Milchzahnverlust zu einem durchschnittlichen Raumdefizit von 1,9 mm. (Bei 50 % der untersuchten Kinder betrug die Reduzierung der mesio-distalen Distanz 1-2 mm, bei etwa einem Drittel wurden umfangreichere Zahnverschiebungen von 3-7 mm registriert).
Wesentlich für das Ausmaß eines Stützzoneneinbruchs ist auch der **Zeitpunkt** des Zahnverlustes:
Man spricht von »vorzeitiger Extraktion« bzw. »vorzeitigem Milchzahnverlust« mit Konsequenzen für die Zahnstellung, wenn dieser Vorgang 1-1 1/2 Jahre vor dem physiologischen Ausfall des Milchzahnes stattfand.
Der voraussichtliche Zeitpunkt des Ausfalls eines Milchzahnes ist einer großen individuellen Variabilität unterworfen. Daher kann eine exakte Vorhersage möglicher Folgen nur mit Hilfe eines Röntgenbildes getroffen werden.
Die Extraktion eines Milchmolaren vor Durchbruch des Sechsjahrmolaren zieht immer einen bleibenden Raumverlust nach sich.

Tabelle 5

Mögliche Folgen des vorzeitigen Milchzahnverlusts bzw. der kariösen Zerstörung von Milchmolaren
Verlust der sagittalen Abstützung (»Stützzoneneinbruch«) - Wanderung und Kippung der Nachbarzähne in die Lücke (bis zu 7 mm!) - Raummangel für die permanenten Nachfolger - Engstand im Front- und Seitenzahnbereich - Retention (hauptsächlich von Prämolaren) - Eckzahnaußenstand - dystopischer Durchbruch von Prämolaren - alveoläre Mittellinienverschiebung durch Distalwanderung der Frontzähne - Torsion der 1. Molaren - Lingualkippung der 1. Molaren
Verlust der vertikalen Abstützung - Absinken des Bisses - Elongation antagonistenloser Zähne - Entstehung von Gleithindernissen - Störung von Okklusion und Artikulation - Entstehung von Zwangsführungen - Fixierung fehlerhafter Bißlagen - Verhinderung einer korrekten Einstellung des Unterkiefers

Beeinflussung des Durchbruchs permanenter Nachfolger
- Durchbruchsbeschleunigung der permanenten Zähne:
    - bei Milchzahnextraktion 1/2 bis 1 Jahr vor dem zu erwartenden Durchbruch des permanenten Nachfolgers
    - bei Auflösung der knöchernen Randzone über den Zahnkeimen durch Milchzahngangrän bzw. apikale Ostitis
- Durchbruchsverzögerung der permanenten Nachfolger:
    - bei Milchzahnverlust 1 1/2 Jahre vor zu erwartendem Durchbruch des Nachfolgers,
    - bei dichter, noch nicht durchbrochener knöcherner Randzone über dem Zahnkeim des permanenten Zahnes
Lokale Wachstumshemmung

Zum Problem der »unterminierenden Resorption«

Die Häufigkeit eingebrochener Stützzonen ist nicht allein auf mangelnde Einsatzfreudigkeit der Zahnärzte, unzureichende Behandlungswilligkeit der Kinder, ineffiziente Prophylaxe oder Interessenlosigkeit der Eltern zurückzuführen, da nicht nur Karies, Extraktionen oder Traumen zum vorzeitigen Milchzahnverlust führen, sondern auch die »unterminierende Resorption«.

Als *unterminierende Resorption* wird der Vorgang bezeichnet, bei dem die Resorption einer Milchzahnwurzel nicht durch den entsprechenden Nachfolger, sondern durch einen benachbart durchbrechenden permanenten Zahn erfolgt.
Typische Beispiele sind:

- Die Einschmelzung der distalen Wurzel des zweiten oberen Milchmolaren durch den Sechsjahrmolaren bei nicht hinreichend gebildetem Raum und hoher, nach mesial gerichteter Keimlage dieses permanenten Zahnes (Abb. 41 a/b),
- die Resorption der Wurzel des seitlichen Milchschneidezahnes bei Durchbruch eines sehr breiten, zentralen permanenten Inzisivus oder
- der Abbau der Wurzel des Milcheckzahnes im Zuge der Vertikalentwicklung des seitlichen bleibenden Schneidezahnes bzw. des ersten Prämolaren (s. auch Seite 48, Abb. 17).

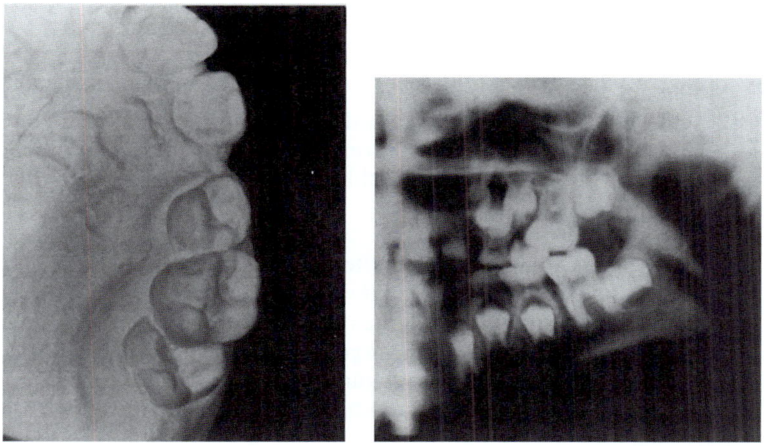

Abb. 41 a und b Unterminierende Resorption der Wurzeln der 2. Milchmolaren im Oberkiefer durch mesial durchbrechenden Sechsjahrmolaren.

Überwiegend sind die Milchzähne im Stützzonenbereich betroffen. Die zu beobachtenden Auswirkungen einer unterminierenden Resorption sind die gleichen wie die Folgen kariöser Defekte oder vorzeitiger Extraktionen, d.h., in vielen Fällen resultiert ein Raummangel für die Eckzähne und Prämolaren.
Die **Häufigkeit** der unterminierenden Resorption wurde bei Patienten der Abteilung für Kieferorthopädie in Frankfurt mit 13,8 % registriert. Sie kommt offensichtlich bei Mädchen seltener vor als bei Jungen und ist im Oberkiefer weitaus häufiger als im Unterkiefer.
Der Grund dürfte in der Differenz zwischen dem großen Raumbedarf oberer permanenter Zähne und dem vergleichsweise geringeren Platzangebot im Bereich der Stützzone liegen.
Besonders betroffen von der unterminierenden Resorption sind obere Milcheckzähne sowie die oberen und unteren zweiten Milchmolaren.

Als Folge der Einschmelzung von Milchzahnwurzeln kommt es zum Verlust des betroffenen Zahnes sowie der sagittalen und vertikalen Abstützung der Nachbarzähne und Antagonisten, d.h. zu einem Stützzoneneinbruch, der in der Regel durch prophylaktische Maßnahmen nicht hätte verhindert werden können.
Als ä**tiologische Faktoren** kommen in Frage:

- Mesiale Achsenneigung des durchbrechenden Sechsjahrmolaren
- Mißverhältnis zwischen Platzangebot und Platzbedarf
- Überbreite der oberen Zähne
- Mikrognathe bzw. retrognathe Komponente
- Unterminierende Resorption als Mikrosymptom der vererbten Störanfälligkeit der Gebißbildung (so tritt z. B. eine signifikante Häufung bei Patienten mit Lippen-Kiefer-Gaumenspalten auf).

Die **Therapie** bei unterminierender Resorption besteht im

- Aufrichten der Sechsjahrmolaren mit Messing-Separationsligaturen,
- Einfügen einer Separationsfeder zwischen Milch- und permanenten Molaren,
- Beschleifen der Approximalfläche des zweiten Milchmolaren oder
- Einfügen von Milchzahn-Stahlkronen mit angelötetem aktivierbaren Draht zur Veränderung der Durchbruchsrichtung des Sechsjahrmolaren.

Nach Verlust des Milchmolaren sollte zumindest ein Halten der Lücke, besser eine Lückenöffnung durch aktive Maßnahmen erfolgen, wenn nicht im Rahmen einer später notwendigen kieferorthopädischen Behandlung eine Verminderung der Zahnzahl vorgesehen ist.
Ein rechtzeitiges Erkennen der ungünstigen Entwicklung ist besonders wichtig, da in vielen Fällen der Durchbruch des ersten permanenten Molaren so gesteuert werden kann, daß eine Erhaltung des unterminierend anresorbierten Milchmolaren möglich ist.

Maßnahmen zur Stützzonenerhaltung

Als *prophylaktische Maßnahmen* bieten sich an:

1. Kariesprophylaxe
   und regelmäßige zahnärztliche Kontrolle im Vorschulalter,
2. konservierende Versorgung kariöser Milchzahndefekte,
3. Lückenhalter und schließlich
4. die apparative (aktive) kieferorthopädische Behandlung.

ad 1.
Die **Kariesprophylaxe** und eine regelmäßige zahnärztliche Kontrolle sind die einfachsten, kostengünstigsten, schonendsten und gesundheitspolitisch wünschenswerten Maßnahmen zur Stützzonenerhaltung.
Sie sind bereits im Kleinkind- und Schulalter sinnvoll und sollten

- Fluoridierungsmaßnahmen vom ersten Lebensmonat an,
- Mundhygieneunterweisung für Kinder, Eltern und Erzieher im Kindergarten,
- halbjährige Kontrolluntersuchungen sowie
- Ernährungsberatung mit dem Ziel der Reduzierung des Verzehrs von Süßigkeiten

einschließen.

ad 2.

2.2.4 - 2.2.5

Sind präventive Maßnahmen nicht erfolgreich, sollte eine frühe **konservierende Versorgung** aller Milchzahndefekte erfolgen.
Bei größeren approximalen Kavitäten ist der mesiodistale Durchmesser eines Milchzahnes zu erhalten bzw. wiederherzustellen, um die Abstützungsfunktion zu gewährleisten.
Eine Erhaltung der Kronenform wurde früher mittels Konturbandfüllung *(Andresen)* oder einem konturierten Stahlband mit bukkalem Schlitz als temporärer Matrize (*Müller)* versucht.
Heute kann die Versorgung stark zerstörter Milchmolaren mittels **konfektionierter Stahlkronen** erfolgen, welche nicht nur zur Abdeckung oder Füllung des Defekts, sondern auch zur Wiederherstellung der Form und der Funktionsfähigkeit gute Dienste leisten (Abb. 42).

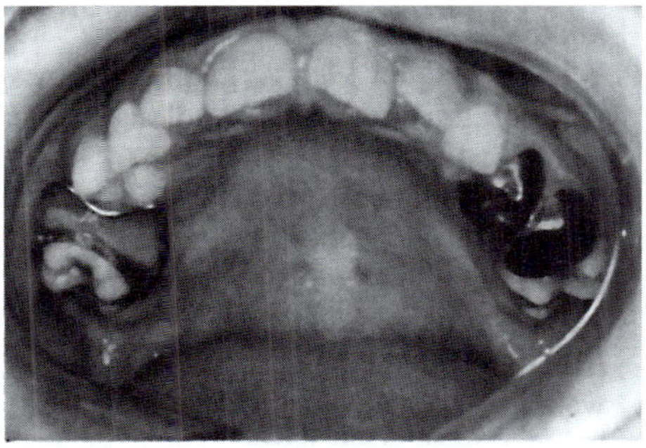

Abb. 42 Konfektionierte Stahlkronen auf 64 und 65 sowie festsitzende Lückenhalter im 1. Quadranten zur Erhaltung der Stützzonen.

Ist ein Milchmolar nicht mehr vital zu erhalten, ist die Möglichkeit einer **Wurzelbehandlung** und -füllung mit einem resorbierbaren Wurzelfüllmaterial zu prüfen.
Die Entfernung zerstörter Milchmolaren erscheint aus kieferorthopädischer Sicht nicht zwingend erforderlich; vielmehr kann erwogen werden, beschwerdefreie, tief zerstörte Milchmolaren oder Wurzelreste zu belassen, obwohl diese nur bedingt in der Lage sind, Lückenhalterfunktionen über längere Zeit zu erfüllen.

Hierbei ist aus kieferorthopädischer Sicht zu berücksichtigen, daß es bei sehr früher Entfernung der Milchzahnruinen oft zur Ausbildung einer okklusalen Knochenbrücke über dem Keim des nachfolgenden Ersatzzahnes kommt, die dessen Vertikalentwicklung behindern kann.
Andererseits tragen pathologische Veränderungen der Milchzahnpulpa, die über das Foramen apikale hinausreichen, dazu bei, daß der in dieser Region vorhandene Knochen resorbiert und der Durchbruch des darunterliegenden Zahnkeims beschleunigt wird.
Ein Belassen von devitalen Milchzähnen und Milchzahnwurzelresten kann also sinnvoll sein, wenn es ohne Gefahr für die Gesundheit des Kindes und die regelrechte Entwicklung des permanenten Zahnkeims möglich ist.

ad 3. **Lückenhalter**

Reichen konservierende Maßnahmen nicht aus, um die Platzhalterfunktion durch natürliche Zähne sicherzustellen, und droht die Gefahr einer Verkleinerung der Lücke durch Einwandern der Nachbarzähne sowie einer Elongation der Antagonisten, muß an das Einsetzen eines Lückenhalters gedacht werden.
Die Indikation ist individuell zu überprüfen; eine routinemäßige Versorgung einer Milchzahnlücke mit einem Lückenhalter ist nicht sinnvoll.
Es ergeben sich folgende Einsatzgebiete:
Ein Lückenhalter ist in der Regel nur im Seitenzahngebiet zur Erhaltung der Stützzone *indiziert:*

- Bei gerade ausreichendem Raum, (über den Raumbedarf geben Stützzonenformeln Auskunft), wenn der Durchbruch des permanenten Zahnes frühestens in sechs bis zwölf Monaten zu erwarten ist (Röntgenkontrolle),
- bei eingeengten Platzverhältnissen, wenn im Rahmen einer späteren kieferorthopädischen Behandlung eine Extraktionstherapie vermieden werden soll, oder
- wenn bei monatlicher Kontrolle nach vorzeitigem Milchzahnverlust eine deutliche Lückenverkleinerung registriert wird.

Ein Lückenhalter ist im allgemeinen *nicht indiziert:*
- Nach Verlust von Milchschneidezähnen, (es sei denn, eine Anfertigung wäre aus kosmetischen Gründen sinnvoll),
- bei Durchbruch des permanenten Nachfolgers in den nächsten sechs bis zwölf Monaten,
- bei Platzüberschuß im Stützzonenbereich,
- wenn im Rahmen einer späteren kieferorthopädischen Behandlung ohnehin eine Reduzierung der Zahnzahl (Extraktionstherapie) vorgesehen ist oder
- bei Nichtanlage permanenter Zähne (falls die Lücke kieferorthopädisch geschlossen werden soll).

Stellt sich bei der klinischen und röntgenologischen Untersuchung die Indikation zum Einfügen eines Lückenhalters heraus, stehen sowohl festsitzende wie auch herausnehmbare Behelfe zur Wahl.

Festsitzende Lückenhalter

Die Fertigung festsitzender Lückenhalter erfolgt heute mittels konfektionierter Stahlbänder für Milch- und permanente Zähne bzw. (bei stärker zerstörten Milchzähnen) unter Verwendung konfektionierter Stahlkronen. In jüngster Zeit wurde auch die Anwendung geklebter Lückenhalter beschrieben, jedoch ist hierbei die Gefahr des leichteren Lösens und des Verschluckens oder der Aspiration der ungesicherten Elemente nicht auszuschließen.
Rationelles Arbeiten ist auch durch Verwendung **vorgefertigter Lückenhalterelemente** möglich, z. B. gab *Gerber* 1964 ein auf die Lückengröße individuell einstellbares Element an, welches aus einem U-förmigen Drahtröhrchen und einem in das Röhrchen passenden, ebenfalls U-förmigen Drahtbügel besteht. 2.2.4 - 2.2.5
Das Anpassen und Einsetzen dieses aus vorgefertigten Teilen hergestellten Lückenhalters ist in einer einzigen Sitzung möglich (ca. 30 Minuten); das Zementieren kann daher direkt im Anschluß an eine Milchzahnextraktion erfolgen.
Für festsitzende Lückenhalter ergeben sich verschiedene Konstruktionsmöglichkeiten:

- Molarenband mit Steg
- konfektionierte Milchzahnkrone mit Steg
- Bänder auf 36 und 46 mit Lingualbogen
- Bänder auf 16 und 26 mit Nance-Bogen (siehe Band II, Kap. 5.4.4) und
- eine Milchzahnbrücke (Klebebrücke?).

Am häufigsten werden zur Herstellung festsitzender Lückenhalter Molarenbänder bzw. Milchzahnkronen mit angelötetem Steg verwendet. Die Verankerung der Bänder erfolgt auf Milchmolaren bzw. Sechsjahrmolaren; die Bänder sind wegen der relativ geringen Kronenhöhen etwas schmaler als die herkömmlichen orthodontischen Bänder. Bei stark zerstörten Milchzähnen werden anstelle der Bänder konfektionierte Stahlkronen verwendet.
Sowohl die Bänder als auch die Stahlkronen sind nach Größen sortiert und auch vorgefertigt mit bereits aufgeschweißten Lückenhalterröhrchen erhältlich. Die Lückenhalterfunktion übernehmen Stege, die individuell auf die Größe der Lücke eingestellt werden können und die aus U-förmigen Röhrchen und einsteckbaren Bügeln (mit okklusalen Auflagen) bestehen (Abb. 43).

Herstellung eines festsitzenden Lückenhalters

1. Vorbereitung des Milchmolaren zur Aufnahme einer Konfektionskrone aus Chrom-Nickel-Stahl (dieser Schritt entfällt, wenn der als Ankerzahn vorgesehene Milchmolar nicht oder nur geringfügig kariös zerstört ist, da in diesem Fall ein konfektioniertes Milchzahnband verwendet werden kann). Bei der einfachen Präparation wird die Okklusalfläche um ca. 1 mm abgetragen und gegebenenfalls der Kronenumfang im Bereich

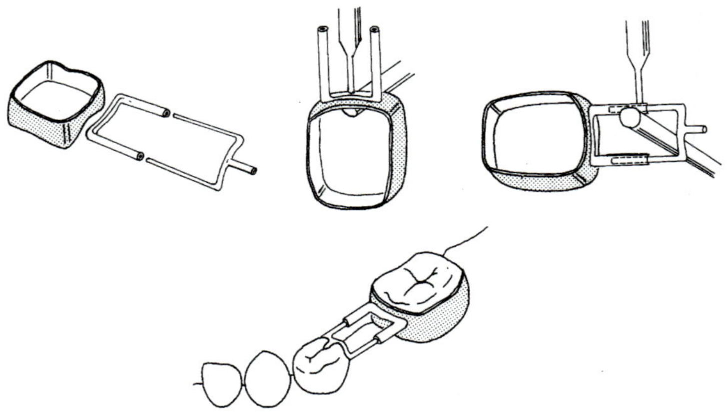

Abb. 43 Festsitzender Lückenhalter nach *Gerber.*

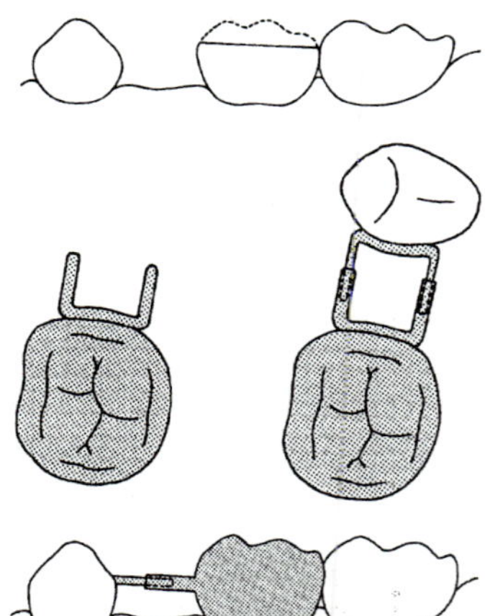

Abb. 44 Festsitzender Lückenhalter unter Verwendung einer konfektionierten Milchzahnkrone.

der Schmelzbäuche vermindert; eine konische Präparation ist weder erforderlich noch sinnvoll, da die elastische Stahlkrone mit einem »Schnappeffekt« einrasten soll (Abb. 44).

2. Aussuchen der richtigen Kronen- bzw. Bandgröße nach Ausmessen des Stumpfs (z. B. mit einer Schublehre). Ein möglichst exaktes Anliegen des Kronenrandes bzw. des Bandes ist anzustreben. Bei Verwendung der konfektionierten Stahlkrone ist die Lage des Kronenrandes unterhalb des Gingivasaumes nicht zu vermeiden, jedoch im kindlichen Gebiß nicht so folgenschwer wie im Gebiß Erwachsener.

3. Punktförmiges Anschweißen eines vorgefertigten U-Röhrchens des Lückenhalters nach Gerber mit Hilfe eines Punktschweißgerätes auf das Band bzw. die Stahlkrone. Die richtige Lage des Röhrchens sollte im Munde überprüft und korrigiert werden. Zu dieser Korrektur läßt sich das Element leicht abdrehen und dann in korrekter Position neu fixieren. Die endgültige Fixation erfolgt danach mit mehreren Schweißpunkten.
4. Einstecken des zugehörigen U-Bügels in das Röhrchen, Einstellen des richtigen Abstandes zum anderen, die Lücke begrenzenden Zahn. Die richtige Breite des Lückenhalterelementes wird mit Hilfe eines Schweißpunktes oder durch Zusammendrücken des Bügels mit einer Tweedzange fixiert.
   Zur Verbesserung der Abstützung kann die am U-Bügel angebrachte Drahtauflage verwendet werden, die jedoch wegen der erhöhten Kariesgefahr möglichst auf einer Füllung ruhen sollte. 2.2.4 - 2.2.5
5. Abdecken eventuell freier Dentinflächen mit pulpafreundlichem Unterfüllungsmaterial (bei Verwendung der Stahlkrone).
6. Zementieren des fertigen Lückenhalters.

Festsitzende Lückenhalter sollten nicht kritiklos angewendet werden, da sie eine Reihe von **Nachteilen** aufweisen:

- Eine Überlastung der Ankerzähne und vorzeitige Wurzelresorption dieser Zähne ist möglich.
- Eine Behinderung des Zahndurchbruchs der permanenten Nachfolger durch den Lückenhalter ist nicht auszuschließen.
- Der häufige Verlust macht eine wiederholte Eingliederung bzw. Neuanfertigung erforderlich.
- Nach zu früher Entfernung des Lückenhalters sind trotzdem Lückeneinengungen zu erwarten.
- Eine Verlängerung des Antagonisten kann nicht verhindert werden.
- Ein Absinken des Lückenhalterdrahtes in die Gingiva und die Schädigung des Zahnhalteapparates ist durch unterschiedliches Vertikalwachstum der Nachbarzähne, Kippung des Ankerzahnes, Wanderung des abgestützten Zahnes, Einwirkung der Kaufunktion, unkorrekte Gestaltung bzw. fehlerhaftes Einsetzen des Lückenhalters oder Habits (z. B. Bleistiftkauen) möglich.

Derartige unerwünschte Einwirkungen lassen sich verhindern durch

- Bebänderung beider, der Lücke benachbarten Zähne,
- Einschleifen einer Aufbißrille für den Lückenhalterdraht im abstützenden Milchzahn oder Anbringen einer okklusalen Auflage und
- Abnahme jeder Lückenhalterapparatur, die zur Verankerung Bänder benutzt, mindestens im jährlichen Abstand und Rezementierung nach Zahnsäuberung, Politur und Fluoridierung.

Wegen der Gefahr der Kariesentstehung und Lockerung der Ankerzähne müssen festsitzende Lückenhalter in vierteljährlichem Abstand kontrolliert werden, wobei besonders die Unversehrtheit der an den Bügel angrenzenden Zahnfläche überprüft werden muß.

Ein Lückenhalter ist bei Lockerung des Ankerzahnes bzw. bei Durchbruch des Ersatzzahnes unverzüglich zu entfernen.
Ist der Durchbruch des permanenten Nachfolgers bei Verlust des Ankerzahnes noch nicht zu erwarten, muß die Indikation zur Eingliederung eines herausnehmbaren Lückenhalters geprüft werden. Gerade bei frühzeitigem Verlust des zweiten Milchmolaren und Verankerung des festsitzenden Lückenhalters auf dem ersten Milchmolaren wird diese Situation häufig eintreten. Lediglich ein an den Sechsjahrmolaren befestigter Lingualbogen wird diesen Nachteil vermeiden, ist jedoch wegen der Kariesgefahr unter den längere Zeit zementierten Bändern nur mit Vorbehalt zu empfehlen. Ganz allgemein sind aus diesem Grunde zur Verankerung festsitzender Lückenhalter möglichst Milchzähne und nicht permanente Zähne zu verwenden.
Festsitzende Lückenhalter sind nur beim Verlust einzelner Milchzähne zu empfehlen.

Herausnehmbare Lückenhalter

Als Alternative sowie beim Verlust mehrerer Milchseitenzähne kommen *herausnehmbare Lückenhalter* in Betracht. Diese Platten übernehmen nicht nur die Platzhalterfunktion, sondern sind auch in der Lage, die Elongation der Antagonisten und die konsekutive Störung der Okklusion durch Einfügen eines Aufbisses zu verhindern sowie eine ungestörte Weichteilfunktion zu erhalten.
In der Regel werden Lückenhalterplatten aus selbsthärtendem Kunststoff verwendet, die mit wenigen Klammerelementen versehen sind (Abb. 45).

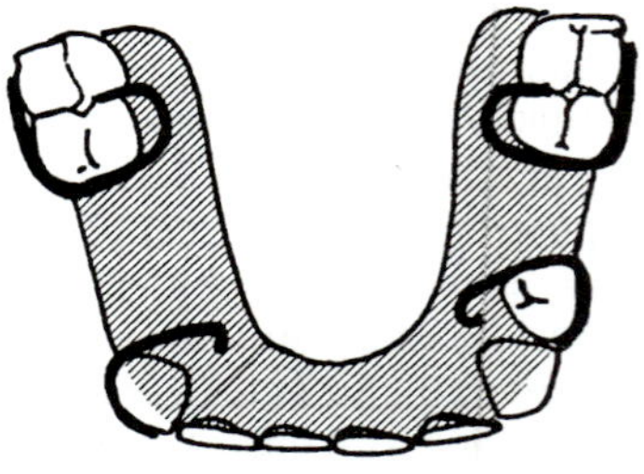

Abb. 45 Unterkieferplatte als Lückenhalter nach frühzeitigem Milchmolarenverlust.

An diese Platten sind folgende Forderungen zu stellen:

- Möglichst keine Behinderung des Kieferwachstums.
- Kein Übergreifen nach bukkal im Bereich des Alveolarfortsatzes.
- Im Wechselgebiß sollen Nachstellvorrichtungen eine Anpassung an wachstumsbedingte Veränderungen erlauben.

(Vor dem 6. Lebensjahr werden Änderungen des Plattenkörpers kaum erforderlich sein, da bis dahin keine wesentlichen, metrisch nachweisbaren sagittalen und transversalen Veränderungen stattfinden. Danach wird durch Schrauben, Federn, Unterfütterung oder jährliche Neuanfertigung eine laufende Angleichung an die veränderte Kieferform und -größe erforderlich).

Aktivatoren sind als reine Platzhalter kaum geeignet, da sie schwieriger herzustellen sind und oft nur nachts getragen werden.
Nachteilig wirkt sich beim Einsatz herausnehmbarer Lückenhalter aus, daß ihr Erfolg von der Mitarbeit des Patienten abhängig ist und daß im Falle einer später erforderlichen kieferorthopädischen Therapie durch die Vorbehandlung mit Lückenhaltern die Gesamtbehandlungszeit verlängert wird. In der aktiven Therapiephase kann dies eine nachlassende Kooperationsbereitschaft der Kinder und Eltern zur Folge haben.

2.2.5 Einschleifen von Milchzähnen

Einschleifmaßnahmen im Milchgebiß bzw. im frühen Wechselgebiß können dazu beitragen, die Entstehung von Dysgnathien zu verhindern, oder ohne apparative kieferorthopädische Therapie den Selbstausgleich einer bestehenden Anomalie herbeiführen.

Das Beschleifen von Milchzähnen wird

- **zur Beseitigung von Okklusionsstörungen,**
- **beim Zwangsbiß sowie**
- **zur Platzschaffung für permanente Nachbarzähne**

empfohlen.

Es beschränkt sich in den genannten Fällen auf das Kürzen der Milchzähne, vor allem der Höckerspitzen der Eckzähne sowie der Molaren, und unterliegt anderen Maßstäben als das Einschleifen permanenter Zähne im Rahmen einer gnathologischen Therapie.
Regeln für das Einschleifen bei einer durch Milchzähne unterhaltenen Zwangsführung im Sinne eines **progenen, lateralen** wie auch eines **distalen Zwangsbisses:**
Bei geringer Unterkieferverlagerung besteht die Chance, durch das Einschleifen der am Zwangsbiß beteiligten Milchzähne eine spontane Korrektur der fehlerhaften Bißlage zu erreichen. Ein Selbstausgleich ist wahrscheinlicher, wenn die Anomalie bereits in den Anfangsstadien abgefangen werden kann. Bei artikulärer Manifestitation ist ein Ausgleich hingegen kaum zu erwarten.
Sind permanente Zähne an der Zwangsführung beteiligt, ergibt sich die Notwendigkeit einer apparativen (aktiven) kieferorthopädischen Therapie.
Ein Einschleifen von Milchzähnen beim **progenen Zwangsbiß** dient nicht nur der Einstellung des Unterkiefers in den Regelbiß, sondern auch der Enthemmung der sagittalen und transversalen Entwicklung des Oberkiefers.
Es ist beim Vorliegen einer echten Progenie, beim tiefen umgekehrten Frontzahnüberbiß und dem Unvermögen einer Rückverlagerung der Mandibula in den Kopfbiß nicht indiziert.
Eine erfolgreiche Anwendung der Einschleifmaßnahmen ist auch bei Anomalien der **Klasse II** möglich. Insbesondere bei Okklusionsstörungen, welche zum Beispiel durch elongierte Milchseitenzähne entstehen können, ist ein Beschleifen bzw. die Extraktion der schuldigen Zähne indiziert, um

die Gebißentwicklung nicht zu hemmen und eine Übertragung der Abwegigkeiten auf das permanente Gebiß zu verhindern.
Das Einschleifen von Milchzähnen wird nicht in allen Fällen zum Ausgleich eines Zwangsbisses führen können. Insbesondere beim lateralen Zwangsbiß scheint die Tendenz zum Selbstausgleich eingeschränkt.

2.3 Mundhygiene - Fluoridierung - Ernährung

Ohne Bakterienbelag (Plaque) entsteht keine Karies und keine Zahnfleischentzündung!
Zucker (Kohlenhydrate) spielen eine wesentliche Rolle bei der Plaquebildung.

Aus diesen Gründen gehören Ernährungskontrolle und Reinigen der Zähne von Belägen zu den entscheidenden prophylaktischen Maßnahmen, welche die Entstehung kariöser Defekte und von Gingivitiden verhindern können.

Hinweise für Patienten bzw. Eltern

- Mit der Zahnreinigung soll angefangen werden, sobald die ersten Zähne durchgebrochen sind.
- Jeder Zahn hat fünf Flächen, die gereinigt werden müssen.
- Das Zähneputzen sollte nach jeder Mahlzeit erfolgen.
- Zur effektiven Zahnreinigung benötigt man etwa 3 Minuten.
- Süße Zwischenmahlzeiten sind nach Möglichkeit zu vermeiden.
- Auf jeden Fall sollten nach dem Verzehr von Süßigkeiten immer die Zähne geputzt werden.

Hilfsmittel für Mundhygiene

1. Zahnbürste (*das wichtigste Hilfsmittel*)
a) Handzahnbürste
b) elektrische Zahnbürste

Unter normalen Bedingungen sind beide Arten gleich effektiv. (Kinder und manuell weniger geschickte Patienten sollten die elektrische Zahnbürste vorziehen).
Zum Aussehen einer zu empfehlenden Zahnbürste:

- Die Borsten sollten aus chemisch beständigem Kunststoff bestehen und abgerundete Enden haben.
- Ein vielbündeliges Borstenfeld ist vorzuziehen, es sollte nicht breiter sein als ein Zahnputzabschnitt (zwei bis drei Zähne).
- Der Zahnbürstengriff sollte gut zu führen sein.

Es gibt die unterschiedlichsten **Zahnputztechniken**, die nicht für alle Belange gleich gut sind. Allen Techniken gemeinsam ist die Reinigung der Kauflächen durch kräftiges Hin- und Herbürsten. Für die Reinigung der übrigen Zahnflächen werden empfohlen:

a) Horizontale Technik (Schrubbertechnik)
Die Bürste wird zur Reinigung der Zahnflächen horizontal hin und her bewegt. Die Borsten stehen im rechten Winkel zu den Innen-, Außen- und Okklusalflächen der Zähne.
Für Erwachsene ist dies keine empfehlenswerte Methode, weil

- die Interdentalräume nicht gereinigt werden (Speisereste drücken sich fester ein),
- es zu Läsionen am Marginalsaum der Gingiva und
- bei freiliegendem Wurzelzement zu Schrubberdefekten kommen kann.

Für Kleinkinder mit gesundem Zahnfleisch ist diese Technik anderen schwierigeren Techniken vorzuziehen, da in diesem Alter die manuellen Fähigkeiten noch beschränkt sind.

b) Vertikale Methoden - Rot-Weiß-Technik
Bei geschlossenen Zahnreihen werden zunächst die äußeren Zahnflächen vom Zahnfleisch zur Zahnkrone auf- bzw. abwärts gebürstet (Abb. 46). 2.3 - 2.4

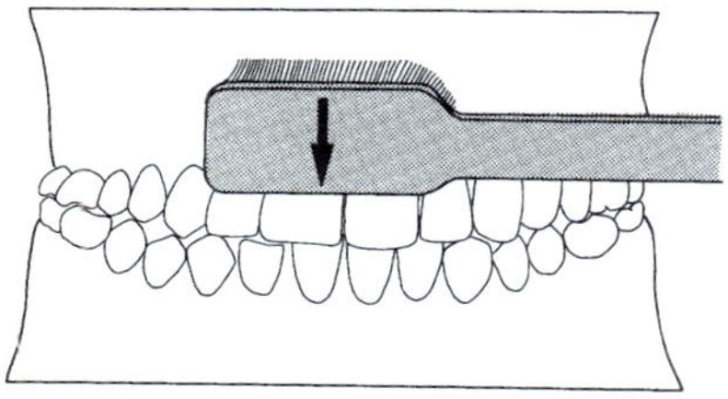

Abb. 46 Zahnpflege nach der Rot-Weiß-Methode.

Danach erfolgt der gleiche Bewegungsablauf auf den Innenflächen bei geöffnetem Mund.
Diese Technik ist indiziert bei

- Kindern mit gesundem Zahnfleisch und bei
- Erwachsenen, die Schwierigkeiten mit anspruchsvollen Techniken haben.

Nachteile dieser Putztechnik:

- Plaque im Sulkusbereich wird nicht ausreichend entfernt.

c) Rotationsmethode
Die Zahnbürste wird senkrecht auf die Zahnflächen aufgesetzt und vollzieht große Kreise auf der Stelle (Abb. 47).

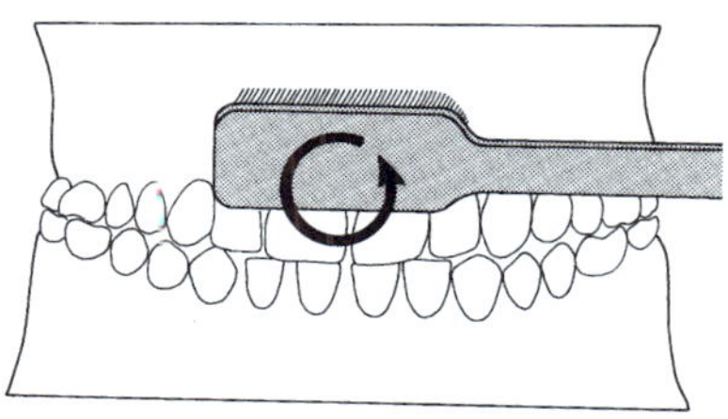

Abb. 47 Zahnpflege nach der Rotationsmethode.

Vorteil: für Kinder leicht zu erlernen,
Nachteil: Beläge im Sulkusbereich werden unzureichend beseitigt.

d) Rollmethode
Die Seitenflächen der Borsten werden fest an die Gingiva propia gedrückt bis das Gewebe blutleer wird. Dann wird die Bürste in Richtung Krone gedreht bis die Borsten im rechten Winkel zur Zahnoberfläche stehen.

Nachteil:
Beim Abgleiten gelangen die Borsten nicht so gut in die Interdentalräume, so daß die subgingivale Plaque ungenügend entfernt wird.

Indikation:
Die Anwendung dieser Methode ist nur bei gesunder Gingiva und normaler Zahnstellung sinnvoll.

e) Stillmann- und Auswischtechnik
Die Bürste wird im Winkel von etwa 45° auf Zahnfleisch und Zahn angesetzt. Die apikalwärts gerichteten Borstenspitzen reichen etwa 2 mm über die marginale Gingiva. Dabei wird Druck ausgeübt, der die marginale Gingiva blaß erscheinen lassen soll. Dann wird die Bürste mit Vibrationsbewegungen zur Kaufläche hingedreht (von rot nach weiß).

Indikation:
Parodontale Erkrankungen ohne Zahnfleischtaschen.

Vorteile der Methode:
Gute Zahnfleischstimulation und gute Reinigung der Nischen und Zahnzwischenräume.

Nachteil:
Schwer erlernbare Technik.

f) Bass-Technik, Vibrationsmethode
Die Borsten werden auf Zahn und Zahnfleisch in einem Winkel von etwa 45° aufgesetzt. Die Borstenspitzen werden interdental in die Zahnfleischtaschen eingerüttelt. Dann werden unter gleichmäßigem Druck kurze vibrierende Bewegungen gemacht, ohne dabei die Borsten von der Stelle zu bewegen (Abb. 48).

Vorteile dieser Technik:
Entfernt gut supra- und subgingivale Plaque, stimuliert den Zahnfleischsaum und ist leicht zu erlernen.

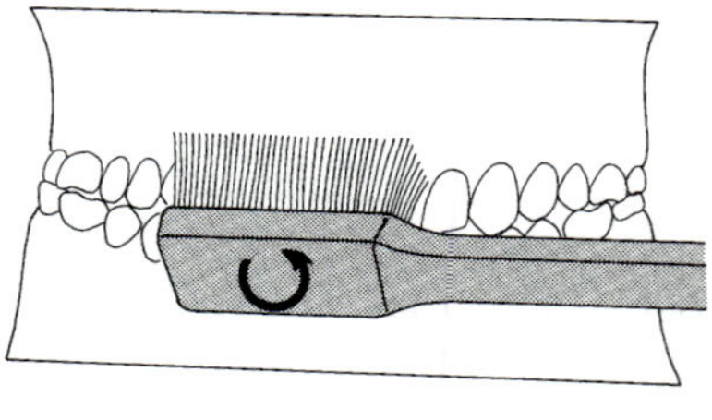

Abb. 48 Bass-Technik

Vorsicht:
Bei zu starkem Druck besteht Verletzungsgefahr.

g) Charter-Methode
Die Charter-Methode ist eine spiegelbildliche Stillmann-Methode. Die Bürstenbewegungen gehen jedoch nicht wie bei der Stillmann-Technik von Zahnfleisch zur Okklusalfläche bzw. Schneidekante, sondern umgekehrt (von weiß nach rot).

Indikation:
Die Charter-Methode ist bei Patienten mit Taschen und Pseudotaschen, bei offenen Zahnzwischenräumen und nach parodontal-chirurgischen Eingriffen indiziert.

Vorteile:
Besonders gute Massage des marginalen und interdentalen Zahnfleischs.

Nachteil:
An der Innenseite der Ober- und Unterkieferzähne ist diese Technik nur schwer anzuwenden.

Weitere Hilfsmittel zur Zahnpflege sind:

2. Zahnseide
Die Interdentalräume können mit der Zahnbürste nicht vollständig gereinigt werden. Bessere Resultate sind durch Verwendung von Zahnseide zu erzielen. Dabei wird der Faden mit „sägenden" Bewegungen über den Kontaktpunkt in den Interdentalraum geführt. Mit dem zwischen zwei Finger gespannten Faden werden dann die Approximalflächen von zervikal nach okklusal (inzisal) gereinigt (Abb. 49).

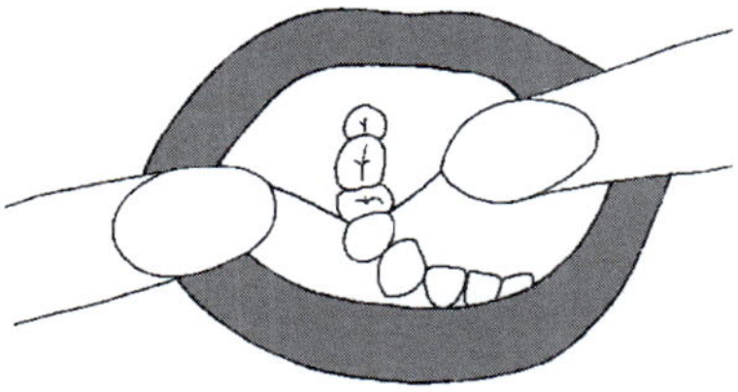

Abb. 49 Verwendung von Zahnseide

Es können eingesetzt werden:

a) Gewachste Zahnseide
Für ungeübte Patienten zu empfehlen, da das Verletzungsrisiko geringer ist.

Nachteile:
Der Reinigungseffekt ist gering, Wachsreste können in den Zahnfleischtaschen zurückbleiben, gewachste Seide ist meist zu dick und schlecht durch enge Kontaktpunkte zu führen (Separierungseffekt).

b) Ungewachste Zahnseide (dünn, aus vielen Nylonfäden gezwirnt) reinigt die Kontaktflächen durch breitflächigeres Aufliegen (Auffaserung) besser.

c) Superfloss ist für die Reinigung der Zahnzwischenräume ideal, weil ein versteiftes Einfädelstück, ein aufgebauschtes Mittelstück und ein langes ungewachstes Endstück vorhanden sind.
Besonders gut geeignet für offene Interdentalräume und zur Reinigung unter Brückenzwischengliedern.

3. Dreieckshölzchen (Zahnstocher)
Reinigungshölzchen für die Interdentalräume sollten die Form eines Dreiecks haben, um sich so gut in den Interdentalraum einzupassen.
Zahnstocher sollten wegen der Verletzungsgefahr nicht aus Kunststoff bestehen, sondern aus weichem Holz (Balsaholz).
Die Anwendung von Reinigungshölzchen ist indiziert, wenn die Papille das approximale Papillendreieck nicht mehr ausfüllt.

4. Zahnfleischstimulatoren
Stimulatoren sollten eine Gummispitze besitzen, die konisch oder dreieckig geformt ist.
Der Griff sollte dem Zahnbürstengriff ähnlich sein.
Zur Stimulation des Zahnfleischs werden zirkuläre Vor- und Rückwärtsbewegungen empfohlen.
Die Massageeinwirkung auf das Zahnfleisch ist jedoch unbedeutend, deshalb reichen Zahnseide und Dreieckshölzchen völlig aus.

5. Interdentalraumbürste
Spezialbürste zur Reinigung des Interdentalraumes in der Form eines Flaschenreinigers.
Dieses Reinigungsinstrument ist indiziert bei ausgedehnten Gingivarezessionen, freiliegenden Wurzeloberflächen, unter freischwebenden Brückengliedern und bei Behandlung mit festsitzenden kieferorthopädischen Apparaturen.

6. Wasserstrahlgerät
Die Anwendung eines Wasserstrahlgerätes hat nur einen geringen Massageeffekt auf das Zahnfleisch, hauptsächlich werden hiermit bakterielle Cytotoxine im Zahnbelag entfernt und Speisereste aus den Interdentalräumen oder aus schlecht zugängigen Stellen gelöst, wodurch sich entzündliche Zustände der Gingiva bessern. Der Strahl sollte immer von der Gingiva zur Zahnkrone gerichtet sein, sonst können Speisereste in eventuelle Zahnfleischtaschen gepreßt werden.
Anhaftende Plaque wird nicht ausreichend entfernt; die Geräte ersetzen die Reinigung mit der Zahnbürste auf keinen Fall.

Mundhygiene bei Patienten mit herausnehmbaren Apparaturen

1. Zahnreinigung
Die Zähne sollten regelmäßig mindestens dreimal täglich, besser noch nach jedem Essen mit der Zahnbürste geputzt werden. Die Technik soll-

te unter Berücksichtigung des Alters und der Fähigkeiten des Patienten gewählt werden, zusätzlich können Wasserstrahlgeräte und Zahnseide empfohlen werden.

2. **Gerätereinigung**
   Die Säuberung der kieferorthopädischen Geräte sollte mit Zahnbürste und -creme erfolgen; auch Reinigungstabletten können verwendet werden.

Mundhygiene bei Patienten mit festsitzender Apparatur

1. Eine Zahnreinigung mit der **Zahnbürste** soll nach jeder Mahlzeit erfolgen. Die Technik ist je nach Bedarf zu wählen; zu beachten ist, daß die Zahnreihe in zwei separat zu reinigende Bereiche einzuteilen ist, nämlich die okklusal und die gingival der festsitzenden Apparatur befindliche Zone.

2. **Wasserstrahlgeräte (Munddusche)**
   Die Zahnreinigung kann mit diesem Gerät beginnen, was den Vorteil hat, daß größere Speisereste erst herausgespült werden und sich nicht durch eine ungünstige Putztechnik mit der Zahnbürste noch fester zwischen Bracket und Bogen oder in den Interdentalraum pressen.
   Das Wasserstrahlgerät läßt sich aber auch zum Abschluß der Zahnreinigung verwenden.
   Zu beachten ist, daß der Strahl der Munddusche immer vom Zahnfleisch weggerichtet sein soll (Speisereste können sich so nicht im Sulcus oder in Taschen festsetzen).

3. **Interdentalbürste**
   Zur Nachreinigung schwer zugängiger Flächen kann eine Interdentalbürste empfohlen werden.

4. **Zahnseide**
   Die Handhabung dieses Reinigungsmittels erfordert von Patienten mit festsitzender Apparatur besonderes manuelles Geschick und Geduld, da der Patient die Zahnseide erst unter dem Bogen durchfädeln muß, ehe er sie wie gewöhnlich handhabt.

5. **Mundspüllösungen**
   Ergänzend zu den beschriebenen Mundhygienemaßnahmen kann ein Spülen mit geeigneten Mundspüllösungen erfolgen, die z.T. eine plaquereduzierende und gingivitisprophylaktische Wirkung haben.

Fluoride

Karies ist keine Fluoridmangelkrankheit, sondern primär eine Folge ungünstiger Ernährungsgewohnheiten und sekundär eine Folge mangelhafter Zahnpflege.
Fluoride schützen jedoch die Zahnhartsubstanz und wirken insofern kariesprophylaktisch.

Eine Fluoridierung ist daher als drittes Bein in der Prophylaxetrias zu verstehen.
Bei kariesprophylaktischem Einsatz von Fluoriden sind unterschiedliche Ansatzpunkte denkbar.

1. *Interne Wirkung* von Fluorid während der präeruptiven Schmelzreifungsphase.

Durch fluoridiertes Trinkwasser, Fluoridtabletten, fluoridiertes Kochsalz etc. werden dem menschlichen Organismus auf humoralem Weg Fluoride zugeführt. Diese Fluoride werden im Magen-Darm-Trakt resorbiert und treten ins Blut (Serum) über. Es kommt zur Einlagerung in das Hartgewebe (Knochen/Zähne).
In der präeruptiven Schmelzreifungsphase reichert sich Fluorid aus der interstitiellen Gewebsflüssigkeit im Perikoronalraum der Schmelzglocke und in der äußeren Schmelzschicht an.

2. *Externe, lokale Wirkung* von Fluorid während der posteruptiven Schmelzreifungsphase.

An der Grenzfläche des Zahnschmelzes zur Plaque oder zum Speichel tauschen sich ständig Ionen (auch Fluorionen) aus. Diese Fluorionen werden von der weichen äußeren Schmelzschicht in den nur schwach mit Fluorionen angereicherten Speichel abgegeben. Um eine gewisse Konzentration von Fluorionen in der äußeren Schmelzschicht zu gewährleisten, muß den Zähnen ständig eine Fluorerhaltungsdosis zur Verfügung gestellt werden.

Wirkungsmechanismen der Fluoride

Die kariesprotektive Wirkung setzt sich zusammen

- aus der chemischen Einwirkung auf den Zahnschmelz und
- aus der Hemmung der Säureproduktion der Plaquebakterien.

1. $Ca_{10}(PO_4)_6(OH)_2 + F^{\ominus}\ Ca_{10}(PO_4)_6(OH, F) + OH^{\ominus}$

Die Reaktion der Fluoride mit dem Hydroxylapatit im Schmelzkristallgitter setzt die Säurelöslichkeit des Schmelzes herab. Im Austausch mit den Hydroxylgruppen des Hydroxylapatits entsteht im Kristallgitter das säurebeständigere Fluor-Hydroxylapatit, welches eine

- imprägnierende Wirkung und eine
- remineralisierende Wirkung hat.

2. Fluorid reichert sich auch besonders in den Zahnbelägen (Plaque) an. In der Plaque wirken die Fluorionen säurebildungshemmend. Sie stören das Enzym Enolase und dadurch den Transport von Zuckermolekülen in das Zellinnere der Bakterien und hemmen so die Polysaccharidsynthese.

Lokale Fluoridierungsmöglichkeiten

Es stehen zwei Methoden einer örtlichen Fluoridierung zur Verfügung:

a) der lokale Angriff auf den Schmelz mit niederkonzentrierten Fluoridpräparaten bei hoher Anwendungsfrequenz und
b) die lokale Benetzung des Schmelzes mit hochkonzentrierten Fluoridpräparaten bei niedriger Anwendungsfrequenz.

a) 1: *Natrium-Fluorid-Tabletten*
haben neben der lokalen Einwirkung auf den Schmelz bereits während der präeruptiven Schmelzreifung eine intensive kariesprotektive Wirkung.
Die Dosierung der Fluoridtabletten erfolgt abgestuft unter Berücksichtigung des Alters, der Fluoridaufnahme durch die Nahrung und dem natürlichen Fluoridgehalt des örtlichen Trinkwassers.
Bei einer Fluoridkonzentration im Trinkwasser
von **< 0,3 ppm** werden (unter der Voraussetzung, daß neben der normalen Nahrungsaufnahme Fluoride in entsprechender Menge nicht anderweitig - etwa durch fluoridiertes Kochsalz, fluoridierte Milch, fluoridhaltiges Mineralwasser u.a. zugeführt werden) für die Fluorid-Supplementierung durch Tabletten folgende Dosierungen pro Tag empfohlen: 2.3 - 2.4

im 1. - 3. Lebensjahr:	0,25 mg (meist in Kombination mit Vitamin D zur Rachitisprophylaxe)
im 4. - 6. Lebensjahr:	0,5 mg
im 7. - 12. Lebensjahr:	1 mg

Bei einer Fluoridkonzentration im Trinkwasser
von **0,3 - 0,7 ppm** wird unter den o.g. Voraussetzungen folgende Fluoridsupplementierung empfohlen:

im 4. - 6. Lebensjahr:	0,25 mg
im 7. - 12. Lebensjahr:	0,5 mg

Liegt der Fluoridgehalt des Trinkwasser über **0,7 ppm,** ist eine zusätzliche Fluoridierung nicht erforderlich.
Nach Abschluß der Mineralisation der Kronen aller permanenten Zähne (mit Ausnahme der Weisheitszähne) kann auf eine Tablettenfluoridierung verzichtet werden.

a) 2: *Fluoridhaltige Zahnpasten*
Die meisten Zahnpasten haben als kariesprophylaktischen Zusatz Natriummonofluorphosphat, einige auch Aminfluoride. Diese Zahnpasten sollten keine kalziumhaltigen Putzkörper enthalten, da diese die freien Fluorionen inaktivieren und so die protektive Wirkung zunichte machen.
Bei Kleinkindern, die Natriumfluoridtabletten einnehmen, sollte wegen einer möglichen Überdosierung auf eine fluoridhaltige Zahnpaste verzichtet werden.

a) 3 / b) 1: *Fluorhaltige Mundspüllösungen*
enthalten 0,2 - 0,05 % Fluorionen.
Die Mundspüllösung mit 2000 ppm Fluorid sollte einmal wöchentlich abends nach dem Zähneputzen angewandt werden.
Die Mundspüllösung mit 500 ppm Fluorid sollte täglich abends nach dem Zähneputzen (etwa 5 ml, etwa eine Minute) benutzt werden.
Die tägliche Anwendung geringerer Fluoriddosen ist wirksamer als eine wöchentliche Anwendung größerer Fluoriddosen.

b) 2: *Fluorgelee*
sollte nur auf zahnärztliche Anweisung bei hoher Kariesgefährdung angewendet werden (1,23 % = 12 300 ppm). Die Anwendung von Fluorgelee sollte nie ohne Mundhygiene- und Ernährungsunterweisung erfolgen; viertel- bis halbjährliche Abstände sind einzuhalten.
Die hochkonzentrierten Fluorpräparate sollen an der Zahnoberfläche (Schmelz) ein Fluor-Depot bilden, das über einen längeren Zeitraum Fluor an das Apatit des Schmelzes abgeben soll. (Besonders hohe Fluoridkonzentrationen werden mit aminfluoridhaltigen Gelees erreicht, die eine besondere Schmelzaffinität aufweisen.)
Die Gelees sind meist mit Orthophosphorsäure angesäuert. Die angesäuerten Fluoridgelees ätzen die Schmelzoberfläche vorübergehend an. Aus diesem Grund dürfen angesäuerte Fluoridgelees nicht eingebürstet werden (Gefahr der Schmelzerosion).
Die Applikation erfolgt zweckmäßigerweise mit Hilfe von konfektionierten oder individuell angefertigten Löffeln (Styroporträger, Wachsschablonen, Kunststoffschienen) über einen Zeitraum von ca. 5 Minuten. Die Verwendung eines Speichelsaugers verhindert ein Verschlucken. Nach der Fluoridierungsmaßnahme soll der Patient nicht ausspülen und in den nächsten 2 Stunden die Zähne nicht putzen.
Durch die Möglichkeit der Überdosierung ist eine Überschreitung der Grenze zur Toxizität möglich.
Die lokale Fluoridierung mit Fluorgelees ist bei Kindern unter sechs Jahren kontraindiziert.

b) 3: *Fluorlacke*
haben eine Fluoridkonzentration von etwa 22 300 ppm. Sie wirken wie Gelees, ätzen jedoch die Zahnoberfläche nicht an.
Sie haften durch ihre Trägersubstanz an der Schmelzoberfläche.
Nach der Reinigung und Trockenlegung der Zähne wird der Lack mit einem Wattepellet aufgetragen. Nach der Applikation soll der Patient 2 Stunden nichts essen, um einen Abrieb des Lacks zu vermeiden.
Wegen der hohen Fluoridkonzentration ist eine Überdosierung leicht mög-

lich. Fluorlacke sollten bei Kindern unter 6 Jahren nicht angewandt werden.

Fluoridprophylaxe bei kieferorthopädischer Behandlung mit herausnehmbaren Geräten
Falls keine individuellen Prophylaxemaßnahmen durch den Patienten erfolgen, sollte je nach Bedarf viertel- bis halbjährlich eine Fluoridprophylaxe (mit Gelee oder hochkonzentriertem Fluorid) durch den Kieferorthopäden oder Zahnarzt durchgeführt werden.

Bei Behandlung mit festsitzenden Apparaturen
Vor dem Behandlungsbeginn sollten drei Mundhygieneunterweisungs-Termine obligatorisch sein, um die bei der Behandlung mit festsitzenden Apparaturen unbedingt erforderliche optimale Mundhygiene sicherzustellen.
Wenn Brackets geklebt werden sollen, sind Fluoridierungsmaßnahmen erst nach Einsetzen der festsitzenden Apparatur sinnvoll.
(Beachte: Fluoridierungsmaßnahmen kurz vor dem Kleben der Brackets können zum Mißerfolg führen, da bei der Säureätztechnik der Schmelz nicht genügend angeätzt werden kann und so der Halt der Brackets vermindert wird. 2.3 - 2.4
Im Falle einer Bebänderung sollen die Zähne selbstverständlich vor dem Zementieren der Bänder fluoridiert werden.)
Patienten, die vor Behandlungsbeginn schon entmineralisierte Stellen an den Zähnen aufweisen, werden angehalten, täglich nach der abendlichen Mundhygiene mit fluorhaltiger Lösung (0,05 %) zu spülen.
Halbjährliche Mundhygienetermine mit auf den Patienten abgestimmten Fluoridierungsmaßnahmen sind zu empfehlen.

Ernährung

Im Rahmen der zahnärztlichen Prophylaxe ist die richtige Ernährung von großer Bedeutung.
Karies ist eine ernährungsabhängige Gesundheitsstörung und keine schicksalhafte Erkrankung - etwa mit erblicher Genese.
Wenn Zähne in die Mundhöhle durchbrechen, sind sie so gut wie niemals kariös. Ohne Zucker (Kohlenhydrate) entsteht keine Plaque; alle anderen Ernährungseinflüsse auf das Gebiß kann man angesichts des stark bakterienaktivierenden Einflusses häufiger Zuckerzufuhr vernachlässigen (gemeint sind die leicht spaltbaren und in Minutenschnelle verdaubaren Monosaccharide, Fruktose und Glukose sowie das aus je einem Teil Fruktose und Glukose zusammengesetzte Disaccharid Saccharose (Haushaltszucker).
Kariesprophylaktische Maßnahmen bestehen in einer Verminderung des Zuckerkonsums, insbesondere in der Verminderung klebriger Süßigkeiten als Zwischenmahlzeit, wie z. B. Dörrobst, Bananen, süßer Brotaufstrich. Aber auch gelöster Zucker (Trinken von gezuckertem Tee, Kaffee oder Erfrischungsgetränken) kann in der Plaque einen Säurestoß auslösen.
Es ist wichtig, daß Kohlenhydrate in biologisch möglichst hochwertiger Form, d.h. als Polysaccharide (enthalten in Getreideschrot, Getreideflocken, Kartoffeln, Obst und Gemüse) angeboten werden. So ist die lebens-

wichtige Versorgung des Körpers mit Spurenelementen, Vitaminen und Rohfasern als Begleitstoffe der Polysaccharide gewährleistet.
In reinen Mono- und Disacchariden, aber auch in Stärke (kommt in Brot und Kartoffeln vor) fehlen diese wichtigen Begleitstoffe. Stärke dient jedoch nicht als Substrat für die Synthese von Glukogen, der Matrix des Zahnbelages, und ist deshalb weniger kariogen.
Gegen Zuckeraustauschstoffe oder Ersatzstoffe sind Vorbehalte angemeldet worden; ihr bedenkenloser Einsatz würde die Fixierung auf die ernährungspsychologisch weniger erwünschte Geschmacksqualität »süß« nur noch verstärken und somit zu einer weiteren Steigerung des Zuckerkonsums führen.
Hohe Sorbitdosen (Zuckerersatzstoffe) besitzen ferner abführende Wirkung infolge der verzögerten Reaktion im Darm. Bei Kindern kann dies gesundheitliche Schäden verursachen. Statt dessen sollte man sich bemühen, Zucker ebenso wie Kochsalz als Gewürz zu betrachten und sparsam damit umzugehen.

2.4 Individualprophylaxe

Die planmäßige Durchführung karies- und parodontalprophylaktischer Maßnahmen bei Patienten einer zahnärztlichen bzw. kieferorthopädischen Praxis (Individualprophylaxe) kann in aufeinander aufbauenden Schritten durchgeführt werden (IP 1 - IP 5).

IP 1 Mundhygienestatus

- Beurteilung der Mundhygiene und des Zustandes der Gingiva
- Feststellung und Beurteilung von Plaque-Retentionsstellen
- ggf. Einfärben der Zähne
- Erhebung geeigneter Indizes: Papillen-Blutungs-Index (PBI)
Approximalraum-Plaque-Index (API)
oder *Quigley-Hein*-Index.

IP 2

Aufklärung über Krankheitsursachen und deren Vermeidung = **Intensivmotivation**

- Erklärung der Entstehung von Karies und Parodontopathien
- Hinweise für eine gesunde Ernährung
- individuelle Erläuterung zu krankheitsgefährdeten Gebißbereichen, zur Bedeutung von Plaque, zu den Wechselwirkungen von Plaque-Qualität und Zeit, Säuregrad und Zuckerkonsum,
- Auswahl geeigneter Maßnahmen zur Verbesserung der Mundhygiene, Demonstration an Modellen, praktische Übungen von Hygienetechniken
- befundbezogene Aufklärung über geeignete Hilfsmittel zur Säuberung der Interdentalräume und über die sinnvolle häusliche Anwendung von Fluoridpräparaten.

IP 3 Überprüfung des Übungserfolgs, Remotivation

- befundbezogene Besprechung der Hygienedefizite unter Berücksichtigung der Meßwerte der gewählten Indizes
- ggf. Ergänzung der Hinweise für zahngesunde Ernährung, geeignete Zahnputztechniken (einschließlich praktischer Unterweisungen und Übungen), Reinigung der Interdentalräume sowie Fluoridierungsmaßnahmen.

IP 4 Lokale Fluoridierung der Zähne (mit Lack, Gel o.ä.)

Zur Objektivierung des Mundhygieneverhaltens sowie zur quantitativen Erfassung des Plaquebefalls und des Entzündungszustandes der Gingiva werden eine Reihe von Indizes empfohlen:

1. Approximalraum-Plaque-Index (API) (nach *Lange* et al.) 2.3 - 2.4
Sondierung der Zahnzwischenräume mittels einer Sonde

- 1. Quadrant = oral
- 2. und 4. Quadrant = bukkal
- 3. Quadrant = lingual (s. Abb. 50)

mit Feststellung vorhandener Plaque.

Formel des API (in %) $\frac{\text{Summe plaquepositiver Approximalräume x 100}}{\text{Summe aller Approximalräume}}$

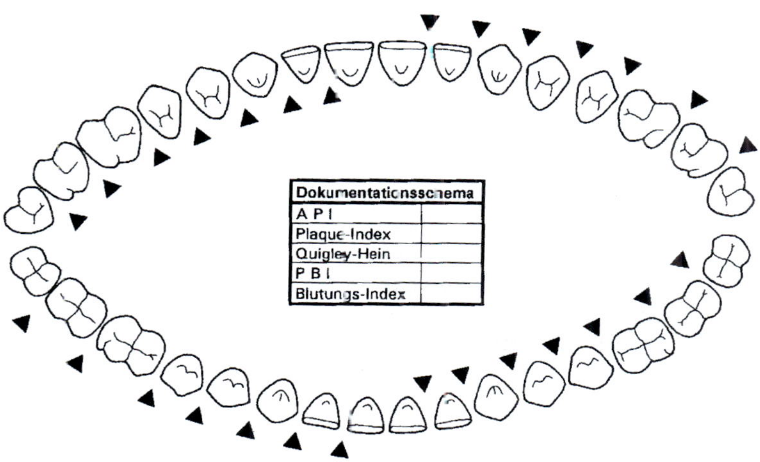

Abb. 50 Schema für die Dokumentation der Mundhygiene-Indizes

Zum Ablesen des Prozentwertes steht eine Tabelle zur Verfügung (Abb. 51)

Anzahl der Meßpunkte	Interdentalräume mit Plaque bzw. Blutung																						
	1	2	3	4	5	6	7	8	9	10	11	12	13	14	15	16	17	18	19	20	21	22	23	24
1	100																							
2	50	100																						
3	33	67	100																					
4	25	50	75	100																				
5	20	40	60	80	100																			
6	16	33	50	67	84	100																		
7	14	29	43	57	72	86	100																	
8	13	25	38	50	63	75	88	100																
9	11	22	33	45	56	67	78	89	100															
10	10	20	30	40	50	60	70	80	90	100														
11	9	18	27	36	46	55	64	73	82	91	100													
12	8	17	25	33	42	50	59	67	75	83	92	100												
13	8	15	23	31	39	46	54	62	69	77	85	92	100											
14	7	14	21	28	36	43	50	57	64	72	79	86	93	100										
15	7	13	20	27	33	40	47	53	60	67	73	80	87	93	100									
16	6	13	19	25	31	37	44	50	56	63	69	75	81	87	94	100								
17	6	12	18	24	29	35	41	47	53	59	65	71	77	82	88	94	100							
18	6	11	17	22	28	33	39	44	50	56	61	67	72	78	83	89	95	100						
19	5	11	16	21	26	31	37	42	47	53	58	63	69	74	79	84	89	95	100					
20	5	10	15	20	25	30	35	40	45	50	55	60	65	70	75	80	85	90	95	100				
21	5	10	14	19	24	29	33	38	43	48	52	56	62	67	71	76	81	86	91	95	100			
22	5	9	14	18	23	27	32	36	41	46	50	55	59	64	68	73	77	82	86	91	95	100		
23	4	9	13	18	22	26	30	35	39	44	48	52	57	61	65	70	74	79	83	87	91	96	100	
24	4	8	13	17	21	25	30	33	38	42	46	50	54	58	64	67	71	75	79	83	88	92	96	100

Abb. 51 Tabelle zur Errechnung der Prozentzahlen bei Bestimmung von Mundhygiene-Indizes

Von einer guten Mundhygiene kann gesprochen werden, wenn der API den Wert von 25 % unterschreitet.
Die Verbesserung bzw. Verschlechterung des Mundhygieneverhaltens kann bei Verlaufskontrollen auf diese Weise objektiviert und quantitativ erfaßt werden. Die Dokumentation läßt sich motivationsfördernd einsetzen und kann als Entscheidungshilfe verwendet werden, ob die Mundhygiene zum Einleiten einer kieferorthopädischen Therapie (insbesondere mit festsitzenden Apparaturen) ausreicht.

2. Plaque-Index (*Silness* und *Löe*)
Beurteilung der Plaqueauflagerung in der Nähe des Gingivalsaumes mittels Auge und Sonde.

Grad 0 = keine Plaque
Grad 1 = dünner Plaquefilm, nur mit der Sonde zu erkennen
Grad 2 = mäßige Plaqueablagerung, mit bloßem Auge erkennbar
Grad 3 = viel Plaque

$$\text{Plaque-Index} = \frac{\text{Summe der Bewertungsgrade}}{\text{Zahl der bewerteten Zähne}}$$

3. Plaque-Index nach *Quigley und Hein*
Messung der Plaqueauflagerung auf den fazialen Zahnflächen nach Einfärben der Plaque (s. unten).

Grad 0 = keine Plaque
Grad 1 = vereinzelte Plaqueinseln
Grad 2 = deutliche Plaqueinseln am Gingivalsaum
Grad 3 = bis 1/3
Grad 4 = bis 2/3 der Kronenfläche mit Plaque bedeckt
Grad 5 = > 2/3

$$\text{Plaque - Index} = \frac{\text{Summe der Bewertungsgrade}}{\text{Zahl der bewerteten Zähne}}$$

Einfärben der Plaque **2.3 - 2.4**

Das Anfärben der Plaque ist nicht nur zur Erstellung des Plaque-Index nach *Quigley* und *Hein* erforderlich, es stellt auch eine gute Möglichkeit dar, dem Patienten die Effektivität seiner Mundhygiene optisch zu demonstrieren; insofern kann es als wichtige Motivationshilfe genutzt werden.
Zum Anfärben stehen Tabletten und Lösungen zur Verfügung. Als Farbstoffe werden z. B. Erythrosin, Bismarckbraun u.a. verwendet.
Tabletten werden zerkaut, die Lösung für kurze Zeit im Munde bewegt, wobei sich die Beläge auf den Zähnen anfärben. Dieses Verfahren eignet sich auch gut für den häuslichen Gebrauch.
Farblösungen werden durch Touchieren der Labialflächen mit einem Wattepellet aufgetragen. Nach Ausspülen mit Wasser sind auch hier die vorhandenen Beläge farbig markiert.
Vor dem Anfärben empfiehlt es sich, die Lippen der Patienten (z. B. mit Vaseline) einzufetten, um ein Anfärben der Lippenschleimhaut zu vermeiden.

4. **Papillen-Blutungs-Index (PBI)** nach *Mühlemann*

Vorsichtige Sondierung des Gingivalsulkus im Papillenbereich mit einer stumpfen Sonde und Ausstreichen zur Papillenspitze hin.
Danach Registrierung der Intensität der provozierten Blutung.

Grad 0 = keine Blutung
Grad 1 = ein Blutungspunkt
Grad 2 = mehrere isolierte Blutungspunkte/feine Blutungslinie im Sulkus
Grad 3 = interdentales Dreieck mit Blut gefüllt
Grad 4 = profuse Blutung, Blut fließt sofort in den marginalen Sulkus.

$$\text{Plaque - Index} = \frac{\text{Summe der Bewertungsgrade}}{\text{Zahl der bewerteten Zähne}}$$

5. Blutungs-Index (vereinfacht)
(s. Ratka-Krüger, P.:»Individual-Prophylaxe«, Kompendium der Kassenzahnärztlichen Vereinigung Hessen, Frankfurt, 1992)
Führung einer Sonde durch den Approximalraum (von inzisal/okklusal bis zur Berührung der Gingiva). Beim Auftreffen auf die Papille wird festgestellt, ob eine Blutung auftritt.
In Anlehnung an das Registrierverfahren zur Feststellung des API (s. oben) werden die gleichen Punkte verwendet:

- 1. Quadrant = oral
- 2. und 4. Quadrant = bukkal
- 3. Quadrant = lingual (s. Abb. 50)

Zum Ablesen des Prozentwertes kann die API-Bewertungstabelle (Abb. 51) verwendet werden.

IP 5 Versiegelung von kariesfreien Fissuren der bleibenden Molaren mit aushärtenden Kunststoffen

Insbesondere bei ungünstigen anatomischen Gegebenheiten (z. B. tiefen Fissuren) ist für die permanenten 1. und 2. Molaren eine rechtzeitige Versiegelung der Fissuren mit geeigneten Kunststoffen als kariesprophylaktische Maßnahme zu empfehlen.
Die Versiegelung reduziert die Plaque-Retentionsstellen auf den Kauflächen der Molaren. Sie erfolgt nach gründlicher Beseitigung von weichen Zahnbelägen und Trockenlegung der Zähne (ggf. durch Anlegen von Spanngummi).

Literaturhinweise

Für weitere Informationen über einzelne Fachgebiete stehen ergänzend folgende, im Literaturverzeichnis aufgeführte Publikationen zur Verfügung:

- Schädel- und Gebißentwicklung: 19, 26, 31, 35, 36, 51, 52, 56, 59, 73, 74, 85, 88, 89, 91, 92, 93, 94, 98, 100, 102, 104, 107, 109, 111, 120, 122, 130, 134, 135, 136, 137, 140, 146, 150, 156, 165.
- Ätiologie und Pathogenese: 59, 73, 85, 91, 109, 120, 130, 134, 140.
- Prophylaxe:
- Habits/Dysfunktionen: 13, 48, 51, 52, 56, 82, 85, 102, 120, 131, 134, 140, 156, 160, 163, 164.
- Milchzahnverlust/Stützzone: 51, 52, 56, 74, 85, 88, 89, 94, 102, 131, 140, 156, 160.
- Mundhygiene/Individualprophylaxe: 63, 88, 89.

3 Kieferorthopädische Diagnostik

3.0 Kieferorthopädische Beratung

Da Inhalt und Umfang einer Beratung variieren können und wesentlich davon abhängen, ob der Beratung eine Überweisung zu einem Fachkollegen oder eine Behandlung in der eigenen Praxis folgt, sollen hier beide Möglichkeiten erörtert werden:

1) die kieferorthopädische Beratung durch den Hauszahnarzt, der selbst nicht kieferorthopädisch behandelt und den Patienten ggf. zur Therapie an einen Spezialisten überweist
   und
2) die kieferorthopädische Beratung durch den Zahnarzt (Kieferorthopäden), der in der Lage ist, die evtl. erforderliche kieferorthopädische Behandlung in eigener Praxis durchzuführen.

3.0.1
***Die kieferorthopädische Beratung durch den Hauszahnarzt,* der selbst keine kieferorthopädischen Behandlungen durchführt, sollte sich im wesentlichen auf die Frage der Indikation und des richtigen Zeitpunktes für die Einleitung therapeutischer Maßnahmen beschränken.**
Selbstverständlich setzt die Beurteilung der Notwendigkeit, der Dringlichkeit und des Termins ausreichende Grundkenntnisse in der kieferorthopädischen Diagnostik, Ätiologie und Therapie voraus.

Liegt eine behandlungsbedürftige Zahnstellungs- oder Bißanomalie vor, sollte der Patient rechtzeitig zu einer Untersuchung und umfassenden Beratung an einen Spezialisten überwiesen werden. Im Zweifelsfall muß der Grundsatz gelten, den Patienten - auch bei einer schwach ausgebildeten Anomalie - eher zu früh zu überweisen, als andernfalls zu riskieren, daß ein Stellungsfehler, der die Funktion beeinträchtigt, unbehandelt bleibt oder zu spät einer Therapie zugeführt wird.
Wird die anschließende Behandlung nicht in der eigenen Praxis durchgeführt, erscheint eine detaillierte Erörterung möglicher therapeutischer Maßnahmen verzichtbar. Insbesondere eine Diskussion unterschiedlicher Behandlungsalternativen (Extraktion vs. Zahnbogenerweiterung, herausnehmbare vs. festsitzende Behandlungsgeräte, konservative vs. kieferorthopädisch-chirurgische Therapie etc.) sollte dem späteren Behandler überlassen bleiben. Ähnliche Zurückhaltung ist geboten, wenn der Patient über

Dauer, Schwierigkeit und Prognose der kieferorthopädischen Maßnahmen informiert werden möchte.
Es entspricht dem Gebot der kollegialen Zusammenarbeit, den Kollegen, der anschließend die Behandlung durchführen soll, in seinen Entscheidungen nicht einzuengen und ihm die detaillierte Beratung des Patienten sowie die Behandlungsplanung zu überlassen.
Insbesondere sollten nicht Hoffnungen geweckt werden, die sich im Rahmen der späteren Therapie nicht erfüllen lassen.

3.0.2 Die eingehende kieferorthopädische Beratung

Im Rahmen einer eingehenden kieferorthopädischen Beratung sind folgende Punkte zu berücksichtigen:

A. komplette Erfassung der Patientendaten
B. Erhebung der fachspezifischen Anamnese
C. Befunderhebung (klinische Untersuchung)
D. Klärung der Behandlungsbedürftigkeit und des Zeitpunktes
E. Diskussion der therapeutischen Möglichkeiten, einschließlich der einzusetzenden Apparatesysteme.
F. Falls erforderlich:
Erstellung ergänzender diagnostischer Unterlagen (Modelle, Röntgenaufnahmen, Funktionsdiagnostik etc.)
G. Diskussion der Abrechnungs- bzw. Honorarfrage.

A: Die Erfassung der Patientendaten

Neben der Erfassung der üblichen Patientendaten

- Name, Vorname, Geburtsdatum, ggf. Geburtsname
- Anschrift, Telefonnummer (Beruf/Privat)
- ggf. Arbeitgeber
- Krankenkasse/-versicherung
  (Geschäftsstelle, Beihilfe [?],
  Versicherungsverhältnis:
  pflichtversichert, freiwillig versichert, rentenversichert, Selbstzahler).
  Versichertennummer und -status
- bei Kindern (sowie ggf. mitversicherten Ehegatten):
  Angaben zum Hauptversicherten
  (Name, Vorname, Geburtsdatum, ggf. Geburtsname, Anschrift, Telefonnummer, Arbeitgeber)

ist es im Rahmen einer kieferorthopädischen Praxis - die von einem Teil ihrer Patienten aufgrund von Überweisungen durch den Hauszahnarzt aufgesucht wird - wichtig, Namen, Anschrift und Telefonnummer des überweisenden Zahnarztes (Arztes) in den Karteiunterlagen zu vermerken (s. Formular S. 119).

Name : .... Vorname : .... | w | m |

ggf. Geburtsname : .... geboren am : | | | |

Anschrift : (Straße).. Telefon (priv.) ....

PLZ .... Ort .... Telefon (berufl.) ....

Arbeitgeber : ....

Versicherung / Krankenkasse: Mitgl edsnummer: ....

....

(Bitte geben Sie auch Ort und Geschäftsstelle an : z.B. DAK Zeil oder DAK Bockenheim)

Sind Sie : pflichtversichert ☐ freiwillig vers. ☐ rentenvers. ☐ Selbstzahler ☐

Angaben zum **Hauptversicherten** (nur ausfüllen, wenn der Patient nicht selbst Hauptversicherter ist)

Name : .... Vorname : .... | w | m |

ggf. Geburtsname : .... geboren am : | | | |

Anschrift : (Straße).. Telefon (priv.) ....

PLZ .... Ort .... Telefon (berufl.) ....

Arbeitgeber : ....

Der Hauptversicherte ist Ehegatte des Patienten ☐ Vater/Mutter des Pat. ☐ .... ☐

Überweisender Zahnarzt : ....

Bestehen zur Zeit **ansteckende Krankheiten ?**

(z.B. Hepatitis, Scharlach, Röteln, Diphtherie, Masern, Tuberkulose, HIV) nein ☐

Wenn ja, welche ? ....

Hat **andernorts** bereits eine kieferorthopädische **Beratung** stattgefunden ? nein ☐

wenn ja, wann ? .... wo ? ....

Hat **andernorts** bereits eine **kieferorthopädische Behandlung** stattgefunden ? nein ☐

wenn ja, von .... bis .... wo ? ....

Eine kieferorthopädische Behandlung erstreckt sich in der Regel über einen längeren Zeitraum (durchschnittlich 3- 4 Jahre).

Wird Ihr Kind in den nächsten Jahren im Einzugsbereich von Frankfurt wohnen bleiben ? Ja ☐

Oder ist ein Umzug geplant ☐ wenn ja, wann ? ....

Kann eine regelmäßige Kontrolle der Spange (alle 3 - 4 Wochen) sichergestellt werden ? Ja ☐

3.0

Diese Angabe ermöglicht nicht nur die schriftliche Übermittlung des Befundes und der geplanten Maßnahmen an den überweisenden Kollegen, sondern auch die während der kieferorthopädischen Behandlung ggf. erforderliche Rücksprache und Kooperation.
Nach Einführung der EDV-lesbaren Krankenversichertenkarte kann für die Mitglieder der Gesetzlichen Krankenkassen ein Teil dieser Angaben von dieser Karte abgelesen bzw. übertragen werden.

B: Anamnestische Angaben

Für die Anamnese eignet sich das auf S. 166-168 vorgestellte und erläuterte Formular. Auf diesem Bogen sind Fragen über die 1. und 2. Dentition, Unfälle und (Kinder-) Krankheiten, Allergien sowie Habits zusammengestellt. Wenn möglich, sollte dieser Anamnesebogen bereits beim ersten Besuch in der Praxis (zusammen mit der Erhebung der allgemeinen Patientendaten) ausgefüllt werden.
Nur so könnte beispielsweise sichergestellt werden, daß Angaben über **Infektionskrankheiten** (z. B. Hepatitis B, HIV) bereits vor der Beratung vorliegen und Zahnarzt wie auch Personal ergänzende Schutzmaßnahmen ergreifen können (s. auch Bd. II, Kap. 7.8).
Im Rahmen der Beratung und Behandlungsplanung können auch andere, im Anamnesebogen enthaltene Punkte von Bedeutung sein.
So ist der **Verlauf der 1. und 2. Dentition** ein wesentlicher Faktor bei der Wahl des richtigen Zeitpunktes für die Einleitung kieferorthopädischer Maßnahmen.
Unfälle im Milch-, Wechsel- oder permanenten Gebiß veranlassen den Zahnarzt möglicherweise, über das normale Maß hinausgehende klinische und röntgenologische Untersuchungen durchzuführen (Vitalitätstest, Röntgenbilder, Zahnbeweglichkeitsmessungen). Auch für die Wahl und Prognose therapeutischer Maßnahmen ist die Kenntnis traumatisch bedingter Gebißschäden von Bedeutung.
Bestehen zum Zeitpunkt der Beratung **Behinderungen der Atmung, Habits** u.a., so wäre daran zu denken, im Vorfeld einer kieferorthopädischen Behandlung ggf. durch Überweisung des Patienten zu einer HNO-ärztlichen Untersuchung und Behandlung oder - im Falle habitueller Einflüsse - durch zahnärztlich-prophylaktische Maßnahmen (s. Kap. 2) günstigere Voraussetzungen für die kieferorthopädische Therapie zu schaffen.
In den vorliegenden Anamnesebogen wurden auch Fragen nach einer evtl. bereits **früher durchgeführten** (bzw. geplanten) **kieferorthopädischen Behandlung** integriert. Da in der heutigen Zeit mit einer nicht unerheblichen Zahl von Behandlungsabbrüchen bzw. kieferorthopädischen Zweitbehandlungen gerechnet werden muß, erscheinen diesbezügliche Angaben im Rahmen einer Beratung des Patienten ebenfalls wichtig.

In diesem Zusammenhang interessieren Angaben über:

- andernorts stattgefundene kieferorthopädische **Beratungen** (Anlaß, Zeitpunkt, durchgeführte diagnostische Maßnahmen, Ergebnis, Auswirkungen)
- andernorts stattgefundene kieferorthopädische **Behandlung**

- Zeitraum (Dauer)
- regulärer Abschluß, Umzug oder Abbruch (ggf. Gründe für den Abbruch)
- erzieltes Ergebnis,
- ggf. vorhandene diagnostische Unterlagen (Modelle, Röntgenbilder, Fotos, Behandlungsplan und andere schriftliche Unterlagen)
- ggf. noch vorhandene Behandlungsgeräte etc.

Im Falle einer **andernorts durchgeführten Beratung** wäre zu klären, aus welchen Gründen Patient oder Patienteneltern eine zweite Beratung wünschen. Auch könnte auf die Anfertigung von diagnostischen Unterlagen (insbesondere Röntgenaufnahmen) verzichtet werden, wenn aktuelle und verwertbare Informationen aus einer anderen Praxis vorliegen.
Der Inhalt einer derartigen „Zweit-“ Beratung wird sich vielfach von einer Erstberatung eines Patienten unterscheiden, da in der Regel eine ausführlichere Diskussion und Aufklärung über unklare bzw. strittige Fragen erfolgen muß, während möglicherweise auf die Vermittlung einiger Basisinformationen verzichtet werden kann.
Hat andernorts (z. B. durch den Hauszahnarzt) eine sehr detaillierte Erstberatung stattgefunden, ist im Gespräch zu klären, ob sich die vermittelten Vorstellungen über Art und Umfang der kieferorthopädischen Behandlung realisieren lassen oder ob der Patient Einschränkungen akzeptieren muß, die zweckmäßigerweise vor Einleitung der Therapie besprochen werden sollten. Dies betrifft sowohl die Art der Therapie (z. B. Extraktionen, chirurgische Kieferorthopädie) als auch die verwendeten Apparaturen (z. B. festsitzende bzw. extraorale Geräte, Tragezeit etc.). 3.0
Bei einem durch **Umzug** des Patienten erforderlichen Behandlerwechsel sollte sichergestellt werden, daß vom vorherigen Behandler alle erforderlichen Unterlagen angefordert und zur Verfügung gestellt werden. Hierzu gehören:

- Anfangs- und Zwischenmodelle
- Röntgenaufnahmen (Orthopantomogramme, Fernröntgenbilder, Handröntgenbilder, intraorale Aufnahmen etc.) einschließlich evtl. vorhandener kephalometrischer Analysen
- Fotografien
- Behandlungs- und Kostenplan,
- Angaben über bereits durchgeführte bzw. geplante Therapiemaßnahmen sowie über besondere Vorkommnisse (Mitarbeit, Einhaltung von Terminen etc.)
- Angaben über den Stand der Rechnungsstellung (Abrechnung).

Dies gilt in gleicher Weise für den Fall, daß ein **Behandlerwechsel aus anderen (triftigen) Gründen** erfolgen soll.
Die Übernahme der Betreuung dieser Patienten sollte erst erfolgen, wenn im Rahmen der Beratung geklärt werden konnte, daß

- ein Behandlerwechsel unausweichlich ist,
- die Betreuung durch den Vorbehandler in Abstimmung mit diesem been-

det wurde und der Kostenträger (Krankenkasse, Versicherung) keine Einwände gegen diesen Wechsel vorbringt.

Es spricht viel dafür, bei der Beratung in kollegialer Weise alle Chancen zu nutzen, daß die Behandlung doch vom Erstbehandler fortgesetzt wird, da dieser in der Regel über alle erforderlichen Informationen (Befund, Reaktionslage, Kooperation des Patienten etc.) verfügt, die der Zweitbehandler erst sammeln muß.
Auch ist ein Wechsel in der Betreuung im allgemeinen mit einer Verlängerung der Behandlungszeit, mit erhöhten Kosten und möglicherweise mit einer Änderung der Behandlungstechnik verbunden, da zur Lösung therapeutischer Aufgaben mitunter mehrere gleichwertige, aber nicht immer kompatible Wege zur Verfügung stehen (man denke nur an die Vielzahl unterschiedlicher Multiband-Systeme).
Liegt die Ursache der Unstimmigkeiten zwischen Erstbehandler und Patienten in einer unterschiedlichen Auffassung über die erforderliche Mitarbeit, ist zu klären, ob und welche Änderung der Kooperationsbereitschaft vorliegt, die eine erfolgreichere Therapie durch den Zweitbehandler erwarten läßt.
Eine bei Beratungen häufig gemachte Beobachtung bestätigt, daß Differenzen zwischen Erstbehandler und Patienten (bzw. Patienteneltern) in vielen Fällen nicht auf eine fehlerhafte Behandlung zurückzuführen sind, sondern eine Störung des Vertrauensverhältnisses vielmehr dadurch erfolgte, daß notwendige Maßnahmen und einzelne Behandlungsschritte nicht ausführlich und für den Patienten verständlich besprochen wurden. So führt mangelnde Gesprächsbereitschaft nicht selten zu Unstimmigkeiten und unter Umständen zur Beendigung der Therapie, was durch bessere Information und ausführlicheres Eingehen auf die Fragen des Patienten bzw. der Eltern hätte vermieden werden können.
Es gehört zum kollegialen Umgang, in der Beratung dieser Patienten nach Wegen zu suchen, die Vertrauensbasis zwischen dem ehemaligen Behandler und dem Patienten wiederherzustellen. Erst wenn sich dies als nicht realisierbar erweist und alle anderen Voraussetzungen für die Übernahme der Behandlung bestehen, kann erwogen werden, die Betreuung des Patienten zu übernehmen.
Im Zusammenhang mit laufenden Behandlungen muß auch davor gewarnt werden, allzu leichtfertig Therapiemaßnahmen eines Kollegen als fehlerhaft zu kritisieren, da anläßlich einer Beratung außer der klinischen Erhebung des Status praesens in der Regel weitere Beurteilungskriterien fehlen, die eine objektive Stellungnahme erlauben. Insbesondere fehlen Kenntnisse über den ursprünglichen Zustand, den Ablauf und die Begleitumstände der andernorts durchgeführten Behandlung (Mitarbeit [?], regelmäßige Kontrollen [?] etc.), die individuelle Reaktionslage, mögliche Rezidivtendenzen, Röntgenbilder und weitere, für eine sichere Beurteilung unverzichtbare diagnostische Unterlagen. Eine negative Wertung ist lediglich bei unzweifelhaft kunstfehlerhaftem Verhalten des Behandlers denkbar. In diesem Fall sollte dem Patienten empfohlen werden, sich mit dem vorbehandelnden Zahnarzt in Verbindung zu setzen, wobei eine (telefonische) Kontaktaufnahme mit dem Kollegen zum Zwecke der Vorabinformation und Rücksprache sinnvoll ist.

C: Befunderhebung (klinische Untersuchung)

Auf dem Untersuchungsblatt oder der Karteikarte werden im Rahmen einer kieferorthopädischen Beratung alle Daten erfaßt, die für eine Therapieplanung in groben Umrissen erforderlich sind bzw. die für die Abklärung der Behandlungsbedürftigkeit, des Behandlungsumfangs und die Wahl des optimalen Zeitpunktes für den Beginn therapeutischer Aktionen von Bedeutung sind:

Dies betrifft:

- den **Zahnstatus**, insbesondere die Differenzierung von Milch- und permanenten Zähnen im Wechselgebiß und die daraus abgeleitete Einschätzung des dentalen Alters im Vergleich zum chronologischen Alter des Patienten sowie
- den **Gebißbefund** mit besonderer Berücksichtigung von Zahnstellungs- und Bißanomalien.

Hier sollten vermerkt werden:

- das Ausmaß der Frontzahnstufe (wenn diese den Wert von 5 mm übersteigt oder eine progene Verzahnung vorliegt)
- die Klassifizierung der Bißlage (Klasse I, II oder III)
- Engstände, Raummangel für einzelne Zähne, Dystopien von Zähnen, Lückenbildung etc.
- vertikale Abweichungen, wie z. B. offener Biß, tiefer Biß
- Schmalkiefer
- (operierte) Lippen-, Kiefer- und/oder Gaumenspalten
- Störungen der statischen und dynamischen Okklusion, wie Kreuzbiß, Bukkalokklusion, Unterkieferschwenkung usw.
- sichtbare Breitendiskrepanzen der Zähne (Überbreiten, Zapfenzähne, Kümmerform etc.)
- Funktionsbeeinträchtigungen (z. B. Zwangsbiß, erschwerte Mundöffnung, Deviation)
- Gelenkbeschwerden (Schmerzen, Knacken, Reibegeräusche) mit Lokalisation,
- erkennbare negative Wachstumstendenzen (z. B. progenes Wachstum, dolichofaziales Wachstum)
- Verlust permanenter Zähne bzw. erfolgte Extraktion, z. B. aus kieferorthopädischen Gründen
- habituelle Faktoren (Zunge, Lippe, Daumen, Schnuller, Knirschen, Parafunktionen)
- Verdachtsmomente für Verlagerungen, Zahnretentionen oder Nichtanlagen (Persistenz oder Infraokklusion von Milchzähnen, Lückenschluß bzw. massive Lückeneinengung, hereditäre Einflußfaktoren [Eltern, Verwandte])
- Verdachtsmomente für überzählige Zähne (Diastema) oder Doppelanlagen,
- sichtbare Abweichungen im Profil und Schädelaufbau, Asymmetrien etc.

- (umfangreiche) prothetische Arbeiten, da diese in der Regel die kieferorthopädischen Behandlungsmöglichkeiten reduzieren
- parodontale Schäden (Dehiszenzen, Gingivitiden etc.)
- erhöhte Kariesneigung und schlechte Mundhygiene
- traumatische Beschädigung von Zähnen
- Besonderheiten der Schmelzbildung bzw. der Zahnfarbe
- störende Bandansätze (z. B. Lippenbändchen)
- Störungen der Sprache (z. B. Sigmatismus)
- Makroglossie
- generalisierte Durchbruchsverzögerung (Dentitio tarda).

Sinnvoll erscheint es auch, sich im Zuge der Beratung vor Einleitung therapeutischer Maßnahmen zu informieren,
- wer den **Anstoß** für die Beratung gegeben hat (d.h. ob Patient oder Eltern selbst auf die Anomalie aufmerksam geworden sind oder ob sie von anderer Seite darauf hingewiesen wurden),
- welches **Interesse** Patienten (und Eltern) an der Durchführung der kieferorthopädischen Behandlung haben,
- ob eine **regelmäßige Kontrolle** alle 3 bis 4 Wochen und eine gute **Mitarbeit** als gesichert gelten können und
- ob die Patienten für die Dauer der Behandlung aller Voraussicht nach im Einzugsbereich der Praxis wohnen oder ob ein **Umzug** geplant ist.

Ist in nächster Zeit ein Wechsel des Wohnorts geplant, stellt sich die Frage, ob ein sofortiger Behandlungsbeginn erforderlich ist - wobei im Verlauf der Therapie einen Behandlerwechsel in Kauf genommen werden muß - oder ob die Maßnahmen nicht besser bis zum Umzug verschoben und dann erst von einem Behandler am neuen Wohnort eingeleitet werden sollten. In der Regel spricht viel für eine Verschiebung des Beginns, da häufig Behandlungstechniken, Bracket- oder Bändertypen usw. nicht ohne weiteres kompatibel sind und daher ein erhöhter Aufwand zu erwarten ist. Eine Einleitung kieferorthopädischer Maßnahmen ist lediglich dann zu erwägen, wenn eine Verzögerung mit erheblichen Nachteilen für den Patienten verbunden wäre.

D: Klärung der Behandlungsbedürftigkeit und des Zeitpunkts

Aufgrund des klinischen Befundes ist die Frage zu klären, ob die Schwere der festgestellten Fehlstellungen die Einleitung kieferorthopädischer Behandlungsmaßnahmen rechtfertigt und zu welchem Zeitpunkt die Therapie sinnvollerweise zu beginnen ist. Da eine **absolute Behandlungsindikation** im Bereich der Kieferorthopädie kaum bestehen dürfte, spielen hierbei neben dem Ausmaß der Anomalie unter Berücksichtigung funktioneller (und ästhetischer) Gesichtspunkte auch die Einstellung und die Bereitschaft der Patienten, das soziale Milieu, und der Gebißzustand (Mundhygiene, Kariesanfälligkeit, parodontale Situation etc.) eine Rolle (s. auch Kap. 1.7.2).
Die Entscheidung, ob eine kieferorthopädische Behandlung durchgeführt werden soll, wird - nach eingehender Beratung über Art und Risiken der Therapie sowie über mögliche Folgen für das Gebißsystem im Falle ihrer

Unterlassung - letztlich der Patient (bzw. seine Eltern) zu treffen haben. Da sicher nicht jede Abweichung vom eugnathen Zustand eine kieferorthopädische Intervention rechtfertigt, kann diese Entscheidung - insbesondere bei schwach ausgeprägten Fehlstellungen - individuell durchaus unterschiedlich ausfallen.
Falsch ist es jedenfalls, einen Patienten zur Durchführung einer Therapie zu überreden oder Kinder durch massiven Druck oder Drohungen seitens der Eltern zur Behandlung zu zwingen. Eine mangelnde Kooperation ist in solchen Fällen vorprogrammiert.

Bei der Wahl des **optimalen Zeitpunkts** für die Einleitung kieferorthopädischer Maßnahmen ist zu beachten:
a. die Schwere der Anomalie und ihrer Folgen für das Gebißsystem,
b. das Alter des Patienten, wobei nicht so sehr das chronologische Alter eine Rolle spielt, sondern insbesondere das dentale und das skelettale Alter zu berücksichtigen sind, und
c. die Wahl des einzusetzenden Behandlungssystems (herausnehmbar/festsitzend).

Regeln für die Wahl des Zeitpunkts werden in Kapitel 1.7.2 besprochen. **3.0**
Dort wird empfohlen, daß ein Eingreifen im Milchgebiß nur bei extremen Anomalien sinnvoll ist (Milchgebißprogenie, extreme Frontzahnstufe > 10 mm, Wachstumsbehinderung durch lateralen Kreuzbiß, extrem offener Biß, Lippen-, Kiefer-, Gaumenspalten etc.). Für alle diese Fälle gilt, daß durch die frühe kieferorthopädische Behandlung eine deutliche Verstärkung der Dysgnathie und eine Beeinträchtigung des Kieferwachstums verhindert werden soll.
In der Regel sollte versucht werden, diese frühe Therapie nur für 1 bis 2 Jahre durchzuführen, danach zu unterbrechen und erst im (späten) Wechselgebiß wiederaufzunehmen, um eine zu lang ausgedehnte Behandlungszeit zu vermeiden **(2-Phasen-Behandlung)**. Ähnliches gilt für die Therapie in der ersten Phase des Zahnwechsels (z. B. Überstellung eines frontalen Kreuzbisses). Auch hier ist zu erwägen, gravierende Störungen der Funktion und des Wachstums zu korrigieren und danach eine Behandlungspause einzuplanen, um die Behandlungszeit nicht zu lange auszudehnen.
In jedem Fall ist zu bedenken, daß eine kieferorthopädische Behandlung in der Regel frühestens beendet werden kann, wenn der Zahnwechsel abgeschlossen ist, was beim Normalzahner erst mit 12 Jahren zu erwarten ist. Ein Beginn im 7. Lebensjahr hätte auf diese Weise eine 5- bis 6-jährige Behandlung zur Folge - eine Zeitspanne, die sehr hohe Anforderungen an die Geduld der jungen Patienten und deren Eltern stellt.
Falls keine zwingenden Gründe für einen solch frühen Beginn sprechen, sollte eine kieferorthopädische Behandlung daher erst zu einem Zeitpunkt eingeleitet werden, der es erlaubt, mit einer Behandlungsdauer von etwa 3 Jahren auszukommen. Bei der Entscheidung sind vor allem das dentale und das skelettale Alter des Patienten zu berücksichtigen, da für den Einsatz der kieferorthopädischen (insbesondere festsitzender) Apparaturen die Zahl der in der Mundhöhle vorhandenen permanenten Zähne von ausschlaggebender Bedeutung sein kann und für wichtige wachstumsabhängige Therapieschritte der skelettale Reifungszustand eine entscheidende Rolle spielt.

Insofern ist bei der Wahl des optimalen Zeitpunkts auch das Geschlecht des Patienten zu berücksichtigen, da der skelettale Wachstumsgipfel beim Mädchen im Durchschnitt mit etwa 12, beim Jungen mit etwa 14 Jahren zu erwarten ist.

E: Diskussion der therapeutischen Möglichkeiten, einschließlich der einzusetzenden Apparatesysteme

Kein Patient kann und darf erwarten, daß ein kieferorthopädischer Behandler bereits aufgrund der einleitenden (oberflächlichen) Untersuchung und ohne weitere diagnostische Unterlagen während der ersten Beratung detaillierte Angaben über die erforderliche Therapie und die einzusetzenden Behandlungsgeräte macht. Trotzdem erscheint es wichtig, bereits zu diesem Zeitpunkt Vorstellungen über einen groben Behandlungsrahmen zu entwickeln, dem Patienten mitzuteilen und auf der Karteikarte schriftlich niederzulegen.
Mitunter ist für die Entscheidung eines Patienten für oder gegen die Durchführung einer kieferorthopädischen Behandlung maßgeblich ob

- die Behandlung voraussichtlich mit herausnehmbaren Geräten durchgeführt oder der Einsatz festsitzender Apparaturen erforderlich werden kann,
- evtl. sichtbare, z. B. extraorale Geräte zum Einsatz kommen werden,
- die Korrektur der Anomalie möglicherweise nur unter Opferung permanenter Zähne (Extraktionstherapie) oder von Zahnsubstanz (approximales Beschleifen) realisierbar ist,
- aufgrund ungünstiger Prognose einer konventionellen kieferorthopädischen Therapie ggf. eine kombiniert kieferorthopädisch-chirurgische Behandlung erforderlich wird.

Auch ist es nützlich, den Patienten bereits bei der Beratung über die Behandlungsdauer sowie die erforderliche Tragezeit herausnehmbarer bzw. extraoraler Geräte zu informieren und abzuklären, ob diese Vorbedingungen für eine erfolgreiche Behandlungsdurchführung von ihm zu realisieren sind (Tragen am Tage!).
Anzusprechen ist ferner die Möglichkeit einer Rezidivtendenz nach Abschluß der kieferorthopädischen Behandlung sowie die eventuell erforderliche langfristige (oder lebenslange) Retention.
Die Schilderung des Sachverhalts und der Rahmenbedingungen einer Therapie sollten so realistisch wie möglich sein; keinesfalls dürfen bestehende oder vermutete Schwierigkeiten verschwiegen oder verniedlicht werden, um so dem Patienten den Entschluß für eine Einleitung der therapeutischen Maßnahmen zu erleichtern. Im Zweifelsfall sollte die Einschätzung von Problemen eher etwas zu pessimistisch erfolgen, um zu große Hoffnungen zu dämpfen und spätere Enttäuschungen zu vermeiden.
In Fällen, in denen auch nur entfernt die Möglichkeit besteht, daß bei ungünstiger Reaktion eine Umstellung von einer Non-Ex-Therapie auf eine Extraktionstherapie notwendig werden kann, muß auch diese Alternative bei der Beratung dargestellt und erläutert werden. Hierdurch lassen sich spätere Diskussionen, Zweifel und Unstimmigkeiten vielfach vermeiden;

auch führt die Perspektive, bei unzureichendem Tragen der Apparaturen Gefahr zu laufen, permanente Zähne zu verlieren, bei vielen jugendlichen Patienten zu einer deutlich besseren Kooperation.
Wird aufgrund des vorliegenden Befundes eine kieferorthopädische Behandlung zum Zeitpunkt der Beratung noch nicht für erforderlich gehalten, ist eine Empfehlung abzugeben, ob und wann sich der Patient erneut zu einer Beratung vorstellen soll.
In der Regel ist eine halbjährliche Kontrolle sinnvoll; bei sehr jungen Patienten mag eine jährliche Kontrolluntersuchung ausreichen.
Die besprochenen Daten für den voraussichtlichen Beginn kieferorthopädischer Maßnahmen sollten schriftlich niedergelegt werden.
Dies gilt auch für prophylaktische oder therapeutische Empfehlungen, die für den Zeitraum bis zur nächsten Kontrolluntersuchung gegeben wurden (z. B. das Einschleifen oder die Extraktion von Milchzähnen, das Abstellen von Habits, eine Lippenbandexcision, die Verbesserung der Mundhygiene, eine Untersuchung [und ggf. Behandlung] durch einen Hals-Nasen-Ohrenarzt, die Germektomie der Weisheitszähne), wie generell für alle empfohlenen zahnärztlichen (bzw. ärztlichen) Maßnahmen.

Alle angesprochenen Punkte, insbesondere 3.0

- therapeutische Alternativen (inklusive Operation)
- mögliche Extraktionstherapie
- Einsatz von festsitzenden bzw. extraoralen Geräten (auch am Tage)
- ungünstige Prognose und große Rezidivgefahr
- Behandlungsdauer sowie
- empfohlene Maßnahmen bis zur Einleitung der kieferorthopädischen Behandlung etc.

sollten durch eine kurze schriftliche Notiz auf der Karteikarte dokumentiert werden. Sie dienen als Gedankenstütze und nützliche Hilfe für den Fall, daß im Verlaufe der späteren kieferorthopädischen Behandlung das "Erinnerungsvermögen" des Patienten nachläßt.

F: Ergänzende diagnostische Unterlagen

Im **Regelfall** wird die klinische Untersuchung des Patienten ausreichen, um eine erste Beratung und eine grobe Orientierung über Indikation, Zeitpunkt, Art und Umfang der kieferorthopädischen Behandlung zu ermöglichen. Auf die Anfertigung zusätzlicher diagnostischer Unterlagen kann im allgemeinen verzichtet werden.
Im **Zweifelsfall** muß allerdings der klinische Befund durch geeignete Maßnahmen ergänzt werden.

Hier bieten sich z. B. an:
- die Abdrucknahme, Modellherstellung und -auswertung
- die Anfertigung von Röntgenaufnahmen einzelner Zähne, des Gebisses, des Schädels und/oder der Hand
- die Herstellung und Auswertung von Profil- und Enface-Fotografien sowie ggf.
- funktionsdiagnostische Maßnahmen.

Die **Herstellung von Kiefermodellen** im Rahmen einer kieferorthopädischen Beratung ist anzuraten, wenn eine Entscheidung für oder gegen eine kieferorthopädische Behandlung allein aufgrund des klinischen Befundes nicht oder nur schwer erfolgen kann. Dies wird vor allem bei der Beratung und Behandlungsplanung von Erwachsenen vorkommen, bei denen der Patient noch unschlüssig ist und über die therapeutischen Möglichkeiten anhand der Modelle ausführlicher informiert werden muß. Bei jungen Patienten ist die Herstellung von Modellen im Rahmen der Beratung selten erforderlich.

Röntgenbilder der Zähne oder des Gebisses helfen bei der Beratung, wenn Nichtanlagen, Retentionen, Verlagerungen oder überzählige Zähne vermutet werden.
Verdachtsmomente für Aplasien stellen persistierende Milchzähne, massive Lückeneinengungen, Infraokklusionen etc. dar; überzählige Zähne (z. B. Mesiodentes) sind bei breiten Lücken (z. B. Diastema mediale) zu vermuten.
Röntgenaufnahmen sollten in diesen Fällen aus Gründen der Strahlenbelastung grundsätzlich nur dann angefertigt werden, wenn aufgrund des Röntgenbefundes auch therapeutische Konsequenzen (etwa die Einleitung der kieferorthopädischen Behandlung, Milchzahnextraktionen, die Eingliederung eines Lückenhalters, die operative Entfernung überzähliger Zahnanlagen etc.) zu ziehen sind.
Würde das Röntgenbild nur dazu dienen, z. B. bei sehr jungen Patienten Zahnkeimanomalien zu bestätigen oder auszuschließen, ohne daß dies zum Zeitpunkt der Untersuchung irgendwelche therapeutische Maßnahmen zur Folge hätte, sollte auf das Röntgenbild zunächst verzichtet werden und diese Diagnostik erst zu einem späteren Termin erfolgen.
Die Indikation für die Anfertigung von **Röntgenaufnahmen des Schädels** wird noch enger zu stellen sein. Die Herstellung und Auswertung solcher Aufnahmen ist nur dann sinnvoll, wenn diese für die Entscheidung, ob eine kieferorthopädische Behandlung eingeleitet werden soll, unverzichtbar sind. Dies ist sehr selten der Fall.
Röntgenaufnahmen der Hand sollten im Rahmen einer kieferorthopädischen Beratung nur angefertigt werden, wenn sie für die Wahl des richtigen Zeitpunkts zur Einleitung einer kieferorthopädischen Therapie unerläßlich und Informationen über den Stand der skelettalen Entwicklung nicht auf andere Weise zu erhalten sind (s. Kap. 3.9).
Insbesondere im Gebiß Erwachsener kann es sinnvoll sein, Indikation, Art und Umfang kieferorthopädischer Maßnahmen von einer vorherigen klinischen und instrumentellen **Funktionsdiagnostik** abhängig zu machen. Dies wird vor allem der Fall sein, wenn Gelenkbeschwerden (Schmerzen, Knacken, Geräusche) bzw. Fehlokklusionen vorliegen oder der Verdacht auf eine Zwangsführung besteht (s. Kap. 3.10).
Auch wenn eine Erstberatung zu der Erkenntnis führt, daß eine kieferorthopädische Behandlung indiziert und der richtige Zeitpunkt für die Einleitung therapeutischer Maßnahmen gekommen bzw. überschritten ist, sollte auf die Anfertigung kostenintensiver diagnostischer Unterlagen in derselben Sitzung verzichtet werden. Der Patient muß die Möglichkeit haben, seine Entscheidung für eine kieferorthopädische Behandlung sorgfältig und in Ruhe zu überdenken. Die Herstellung einer guten Vertrauensbasis ist nur möglich, wenn seine Zustimmung ohne Zwang erfolgt.

Häufige Unstimmigkeiten zwischen Behandler und Patienten (bzw. Eltern) entstehen dadurch, daß sich die Betroffenen überrumpelt fühlen und dem Behandler finanzielle Motive für die rasche Anfertigung diagnostischer Anfangsunterlagen unterstellen.
Auch wenn die Erstellung dieser Unterlagen zu einem späteren Termin einen erneuten Besuch in der Praxis erforderlich macht, sollte auf die zeitliche Trennung von Erstberatung und Anfangsdiagnostik aus den genannten Gründen prinzipiell nicht verzichtet werden.
Da eine gute Mundhygiene für die Durchführung einer kieferorthopädischen Behandlung sehr wichtig ist - insbesondere, wenn die Therapie mit festsitzenden Apparaturen erfolgen soll - erscheint es sinnvoll, die Zeit zwischen Erstberatung und der Einleitung der Behandlung (Anfangsdiagnostik) für Mundhygieneunterweisungen des Patienten zu nutzen. Es ist zu empfehlen, das Resultat dieser Bemühungen (z. B. durch Erstellen eines Plaque-Index [s. Kap. 2.4, S.112-116]) zu objektivieren und auf der Karteikarte zu dokumentieren.
Durch dieses Vorgehen wird nicht nur überprüft, ob die für eine Behandlung unerläßliche Zahnpflege vom Patienten zuverlässig durchgeführt wird; es bleibt in diesem Intervall auch Zeit für eine sorgfältige Überlegung seitens des Patienten, ob er die geplanten therapeutischen Maßnahmen akzeptiert und bereit ist, sie ohne Einschränkungen mitzutragen.

G: Abrechnungs- und Honorarfragen

Vor Einleitung einer kieferorthopädischen Behandlung wird dem Patienten (bzw. seinen Eltern) ein schriftlicher Behandlungsplan übersandt, dem auch eine Aufstellung über die voraussichtlich entstehenden Kosten beigefügt ist. Dieser Plan kann allerdings erst nach Anfertigung und Auswertung aller diagnostischer Unterlagen - also **nicht** im Rahmen der Beratung - erstellt werden.
Da der Patient bzw. seine Erziehungsberechtigten bereits vor Herstellung der (kostenintensiven) diagnostischen Unterlagen ein berechtigtes Interesse an Informationen über die im Laufe der Behandlung auf sie zukommenden finanziellen Belastungen haben, ist eine Diskussion über Kosten- und Honorarfragen bereits im Rahmen der kieferorthopädischen Beratung sinnvoll, wenn sich die Notwendigkeit einer Therapie herausstellen sollte. Zwar werden präzise Angaben zu diesem Zeitpunkt nicht erfolgen können, die Abschätzung eines groben Kostenrahmens sollte jedoch möglich sein. Es hat sich auch bewährt, die Zahlungspflichtigen kurz über die Grundzüge einer kieferorthopädischen Abrechnung bzw. Rechnungsstellung sowie die voraussichtliche Eigenbelastung zu informieren.

3.1 Kieferorthopädische Befunderhebung

Die Erstellung einer kieferorthopädischen »Diagnose« - besser ausgedrückt, eines kieferorthopädischen Befundes - erfordert eine ganze Reihe diagnostischer Unterlagen und z.T. komplexen Überlegungen. Es ist nicht ratsam, eine vorschnelle Diagnose auf der Basis eines Einzelsymptoms zu stellen;

vielmehr ergibt sich erst aus dem Zusammenfügen vieler Detailinformationen aus unterschiedlichen diagnostischen Prozeduren, Unterlagen und Verfahren ein Gesamtbefund, der dann eine gezielte und optimale Therapieplanung und Prognose erlaubt.

Zur Erhebung eines derartigen kieferorthopädischen Befundes werden verwendet:
- Die **Anamnese,** d.h. die Erhebung der Vorgeschichte nach Angaben der Patienten bzw. ihrer Eltern, mit welcher versucht wird, die Ätiologie und Pathogenese für jede Einzelheit der Fehlbildung zu ermitteln
- der **Allgemeinbefund** sowie der **extra- und intraorale Befund,** wobei gezielt die Informationen gesammelt und dokumentiert werden, die für die kieferorthopädische Behandlung relevant sein können
- das Resultat der **Modellanalyse** nach exakter dreidimensionaler Vermessung der Kieferabgüsse
- die Auswertung von **Fotostataufnahmen** (Profil und En face) in Ergänzung des extraoralen Befundes
- der **Röntgenbefund,** mit dem Anomalien der Zahnzahl, -form, -keimlage und -mineralisation sowie pathologische Veränderungen im Gebißsystem festgestellt werden sollen und der vor jeder Art kieferorthopädischer Behandlung obligatorisch anzufertigen ist
- die **kephalometrische Auswertung** von Fernröntgenbildern des Schädels in der Norma lateralis (Profil) und der Norma frontalis (p.a.-Aufnahme) zur metrischen Analyse von Gesichtsschädelstrukturen, zur Feststellung der Einlagerung der Zähne und Kiefer in den Gesichtsschädel sowie zur Bestimmung und Verfolgung wachstums- und therapiebedingter Veränderungen der einzelnen Schädelbestandteile
- das **Handröntgenbild** zur Bestimmung der skelettalen Reife
- die **Funktionsanalyse** beim Verdacht oder beim Vorliegen funktioneller Störungen sowie
- gegebenenfalls ein **Diagnostischer Set up,** mit welchem geplante Zahnbewegungen durch Umsetzen auf einem Duplikatmodell simuliert werden und der - insbesondere bei Extraktionsfällen - wertvolle Aufschlüsse für die Therapieplanung vermitteln kann.

Zur Indikation und Häufigkeit der genannten diagnostischen Unterlagen wird in den jeweiligen Abschnitten Stellung genommen.
Es ist üblich, diese Unterlagen zur Dokumentation durch **intraorale Fotografien** zu ergänzen, die den Gebißbefund vor Einleitung der kieferorthopädischen Therapie, in therapierelevanten Zwischenstufen sowie am Ende der aktiven Behandlung und ggf. der Retention wiedergeben. In der Regel besteht eine Serie aus 5 Bildern (Oberkiefer- und Unterkieferaufsicht, Frontansicht sowie Seitenansicht [rechts und links]).

3.2 Anamnese

Unter einer Anamnese wird die Vorgeschichte einer Krankheit nach Angaben des Patienten verstanden. Mit ihrer Erhebung wird versucht, die Ätiologie und Pathogenese für jede Einzelheit der Fehlbildung zu ermitteln, um bei vermeidbaren Ursachen durch frühzeitiges Ausschalten der-

selben eine kausale kieferorthopädische Behandlung zu ermöglichen, die Prognose zu verbessern und für eine größere Stabilität des Behandlungsresultats zu sorgen.
Anamnestische Informationen sind vor jeder kieferorthopädischen Behandlung einzuholen und können sowohl durch mündliche Befragung der Patienten bzw. ihrer Eltern oder Erziehungsberechtigten als auch durch Ausfüllenlassen von Fragebögen erlangt werden. Beide Möglichkeiten haben Vor- und Nachteile.
Eine **schriftliche Befragung** setzt voraus, daß die Fragen für Laien verständlich formuliert sind. Undifferenzierte Angaben im Anamneseblatt sind dabei kaum von Nutzen (z. B. Allergie: ja/nein, Medikamente: ja/nein, Vererbung: ja/nein). Da von den Patienten in der Regel subjektive Angaben gemacht werden, sollten die schriftlichen Antworten kritisch überprüft und ggf. nachgefragt werden.
Bei der **mündlichen Erhebung der Anamnese** ist sicherzustellen, daß alle wichtigen Aspekte angesprochen werden, was bei der Vielzahl von Fragenkomplexen einige Zeit in Anspruch nimmt. Die mündliche Befragung hat den Vorteil, durch die Möglichkeit ergänzender Fragen präzisere Angaben zu erhalten. Dabei sollten die Fragen direkt an die (jungen) Patienten gestellt werden, da diese betroffen sind und oft bessere Auskünfte geben als ihre Eltern. Nachteilig wirkt sich allerdings bei dieser Form der Anamneseerhebung aus, daß manche Patienten einige Fragen spontan und ohne Zuhilfenahme von Aufzeichnungen nicht oder nur unvollständig beantworten können - z. B. nach Kinderkrankheiten, dem Verlauf der 1. und 2. Dentition, dem Zeitpunkt von Unfällen etc. **3.1 - 3.3**

Aus den angeführten Gründen spricht vieles dafür, beide Varianten miteinander zu kombinieren, d.h. dem Patienten zunächst einen Anamnese-Fragebogen mitzugeben, den er dann zu Hause in aller Ruhe ausfüllen kann, um die Angaben bei der Eingangsuntersuchung auf der Grundlage der gegebenen Antworten durch mündliche Befragung zu ergänzen und ggf. zu präzisieren. Durch dieses Vorgehen läßt sich die Untersuchungsdauer deutlich reduzieren, ohne den Informationsgehalt zu beeinträchtigen.
Auf den Seiten 166 - 168 wird ein universell verwendbarer Anamnese-Fragebogen vorgestellt, welcher die wesentlichen kieferorthopädisch relevanten Fragen enthält. Für besondere Fälle können die allgemeinen Fragebögen zur kieferorthopädischen Anamnese durch spezielle Erhebungsbögen ergänzt werden, z. B. für kieferorthopädisch-chirurgische Fälle, Patienten mit Funktionsstörungen oder orofazialen Dyskinesien etc.
Der **Anamnese-Fragebogen** sieht vor, daß die Fragen weitgehend durch Ankreuzen beantwortet werden, was der freien Formulierung durch den Patienten vorzuziehen ist. Bei einigen Fragenkomplexen steht zusätzlich Raum für ergänzende Angaben zur Verfügung. Da in der kieferorthopädischen Praxis vorzugsweise Kinder behandelt werden, ist der Fragebogen auf diese Altersgruppe abgestellt - z. B. durch Fragen nach Besonderheiten im Säuglings- und Kleinkindalter, nach dem Durchbruchszeitpunkt der ersten Milch- bzw. bleibenden Zähne, nach Habits etc.
Ob dieser Bogen dann teilweise auch von erwachsenen Patienten (sinngemäß) zur Anamneseerhebung verwendet oder ein gesonderter Fragebogen ausgegeben wird, ist kaum von Belang.
Ob im Rahmen der ersten kieferorthopädischen Beratung bereits eine aus-

gedehnte Erhebung der Anamnese erfolgen muß, sollte in Anbetracht des Umfangs und der Bedeutung für eine zunächst eher grobe Orientierung individuell entschieden werden (s. auch Kap. 3.0.2 (B), S. 120 - 122). Zumindest sollte der bei der **Erstberatung** verwendete Erhebungsbogen jedoch Angaben enthalten, ob der Patient zur Zeit an einer ansteckenden Krankheit (z.B. Hepatitis, Tbc, HIV etc.) leidet, um den Zahnarzt und das Praxispersonal in die Lage zu versetzen, ergänzende Schutzmaßnahmen zu ergreifen. Sinnvoll ist auch die Frage nach Allergien (insbesondere Nickel) oder Gerinnungsstörungen, da diese Angaben einen wesentlichen Einfluß auf die bei der Beratung diskutierten Therapiealternativen haben können. Nützlich sind ferner Angaben über eine evtl. früher andernorts durchgeführte Behandlung sowie deren Ablauf und Ergebnis. Sichergestellt werden sollte auch, daß vorhandene aktuelle Röntgenbilder und andere diagnostische bzw. schriftliche Unterlagen sowie der Röntgenpass vom Patienten vorgelegt werden, was den Ablauf der Anfangsuntersuchung erleichtert und eine Doppelanfertigung diagnostischer Unterlagen vermeiden hilft.

Für die Anamnese (Kap. 3.2) und die extra- und intraorale klinische Untersuchung (Kap. 3.3) wird in der Poliklinik für Kieferorthopädie der Frankfurter Universitäts-Zahnklinik ein Befundbogen verwendet, der auf den Seiten 169-173 abgedruckt ist.*

Auf diesen Bogen werden die vom Patienten auf dem Anamnese-Fragebogen gemachten Angaben übertragen und ggf. durch ergänzendes Nachfragen komplettiert. Auch dieses Formblatt ist so gestaltet, daß alle im Rahmen der Voruntersuchung gesammelten Informationen, die für die geplante kieferorthopädische Behandlung relevant erscheinen, weitgehend durch Ankreuzen der betreffenden Felder dokumentiert werden. Zusätzliche Felder am rechten Rand der Bögen erlauben die Markierung wichtiger Befunde, die damit hervorgehoben und auf einen Blick erkannt werden.

Da die Fragenkomplexe in den ersten Abschnitten (A und B) dieses Befundbogens die gleiche Numerierung aufweisen wie der vom Patienten ausgefüllte Anamnese-Fragebogen, ist eine einfache Übertragung der vorher von Eltern bzw. Patienten gemachten Angaben auf den Befundbogen möglich, was die Voruntersuchung verkürzen hilft. In der Folge sollen die einzelnen Fragen des Anamnesebogens erläutert werden:

3.2.1 Familienanamnese (A)

Im Rahmen der Familienanamnese wird zu klären versucht, ob bei Eltern, Geschwistern oder anderen nahen Verwandten kieferorthopädisch relevante Befunde vorliegen oder vorgelegen haben, die auf eine hereditäre Ätiologiekomponente hinweisen könnten.

Dies wird zunächst durch Befragung der Eltern geschehen, obwohl es für Laien selten einfach ist, die Frage nach Anomalien, die in ihrer Familie aufgetreten sind, kompetent zu beantworten. Lediglich bei extremen oder sehr dominanten Fehlstellungen - wie z. B. einer Makrogenie, multiplen Nichtanlagen, einem breiten Diastema mediale, syndromalen kraniofazia-

* Anamnese- und Befundbögen sind – wie auch andere Formulare - auf der beiliegenden CD gespeichert und lassen sich von dieser kopieren oder ausdrucken.

len Entwicklungsstörungen oder Lippen-Kiefer-Gaumenspalten - werden Laien von sich aus verwertbare Hinweise geben können. Gezieltes Nachfragen ist daher unerläßlich. Nach Möglichkeit sollten die Eltern bzw. Geschwister in die klinische Untersuchung einbezogen werden, wenn sie den jungen Patienten zur Voruntersuchung begleiten.
Bei der Familienanamnese ist besonders auf Anomalien zu achten, bei deren Ätiologie und Pathogenese Erbfaktoren eine Rolle spielen können. Bekanntestes Beispiel ist die sog. „Habsburger Progenie“ mit exzessivem Wachstum der Mandibula, die als dominanter Erbgang über eine Reihe von Generationen zu verfolgen war. Zu den Dysgnathien mit hereditärer Komponente werden neben der Progenie und der Pseudoprogenie auch der Deckbiß, der Rückbiß mit oberer Spitzfront sowie Dysplasien, Dysostosen, Syndrome, Systemerkrankungen, der skelettal offene Biß, Lippen-Kiefer-Gaumenspalten und die bialveoläre Protrusion gezählt.
In den meisten Fällen ist nicht von einem dominanten Erbgang, sondern von einem multifaktoriellen Geschehen auszugehen. Eine gezielte Familienanamnese ist ferner bei Anomalien der Zahnzahl, d.h. Über- und Unterzahl, bei Durchbruchsstörungen bzw. Abweichungen der Keimlage (Verlagerung, Infraokklusion) und bei Formanomalien der Zähne (Kümmerformen, Schmelz- und Dentinhypoplasien) sinnvoll.
In dem vorliegenden Anamnese- und Befundbogen wurde aus dem entsprechenden Formblatt der Charité Berlin zur Erhebung der Familienanamnese eine Tabelle übernommen, die es erlaubt, das Ergebnis einer klinischen Untersuchung von Familienmitgliedern bezüglich der Bißlage (Angle-Klassen I, II/1, II/2 und III), der Frontzahnstufe (vergrößert/progen), des vertikalen Überbisses (tief/offen), der Platzverhältnisse (eng / lückig), des Gesichtsschädeltyps (brachy-/dolichofazial), der Mundhygiene (gut/unzureichend) sowie anderer interessierender Anomalien (LKG-Spalten, Aplasie, Verlagerung und Diastema mediale) durch Ankreuzen zu dokumentieren. 3.1 - 3.3
Für die kieferorthopädische Behandlungsplanung erscheint die Familienanamnese - soweit sie Zahnfehlstellungen anbelangt - ohne größere Bedeutung. Im allgemeinen wird jedoch bei hereditär bedingten Strukturen bzw. Fehlstellungen eine ungünstigere Prognose und eine ausgeprägtere Rezidivneigung angenommen.
Die Therapie endogener Anomalien wird tendenziell eher im späten Wechselgebiß und symptomatisch durchgeführt, während die Behandlung exogen bedingter Fehlstellungen eher im frühen Wechselgebiß und kausal erfolgt. Bei der Bewertung der im Zuge der Familienanamnese erlangten Informationen ist darauf zu achten, daß der Ausprägungsgrad der Anomalien bei verschiedenen Familienmitgliedern unterschiedlich ausfällt. Auch können familientypische Verhaltensformen die Gebißform beeinflussen. So ist es möglich, daß mangelhafte Mundhygiene zu Zahnverlusten und konsekutiven Stellungsfehlern führt; auch die familiäre Häufung besonderer Gewohnheiten (Nachahmungstrieb) kann Auslöser für die Entstehung von Dysgnathien sein, die selbst nicht erbbedingt sind. Weiterhin ist ein gehäuftes Auftreten einer Anomalie in einer Familie oder Sippe (zufällig) bei sehr verbreiteten Anomalien zu erwarten, ohne daß Erbfaktoren ätiologisch eine Rolle spielen (Beispiel: Tiefbiß). Grundsätzlich ist davon auszugehen, daß Schädelstrukturen stärker von hereditären Faktoren geprägt werden als Zahnstellungsanomalien.

Die im Fragebogen aufgeführte Frage nach einer bei den Eltern oder Geschwistern durchgeführten kieferorthopädischen Behandlung zielt darauf ab, im Gespräch Informationen über den Ablauf, die Umstände und das Ergebnis dieser Therapie zu erhalten, um gegebenenfalls die Einstellung der Eltern zur kieferorthopädischen Behandlung ihres Kindes besser einschätzen zu können.

3.2.2 Patientenanamnese (B)

B 1. Schwangerschaftsverlauf
Die Fragen nach Besonderheiten im Verlauf der Schwangerschaft betreffen Erkrankungen, Ernährungsstörungen sowie die Einnahme von Medikamenten, die Auswirkungen auf die Gebiß- und Zahnentwicklung haben können. So werden im Sinne von **pränatalen Noxen** z. B. Virusinfektionen (Röteln, Poliomyelitis, Hepatitis), Sauerstoffmangel, Strahleneinwirkung bzw. Giftstoffe wie auch eine Reihe von Medikamenten als mögliche Ursache für Hemmungsmißbildungen, z. B. Lippen-Kiefer-Gaumenspalten, angesehen. Bekannt sind auch Schmelzhypoplasien, Formanomalien der permanenten Zähne, Nichtanlagen seitlicher Schneidezähne und Dentitionsverzögerung als Folge einer Rötelnembryopathie.

B 2. Besonderheiten bei der Geburt
Der direkte Einfluß eines **Geburtstraumas** auf das Kauorgan wurde früher ohne Zweifel überbewertet. Eine dauerhafte asymmetrische Schädelverformung erscheint wenig wahrscheinlich, da die elastischen Knochen des Neugeborenenschädels nur erst bindegewebig verbunden sind und sich mögliche Deformationen des Kopfes daher nach der Geburt praktisch regelmäßig spontan zurückbilden.
Die Information über **Zwillingsgeburten** kann in Zusammenhang mit der vorher diskutierten Familienanamnese sowie dem Einfluß und der Erforschung hereditärer Faktoren Bedeutung erlangen.
Gewicht und Körperlänge bei der Geburt erlauben ggf. Hinweise auf entwicklungsbedingte Einflüsse (Säuglingsernährung) im Rahmen der Zahn- und Kieferbildung.
Bei der Geburt beobachtete **Fehlbildungen** (z. B. Spalten, Mikrogenie) wurden möglicherweise zwischenzeitlich so erfolgreich therapiert oder wachtumsbedingt ausgeglichen, daß sie zum Untersuchungszeitpunkt schwer oder gar nicht mehr sichtbar sind.

B 3. Säuglingsernährung
In der Diskussion um den Einfluß exogener Faktoren auf die Morphologie des menschlichen Gebisses wurde immer wieder die Frage aufgeworfen, ob die **Flaschenernährung** des Säuglings zu Fehlentwicklungen des Milchgebisses führen kann. In früheren Jahren war diese Ansicht weit verbreitet. So wurde die Ernährung des Säuglings mit der Flasche für die Entstehung oder Beibehaltung einer Rücklage des Unterkiefers, für die Häufung von Lutschgewohnheiten oder für Zungenfehlfunktionen verantwortlich gemacht.
Es steht außer Frage, daß das **Stillen** aus pädiatrischer, ernährungsphysiologischer und psychologischer Sicht als besonders günstige und physiolo-

gische Ernährungsart anzusehen ist. Hierfür sprechen gewichtige Argumente, wie die optimale Zusammensetzung der Muttermilch, die verbesserte Abwehrlage des Säuglings, die Entwicklung einer innigeren Mutter-Kind-Beziehung etc.
Aus kieferorthopädischer Sicht spielt die Flaschenernährung als Kausalfaktor für die Entstehung eines Rückbisses, von Lutschhabits sowie von Zungenfehlfunktionen nur eine untergeordnete Rolle. Möglicherweise werden Lutschunarten mit Verlängerung der Stillzeit seltener; auch wurde beobachtet, daß die Flaschenernährung bei manchen Kindern vermehrt zu anomalem Schlucken bzw. zu Zungenfehlfunktionen führte.
Weitere Aspekte, die im Zusammenhang mit der Säuglingsernährung angesprochen werden sollten, sind länger andauernde **Ernährungsstörungen, Durchfälle** etc., vor allem, wenn sich Mineralisationsstörungen an den permanenten Zähnen zeigen, deren Kronen in diesem Alter gebildet wurden, d.h. an Sechsjahrmolaren und permanenten Schneidezähnen.
Eine ebenfalls im Zusammenhang mit Mineralisationsstörungen und der Kariesprophylaxe wichtige Information ergibt die Frage nach einer kontinuierlichen **Rachitisprophylaxe** (Vitamin D) und der **Fluoridsubstitution,** die im Säuglingsalter meist kombiniert erfolgt (z. B. mit D Fluoretten). Die als Folge der Mangelernährung in den Nachkriegsjahren sehr oft beobachteten Rachitisfolgen im Gebißsystem - offener Biß, Schmelzhypoplasien und Deformationen des Ober- und Unterkiefers (lyraförmiger oberer Zahnbogen sowie Aufbiegungen im Frontbereich und im Kieferwinkel) sind infolge der besseren Ernährung und der Vitamin-D-Prophylaxe nur noch sehr selten zu beobachten. Häufiger treten heute Schmelzveränderungen als Folge einer Fluorid-Überdosierung auf, die als weiße bis gelbliche Fleckung des Schmelzes imponieren und als Dentalfluorose bezeichnet werden. Bei der Fluoridprophylaxe ist daher darauf zu achten, daß es durch Fluoride in Tabletten, Gelee, Zahnpasten, Milch, Trinkwasser, Kochsalz etc. nicht zu einem Überangebot kommt; die jüngsten Empfehlungen der Fachgesellschaften (DGZMK, DGZ) zur Fluoridsupplementation berücksichtigen dies (s. auch Kap. 2.3, S. 109).
Der Zeitpunkt des Sprechen- und Laufenlernens informiert über den physischen und geistigen Entwicklungsstand.

B. 4. Dentition
In der Regel brechen die ersten Milchschneidezähne etwa im Alter von 6 bis 8 Monaten durch. Ein früherer bzw. späterer Durchbruch erlaubt Hinweise auf den Ablauf der zweiten Dentition (Früh-, Normal- oder Spätzahner).
Der erste Zahnwechsel erfolgt beim Normalzahner etwa zum Zeitpunkt der Einschulung (6. bis 7. Jahr).
Ein verfrühter bzw. verspäteter Zahnwechsel hat einen Einfluß auf die Planung und den Beginn einer kieferorthopädischen Behandlung, da für die Wahl des optimalen Zeitpunkts weniger das chronologische als das dentale Alter entscheidend ist und eine Reihe von Therapiesystemen (insbesondere festsitzenden Apparaturen) das Vorhandensein einer ausreichenden Zahl permanenter Zähne erfordern. Auch der zeitliche Rahmen und die Dauer der Retention können durch das dentale Alter beeinflußt werden, da im allgemeinen eine kieferorthopädische Behandlung frühestens nach Durchbruch der 2. Molaren abgeschlossen wird.

Im Zusammenhang mit Raumeinengungen, Zahnkippungen, Retentionen u.a. sollte ein frühzeitiger, meist kariös bedingter **Milchzahnverlust** vermerkt werden.
Gezielte Fragen nach einer **Tetracyclinmedikation** während der Mineralisationsphase erscheinen insbesondere bei Verfärbungen der Zähne angebracht, da bekannt ist, daß eine Gabe dieser Medikamente zu Einlagerungen in die sich bildende Zahnsubstanz und zu bräunlich-grünlichen Verfärbungen sowie zu Schmelzhypoplasien der Zähne führen kann.

B 5. Unfälle / Operationen

Unfälle im Kopf-Gesichtsbereich haben bei Zahn- bzw. Kieferbeteiligung nicht selten Stellungsfehler, Kieferanomalien bzw. Zahnanomalien zur Folge. So kann ein Trauma mit **Intrusion von Milchzähnen** (am häufigsten in der oberen Front) - abhängig vom Zeitpunkt des Unfalls - zu einer Keimschädigung permanenter Nachfolger, wie z. B. Schmelzschäden, Verlagerung, Dilaceration führen. Bei Durchbruchsverzögerung einzelner Frontzähne empfiehlt es sich, im Rahmen der anamnestischen Untersuchung gezielt nachzufragen, da solche Unfälle manchmal längere Zeit zurückliegen und bei Eltern und Patienten als Bagatelle häufig in Vergessenheit gerieten.
Kieferfrakturen können permanente Okklusionsstörungen oder - bei Beteiligung von Wachstumszonen (Collumfraktur!) - Wachstumsstörungen und Kieferasymmetrien bewirken.
Bei Zahnfrakturen oder anderer **Traumatisierung permanenter Zähne** ist - schon aus forensischen Gründen - eine Vitalitätsprüfung unerläßlich, um ggf. endodontische Maßnahmen einzuleiten und vor allem auszuschließen, daß ein bei Beginn der kieferorthopädischen Behandlung unbemerkter Vitalitätsverlust dem Behandler später als Folge seiner Therapie angelastet wird.
Die Frage nach Unfällen bzw. **größeren chirurgischen Eingriffen** hat in den letzten Jahren auch in anderer Hinsicht Bedeutung erlangt. Die in Verbindung mit Bluttransfusionen aufgetretenen HIV-Infektionen erfordern besondere Beachtung und ggf. entsprechende Hygiene- und Schutzmaßnahmen. Trotz verstärkter Sicherheitsmaßnahmen ist eine Infektionsgefahr durch Transfusionen heute zwar sehr gering, jedoch nicht mit absoluter Gewißheit auszuschließen.
Auch die in Punkt B 8 (Krankheiten) enthaltenen Fragen nach Blutgerinnungsstörungen stehen in Zusammenhang mit einer möglichen HIV-Infektion, die dem Patienten entweder nicht bekannt ist oder von ihm bewußt verschwiegen wird. Es empfiehlt sich in diesen Fällen, mit dem behandelnden Haus- bzw. Kinderarzt Rücksprache zu halten.

B 6. Allergien

Positive anamnestische Angaben über Allergien bei Kindern zeigen in letzter Zeit eine zunehmende Häufung. Unter den Allergien, die im Verlaufe einer kieferorthopädischen Behandlung eine Rolle spielen können, sind in erster Linie Kontaktallergien auf Metalle - vor allem Nickel - zu nennen. Auch sind allergische Reaktionen auf Kunststoff (Metacrylat-Monomer) und Latex (Gummihandschuhe) bekannt.
Bezüglich der **Metallallergien** ist festzuhalten, daß nahezu alle in der Kieferorthopädie benutzten Drähte, Bänder, Metallbrackets sowie wesentliche Bestandteile der extraoralen Behelfe etc. aus Chrom-Nickel-Stahl bzw. nickelhaltigen Legierungen hergestellt werden.

Allergische Hautreaktionen bei Kontakt mit nickelhaltigen Metallen, wie Rötung, Bläschen, Ulzerationen und Ekzeme, werden vorzugsweise bei Frauen beobachtet (s. auch Kap. 7.7.4). Bei einem Fünftel aller Jugendlichen (30% aller jungen Frauen und 3% aller jungen Männer) ist mit einem positiven Test auf Nickel zu rechnen, wobei offensichtlich Ohrringe, Piercing und Modeschmuck als Hauptauslöser zu nennen sind. Im Mund (an den Schleimhäuten) löst Nickel offensichtlich wesentlich seltener allergische Reaktionen (Kontaktstomatitiden) aus als an der Haut bzw. im Epikutantest.
Trotz dieser vergleichsweise geringgradigen Reaktionen auf das Einfügen nickelhaltiger Werkstücke bzw. Bestandteile festsitzender Behandlungsgeräte erscheint es sinnvoll, bei bestehender Nickelallergie (Allergiepaß !) mit dem Dermatologen/Allergologen Rücksprache zu nehmen, um die Möglichkeiten und Risiken allergischer Reaktionen bei Einleitung kieferorthopädischer Maßnahmen miteinander abzusprechen.
Allergische Reaktionen auf **Metacrylat-Monomer,** die meist durch Rötung der Schleimhaut-Kontaktflächen unter der Platte erkennbar sind, lassen sich durch Warmpolymerisation oder durch Verwendung alternativer Kunststoffe vermeiden.
Bei **Latex-Allergie** - die auch für manchen auf das Tragen von Schutzhandschuhen angewiesenen Behandler ein Problem darstellen kann - stehen latexfreie (und ungepuderte!) Handschuhe zur Verfügung. Bei Patienten mit Typ I-Sensibilisierung (Reaktion der Antigene [Latex-Proteine] mit spezifischen 1gE-Antikörpern) ist von Bedeutung, daß in zahlreichen Pflanzen (insbesondere Südfrüchten) Kreuzallergene vorkommen, die ausreichen, schwere klinische Symptome auszulösen. 3.1 - 3.3
Die Beeinträchtigung der Atmung bei Allergie gegen **Pollen und Gräser** spielt bei der Einsatzmöglichkeit von Apparaturen eine Rolle, welche die Mundatmung durch das voluminöse, oral liegende Behandlungsgerät erschweren (z. B. Aktivatoren).
Medikamenten-Allergien dürften im Zusammenhang mit einer kieferorthopädischen Behandlung kaum eine Rolle spielen, von Allergien auf Lokalanästhetika abgesehen, falls solche in einer kieferorthopädischen Praxis zum Einsatz gelangen.

B 7. Medikamente

Gezielte Nachfragen betreffen *Antikoagulantien* (wegen der erhöhten Blutungsneigung nach Extraktionen im Rahmen der kieferorthopädischen Therapie) sowie *Antiepileptica* (Phenytoinpräparate), welche Hyperplasien der Gingiva sowie möglicherweise eine Verlangsamung orthodontischer Zahnbewegungen bewirken können.
Die Frage nach einer Dauermedikation vermag Hinweise auf chronische Erkrankungen oder Langzeittherapien zu geben, die eine kieferorthopädische Behandlung erschweren bzw. die Behandlungsplanung beeinflussen (z.B.: Bluter, Diabetes, Dialyse etc.).
Bekannt ist auch, daß eine chronische *Cortison-Behandlung* in der Lage ist, die Infektabwehr herabzusetzen, daß *Immunosuppressiva* (Cyclosporin) Gingivahyperplasien hervorrufen können, welche den Folgen einer Phenytointherapie ähnlich sind, was insbesondere die Therapie mit festsitzenden Apparaturen sowie den Zahndurchbruch erschweren kann, und daß *Neuroleptika* (Chlorpromazin, Piperazin-Derivate) Dyskinesien der

orofazialen Muskulatur (Schluckbeschwerden, Lippen- und Zungendyskinesien) zur Folge haben können.

B 8. Krankheiten

Direkte Zusammenhänge zwischen **Kinderkrankheiten** bzw. anderen Erkrankungen des Patienten und Dysgnathien bzw. der geplanten kieferorthopädischen Behandlung bestehen selten. Dennoch ist die Einbeziehung dieses Komplexes allein als Maßnahme, die das Vertrauen der Eltern bzw. des Patienten in eine umfassende, sorgfältige ärztliche Betreuung fördert, sinnvoll. Darüber hinaus ergibt sich ein Bild über den Gesundheitszustand und die Abwehrlage des Patienten.

Spezielle Nachfragen erscheinen angebracht, wenn in der Anamnese Angaben über eine überstandene **Rachitis** gemacht werden, da Folgewirkungen in Form von Schmelzhypoplasien und eines offenen Bisses bekannt sind. Auch häufige **Asthma-Anfälle** bzw. **Erkältungskrankheiten,** Neigungen zu Aphthen und Herpes sind in der Lage, die Durchführung einer kieferorthopädischen Behandlung zu beeinträchtigen. So wird möglicherweise das Tragen herausnehmbarer Geräte infolge der behinderten Atmung oder der Einsatz festsitzender Apparaturen durch die bei Erkältungskrankheiten häufig verstärkte Gingivitisneigung erschwert. Bei schwerem Asthma können sich auch Probleme bei der Abdrucknahme ergeben, so daß den Patienten anzuraten ist, ihre Notfallmedikamente griffbereit zu haben.

Zu weiteren Erkrankungen mit möglichen Auswirkungen auf die kieferorthopädische Behandlung zählen z. B. der **Diabetes** (mögliche Wundheilungsstörungen), **Epilepsie** (Wahl der Behandlungsgeräte!) und die **Hämophilie.** Eine erhöhte Blutungsgefahr beeinflußt möglicherweise die Entscheidung, ob im Rahmen einer kieferorthopädischen Therapie aus Platzgründen eine Reduzierung der Zahnzahl indiziert ist, da in diesen Fällen eine Extraktion, wenn irgend möglich, vermieden werden sollte. Die Planung einer Extraktionstherapie sollte auf jeden Fall nicht ohne Rücksprache und in enger Kooperation mit dem Kinderarzt erfolgen.

Die Frage nach Blutgerinnungsstörungen dient aus den bereits genannten Gründen (HIV-Infektion) aber - wie die Frage nach **ansteckenden Krankheiten** (z. B. Hepatitis, Tuberkulose) - auch dem Schutz des Behandlers, des Praxispersonals und der übrigen Patienten.

In enger Zusammenarbeit mit dem behandelnden (Kinder-) Arzt ist bei der kieferorthopädischen Behandlung von Kindern mit schweren **chronischen Erkrankungen** (wie Asthma, Leukämie, Herzfehlern, Hämophilie, Diabetes, Epilepsie, Arthritis etc.) zu klären, ob bei den Belastungen, denen diese Patienten durch ihre Allgemeinerkrankung häufig ausgesetzt sind und die die Therapie- und Kontrollmöglichkeiten in der Kieferorthopädie nicht selten einschränken, umfangreiche kieferorthopädische Maßnahmen überhaupt sinnvoll sind. Behandlungsindikation und -umfang sollten jedenfalls mit Zurückhaltung beurteilt werden.

Mit Einschränkungen der Therapie und Prognose ist auch bei Patienten mit **juveniler chronischer Arthritis** zu rechnen. Als Folge einer möglichen Mitbeteiligung der Kiefergelenke in Form einer Fibrosierung der Gelenkkapsel und einer Einschränkung des Kondylenwachstums werden bei diesen Patienten nicht selten Deformationen und progressive Wachstumsstörungen der Mandibula (Mikrogenie, Vergrößerung des Gonionwinkels, offener Biß, Proklination der unteren Schneidezähne) beobachtet.

Patienten mit **chronischer Niereninsuffizienz** können infolge einer Vitamin-D-Stoffwechselstörung eine metabolische Knochenerkrankung entwickeln, was zu Veränderungen im kortikalen und spongiösen Knochen sowie in den Wachstumszonen, zu Zahnschmelzdefekten und zu verkürzter Wurzelbildung führen kann.
Im Zusammenhang mit chronischen Erkrankungen ist ferner zu beachten, daß die medikamentöse Therapie mancher oben erwähnter Allgemeinerkrankungen einen Einfluß auf die Behandlungsplanung des Kieferorthopäden haben kann; so führen eine Reihe von Medikamenten (s. B7, S. 137) zu Gingivaveränderungen, welche die Eingliederung orthodontischer und kieferorthopädischer Apparaturen komplizieren oder unmöglich machen bzw. vorhergehende parodontalchirurgische Eingriffe erfordern.
Die bereits für das Säuglingsalter diskutierte Frage von **Ernährungsstörungen** ist insbesondere bei vorliegenden Schmelzhypoplasien von Bedeutung.
In Zusammenhang mit **endokrinen Erkrankungen** sind Auffälligkeiten im Wachstumsgeschehen sowie in der Zahn- und Gebißentwicklung zu beachten. Bekannt ist, daß eine Hyperproduktion des Hypophysen-Wachstumshormons eine Beschleunigung der Zahnentwicklung und des Zahndurchbruchs sowie ein überschiessendes Wachstum der Akren (Akromegalie) bewirken kann, wie umgekehrt die Möglichkeit besteht, daß eine Hypoproduktion die Zahn- und Skelettentwicklung verzögert, Zahnretentionen zur Folge haben und zu einer Wachstumsbeeinträchtigung (Zwergwuchs) führen kann. Auch bei Hypothyreose kann eine allgemeine Hemmung der Skelett- und Zahnentwicklung beobachtet werden. **3.1 - 3.3**
In der Praxis wird allerdings selbst in Fällen extremer Dentitions- bzw. Wachstumsstörungen nur in wenigen Fällen ein signifikanter endokrinologischer Befund erhoben. Ein kausaler Zusammenhang zwischen alltäglichen Gebißanomalien und endokrinen Krankheitsbildern ist selten nachweisbar.
Im Rahmen einer kieferorthopädischen Erwachsenenbehandlung mittels festsitzender Apparaturen - insbesondere bei zeitlich genau geplanten, interdisziplinären kieferorthopädisch-kieferchirurgischen Korrekturen skelettaler Anomalien - können Verzögerungen bzw. Verschiebungen des Zeitrasters durch zwischenzeitlich eintretende **Schwangerschaft** die Durchführung der Therapie beeinträchtigen. Bei der Beratung der Patientinnen und der Planung einer Therapie sollten die beeinträchtigenden Faktoren (Behandlungsunterbrechung, eingeschränkte Kontrollmöglichkeiten, mögliche Gingivaveränderungen, psychische Befindlichkeit) angesprochen und angemessen berücksichtigt werden.
Bei **Haltungsschäden** der kieferorthopädischen Patienten kann eine Rücksprache und Zusammenarbeit mit dem Orthopäden sinnvoll sein, da z. B. Haltungsfehler vielfach nicht ohne Auswirkungen auf das orofaziale System bleiben bzw. mit funktionellen und morphologischen Abweichungen im Gebißsystem einhergehen können (Mundatmung, Schmalkiefer, Rückbiß, fehlender Lippenschluß etc.).
Eine Kooperation der beiden Fachvertreter ist auch angebracht, wenn orthopädische Stützgeräte (z. B. Milwaukee-Korsett) sich an Teilen des Schädels, z. B. am Unterkiefer, abstützen und auf diese Weise Dysgnathien verursachen, zu deren Vermeidung das Einfügen geeigneter kieferorthopädischer Geräte indiziert sein kann.
Ganz allgemein wird für den Kieferorthopäden eine Kontaktaufnahme mit dem Kinderarzt, dem Hausarzt bzw. einem behandelnden Facharzt bei

Abweichungen der körperlichen Entwicklung, Haltungsschwächen, Auffälligkeiten in der Motorik sowie Verhaltensstörungen sinnvoll sein. Patienten mit deutlichen Abweichungen zwischen chronologischem und skelettalen Alter sollten dem Pädiater vorgestellt werden; dies gilt in gleicher Weise bei Verdacht auf Minderwuchs oder bei voraussehbarer extremer Körpergröße - insbesondere bei Mädchen.
Wenig beachtet, wenngleich auch selten vorkommend, ist eine Beeinträchtigung der Gebißentwicklung durch **Bestrahlung** im Rahmen einer Tumortherapie bei Kindern. So werden als Folgen der Strahlen- und Chemotherapie unter anderem Unterentwicklungen der Kiefer, Störungen des Zahndurchbruchs, Verkürzung der Wurzelbildung, Impaktationen von Zähnen etc. beobachtet.

B 9. HNO-Behandlung

Bei vorliegender Mundatmung kann eine Abklärung durch einen Hals-Nasen-Ohrenarzt sinnvoll sein, ob es sich um ein habituelles Geschehen handelt oder ob eine Nasenatmung durch raumeinengende Prozesse im Nasen-Rachenraum (Adenoide, vergrößerte Tonsillen, Septumdeviation etc.) nur eingeschränkt möglich ist.
Angaben über eine bereits erfolgte **Adenotomie** bzw. **Tonsillektomie** ergeben diesbezüglich wichtige Erkenntnisse. Gegebenenfalls ist die Einschränkung der Nasenatmung vor Beginn der kieferorthopädischen Behandlung durch geeignete rhinologische Eingriffe zu beseitigen; auch wäre im kollegialen Gespräch abzustimmen, ob unterstützende kieferorthopädische Maßnahmen, z. B. eine forcierte Gaumennahterweiterung, zur Verbesserung der Atmung beitragen können.

B 10. Atmung

Im Rahmen der Anamnese und der klinischen Untersuchung des Patienten spielt die Beurteilung der Atmung eine große Rolle. Bei der **Mundatmung** sollte grundsätzlich zwischen dem Typus, der durch pathologische Gegebenheiten hervorgerufen wird und der habituellen Form unterschieden werden. Während zu den anatomischen bzw. pathologischen Ursachen die zu kleine, wenig durchgängige Nase, Septumdeviationen und adenoide Vegetationen gezählt werden, kann die habituelle Mundatmung bei freier Nasenpassage in vielen Fällen durch Stellungsfehler im Frontbereich (Anteinklination der oberen Schneidezähne, Spitzfront), durch eine zu kurze Oberlippe oder einen schwachen Lippentonus begünstigt sein. Eine eindeutige Differenzierung zwischen reinen Mund- bzw. Nasenatmern ist häufig nicht möglich, da die Beeinträchtigung der Nasenatmung und damit auch die Art der Atmung bei vielen Patienten schwanken kann. Die Zahl der Kinder, die gezwungenermaßen oder gewohnheitsmäßig durch den Mund atmen, wird je nach Altersgruppe mit 20-40% angegeben.

Von Bedeutung sind die offene Mundhaltung und die Mundatmung aus kieferorthopädischer Sicht in Bezug auf die hierbei häufig zu beobachtenden entzündlichen Veränderungen der Gingiva, die Schwellungen des lymphatischen Rachenringes sowie das Vorhandensein eines oberen Schmalkiefers mit hohem Gaumen und Tendenz zum lateralen Kreuzbiß, eines dolichofazialen Gesichtsaufbaus, eines frontal offenen Bisses sowie einer Vergrößerung der Frontzahnstufe. Auch spielt die Atmungsweise bei der

Beurteilung der Einsatzmöglichkeit verschiedener Apparatesysteme eine Rolle.

B 11. Parafunktionen

Parafunktionen, wie etwa Bruxismus, sind bei Kindern seltener zu beobachten, jedoch sind Auswirkungen auf die Zahnstellung, das Parodontium, die Zahnhartsubstanz (Abrasionen) und die Kiefergelenke möglich. Zumindest bei Erwachsenen empfiehlt sich bei erkennbaren Anzeichen von Parafunktionen die Erhebung eines ergänzenden Funktionsbefundes.

B 12. Myo- / Arthropathien

Werden von den Patienten auf dem anamnestischen Fragebogen oder im Rahmen der Anamneseerhebung Angaben über Schmerzen im Bereich der Kiefergelenke, Verspannungen der Kau- oder Nackenmuskulatur, Probleme beim Kauen oder Gelenkgeräusche (Knacken, Reibegeräusche etc.) gemacht, ist neben der regulären klinischen Untersuchung (s. Punkte E 7 - 10) die Erhebung eines Funktionsstatus indiziert. Zu diesem Zweck eignet sich das von der Arbeitsgemeinschaft für Funktionslehre der DGZMK entwickelte Formblatt (s. S. 253,254). Myo-/Arthropathien sind jedoch im Milch- und Wechselgebiß sehr selten und gewinnen erst bei Jugendlichen und Erwachsenen zunehmend an Bedeutung.

B 13. Sport / Musikinstrumente 3.1 - 3.3

Bei einer Reihe von **Sportarten** (z. B. Eishockey, Football, Kampfsport, Hockey etc.) ist das Risiko einer Traumatisierung der Zähne und Kiefer - insbesondere des oberen Frontbereichs - erhöht. Im Rahmen der kieferorthopädischen Behandlung sollte dies berücksichtigt werden. Gegebenenfalls ist an die Anfertigung eines Schutzgerätes aus weichbleibendem Kunststoff zu denken, das von den Patienten während des Sports getragen wird. Beim Üben und Musizieren mit **Blasinstrumenten** kann die eingefügte festsitzende Apparatur stören oder durch den Andruck des Mundstücks zu Irritationen an der Gingiva führen. Vor Einleitung kieferorthopädischer Maßnahmen sollten die Patienten auf diese mögliche Beeinträchtigung hingewiesen werden. In der Regel ist allerdings davon auszugehen, daß sich das Musizieren mit Blasinstrumenten und eine kieferorthopädische Behandlung nicht grundsätzlich ausschließen. Abhängig von der Form und dem Ansatzpunkt des Mundstücks sowie der bestehenden Anomalie ist sowohl eine negative Beeinflussung der Gebißsituation als auch eine Verbesserung der Voraussetzungen für die Therapie im Sinne einer Reduktion der Frontzahnstufe und einer Verstärkung des vertikalen Überbisses möglich; eine individuelle Beurteilung ist daher in jedem Einzelfall erforderlich.

Auch beim Spielen einiger **Streichinstrumente** (Violine) ist ein geringgradiger Einfluß auf die Schädelstrukturen und die Position der Zähne denkbar.

B 14. Habits

Unter dem Begriff »Habits« werden alle jene Angewohnheiten zusammengefaßt, die zu einer dysgnathen Entwicklung führen können. Zu ihnen zählen das Lutschen (an Daumen, Fingern, Nuckel etc.), das Beißen auf Unterlippe und Zunge, Zungenpressen, Lippensaugen, anomales

Schlucken, die fehlerhafte Sprachlautbildung und das Fingernägelkauen (s. Kap. 2.2.3).

Neben der Art des **Lutschhabits** interessieren im Rahmen der Anamneseerhebung Dauer und Intensität der Gewohnheiten, da diese bis zum 3. Jahr in der Regel ohne Auswirkung auf das permanente Gebiß bleiben, während danach zunehmend dentoalveoläre Anomalien zu beobachten sind. Während beim Daumenlutschen die Ausbildung eines (meist asymmetrisch) frontal offenen Bisses, die Anteinklination der oberen und die Retroinklination (evtl. auch Intrusion) der unteren Front zu beobachten sind, muß bei längerem Nuckelgebrauch ein gehäuftes Auftreten eines seitlichen Kreuzbisses als Folge eines verstärkten Wangendrucks und einer konsekutiven transversalen Unterentwicklung - insbesondere des oberen Zahnbogens - erwartet werden.

Beim **Lippenbeißen** führt die Einlagerung der Unterlippe hinter die oberen Inzisivi zu einer Vergrößerung der Frontzahnstufe durch Protrusion der oberen und Retrusion der unteren Front. Infolge der fehlenden dentalen Abstützung kann es auch zur Ausbildung oder Verstärkung eines tiefen Bisses kommen.
Beim **Wangensaugen** oder Wangenbeißen lagern sich die Wangen so zwischen die Zahnreihen ein, daß ein seitlich offener Biß resultieren kann.
Zungenfehlfunktionen bzw. ein anomales Schlucken (s. S. 83-85) können einen frontal offenen Biß, eine lückige Anteinklination der oberen und unteren Schneidezähne sowie einen mangelnden Lippenschluß zur Folge haben. Die Beobachtung dieses Funktionsgeschehens wird allerdings nicht immer leicht sein, da sich die Zunge bei geschlossenen Lippen der direkten Sicht entzieht.

Wenngleich das **Nägelkauen** eher als eine schlechte Angewohnheit zu betrachten ist, die in Zusammenhang mit anderen Verhaltensauffälligkeiten (s. C 6) Rückschlüsse auf die psychische Entwicklung erlaubt, kommt diesem Habit im Rahmen einer kieferorthopädischen Behandlung insofern eine Bedeutung zu, als bei Nägelkauern Wurzelresorptionen signifikant häufiger vorkommen.

B 15. Beeinträchtigung der Sprache

Störungen der Sprachlautbildung, insbesondere Sigmatismus (Lispeln) oder Rhinolalia (Näseln), können beim offenen Biß, Frontzahnverlust, Diastema mediale, Makroglossie, vergrößerter Frontzahnstufe, Lippen-Kiefer-Gaumenspalten etc. auftreten. Insbesondere bei einer Kombination von frontal offenem Biß und progener Unterkieferlage muß mit einer Beeinträchtigung der Aussprache von Konsonanten gerechnet werden.
In diesem Zusammenhang wird im Patientenanamnesebogen nach einer durchgeführten oder laufenden **logopädischen Therapie** gefragt. Zwar sind die Ziele einer logopädischen und einer kieferorthopädischen Behandlung in Bezug auf die Normalisierung der Funktion der orofazialen Muskulatur weitgehend identisch, die während der aktiven kieferorthopädischen Therapie eingefügten Geräte beeinträchtigen während des Tragens jedoch die Sprache, so daß bei laufender kieferorthopädischer und logopädischer Therapie eine Absprache und Abstimmung zwischen den Behandlern sinnvoll

erscheint. Bei den meisten Patienten wird allerdings die logopädische Therapie bereits abgeschlossen sein, wenn der Zeitpunkt für die Einleitung kieferorthopädischer Maßnahmen gekommen ist, da eine Verbesserung der Sprache vor der Einschulung bzw. in den ersten Grundschuljahren angestrebt wird, die Regulierung der Zahnstellung hingegen meist erst in der zweiten Phase des Zahnwechsels, d.h. im 9. - 10. Lebensjahr beginnt.

B 16. Anlaß für die kieferorthopädische Behandlung
Die Beantwortung der Frage: »Was kann ich für Sie tun?« sollte dem Behandler einen Eindruck vermitteln, aus welchen Gründen und mit welcher Motivation der Patient bzw. seine Eltern die Praxis aufgesucht haben. Bei vielen Patienten werden die Verbesserung der **Ästhetik,** d.h. kosmetische Gründe, im Vordergrund stehen. Andere wiederum suchen die Praxis auf, weil die **Kau- oder Sprachfunktion** gestört ist oder weil sie einer Schädigung des Gebißsystems und einem frühen Zahnverlust vorbeugen wollen.
Häufig sind oder waren Geschwister bereits in kieferorthopädischer Behandlung, so daß Eltern und Patienten über den Ablauf derartiger Maßnahmen bereits grundsätzlich informiert sind und auf eine detaillierte Aufklärung verzichtet werden kann. Für die Beurteilung der Motivation erscheint auch von Interesse, ob der Wunsch, sich kieferorthopädisch behandeln zu lassen, vom Patienten ausgegangen ist oder ob dieser von seinem Zahnarzt oder den dominanten Eltern auf die Möglichkeit bzw. Notwendigkeit derartiger Maßnahmen hingewiesen wurde. 3.1 - 3.3
Das Datum der letzten zahnärztlichen Kontrolle bzw. Behandlung kann für die Beurteilung des Gesundheitsbewußtseins eines Patienten von Wert sein.

B 17. Kieferorthopädische Vorbehandlung
Von besonderer Bedeutung erscheinen die Fragen, ob bereits eine kieferorthopädische Behandlung stattgefunden hat, wann und unter welchen Umständen diese erfolgte und mit welchem Ergebnis sie abgeschlossen (oder abgebrochen) wurde, da eine Zweitbehandlung nicht selten mit größeren Problemen verbunden ist, die versicherungstechnischer Art sein können, häufig aber auch in einer (erneut) mangelhaften Kooperation des Patienten liegen.
Für die Planung sowie die Beurteilung der Erfolgsaussichten einer Zweitbehandlung ist es auf jeden Fall von Vorteil, wenn die Unterlagen des Vorbehandlers (Modelle, Röntgenaufnahmen, Behandlungsplan etc.) zur Verfügung stehen.

B 18. Die im Anamnesebogen angeschnittenen Fragen nach Schulleistungen, sozialem Umfeld, Verhaltensauffälligkeiten etc. gelten nur der ersten Orientierung und sollten bei der Untersuchung des Patienten (s. Allgemeinbefund, C 6 - 8) eingehender angesprochen worden.

3.3 Klinische Untersuchung

3.3.1 Allgemeinbefund (C)

C 1. Körperbau, Größe und Gewicht

Obwohl Zusammenhänge zwischen Konstitution, Haltungsfehlern und Dysgnathien bestehen, erscheint eine Beurteilung des Körperbaus, des **Gewichts** und der **Größe** eher von allgemeiner Bedeutung und ohne besondere Auswirkung auf die speziell kieferorthopädischen Belange. Auch ist ein bestimmter **Körperbautyp** bei Kindern meist noch nicht festzustellen. Eine Information über die augenblickliche Körpergröße kann allerdings in Zusammenhang mit der Einschätzung der skelettalen Entwicklung (s. C 2) und der Berechnung der voraussichtlichen Endgröße (s. Handröntgenbild, Kap. 3.9) bedeutsam sein.

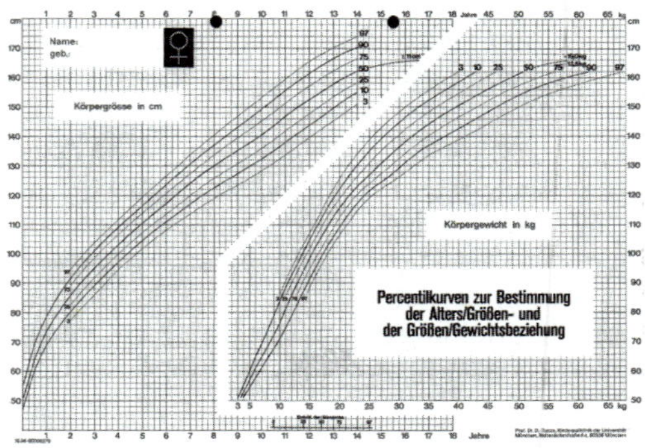

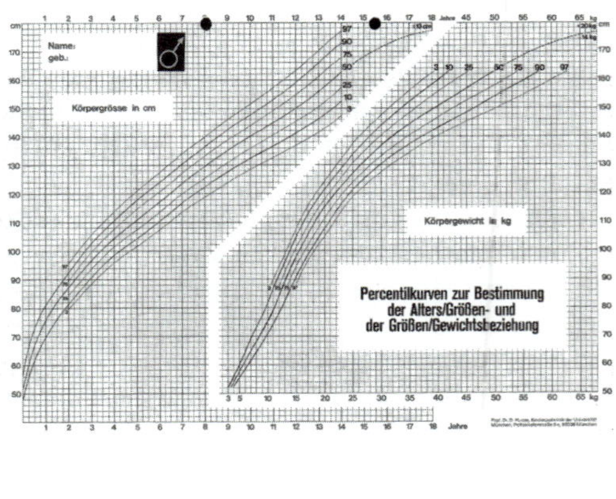

Abb. 52 a/b
Somatogramme: Perzentilkurven zur Einschätzung der Alters/Größen-und Größen/Gewichtsbeziehung für Mädchen und Jungen (nach *Kunze*).
(Die Perzentilkurven sind als Formblätter beim Wiss. Dienst der Fa. Alete, Prinzregentenstr. 155, 81677 München zu erhalten).

C 2. Entwicklung

Für die Einschätzung des körperlichen Entwicklungsstands werden **Somatogramme** (Abb. 52 a/b) verwendet, die es erlauben, die individuellen Daten von Körpergröße und Gewicht mit geschlechtsspezifischen Durchschnittswerten zu vergleichen. Liegt ein Handröntgenbild vor, kann dieser Befund durch eine Auswertung desselben ergänzt und präzisiert werden.

Der Ablauf der Dentition ist hingegen zur Einschätzung der skelettalen Entwicklung nicht geeignet, da dentales und skelettales Alter zu häufig voneinander abweichen. Bei deutlichen Diskrepanzen zwischen Skelettalter, Lebensalter und Pubertätsbeginn ist eine Untersuchung durch den Pädiater anzuraten, auch wenn eine Therapie nur in seltenen Fällen, wie z. B. beim hypophysären Minderwuchs, erforderlich ist.
Die Frage nach dem Eintreten der ersten **Menstruation** ist insofern von Bedeutung, als dieser Termin mit dem Erreichen des pubertären Wachstumsgipfel übereinstimmt; durch diese Information kann u.U. auf die Anfertigung eines Handröntgenbildes verzichtet werden.

C 3. Orthopädischer Allgemeinbefund
Von Haltungsschäden ist im Schulalter die Kyphose, der sog. Rundrücken (dorsal-konvexe Krümmung der Wirbelsäule), weit verbreitet, der häufig von anderen Symptomen der Bindegewebsschwäche (Knick- oder Senkfuß) begleitet ist. Der seitliche Buckel (Skoliose) ist eine Verbiegung der Wirbelsäule in mehreren Ebenen. Zwischen Deformitäten der Wirbelsäule, der Kopfhaltung, der Atmung und Dysgnathien bestehen tendenzielle Zusammenhänge.

C 4. Syndrome / Fehlbildungen / Spalten
Aus kieferorthopädischer Sicht werden am ehesten das *Down*-Syndrom, die ektodermale Dysplasie und das *Pierre-Robin*-Syndrom, aber auch Formen der Dysostosis (cleido-cranialis *[Marie-Sainton]*, mandibulo-facialis *[Franceschetti]*, cranio-facialis *[Crouzon]* etc.) von Interesse sein, bei denen Wachstumsstörungen, Deformationen von Gebißstrukturen und Funktionsstörungen des orofazialen Systems vorkommen (s. Kap. 1.2.4, S. 34). 3.1 - 3.3
Auch auf das Vorhandensein von Spalten der Lippe, des Oberkiefers und des Gaumens, wie auch auf Mikrosymptome (Lippenkerbe, submuköse Gaumenspalte) sollte geachtet werden, zumal operierte Spalten beim heutigen Standard der Kieferchirurgie möglicherweise auf den ersten Blick nicht oder schwer zu erkennen sind.

C 5. Haut
Bei Kindern mit Neurodermitis, die durch Juckreiz, trockene, schuppende Haut, Neigung zu chronischen Ekzemen etc. auffällt, entstehen nicht selten auch Rhagaden an den Mundwinkeln, die sich im Zuge kieferorthopädischer Maßnahmen verstärken können oder die Behandlung erschweren.
Auch im Zusammenhang mit möglichen allergischen Reaktionen kann ein im Rahmen der Eingangsuntersuchung erhobener dermatologischer Befund (z. B. Ekzem, Schuppung etc.) Bedeutung erlangen.

C 6. Verhalten
Ohne Zweifel läßt das Verhalten der Patienten anläßlich der ersten Untersuchung noch keine sicheren Rückschlüsse auf die Kooperationsbereitschaft während der Behandlung zu. Eine gewisse Nervosität ist in Anbetracht der ungewohnten Situation vielmehr normal. Eher schon ist bei Kindern, die die Untersuchung mit einem erkennbaren Phlegma über sich ergehen lassen, ein Desinteresse an der Behandlung zu unterstellen.

Berichten Eltern über Verhaltensauffälligkeiten, wie die Beibehaltung schlechter Angewohnheiten (Lutschen, Nägelkauen) im Schulalter, Bettnässen, psychische Auffälligkeiten, Stottern, Hyperaktivität, eingeschränkte Konzentrationsfähigkeit etc., können Probleme bestehen, welche die kieferorthopädische Behandlung erschweren können und eine kinderpsychologische Beratung bzw. Behandlung oder eine Familienberatung sinnvoll erscheinen lassen (s. auch Kap. 7.6.4, S. 764).
Eine deutliche Beeinträchtigung bzw. Retardierung der **psychischen Entwicklung** schließt die Durchführung einer kieferorthopädischen Behandlung grundsätzlich nicht aus, erschwert sie jedoch und begrenzt die zur Verfügung stehenden Behandlungsmethoden. So wird beispielsweise der Einsatz festsitzender Apparaturen selten in Frage kommen. Häufig ist bei diesen Patienten als Folge eingeschränkter Behandlungswilligkeit auch mit unzureichender konservierender Versorgung und dadurch mit erhöhter Kariesfrequenz und Zahnverlust zu rechnen. Eine kieferorthopädische Behandlung ist jedenfalls nur möglich und sinnvoll, wenn die Mitarbeit der Patienten gesichert ist.

C 7. Soziales Umfeld
In Zusammenhang mit der Beurteilung der psychischen Entwicklung und Verhaltensauffälligkeiten können Informationen über das **soziale Umfeld** (besuchte Schule, Erziehung in einer intakten Familie, bei Verwandten oder in einem Heim, die Berufstätigkeit beider Eltern etc.) von Nutzen sein. Ordnungssinn und **Schulleistungen** lassen zwar gewisse Vermutungen, aber keine zwingenden Rückschlüsse auf die Zuverlässigkeit eines Patienten in Bezug auf die kieferorthopädische Behandlung zu, da sie von verschiedenen Umständen abhängig sind.
Aussagen über das **Verhältnis zwischen Patienten und Eltern** sind nach der ersten Untersuchung sicher nur mit erheblichen Vorbehalten erlaubt. Dennoch vermittelt der Ablauf der anamnestischen Befragung und der klinischen Untersuchung nicht selten Eindrücke, die eine Einschätzung dieses Verhältnisses (autoritär / antiautoritär / partnerschaftlich / verwöhnend / überbeschützend) erlauben.

C 8. Einstellung zur kieferorthopädischen Behandlung
Die Motivation, eine kieferorthopädische Therapie zu beginnen, kann bei den jungen Patienten und ihren Eltern durchaus unterschiedlich ausgeprägt sein. Während etwa bis zum 10. Lebensjahr der Einfluß der Eltern häufig dominiert, spielt bei älteren Kindern und Jugendlichen die eigene Motivation eine wesentlich größere Rolle für die erfolgreiche Durchführung der Regulierungsmaßnahmen. Gegen den Willen der Patienten ist in diesem Alter kaum eine Behandlung mit Aussicht auf Erfolg durchzuführen. Ebenso ungünstig muß die Prognose eingeschätzt werden, wenn die Eltern der Therapie gleichgültig bzw. uninteressiert gegenüberstehen.

3.3.2 Extraoraler Befund (D)

D 1. Schädelform
Zur groben Einschätzung, ob ein Schädel als mesozephal, brachyzephal (breit) oder dolichozephal (schmal) einzustufen ist, wird zunächst der visuelle Eindruck ausreichen (Abb. 53 a/b).

Eine exaktere Bestimmung ist mittels eines anthropologischen Indexes möglich:

$$\frac{\text{maximale Schädelbreite x 100}}{\text{maximale Schädellänge}}$$

Ein Wert von > 81 wird als brachyzephal (Kurzschädel), ein solcher von < 76 als dolichozephal (Langschädel) interpretiert. Zu einem Breitgesicht paßt meist ein breiter, aber kurzer Zahnbogen, zu einem schmalen Gesicht ein länglicher, schmaler.
Die Feststellung eines breiten = brachyfazialen bzw. eines schmalen = dolichofazialen Gesichtstyps kann eine Entscheidungshilfe sein, ob eine transversale Erweiterung des Zahnbogens oder eine Extraktionstherapie angezeigt ist.
In ähnlichem Zusammenhang empfiehlt es sich, bei der Beurteilung der Schädelgröße auch die **Jochbogenbreite** zu messen, deren Wert zur Berechnung des **Izardschen Index** verwendet wird (Abb. 54). Dieser Index gibt die Relation zwischen Zahnbogenbreite und Schädelbreite wieder, die normalerweise 1 : 2 beträgt. Die Messung der Jochbogenbreite erfolgt durch

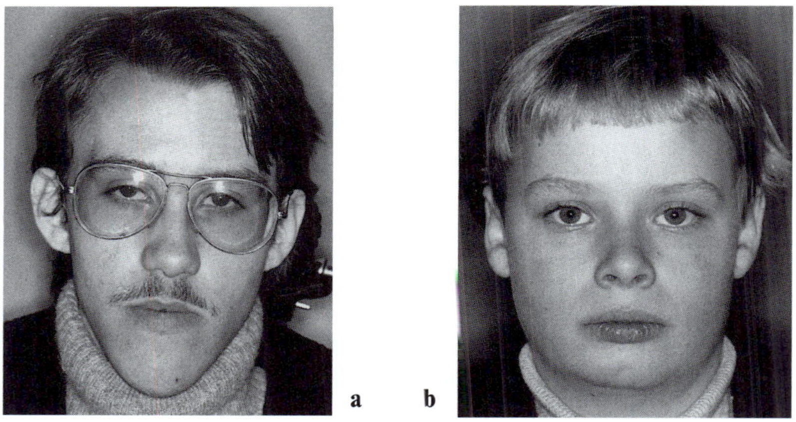

Abb. 53 a/b Schmalschädel = dolichofazialer Typus (a) und Breitschädel = brachyfazialer Typus (b)

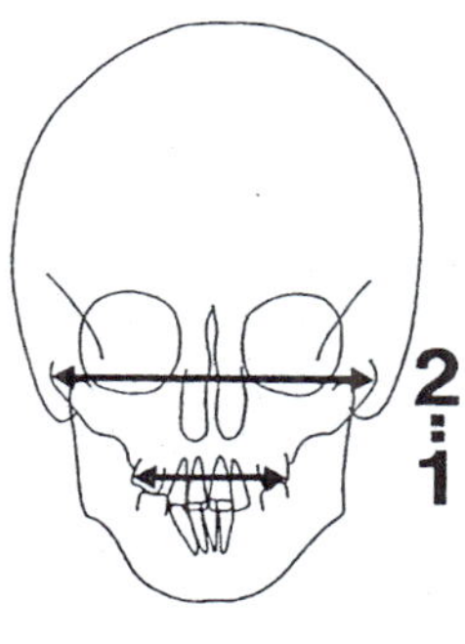

Abb. 54 Als *Izard'* scher Index wird das Breitenverhältnis zwischen Jochbogen- und Zahnbogenbreite bezeichnet. Es beträgt normalerweise 2 : 1.

Abstandsmessung der beiden Zygia, d.h. der am weitesten nach außen vorspringenden Punkte des Jochbeins, unter Beachtung einer Weichteildicke von 5-7 mm, die bei der Messung am Kopf zu berücksichtigen ist (eine direkte Messung ohne Subtraktion der Weichteildicke ist auf einer p.a.-Aufnahme des Schädels möglich). Die Zahnbogenbreite wird altersabhängig gemessen (bis zum 12. Lebensjahr: Abstand der Bukkalflächen der 1. Molaren im Oberkiefer, bis zum 18. Lebensjahr: Abstand der Bukkalflächen der 2. Molaren, danach Abstand der 3. Molaren).
Liegen ein Schmalkiefer oder eine Mikrognathie vor, ist die Relation zuungunsten der Zahnbogenbreite verschoben. Beim Mißverhältnis zwischen Zahn- und Kieferbreiten, d.h. schädelbezüglich korrekter Kiefergröße, aber relativ zu breiten Zähnen, entspricht hingegen der Indexwert der normalen Relation des Izardschen Index von 1:2, obwohl die Auswertung der Kiefermodelle nach Pont (s. S. 187) deutlich negative Differenzen ausweist (s. auch Kap. 6.5, S. 602).
Neben den Umrißformen und der Schädelbreite können in frontaler Ansicht auch die horizontalen Gesichtslinien als Verbindungslinien paariger Punkte, die Ausrichtung der Mittellinie (s. D2) sowie der vertikale Gesichtsaufbau, insbesondere im unteren Gesichtsdrittel (s. D5, D6, D7, D9) beurteilt werden.

D 2. Asymmetrien

Äußerlich feststellbare Gesichtsasymmetrien haben häufig Dysgnathien zur Folge bzw. sind durch sie bedingt.
Zu beachten sind insbesondere:

- die Einlagerung des Oberkiefers in den Gesichtsschädel
- Breitenasymmetrien im Mittelgesicht
- asymmetrische Unterkieferform sowie
- Abweichungen der Kinnmitte von der Schädelmitte.

D 3. Profil

Die extraorale klinische Untersuchung soll zunächst eine grobe Orientierung über das Profil erlauben, eine genauere Feststellung erfolgt durch die Auswertung einer Fotostataufnahme (s. Kap. 3.6, S. 207ff.) bzw. auch durch die metrische Analyse der auf einem Fernröntgenbild sichtbaren Weichteilkonturen.
Unterschieden wird zwischen einem **Biometgesicht** sowie einem geraden oder schiefen **Vorgesicht** bzw. **Rückgesicht.**
Einer zunächst groben Einschätzung dient die Feststellung, ob die Oberlippe (Subnasale) bzw. das Kinn (Pogonion) in Relation zum harmonischen Profilverlauf zu weit nach vorn (ante) bzw. zu weit zurück (retro) positioniert sind.
Liegt der Subnasalpunkt (Oberlippe) vor der Nasionsenkrechten und das Pogonion an dieser vorderen Senkrechten, wird dies als Vorgesicht bezeichnet. Befindet sich die Oberlippe in der Mitte des Kieferprofilfelds und das Kinn an oder sogar dorsal der Orbitalsenkrechten, liegt ein Rückgesicht vor (Abb. 55).
Sind die Referenzpunkte Subnasale und Pogonion relativ gleichmäßig nach ventral oder dorsal verschoben, spricht man von einem **geraden Vor- bzw. Rückgesicht,** welches im allgemeinen trotz der Abweichung vom Mittelwertgesicht als harmonisch und ästhetisch ansprechend empfunden wird.

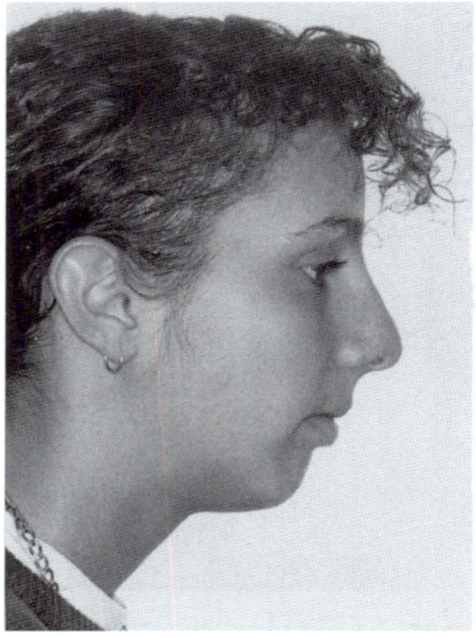

Abb. 55 Profilfoto einer Patientin mit ausgeprägtem schiefen Rückgesicht.

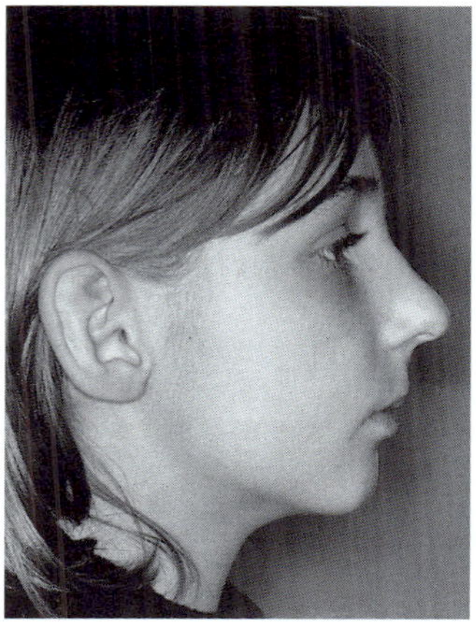

Abb. 56 Konvexer Profilverlauf

3.1 - 3.3

Ist einer der Referenzpunkte deutlicher nach ventral oder dorsal verlagert als der andere, wird das Profil als **schiefes Vor- bzw. Rückgesicht** bezeichnet. Dieser schiefe Profilverlauf beeinträchtigt die Gesichtsästhetik und wird allgemein als unharmonisch empfunden. Allerdings ist das ästhetische Empfinden bei den verschiedenen Rassen unterschiedlich, auch variiert es von Zeit zu Zeit (Modeströmungen), so daß die Profilbeurteilung immer zu einem subjektiven Ergebnis führt.
Für den Gesamteindruck scheint außerdem die Enface- und die Halbseitenansicht maßgebender als die Seitenansicht zu sein, so daß eine Beurteilung der ästhetischen Wirkung eines Gesichts aus verschiedenen Perspektiven sinnvoll ist.
Ferner weist die ästhetische Einschätzung geschlechtsspezifische Unterschiede auf. »Männliche« Profile zeigen markantere Züge mit einer kräftigeren, spitzen Nase, flacheren, leicht retrusiven Lippen und einem ausgeprägteren Kinn, »weibliche« Profile hingegen eine kleinere Nase mit einem Nasenstegverlauf mehr nach oben, außen und ein weniger markantes Kinn.
Die theoretische Annahme, daß ein Mittelwertprofil, d. h. eine gute Gesichtsästhetik, bei allen Fällen mit anatomisch korrektem Gebiß zu finden sei, trifft nicht zu, da die skelettalen Strukturmerkmale nicht immer mit den Okklusionsbeziehungen der Zahnbögen übereinstimmen. Das Gesichtsprofil entspricht jedoch häufig der relativen Lagebeziehung zwischen Ober- und Unterkiefer. Ein fliehendes Kinn deutet auf eine Rücklage des Unterkiefers, eine verstärkte Kinnprominenz auf eine Progenie, ein eingefallenes Mittelgesicht auf eine mikrognathe Komponente hin.
Neben der Bewertung des Profils als Biometgesicht oder gerades/schiefes Vor- bzw. Rückgesicht werden zur Beschreibung eines vom Mittelwertgesicht abweichenden Profilverlaufs auch die kennzeichnenden Merkmale: **konvex** und **konkav** verwendet. Als konvex wird ein Profil bezeichnet, wenn Nase und Oberlippe vorstehen und das Kinn zurückweicht (Abb. 56). Bei eingefallenem Mittelgesicht, d. h., wenn der Mundbereich um die Lippen

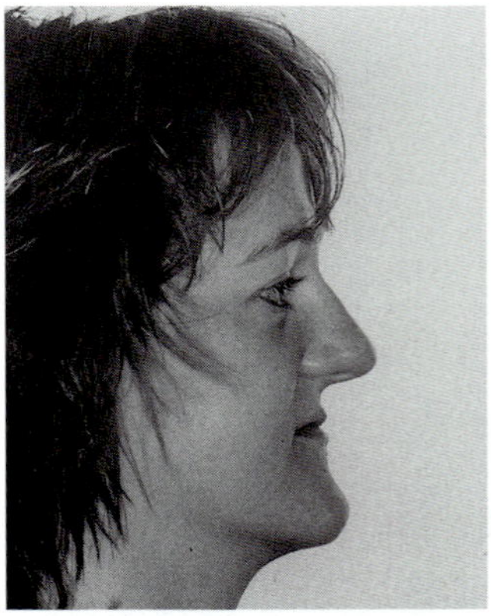

Abb. 57 Konkaver Profilverlauf

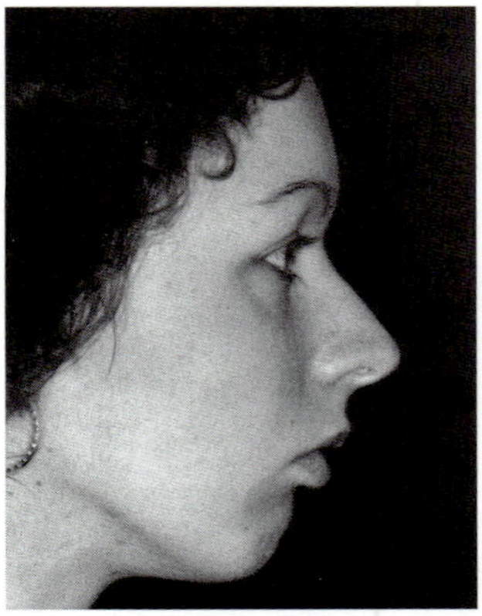

Abb. 58 Großnasenprofil

herum zurückliegt während Nase und Kinn vorstehen, liegt hingegen ein konkaves Profil vor (Abb. 57).
Wie die Beurteilung des Mittelgesichts als »unterentwickelt« bzw. des Profilverlaufs als »konkav« bzw. »konvex«, erlaubt auch die extraorale Betrachtung zunächst nur eine ungefähre Einschätzung, nicht jedoch objektive, metrische Angaben. Die endgültige differentialdiagnostische Festlegung (Pro- oder Retrogenie, Mikrognathie, [maxilläre] Prognathie etc.) erfolgt aufgrund der kephalometrischen Auswertung des Fernröntgenbildes sowie der Fotostataufnahme.

Nasenprofil
Bei der ästhetischen Beurteilung des Profils spielt die Größe und Form der Nase eine wesentliche Rolle. Hierbei sollte beachtet werden, daß sich das Nasenprofil beim Kind in der Wachstumsphase noch verändert. So kommt es z. B. während des pubertären Wachstums zu einer Zunahme der Nasengröße in horizontaler Richtung um durchschnittlich 6-7 mm. Dieses Wachstum ist bei Jungen ausgeprägter als bei Mädchen.
Durch die kieferorthopädische Behandlung sind Größe oder Kontur der Nase nicht zu beeinflussen. Optische Korrekturen sind nur durch chirurgische Maßnahmen möglich. Die Patienten sollten daher im Falle einer ästhetischen Beeinträchtigung des Profils durch eine große oder fehlgeformte Nase vor Einleitung der Behandlungsmaßnahmen entsprechend aufgeklärt werden.

Ein bereits vor Behandlungsbeginn erkennbares **Großnasenprofil** (Abb. 58) kann ein entscheidendes Kriterium bei Extraktionsentscheidungen oder der Planung der Behandlung einer vergrößerten Frontzahnstufe sein. Gleiches gilt für den konkaven bzw. den konvexen Profilverlauf.
Bei der Profilbeurteilung spielen neben der Nasenform und -größe auch die Position und Form des Kinns eine Rolle. So entsteht bei abgeflachtem Kinn und hohem unteren Gesichtsdrittel der Eindruck eines zurückstehenden Profils.

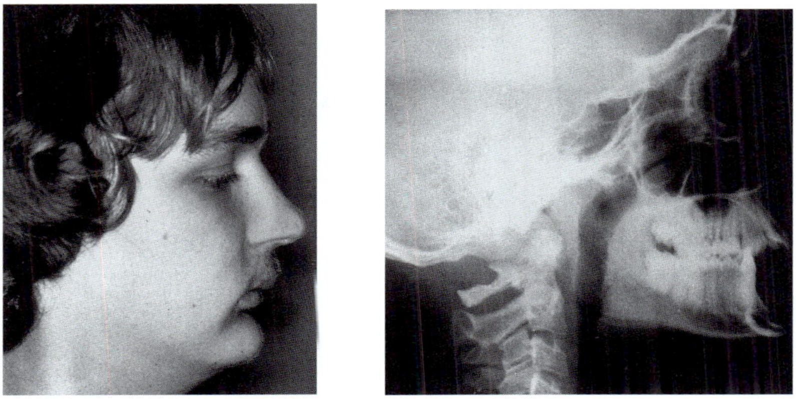

Abb. 59 a/b Profilverschlechterung beim sog. „dentalen Rückbiß".
Profilfoto und Fernröntgenbild zeigen einen Patienten mit extrem vergrößerter Frontzahnstufe und distaler Okklusion bei korrekter Lage der Unterkieferbasis und deutlicher Differenz zwischen Alveolarfortsatz (B-Punkt) und Basis (Pogonion). Eine Vorverlagerung der Mandibula in neutrale Verzahnung hätte eine massive Verschlechterung des Profilverlaufs zur Folge.

D 4. Profilveränderung bei Unterkieferverlagerung in Klasse I

Im allgemeinen wird davon ausgegangen, daß sich bei einer Rücklage des Unterkiefers (Retrogenie, Klasse II) durch die Vorverlagerung der Mandibula eine Verbesserung des Profils ergibt. Dies trifft für die meisten Patienten auch zu. Bei einigen Anomalien (z. B. bei einem dentalen Rückbiß, d.h. einer Differenz zwischen der sagittalen Lage des Alveolarfortsatzes und der Unterkieferbasis) kann sich jedoch eine Verschlechterung des Profilverlaufs durch Verstärkung der Kinnprominenz ergeben, was bei der Behandlungsplanung und Prognose zu berücksichtigen ist (Abb. 59 a/b). Es ist aus diesen Gründen ratsam, im Rahmen der klinischen Untersuchung bei allen Rückbißfällen zu überprüfen, welche Veränderung des Profilverlaufs sich bei Einstellung des Unterkiefers in Klasse I - Relation ergibt, ob sich das Profil durch diese Verlagerung der Mandibula verbessert bzw. in welchem Umfang der Unterkiefer nach ventral verschoben werden kann, ohne eine negative Auswirkung auf das Profil befürchten zu müssen.

D 5. Kollmannsche Proportionen

Unter den Kollmannschen Proportionen wird die vertikale Aufteilung in Gesichtsdrittel verstanden (Abb. 60). Als Meßpunkte werden hierbei verwendet:
Trichion (Haaransatz),
Nasion (Nasenwurzel),
Subnasale (Ansatzpunkt der Oberlippe am Nasensteg)
Gnathion (unterer Kinnrand) [s. auch Kap 3.6.2, S. 210].

Bei harmonischem vertikalen Gesichtsaufbau sollen die drei Meßstrecken (Tr-N, N-Sn und Sn-Gn) etwa die gleiche Größe aufweisen. Hierbei ist allerdings zu beachten, daß sich bei Kindern insbesondere der Mittelgesichtsbereich wachstumsbedingt noch deutlich verändert, so daß in diesem Alter

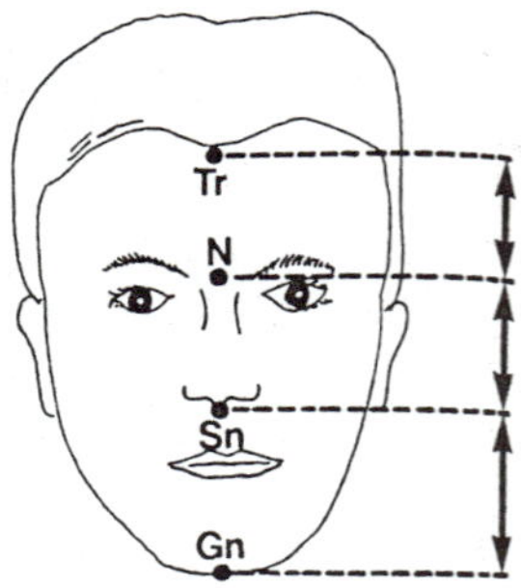

Abb. 60 Kollmannsche Proportionen. Vertikale Aufteilung des Gesichts in drei (möglichst gleiche) Teile

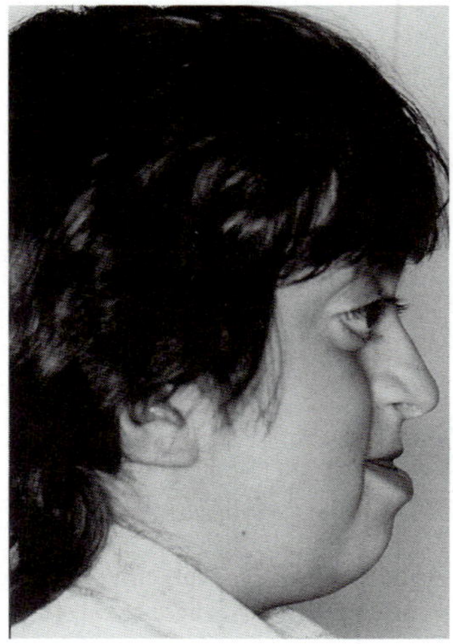

Abb. 61 Bei der Patientin kommt es infolge einer Unterentwicklung des Mittelgesichts (Dysostosis cranio-fazialis) zu einer deutlich ausgeprägten positiven Lippentreppe

für die mittlere Strecke (NSn) im Vergleich zu den beiden übrigen häufig ein kleinerer Wert gemessen wird, ohne daß hieraus Rückschlüsse auf eine dysgnathe Situation erlaubt wären.
Zumindest beim Erwachsenen deuten Störungen der Kollmannschen Proportionen auf das Vorliegen von Dysgnathien hin; so ist z. B. ein verkleinertes unteres Gesichtsdrittel bei Deckbiß, Senkbiß oder extremem Tiefbiß zu beobachten, während ein vergrößertes unteres Gesichtsdrittel z. B. beim strukturell offenen Biß zu finden ist.

D 6. Lippen

Zunächst sollte eine Beschreibung des Zustands der Lippen erfolgen. *Impressionen oder Bißspuren* können ein Hinweis auf einen habituellen Faktor (Lippenbeißen) sein.
Rissige Lippen sowie Rhagaden an den Mundwinkeln können durch Mundatmung hervorgerufen worden sein.
Die sog. *»**Lippentreppe**«* wird als negativ bezeichnet, wenn die Oberlippe deutlich vor der Unterlippe positioniert ist, was bei Patienten mit vergrößerter Frontzahnstufe, Anteinklination der oberen Schneidezähne, Rücklage des Unterkiefers oder Prognathie beobachtet werden kann. Die prominente Unterlippe kann zu einer positiven Lippentreppe führen, ein häufiges Zeichen für das Vorliegen einer Progenie bzw. Makrogenie oder einer Unterentwicklung des Oberkiefers, z. B. bei Mikrognathie bzw. Pseudoprogenie (Abb. 61).
Wichtige Informationen vermittelt die Beurteilung der ***Lippenhaltung***. Kompetente Lippen berühren sich bei entspannter Muskulatur leicht. Als inkompetente Lippen werden anatomisch zu kurze Lippen bezeichnet, die sich bei entspannter Muskulatur nicht berühren. Eine *offene Lippenhaltung* (Abb. 62 a/b) wird häufig in Verbindung mit Mundatmung, zu kurzer Oberlippe, frontal offenem Biß, Schmalkiefer mit Spitzfront oder Anteinklination der oberen Inzisivi beobachtet sowie mit einer Behinderung im nasalen, naso- und oropharyngealen Raum in Verbindung gebracht.

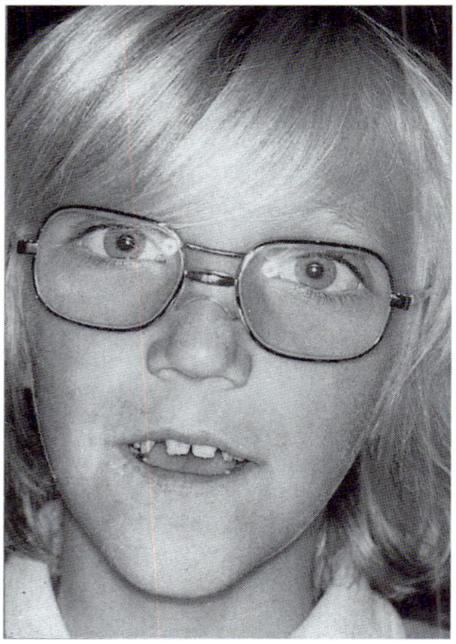

Abb. 62a/b Typischer Mundatmer (offene Mundhaltung, Rhagaden in den Mundwinkeln)

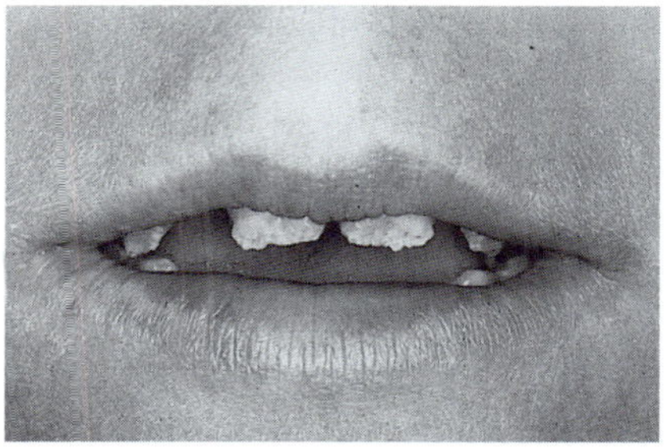

3.1 - 3.3

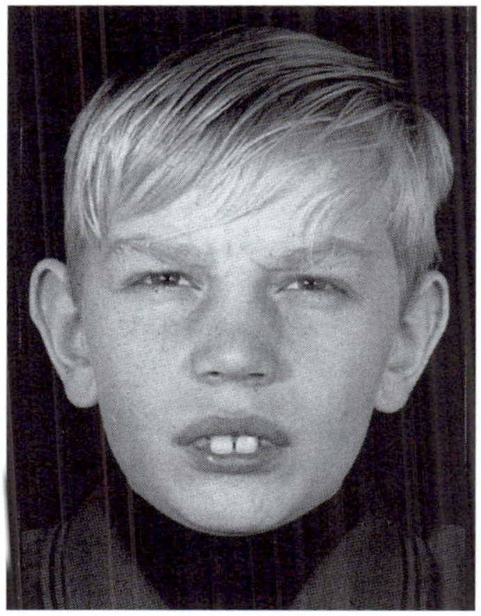

Abb. 63 Einlagerung der Unterlippe hinter die oberen Schneidezähne

Inkompetenter Lippenschluß kann auch ein Anzeichen für eine schwache, wenig aktive orofaziale Muskulatur sein. Insbesondere für eine erfolgreiche funktionskieferorthopädische Behandlung ist jedoch die Aktivität der orofazialen Muskulatur von Bedeutung, da das FKO-Gerät die Muskelkräfte ausnutzt. Eine schwache Kau- und Lippenmuskulatur geht oft mit einer allgemeinen Haltungsschwäche einher.
Eine *Einlagerung der Unterlippe hinter die oberen Schneidezähne* in Funktionsruhe wie auch beim Schlucken oder als Habit (Abb. 63) ist vor allem für die Entstehung, Unterhaltung und Verstärkung einer vergrößerten Frontzahnstufe und einer Unterkieferrücklage verantwortlich zu machen. Die Feststellung dieses Befundes ist sowohl in Ruhestellung als auch in Funktion zu treffen. Häufig ist bei dieser Fehlhaltung auch eine ausgeprägte Supramentalfalte zu beobachten.

Bei harmonischem Gesichtsaufbau beträgt die Höhe der Oberlippe etwa 1/3 der unteren Gesichtshöhe. Abweichungen durch eine zu **kurze Oberlippe** können sowohl zu einer ästhetischen Beeinträchtigung als auch zu inkompetentem Mundschluß führen.
Zur Bewertung der Gesichtsästhetik wird auch eine Beurteilung der **Lippenlage** heranzuziehen sein. Dabei wird die Lage der Ober- und Unterlippe in Relation zu den oberen und unteren Schneidezähnen bei entspannter Muskulatur und leicht geöffneter Mundhaltung registriert. Bei harmonischen Verhältnissen überragen die Inzisalkanten der oberen Schneidezähne die Oberlippe um ca. 1-2 mm, während die unteren Incisivi von der Unterlippe verdeckt werden.
Beim Lachen ist im Idealfall eine Fläche zwischen drei Vierteln der Kronenhöhe der oberen Inzisivi und 2 mm der Gingiva zu sehen. Als *sog. »Gummy smile«* wird eine Lippenhaltung bezeichnet, bei der durch eine kurze Oberlippe oder eine ausgeprägte Elongation der oberen Inzisivi bei mäßiger Mundöffnung bzw. beim Lachen nicht nur die Labialflächen der oberen Schneidezähne sichtbar sind sondern auch weite Bereiche der den Alveolarfortsatz bedeckenden Gingiva.
Aufgrund einer durchschnittlich kürzeren Oberlippe wird dieser Befund häufiger beim weiblichen Geschlecht beobachtet. Auch ein exzessives anteriores Vertikalwachstum des Oberkiefers sowie ein vergrößerter vertikaler bzw. horizontaler Frontzahnüberbiß kann zur Entstehung eines »Gummy smile« beitragen.
Für die Behandlungsplanung - z. B. bei der Korrektur eines tiefen Bisses - spielt dieser Befund eine ästhetisch wichtige Rolle, da in diesem Fall überlegt werden sollte, den Tiefbiß nicht durch eine Extrusion der Seitenzähne sondern durch Intrusion der oberen Front zu beheben.

D 7. Mundspalte

Die Breite der Mundspalte ist für die Planung, Durchführung und Prognose einer kieferorthopädischen Therapie weitgehend ohne Bedeutung. Eine sehr schmale Mundspalte kann lediglich bei der Abdrucknahme Probleme bereiten oder beim Arbeiten im Munde die Sicht erschweren.

D 8. Unterkieferform

Die Lage des Unterkiefers, insbesondere aber die Form und Prominenz des Kinns bilden eines der bedeutendsten Kennzeichen des Gesichtsprofils und der ästhetischen Qualität des gesamten Gesichts. Auch zur Differenzierung dentoalveolär bzw. basal bedingter Okklusionsabweichungen erscheint eine Beurteilung der Kinnform und -prominenz sinnvoll. Die Größe des Kieferwinkels, die auf dem Fernröntgenbild präziser gemessen werden kann, erlaubt Rückschlüsse auf die Wachstumsrichtung des Unterkiefers. Eine Beurteilung ist sowohl durch Inspektion als auch durch Palpation des Unterkieferrandes möglich. Eine bilaterale Betrachtung ist sinnvoll, um Asymmetrien in der Form der Mandibula nicht zu übersehen.

D 9. Untere Gesichtshöhe

Insbesondere bei vertikalen Anomalien (z. B. strukturell offenem Biß, Deckbiß) kann es zu einer Störung der Gesichtsproportionen kommen, wobei die untere Gesichtshöhe, d.h. die Strecke Subnasale - Menton, im Verhältnis zu anderen Meßstrecken (z. B. Nasion - Subnasale) deutlich ver-

größert bzw. verkleinert sein kann. Eine Vergrößerung der unteren Gesichtshöhe kann nicht nur zu einer ästhetischen Beeinträchtigung sondern auch zu einem erschwerten Lippenschluß führen. Bei einer Verkürzung der unteren Gesichtshöhe ist nicht selten eine ausgeprägte Supramentalfalte zu finden.
Bei harmonischem Gesichtsaufbau ergibt sich eine Drittelung der unteren Gesichtshöhe, wobei sich das Stomion (der Kontaktpunkt von Ober- und Unterlippe) an der Grenze zwischen oberem und mittleren Drittel befindet, die Strecke Stomion-Gnathion also doppelt so groß ist wie die Distanz Subnasale-Stomion.

3.3.3 Intraoraler Befund (E)

Die Erhebung des intraoralen Befundes erfolgt teils als Ergänzung, teils zur Überprüfung der Modellanalyse. Wichtig ist die eingehende Registrierung aller Fakten, die auf dem Modell oder den Röntgenbildern nicht zu sehen oder abzuklären sind.

E 1. Zahnstatus
Als erster Schritt werden die im Munde vorhandenen Zähne, differenziert nach Milchzähnen und permanenten Zähnen, eingetragen. Die Angabe der Milchzähne kann entweder in römischen Ziffern oder unter Verwendung des zweiziffrigen Schemas (51 bis 85), die der permanenten Zähne in arabischen Ziffern oder zweiziffrig (11 bis 48) erfolgen. **3.1 - 3.3**
Die im oberen Zahnbogen vorhandenen Zähne werden in die zweite Zeile, die im unteren Zahnbogen vorhandenen Zähne in die dritte Zeile des Schemas eingetragen.
In der oberen und unteren (l. und 4.) Zeile des Schemas soll der Zustand der Zähne vermerkt werden.
Insbesondere sind hier einzutragen:

D Karies (auch Sekundärkaries, unzureichende Füllungen, Defekte)

F Füllungen (gegebenenfalls Zustand vermerken). Diese Angaben sind vor allem im Rahmen der Extraktionstherapie von wesentlicher Bedeutung (z. B. zur Beurteilung der Erhaltungsmöglichkeit von Sechsjahrmolaren bei Extraktion der 1. Prämolaren).

Frakt Kronenfraktur (gegebenenfalls ist der Schweregrad anzugeben). Eventuell ist eine Vitalitätsprobe und/oder eine Röntgenkontrolle durchzuführen bzw. zu veranlassen, der Zeitpunkt des Unfalls zu eruieren und festzustellen, ob der Zahn perkussionsempfindlich ist, eine Farbveränderung aufweist etc.

Hy Schmelzhypoplasien können bei Rachitis und Ernährungsstörungen im Säuglingsalter etc. bzw. (lokalisiert) als Schädigung der Keimregion durch gangränöse Milchzähne auftreten;
generalisierte Mineralisationsstörungen werden als Amelogenesis imperfecta beobachtet.
Verfärbungen sind z. B. als Folge einer Tetracyclinmedikation oder in Form weißer Flecken als Dentalfluorose möglich. Falls Hartsubstanzdefekte mit

erweichtem Dentin vorhanden sind, sollte zusätzlich ein Karieseintrag erfolgen.

X Verlust eines permanenten Zahnes (Milchzahnextraktionen werden nicht angegeben, Milchzahnwurzeln mit Wurzelzeichen).

L Lockerung. Eine verstärkte Beweglichkeit permanenter Zähne ist in Verbindung mit Traumata oder Parodontopathien möglich. Hier sollte auch der Lockerungsgrad (1 - 4) angegeben werden.

PA Parodontaler Schaden (genauere Angaben unter E 16 - 19)

dev Vitalitätsverlust oder Wurzelfüllung (als Ergebnis der Vitalitätsprobe oder einer Röntgenkontrolle verdächtiger Zähne bzw. der Feststellung sichtbarer Zeichen einer Wurzelbehandlung).

E Entkalkungen (sollten zusätzlich farbig gekennzeichnet werden, da ihr Vorliegen wesentlich für die Entscheidung ist, ob eine Behandlung mit festsitzenden Apparaturen sinnvoll und risikoarm möglich ist).
Beim Verdacht auf **Ankylosen** zwischen Zähnen (vornehmlich Milchmolaren bzw. traumatisch geschädigten Frontzähnen) und dem umgebenden Knochen kann der Perkussionsschall - ggf. im Vergleich zu benachbarten Zähnen - aufschlußreich sein. Infraokklusionen von Milchzähnen deuten ebenfalls auf ein solches Geschehen hin (Abb. 64). Bei der Messung der Zahnbeweglichkeit, z. B. mit dem Periotest-Gerät, sind veränderte Werte zu erwarten.

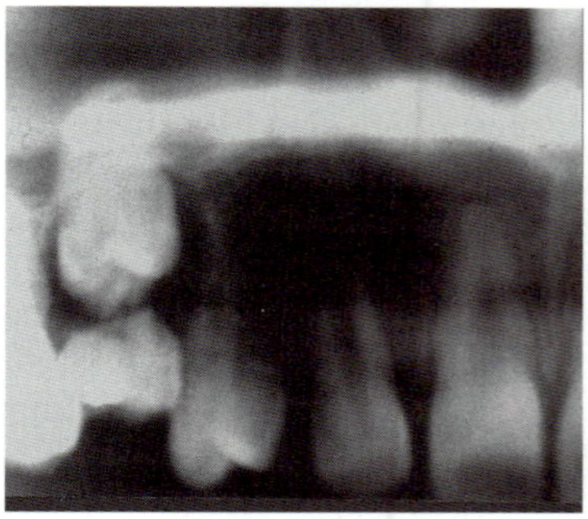

Abb. 64 Infraokklusion des Zahnes 55 mit Retention 15.

Bei Milchzähnen ist vor ihrem Ausfall eine zunehmende **Lockerung** zu beobachten, was Rückschlüsse auf einen baldigen Zahnwechsel zuläßt. Dies kann in Zusammenhang mit der Wahl des Zeitpunkts für den Behandlungsbeginn und die Planung der Apparaturen von Bedeutung sein.
Abrasionen können ihre Ursache in Parafunktionen (Knirschen, Pressen) haben; sie sollten ebenfalls vermerkt werden.

E 2. Habituelle Okklusien
Die Beurteilung der Verzahnung erfolgt bei der klinischen Untersuchung entsprechend der Modellanalyse im Bereich der Eckzähne und der 1. Molaren.
Die Angabe erfolgt in Prämolarenbreiten (Pb) oder Bruchteilen (1/4, 1/3, 1/2, 2/3 etc.) dieser Meßeinheit mit der Richtungsangabe mesial oder distal, wenn keine neutrale Verzahnung vorliegt. Die Beurteilung der Verzahnung im Munde des Patienten ist wichtig, da die Okklusionsfestlegung am Gipsmodell trotz Anfertigung eines Situationsbisses aus Wachs mitunter nicht eindeutig gelingt. Aus dem gleichen Grund ist es empfehlenswert, im Rahmen der klinischen Untersuchung auch die Abweichungen der unteren von der oberen Zahnbogenmitte zu registrieren.

E 3. Mittellinienverschiebungen

Mittellinienverschiebung OK 1 : MSE
Bei der klinischen Untersuchung wird in frontaler Sicht überprüft, ob die obere Zahnbogenmitte von der Gesichtsmitte (Median-Sagittal-Ebene) abweicht. Dies kann sowohl Folge einer alveolären Verschiebung der oberen Zahnbogenmitte als auch einer asymmetrischen Einlagerung der Maxilla in den Gesichtsschädel sein. Von Bedeutung ist dieser Befund, der nur bei der klinischen Inspektion, nicht jedoch am Modell zu erheben ist, wenn im Rahmen der kieferorthopädischen Behandlungsplanung zu entscheiden ist, ob Zahnverschiebungen im Bereich der Oberkieferfront stattfinden können, ohne den ästhetisch wichtigen Eindruck einer Symmetrie zu beeinträchtigen. **3.1 - 3.3**

Mittellinienverschiebung UK 1 : OK 1
In frontaler Sicht wird überprüft, ob die untere Zahnbogenmitte in habitueller Interkuspidation von der oberen Zahnbogenmitte abweicht. Diese Messung ist zwar auch auf dem Modell möglich, sie kann jedoch zur Überprüfung der korrekten Orientierung der Modelle zueinander dienen.
Zeigt die untere Zahnbogenmitte bei der Mundöffnung deutliche Abweichungen nach lateral, sollte diese Feststellung bei der Erhebung der Funktionsbefunde (E 8, E 13) berücksichtigt werden.

E 4. Frontzahnstufe
Die Messung des sagittalen Abstandes zwischen der Labialfläche des am weitesten labial stehenden oberen mittleren Schneidezahnes und der Labialfläche seines Antagonisten ist grundsätzlich auch am Modell möglich.

E 5. Molarenabstand in Abbißstellung
Bei Vorverlagerung des Unterkiefers in den Kantenbiß wird der interokklusale Abstand im Gebiet der 1. Molaren gemessen (Abb. 65). Diese Messung entfällt bei Progenien, bei denen die Einnahme eines Kantenbisses nicht möglich ist, sowie beim frontal offenen Biß, bei dem der Molarenabstand 0 beträgt.
Der Molarenabstand im Kantenbiß ist als ein wichtiges differentialdiagnostisches und prognostisches Maß für vertikale Anomalien anzusehen. Ein großer Molarenabstand (ab 3 mm) bedeutet in der Regel eine schlechte Prognose für eine Tiefbißbehandlung, da hier die Verminderung des ver-

tikalen Frontzahnüberbisses nur durch Verlängerung der Seitenzähne (wachstumsbedingte Elongation, aktive Extrusion) oder durch Intrusion der Inzisivi (festsitzende Apparatur, Gefahr der Wurzelresorption) möglich ist.

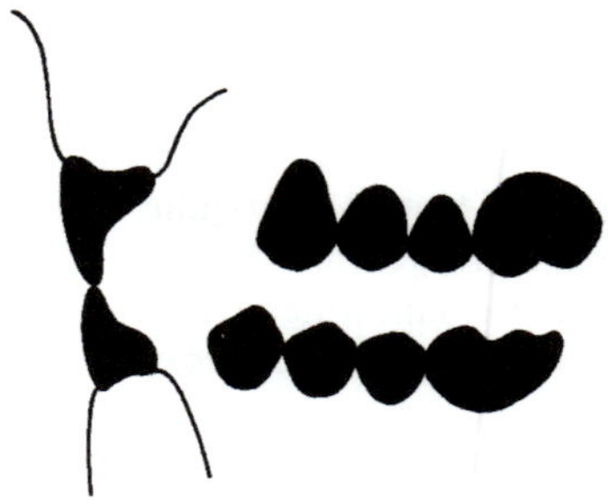

Abb. 65 Molarenabstand im Kantenbiß

Ein kleiner Molarenabstand (0-2 mm) bedeutet in der Regel eine günstige Prognose für eine Tiefbißbehandlung. Er ist häufig bei Klasse II-Tiefbißfällen mit großem Basiswinkel zu finden, bei denen sich der vertikale Frontzahnüberbiß durch die Vorverlagerung der Mandibula abschwächt. Inwieweit eine Bestimmung der interokklusalen Distanz in **Ruhelage,** d. h. bei entspannter orofazialer Muskulatur und unbewußter Abstandshaltung des Unterkiefers vom Oberkiefer und aufrechter Kopf- und Körperhaltung (früher auch »Ruheschwebe« genannt), sinnvoll ist, wird im Schrifttum kontrovers beurteilt. Die Bestimmung dieses Abstandes, der im Mittel mit 2-3 mm angegeben wird, ist nicht immer einfach; auch scheint der Wert individuell, umstandsbedingt (Müdigkeit, Streß, Angstzustände, Atmung, Muskeltonus, Kopfhaltung, Kiefergelenkbeschwerden) und tageszeitabhängig zu schwanken.

E 6. Neigung der Okklusionsebene

Die Neigung der Okklusionsebene in transversaler oder sagittaler Richtung läßt sich durch Einlegen eines Holzspatels sichtbar machen. Die Feststellung einer *transversalen Neigung,* bei der die Okklusionsebene nach rechts oder links abfällt, ist häufig ohne therapeutische Bedeutung, da eine nennenswerte Lagekorrektur mit konservativen kieferorthopädischen Mitteln kaum zu erreichen ist. Bei einer kombiniert kieferorthopädisch-kieferchirurgischen Therapie, etwa einer Lagekorrektur des Oberkiefers mit Le Fort 1-Osteotomie, kann versucht werden, diese Neigung auszugleichen, wenngleich dies weitgehende Anpassungsvorgänge im Unterkiefer und im Kiefergelenk voraussetzt.

Eine *sagittale Neigung* der Okklusionsebene kann bei vertikalen Bißanomalien von Bedeutung sein. So wird z. B. eine ventro-caudale Neigung in Bezug auf die Entstehung eines wachstumsbedingten oder iatrogen offenen Bisses oder die Prognose einer Tiefbißbehandlung zu beachten sein.

E 7. Dynamische Okklusion

Im Zuge der Untersuchung der dynamischen Okklusion wird registriert, ob eine eckzahngeschützte Okklusion oder eine Frontzahnführung, eine unilateral oder bilateral balancierte Okklusion vorliegt und ob Vorkontakte vorhanden sind.

E 8. Zwangsbiß

Unter einem Zwangsbiß versteht man eine Bißluxation in der letzten Phase des Mundschlusses mit Hereingleiten in eine durch Zwangsführung verursachte, abwegige Okklusion bei sichtbarer Differenz zwischen habitueller Okklusion und Ruhelage. Die Feststellung eines Zwangsbisses ist nur im Rahmen der klinischen Untersuchung, nicht aber am Kieferabguß möglich.

Als Zwangsbißtypen werden beobachtet:
- Der progene Zwangsbiß mit umgekehrtem Überbiß und Zwangsführung durch Schneidezähne oder Milcheckzähne
- der laterale Zwangsbiß mit mandibulärer Verschiebung der Unterkiefermitte, meist mit unilateralem Kreuzbiß, sowie selten
- der distale Zwangsbiß mit eingefangenem Unterkiefer bei Retroinklination der oberen Inzisivi.

Als Zeichen eines Zwangsbisses gelten:
- Deviation des Unterkiefers bzw. Bißluxation beim Hereingleiten in die habituelle Okklusion sowie ggf.
- Schliffacetten an zwangsbißführenden Zähnen
- anämische Bezirke an der marginalen Gingiva als Zeichen der isolierten Belastung zwangsbißführender Zähne und 3.1 - 3.3
- Lockerung dieser überbelasteten Zähne.

E 9. SKD

Bei der Bestimmung der SKD (Schneidekantendistanz) bei maximaler Mundöffnung wird der interinzisale Vertikalabstand der Schneidekanten der mittleren Inzisivi (z. B. mittels einer Schublehre) gemessen; zu diesem Wert wird das Ausmaß des vertikalen Frontzahnüberbisses addiert - beim frontal offenen Biß erfolgt die Errechnung durch Subtraktion. Der Wert der SKD beträgt bei regulären Funktionsverhältnissen 40 - 45 mm, bei Kindern unter 10 Jahren 30 - 35 mm.

Eine reduzierte Mundöffnung wird häufig beim Vorliegen einer Funktionsstörung oder nach einem Trauma beobachtet.

E 10. Distanz ZKP-IKP

Der Unterschied zwischen habitueller Interkuspidation (IKP), d.h. der gewohnheitsmäßig eingenommenen statischen Okklusion, und der zentrischen Okklusion (ZKP), die als maximale Interkuspidation bei zentrischer Kondylenposition definiert wird, ist in der Regel nur gering (0-1 mm). Zur Bestimmung der zentrischen Okklusion kann der entspannt herabhängende Unterkiefer bei der Schließbewegung mit leichtem manuellen Druck nach dorsal geführt werden.

Bei Kindern ist dieser Gleitweg zwischen IKP und ZKP mitunter vergrößert, ohne daß eine Funktionsstörung oder pathologische Veränderungen vorliegen. Beim älteren Jugendlichen und Erwachsenen legt dieser Befund nahe, ergänzende Funktionsanalysen durchzuführen.

Auch nach der Therapie einer Unterkieferrücklage, insbesondere wenn im Rahmen der Behandlung nicht mehr ausreichend Wachstumspotenz zur Verfügung stand, kann eine deutliche Differenz zwischen der habituellen und der zentrischen Okklusion vorliegen. Die Mandibula wird dabei muskulär in die habituelle Okklusion geführt, ohne daß eine artikuläre Fixierung im Sinne einer zentrischen Kondylenposition erreicht wurde, was auch als »Sonntags-« oder »Doppelbiß« bezeichnet wird. Das Behandlungsergebnis ist in diesen Fällen vielfach instabil und rezidivgefährdet.

E 11. Verlagerungsmöglichkeit des Unterkiefers nach ventral
In der Regel ist eine Verlagerung des Unterkiefers nach ventral um 8 bis 10 mm möglich. Dieser Meßwert ist wichtig für die Prognose einer Klasse II - Behandlung sowie funktionskieferorthopädischer Maßnahmen. Bei unzureichender Vorverlagerungsmöglichkeit des Unterkiefers ist die Beseitigung einer vergrößerten Frontzahnstufe fraglich.

E 12. Verlagerungsmöglichkeit des Unterkiefers nach dorsal
Dieser Befund ist besonders für die Anomalien des progenen Formenkreises von Bedeutung. In der Regel gelingt eine Rückverlagerung des Unterkiefers aus der habituellen Interkuspidation nur um ca. 1 mm. Größere Strecken (3-4 mm) werden beim progenen Zwangsbiß registriert; daher spricht eine große Rückverlagerungsmöglichkeit für eine bessere Prognose bei progenem Biß, während sich bei einer geringen Rückverlagerungsmöglichkeit die Prognose beim progenen Biß verschlechtern und die Diagnose »progener Zwangsbiß« differentialdiagnostisch auszuschließen ist.

E 13. Kiefergelenk / Myo-Arthropathien / Funktionsstörungen
Gelenkerkrankungen und -beschwerden sind im kindlichen Gebiß sehr selten, beim Jugendlichen und Erwachsenen jedoch öfter feststellbar (z. B. Knack- und Reibegeräusche, Druckempfindlichkeit von Gelenk oder Kaumuskeln, Hypomobilität, Deviation bei Mundöffnung etc.).
Bei Verdacht auf eine Gelenkerkrankung ist eine umfassendere Befunderhebung sinnvoll, wie

- Funktionsanalyse (klinisch und instrumentell) und
- Röntgenaufnahmen der Kiefergelenke (evtl. CT bzw. MRT).

Eine klinische, ggf. auch eine instrumentelle Funktionsanalyse ist ferner bei erwachsenen Patienten indiziert, wenn der Verdacht auf eine Funktionsstörung besteht, z. B. wenn ein Zwangsbiß oder eine ausgeprägte Differenz zwischen habitueller und terminaler Okklusion vermutet wird.
Eine ausführliche Darstellung der im Rahmen der kieferorthopädischen Behandlung von Patienten mit Funktionsstörungen indizierten klinischen, manuellen und instrumentellen Funktionsdiagnostik ist in Kap. 3.10 (S. 248-275) enthalten.

E 14. Mundhygiene
Die Beurteilung und ggf. Verbesserung der Mundhygiene eines Patienten ist für die Durchführung und Prognose einer kieferorthopädischen Behandlung von großer Bedeutung. Schlechte Mundhygiene erhöht das Risiko der Entstehung von Entkalkungen (Verfärbungen), Karies und Gingivitiden, reduziert die Einsatzmöglichkeiten festsitzender, z.T. auch herausnehmbarer Apparaturen und verstärkt die Gefahr eines Verlusts permanenter Zähne während der Behandlung, insbesondere der Sechsjahrmola-

ren. Aus diesen Gründen sollten bei unzureichender Mundhygiene die Indikation einer kieferorthopädischen Behandlung überprüft sowie Prognose und Geräteeinsatz überdacht werden.
Ferner ist der Patient unbedingt und wiederholt zur besseren Mundhygiene anzuhalten, die mit ihm bis zur Besserung zu üben ist (Putzdemonstration, Anfärben oder Sichtbarmachen von Plaque [UV-Lampe], Munddusche etc.). In der Regel sollte der Behandlungsbeginn von einer Optimierung der Mundhygiene abhängig gemacht werden.
Entzündliche Veränderungen und Blutungen der marginalen Gingiva trotz zur Zeit der Untersuchung plaquefreier Zähne deuten darauf hin, daß die Zähne für den Besuch beim Zahnarzt besonders sorgfältig geputzt, sonst aber schlechter gepflegt wurden.

E 15. Kariesneigung
Große Kariesneigung erhöht das Risiko und vermindert die Einsatzmöglichkeit festsitzender Apparaturen.
Als Mindestforderung muß in diesen Fällen auf der Durchführung regelmäßiger Karieskontrollen, einer effizienten Fluoridprophylaxe und auf einer ausgezeichneten Mundhygiene bestanden werden. Die Kariesfrequenz ist vor allem bei Extraktionsentscheidungen und bei geplanter Therapie mit festsitzenden Apparaturen zu beachten.

E 16. Neigung zu Parodontopathien **3.1 - 3.3**
In Fällen parodontaler Schädigung sollte eine klinische und röntgenologische diagnostische Abklärung und eine therapeutische Abstimmung mit einem Spezialisten erwogen werden.
Der Kieferorthopäde sollte sich vor Einleitung von Therapiemaßnahmen immer die Frage stellen, ob durch seine Behandlung der parodontale Zustand gebessert werden kann, was z. B. für den Zwangsbiß gilt, oder eine Verschlechterung zu befürchten ist, was besonders für das Erwachsenengebiß zutreffen kann.
In der Regel wird es sinnvoll sein, der kieferorthopädischen Therapie eine Parodontalbehandlung (Zahnsteinentfernung, Scaling, Kürettage etc.) - nach Möglichkeit bis zur Entzündungsfreiheit - vorausgehen zu lassen.
Zahnfleischtaschen sind bei Kindern selbst bei schlechter Mundhygiene und massiver Gingivitis selten zu finden, kommen aber im Gebiß erwachsener Patienten häufiger vor. Die Sondierungstiefen sollten dann gemessen und der Befund schriftlich niedergelegt werden.

E 17. Parodontal-Indizes
Aus dem Zustand des Parodontiums lassen sich wertvolle Rückschlüsse auf die Qualität der Mundhygiene ziehen. Für den kieferorthopädischen Behandler ist es auf jeden Fall sinnvoll, auf die im Rahmen der initialen Prophylaxemaßnahmen erhobenen Parodontalindizes
- API (Approximalraum - Plaque - Index)
- Plaque - Index nach *Quigley - Hein* oder
- PBI (Papillen - Blutungs - Index)

zurückzugreifen, deren Erhebung und Dokumentation im Kap. 2.4 (S. 113-116) beschrieben werden.
Die Verbesserung bzw. Verschlechterung des Mundhygieneverhaltens

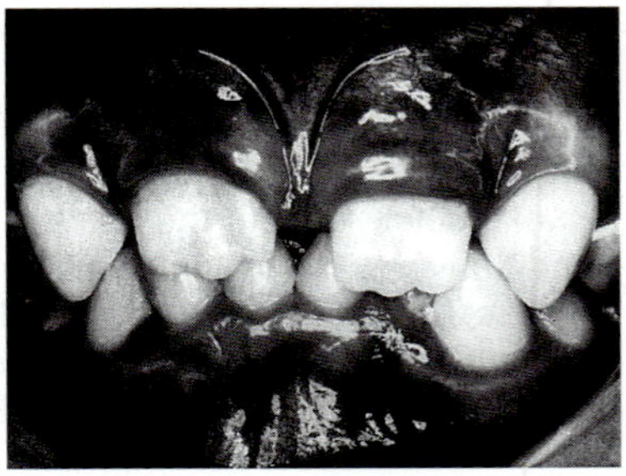

Abb. 66 Tief inserierendes Lippenbändchen.

kann bei Verlaufskontrollen durch die genannten 3 Indizes objektiviert und quantitativ erfaßt werden. Die Dokumentation läßt sich motivationsfördernd einsetzen und kann als Entscheidungshilfe verwendet werden, ob die Mundhygiene zum Einleiten einer kieferorthopädischen Therapie (insbesondere mit festsitzenden Apparaturen) ausreicht.

E 18. Gingivitis

Zur Lokalisation von Entzündungen der marginalen Gingiva werden die betroffenen Parodontien angegeben. Bei der Gingivitis hypertrophicans bzw. einer medikamentösen Gingivahypertrophie - z. B. bei Phenytoin-/ Hydantoinmedikation erfolgt eine zusätzliche Markierung der entsprechenden Felder des Befundbogens.

E 19. Gingivarezessionen

Beim Vorliegen von Gingivarezessionen - z. B. als Folge von okklusalen Fehlbelastungen, Dyskinesien oder weit zervikal inserierenden Bandansätzen - erfolgt die Angabe der betroffenen Zähne im dafür vorgesehenen Zahnschema durch Ankreuzen.

E 20. Gingiva / Mukosa

Veränderungen der Gingiva bzw. Mukosa (Entzündungen, Rötungen, Aphthen, Fisteln, Hypertrophien, Narben etc.) im vestibulären, palatinalen und lingualen Bereich sind als Anfangsbefund zu registrieren, um diese Befunde bei der Therapieplanung berücksichtigen und Änderungen im Verlauf der kieferorthopädischen Behandlung richtig einschätzen zu können. So kann durch vorliegende Entzündungen oder häufig auftretende Aphthen das Tragen schleimhautbedeckender Geräte erschwert sein, vorhandene Rötungen werden später möglicherweise als allergische Schleimhautreaktionen fehlinterpretiert, Fisteln machen ggf. eine vorzeitige Milchzahnextraktion erforderlich etc.

E 21. Bandansätze

Lippenbändchen:

Ein tief ansetzendes Frenulum (Abb. 66) ist eine häufige Ursache eines Diastema mediale im Oberkiefer, auch ist es nicht selten für das Rezidiv nach kieferorthopädischem Schließen der Frontzahnlücke verantwortlich (s. auch Kap. 6.7, S. 623 ff.). Das tief inserierende Frenulum verdient beson-

dere Beachtung, wenn beim Abziehen der Lippe eine anämische Zone im Bereich der Papilla inzisiva sichtbar wird, weil der bindegewebige Strang dann in den palatinalen Bereich einstrahlt. In diesen Fällen kann eine operative Entfernung des Lippenbändchens (Frenektomie) erwogen werden. Diese sollte allerdings im allgemeinen erst nach Durchbruch der bleibenden seitlichen Inzisivi erfolgen, wenn nicht das tief inserierende Bändchen ein oder beide mittleren Schneidezähne in ihrem Durchbruch deutlich behindert oder die Bewegung dieser Zähne zum Schließen des Diastema unmöglich macht.
Im Unterkiefer ist ein hoch ansetzendes Lippenbändchen mit Diastema zwischen den mittleren Schneidezähnen seltener zu finden. Eine Indikation zur Frenektomie kann hier gegeben sein, wenn der Bandansatz zu Dehiszenzen führt.

Zungenbändchen:
Eine Fixierung des Zungenbändchens an der Zungenspitze statt inmitten der Unterfläche der Zunge (Ankyloglosson) kann zu Bewegungseinschränkungen, reduzierter transversaler Entwicklung des Oberkiefers und Sprachstörungen (Sigmatismus) führen. Da zudem die Gefahr von Druckstellen beim Einsatz herausnehmbarer Behandlungsgeräte besteht, kann eine chirurgische Durchtrennung des Zungenbändchens indiziert sein.
Nicht nur im Bereich des Lippen- und Zungenbändchens sondern auch in der *Wangenregion* können störende Bandansätze vorhanden sein, die dann mit Angabe der Lokalisation zu vermerken sind (insbesondere die Prämolarenregion im Oberkiefer ist diesbezüglich zu beachten). **3.1 - 3.3**
Wichtig erscheint die Feststellung von tief bzw. hoch ansetzenden Bändern auch im Zusammenhang mit der Entstehung von Gingivarezessionen und Beeinträchtigungen bei der Behandlung mit festsitzenden Apparaturen.

E 22. Zunge
Im Bereich der Zunge ist neben Habits und Funktionsstörungen (anomales Schlucken, Zungenpressen, Sigmatismus, s. B 14/15) auf Besonderheiten der Größe, der Form und des Volumens sowie auf dentale Impressionen am Zungenrand zu achten. Für die Ausbildung von Dysgnathien und Stellungsanomalien erscheinen aber diese morphologischen Abweichungen - z. B. eine große Zunge (Makroglossie, Abb. 67) - weniger von Bedeutung als Zungenfehlfunktionen. Hinzu kommt, daß die objektive Bewertung der Zungengröße im Rahmen der klinischen Inspektion nicht einfach ist, wie auch die Beurteilung der Zungenaktivität sich der direkten Sicht meistens entzieht.

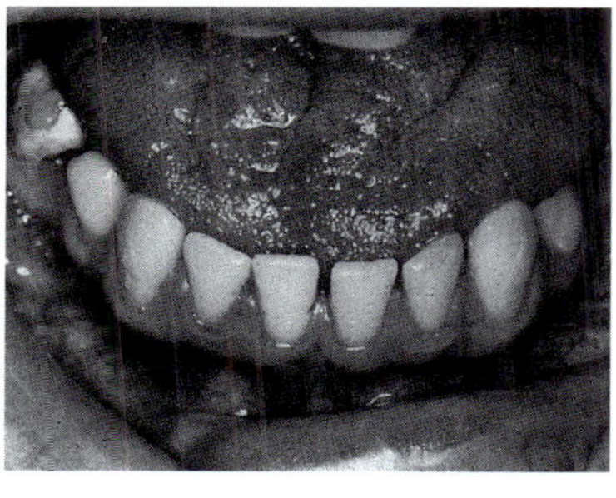

Abb. 67 Makroglossie.

E 23. Gaumen

Gaumenhöhe und -breite sind in Zusammenhang mit der Größe der apikalen Basis im Oberkiefer sowie dem Komplex Mundatmung/Schmalkiefer zu sehen. Ein hoher, schmaler Gaumen findet sich häufig bei behinderter Nasenatmung und dolichofazialen Gesichtstypen. Eine Verbreiterung des Gaumengewölbes (z. B. durch eine forcierte Erweiterung der Gaumennaht) führt nicht nur zu einer Breitenzunahme im Bereich der apikalen Basis und der Nasenhöhlen sondern meist auch zu einer Abflachung des Gaumens.

Beim Verdacht auf Verlagerungen, z. B. von Eckzähnen oder 2. Prämolaren, ist ferner auf Vorwölbungen am Gaumen zu achten, die Hinweise auf die Position der verlagerten Zähne erlauben.

Beim ausgeprägten Tiefbiß kann es als Folge der mangelnden Abstützung der Frontzähne zu einem Einbiß der unteren Schneidezähne in die Gaumenschleimhaut und zu einer Traumatisierung derselben kommen (Ulzerationen).

Selten ist unter der geschlossenen Gaumenschleimhautdecke ein Knochendefekt zu tasten, der auf eine submuköse Spalte hinweist oder als Mikrosymptom einer Gaumenspalte interpretiert werden kann.

E 24. Lippen-Kiefer-Gaumenspalte

In der Regel wird das Vorhandensein einer Spalte bereits im Zuge der Anamneseerhebung bzw. der extraoralen Untersuchung festgestellt.

Trotzdem sollte bei der intraoralen Inspektion auch auf Operationsnarben, Kontinuitätsunterbrechungen im Bereich des Alveolarfortsatzes, unvollständige Spaltbildungen, im Spaltbereich durchbrechende Zähne etc. geachtet werden.

E 25. Tonsilla palatina

Stark vergrößerte Tonsillen (Abb. 68) können den Patienten beim Atmen stören und die Zungenlage beeinflussen. Sie können ferner zu einer Änderung der Lage und Rotation der Mandibula, zur Vergrößerung der anterioren Gesichtshöhe und des Gonionwinkels mit Tendenz zum offenen Biß sowie zu einer Retroinklination der unteren und Anteinklination der oberen Schneidezähne mit Vergrößerung der Frontzahnstufe, zum Schmalkiefer und zum seitlichen Kreuzbiß führen und sollten daher den Kieferorthopäden veranlassen, dem Patienten eine Untersuchung und eventuelle Behandlung durch einen Hals-Nasen-Ohren-Arzt anzuraten (s. B 9/10).

E 26. Apikale Basis

Unter der apikalen Basis wird die transversale und sagittale Ausdehnung der Kiefer im Bereich der apikalen Wurzelanteile verstanden. Die Beurteilung der apikalen Basen ist im Rahmen einer klinischen Untersuchung nur grob möglich. Anhaltspunkte für die Größe der Basis ergibt der Tastbefund, die Bewertung der Achsenstellung der Seiten- und Frontzähne sowie die Schwierigkeit, bei der Abdrucknahme das Material aus untersichgehenden Stellen im Vestibulum zu entfernen. Im Oberkiefer sprechen deutlich nach bukkal geneigte Seitenzähne bzw. eine ausgeprägte Anteinklination der Front für eine schmale bzw. kurze apikale Basis. Eine senkrechte oder sogar invertierte Stellung der Seitenzähne bzw. ein Steilstand der Front deuten auf eine große apikale Basis hin, wie sie z. B. beim Deck-

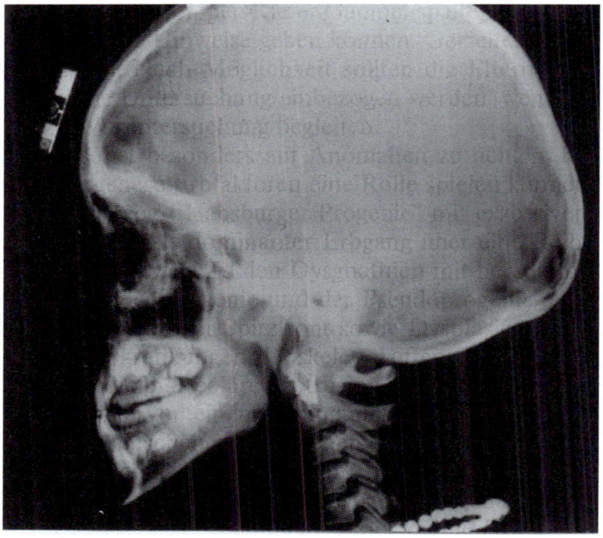

Abb. 68 Vergrößerte Tonsillen. Im Fernröntgenbild ist die Reduzierung des Luftkanals im hinteren Rachenraum gut zu erkennen.

biß häufig zu finden ist. Im Unterkiefer weist eine ausgeprägte Lingualkippung der Zähne darauf hin, daß die Ausdehnung der apikalen Basis größer ist als die des Zahnbogens. Eine präzisere Bestimmung der Größe der apikalen Basen ist mit Hilfe von Fernröntgenbildern (Seitenbild [sagittal] und p.a.-Aufnahme [transversal]) möglich. Für die kieferorthopädische Behandlungsplanung sind diese Informationen vor allen Dingen für die Entscheidung für oder gegen eine Extraktionstherapie von Interesse.

E 27. Vestibulum

Eine Inspektion und der Tastbefund im Vestibulum sind nicht nur zur Beurteilung der apikalen Basis erforderlich. Die Höhe der Umschlagfalte, d.h. die Grenze zwischen beweglicher und befestigter Gingiva, kann auch für die Gestaltung vestibulär liegender Apparaturen (z. B. Funktionsregler, vestibulär verlaufende Bögen oder Hilfselemente festsitzender Apparaturen) von Bedeutung sein. Eine bis fast an den zervikalen Rand reichende bewegliche Gingiva ist, insbesondere im Bereich der unteren Front, im Hinblick auf die Entstehung oder Verstärkung von Rezessionen zu beachten. Im Wechselgebiß deuten Vorwölbungen im Vestibulum auf eine atypische Durchbruchsrichtung permanenter Zähne hin.

E 28. Retromolarer Raum

Die Beurteilung des retromolaren Raumes durch Inspektion oder Palpation ist nur unter Berücksichtigung des Dentitionsverlaufs sinnvoll und möglich. Die Einschätzung, ob ein im Durchbruch befindlicher 2. oder 3. Molar ausreichend Platz finden wird, kann im Rahmen einer klinischen Untersuchung nur bedingt erfolgen. Eine ergänzende Röntgenuntersuchung vermag hier Klarheit zu schaffen.

Fragen im Rahmen der kieferorthopädischen Voruntersuchung

Bitte beantworten Sie die nachstehenden Fragen möglichst vollständig; Sie können so die für das Beratungsgespräch erforderliche Zeit verkürzen und uns helfen, eine umfassende Grundlage für die Behandlungsplanung zu schaffen. Da kieferorthopädische Behandlungen normalerweise bei Kindern durchgeführt werden; sind die Fragen auf Kinder bezogen formuliert. **Erwachsene** Patienten beantworten bitte nur die eingerahmten Fragen **5-13** sowie **16/17** (sinngemäß).Versicherte einer Gesetzlichen Krankenkasse (z. B. AOK, BKK, IKK, DAK, Barmer etc.) werden gebeten, die **Krankenversicherungskarte (Chipkarte)** einlesen zu lassen und diese zum Neuanfang mitzubringen.

A Bestehen bei Eltern oder nahen Verwandten Gebißanomalien ? nein O

Wenn ja, welche ? ....

War ein/beide Elternteil(e) früher in kfo. Behandlung ? ja O

B 1. Besonderheiten während der **Schwangerschaft** ? keine O

(Krankheiten - Ernährungsstörungen - Unfälle - Medikamente)

....

2. Besonderheiten bei der **Geburt** ?... keine O

(z. B. Zangen-, Schnittentbindung, Saugglocke - Zwillings- bzw. Mehrlingsgeburt)

Geburtsgewicht : .... g Länge: .... cm

Fehlbildungen: ....

3. Säuglingszeit: Ernährung: ..... Monate gestillt, ... Monate Flasche

Vitamin D (z. B. Vigantol) O

Fluoretten (oder andere Fluoridtabl.) O wie lange? ....

Laufen gelernt mit ...... Monaten, Sprechen gelernt mit ...... Monaten

4. Wann kamen die ersten **Milchzähne** ?

vor dem 6. Lebensmonat O zwischen dem 6. und 8. Monat. O nach dem 8. Monat O

Wann kamen die ersten **bleibenden** Schneidezähne ?

vor dem 6. Lebensjahr O im 6. bis 7. Lebensjahr O im 8. Lebensjahr oder später O

5. Größere chirurgische Eingriffe oder Unfälle in den letzten Jahren ? keine O

welche..

wann? .... wo behandelt? .... keine O

Gingen bei einem Unfall Milchschneidezähne verloren O oder wurden bleibende Zähne beschädigt O

wenn ja, welche? ....

Erfolgten bei chirurgischen Eingriffen bzw. Unfällen Bluttransfusionen? O

Wann? .... Wo? ....

6. Bestehen **Allergien** ? z.B. Nickel O Chrom O Pollen/Gräser O Latex / Gummi O

gegen Medikamente O.................................. sonstige: ....

Allergiepass vorhanden O keine Allergien O

7. Nimmt Ihr Kind regelmäßig **Medikamente** ein ? nein O

wenn ja, welche ? ....

8. Kinderkrankheiten / Krankheiten ?
Scharlach O Röteln O Diphtherie O Masern O Mumps O Hirnhautentzündung O
Rachitis O Lungenentzündung O Asthma O Heuschnupfen O
Mittelohrentzündung O Hörprobleme O häufige Erkältungen O
häufige Aphthen (Bläschen an der Mundschleimhaut) O Herpes O Epilepsie O
Diabetes O Nierenerkrankung O Rheuma O Herzleiden O Schilddrüsenerkrankung O

Ernährungsstörungen O im ...... Lebensjahr ....
Wachstumsstörungen O ....
Haltungsschäden O z. B. Hohl-/Rund-/Flach-Rücken, X-/O-Beine, Knick-/Spreiz-/Plattfuß o.a.) .... O
Bestehen zur Zeit **ansteckende Krankheiten** (z. B. Hepatitis, Tuberkulose, HIV ...) ? nein O

wenn ja, welche ? ....

Bestehen **Blutgerinnungsstörungen** ? nein O wenn ja, welche ? ....
Ist Ihr Kind seit längerem in **ärztlicher Behandlung** ? nein O

wenn ja, weswegen ? ....

9. War Ihr Kind bereits einmal bei einem **Hals-Nasen-Ohrenarzt** ? nein O

Entfernung der Polypen O wann? .... Entfernung der Mandeln O wann? ....

sonstige Behandlung: .... Beratung O ....

10. Atmet Ihr Kind normalerweise durch die Nase O durch den Mund O

erschwerte Nasenatmung O Schnarcht Ihr Kind nachts O

11. Knirscht Ihr Kind ? nachts O tagsüber O nein O

12. Bestanden oder bestehen **Erkrankungen der Kiefergelenke ?** ja O nein O

Problem beim Kauen O Schmerz beim Kauen O Muskelverspannung im Kieferbereich O

Gelenkgeräusche (z. B. Knacken) O häufige Kopf- bzw. Nackenschmerzen O

....

13. Treibt Ihr Kind eine **Sportart** intensiv? O Welche? ....

Spielt Ihr Kind ein **Instrument?** O Welches? ....

14. Hat Ihr Kind **gelutscht** ? ja O nein O

Daumen O Finger O Nuckel O Bettzipfel O ...., wenn ja, wie lange ?
nur im 1. Lebensjahr O bis zum 3. Jahr O bis zum 5. Jahr O noch O
Nägelbeißen O
15. Wurde bzw. wird bei Ihrem Kind eine **logopädische Behandlung**
(Sprechübungen) durchgeführt ?
nein O
wenn ja , wann ? .... von wem? ....

3.1 - 3.3

16. Anlaß für die kieferorthopädische Beratung:
Verbesserung der Kaufunktion ○ der Sprache ○ des Aussehens ○
Vorbeugung von Karies und Parodontose ○ sonstige Gründe: ....
Geschwister sind bzw. waren in kieferorthopädischer Behandlung ja ○ nein ○

Überweisung erfolgte durch : ....
Datum der letzten zahnärztlichen Untersuchung / Behandlung: ....

17. Wurde andernorts bereits eine kieferorthopädische Behandlung durchgeführt ? nein ○

Wenn ja, wann ? von .... bis ....

durch wen ? .... (Praxis)

.... (Anschrift)
Erfolgte diese Behandlung mit **herausnehmbaren** ○ oder **festsitzenden** ○ Apparaturen?
Wurden im Rahmen dieser Behandlung bleibende Zähne **extrahiert** ? ja ○
Wurde diese Behandlung **regulär abgeschlossen** ○ oder **abgebrochen** ○ ?
Wenn diese Behandlung **abgebrochen** wurde, aus welchen Gründen geschah dies ?

....

Falls sich Unterlagen der Vorbehandlung (Modelle, Röntgenbilder, Behandlungsplan etc.) in Ihrem Besitz befinden, bringen Sie diese bitte zur Beratung / Behandlungsplanung mit.
Eine kieferorthopädische Behandlung dauert in der Regel mehrere Jahre.
Werden Sie in den nächsten Jahren im Einzugsbereich der Praxis wohnen bleiben ○

oder ist ein Umzug geplant ? ○ Wann? ....
Kann eine regelmäßige Kontrolle (alle 3 - 4 Wochen) sichergestellt werden ? ja ○ nein ○

18. Besuchte Schule ....
Schulleistungen: sehr gut ○ gut ○ zufriedenstellend ○
ausreichend ○ teilweise mangelhaft ○
Werden die Hausaufgaben unaufgefordert erledigt ? ja ○ nein ○
Wer beaufsichtigt die Hausaufgaben ? ....
Hält das Kind Ordnung ? gut ○ durchschnittlich ○ schlecht ○
Putzt das Kind unaufgefordert regelmäßig die Zähne? ja ○ meistens ○ nein ○
Ist das Kind selbst an einer Zahnregulierung interessiert ? ja ○ weniger ○ nein ○
Leidet das Kind an seelischen Hemmungen ? ja ○ nein ○
Das Kind lebt bei den Großeltern ○ bei Pflegeeltern ○ in einem Heim ○
Die Eltern leben getrennt ○
Die Mutter ist berufstätig: vormittags ○ nachmittags ○ ganztags ○

☞ Im Rahmen der für die Behandlung notwendigen diagnostischen Maßnahmen sind Röntgenbilder des Schädels und des Gebisses (bei wachsenden Patienten evtl. auch der Hand) unerläßlich. Dabei bemühen wir uns, die Strahlenbelastung so gering wie möglich zu halten. Aus diesen Gründen sollten Sie uns davon informieren, wenn in den vergangenen Monaten bei Ihrem Zahnarzt oder in der Klinik Röntgenaufnahmen des Kopfes oder der Zähne hergestellt wurden, damit wir entscheiden können, ob diese Bilder für die aktuelle kieferorthopädische Diagnostik zu verwenden sind und auf erneute Aufnahmen ganz oder teilweise verzichtet werden kann.
Hinweis für erwachsene Patientinnen : Informieren Sie bitte im Falle einer **Schwangerschaft** **vor** einer Röntgenuntersuchung auch das Personal der Röntgenabteilung !

Befundbogen für Anamnese und klinische Untersuchung

A. Familienanamnese ❑ Fam

Besonderheiten bei Eltern und nahen Verwandten

(z. B. LKG, Syndrome, Nichtanlagen, Überzahl, Verlagerung, Progenie, Deckbiß, Prognathie, Diastema, skel.offener Biß etc. Allgemeinerkrankungen: Allergien, Anfallsleiden, Arthritis, Stoffwechselstörungen, andere)

....

	Biß					Stufe			Überbiß			Platz			Kopf			MH			Sonstige:			
	Eu	I	II,1	II,2	III	-	n	+	o	n	t	e	n	l	b	n	d	+	n	-	LKG	Apl.	Verlag	Diast
Mutter																								
Vater																								
Geschwister																								

Kieferorthopädische Behandlung bei Vater o Mutter o Geschwistern o

B. Patientenanamnese

1. Schwangerschaftsverlauf ohne Besonderheiten ❑

Krankheiten der Mutter: .... Ernährungsstörungen: .... ❑ Schwg

Unfälle: .... Medikamente: ....

2. Geburt: normal ❑ Besonderheiten: ....

Zwilling: EZ ❑...... ZZ ❑ Geburtsgewicht: .... g Größe: .... cm ❑ Geb

....

3. Säuglingsalter: Ernährung: Brust ❑ ...... Mon / Flasche ❑ ...... Mon.
Vitamin D ❑ Fluorid ❑ bis ....
Laufen .... Mon. Sprechen .... Mon.

4. Dentition: Frühzahner Milchgebiß ❑ perm. Gebiß ❑
Spätzahner Milchgebiß ❑ perm. Gebiß ❑
frühzeitiger Milchzahnverlust .... / .... ❑ MVerl

Tetracyclinmedikation im ...... Lebensjahr ❑ Tetra

5. Unfälle (im Kopf/Gesichtsbereich) .... Lj ❑ Unf
Milchzahnverlust ❑ ....traumat. Schädigung perm. Zähne ❑ ....

Operationen: ....

mit Transfusionen ❑ ....

6. Allergien: Nickel ❑ Chrom ❑ Pollen / Gräser ❑ Latex / Gummi ❑

Medikamente ❑.................................... sonstige: .... ❑ Allerg
Allergiepass vorhanden ❑

7. Einnahme von Medikamenten:

.... ❑ Med

8. Krankheiten: Scharlach ❑ Röteln❑ Diphtherie ❑ Masern ❑ Mumps ❑
Meningitis ❑ Rachitis ❑ Pneumonie ❑ Asthma ❑ Heuschnupfen ❑ Otitis med.❑
häufige Erkältungskrankheiten ❑ Neigung zu Aphthen ❑ Herpes ❑
Diabetes ❑ Nierenerkrankung ❑ Rheuma ❑ Herzleiden ❑ Schilddrüsenerkrankung ❑
Hepatitis ❑ HIV ❑ Hämophilie ❑ Tbc ❑ Epilepsie ❑

Ernährungsstörungen .... im .... Lebensjahr ❑

Wachstumsstörungen ❑.................................. Haltungsschäden ❑............................

andere Erkrankungen ....

Blutgerinnungsstörungen ❑..

Ärztliche Behandlung ....

Ansteckende Krankheiten .... ❑ Inf

9. HNO-Behandlung: Tonsillektomie ... Lj. Adenotomie .. Lj. Untersuchung: o.B. ❑ HNO

....

10. Atmung: Nase ❑ Mund ❑ erschwerte Nasenatmung ❑ Schnarchen❑ ❑ Atmg

11. Parafunktionen:
Knirschen ❑... ❑ Para

12. Myo-/ Arthropathien: .... ❑ KG
(s. Funktionsbefund)

13: Sport: .... Musikinstrument .... ❑ Sport
❑ Musik
14. Habits: .... Lutschen bis ...... Lj. ❑ Nuckel bis ..... Lj. ❑ ❑ Hab

Lippenbeißen ❑ Zungenpressen ❑ anomales Schlucken ❑ Mentalishabit ❑

Nägelbeißen ❑ ....

15. Sprache beeinträchtigt: .... ❑ Spr

Zunge ❑ LKG ❑ Diastema ❑ offener Biß ❑ ....

16. Anlaß für die kieferorthopädische Behandlung

Kaufunktion ❑ Phonetik ❑ Ästhetik ❑ Prophylaxe ❑
....
Geschwister in kfo. Behandlung ❑ ....

Überwiesen von: ....
Datum der letzten zahnärztlichen Untersuchung / Behandlung: ....

17. Kieferorthopädische Vorbehandlung: von .... bis .... ❑Vorbeh

Abschluß ❑ Abbruch ❑ Umzug ❑ Unterlagen vorhanden ❑ angefordert ❑

Platten ❑ FKO ❑ MB ❑ Hg ❑ Extraktion ❑ .... Chir ❑ ....

C. Allgemeinbefund:

1. Körperbau: kräftig ❑ mittel ❑ zart ❑ adipös ❑ **Gewicht**: .... kg

2. Entwicklung: körperlich: früh ❑ normal ❑ spät ❑ **Größe:** .... cm

erste Menstruation mit .... Jahren Stimmbruch ❑
geistig: früh ❑ normal ❑ spät ❑ beeinträchtigt ❑ ❑ Entw

3. Orthopädischer Befund: Skoliose ❑ Kyphose ❑ Haltungsfehler ❑.................... ❑ Orth
Anzeichen für Rachitis: ❑ .... ❑ Rach

4. Syndrome / Fehlbildungen / Spalten: .... ❑ Syndr

5. Haut: Ekzem ❑ Schuppung ❑ Rötung ❑ .... ❑ Derma

6. Verhalten: nervös ❑ lebhaft ❑ unauffällig ❑ ruhig ❑ phlegmatisch ❑

Verhaltensauffälligkeiten: ❑ .... ❑ Verh

7. Soziales Umfeld: Besuchte Schule ....
Schulleistungen: gut ❑ zufriedenstellend ❑ ausreichend ❑ mangelhaft ❑
Ordnungssinn: gut ❑ durchschnittlich ❑ schlecht ❑
Erziehung durch Großeltern ❑ Pflegeeltern ❑ Heim ❑ ....
Eltern getrennt ❑ ganztags berufstätig ❑ ....
Eltern-/Kindverhältnis: unauffällig ❑ autoritär ❑ antiautoritär ❑ partnerschaftlich ❑
ängstlich ❑ verwöhnend ❑ überbeschützend ❑

3.1 - 3.3

8. Einstellung zur kfo.Behandlung:
Patient: sehr interessiert ❑ interessiert ❑ gleichgültig ❑ uninteressiert ❑

besondere Hinweise: .... ❑ Motiv
Eltern: sehr interessiert ❑ interessiert ❑ gleichgültig ❑ uninteressiert ❑

D. Extraoraler Befund:

1. Schädelform: normofazial ❑ brachyfazial ❑ dolichofazial ❑ ❑brachy

Jochbogenbreite: .... mm ❑dolich
Gesichtsform: schmal ❑ breit ❑ rund ❑ eckig ❑ oval ❑ dreieckig ❑

2. Asymmetrien: .... ❑ Asym.

3. Profil: Mittelwertgesicht ❑ Vorgesicht ❑ Rückgesicht ❑ ❑Vorges.

❑ Rückges.

Oberlippe: ante ❑ retro ❑ Unterentwicklung des Mittelgesichts ❑ mikro

Kinn : ante ❑ retro ❑ Großnasenprofil ❑ Gr.Nase
Profilverlauf: konkav ❑ konvex ❑ ❑ konkav
❑ konvex

4. Unterkiefervorverlagerung in Klasse I vertretbar bis .... mm für Profil ungünstig ❑ UK>??

5. Kollmann'sche Proportionen: (±): oberes❑ mittleres❑ unteres❑ Gesichtsdrittel ❑ Kollm.
...... mm ...... mm ...... mm

6. Lippen: Zustand: normal ❑ trocken ❑ rissig ❑ operiert ❑ Impressionen ❑ Lippen
Lippentreppe: gerade ❑ positiv (progen) ❑ negativ (prognath) ❑ ❑-treppe
Haltung: offen❑ geschl.❑ wulstig❑ Unterlippe hinter OK-Inzisivi ❑ ❑-haltg
kurze Oberlippe ❑ ausgeprägte Supramentalfalte ❑
Lippenlage: Unterlippe / UK-Inzisalkanten: caudal ❑ gleiche Höhe ❑ cranial ❑ ❑U'lippe
Oberlippe / OK-Inzisivi: <1/3 ❑ 1/3-2/3 ❑ >2/3 Kronenlänge ❑ ❑O'lippe
„Gummy smile" ❑ Gummy
7. Mundspalte: breit o schmal o ❑Mund

8. Unterkieferform: Kinn prominent ❑ fliehend ❑ Kieferwinkel: groß ❑ klein ❑ ❑UK

9. Untere Gesichtshöhe: ausgewogen ❑ lang (+)❑ kurz (-)❑ ❑ U'Ges

---

E. Intraoraler Befund

1. Zahnstatus

D = Karies, F = Füllung, X = Extraktion, Fr = Fraktur, Hy = Hypoplasie, L = Lockerung, PA = parod. Schaden, dev = devital

---

2. Habituelle Okklusion

6	3	3	6

3. Mittellinienverschiebung OK / MSE [mm] **UK / OK** [mm]

4. Frontzahnstufe [mm] **5. Molarenabstand in Abbißstellung** [mm]

6. Neigung der Okklusionsebene: ventro-caudal ❑ lat. nach rechts ❑ nach links ❑
7. Dynamische Okklusion: Frontzahnführung ❑ Eckzahnführung ❑
unilat. balancierte Okklusion ❑ bilat. balancierte Okklusion ❑ Vorkontakte ....

8. Zwangsbiß: nach rechts ❑ links ❑ ventral ❑ dorsal ❑ ....

9. SKD (max. Mundöffnung) [mm] **10. ZKP-IKP Distanz** [mm]

11. Verlagerungsmöglichkeit des UK nach ventral (bei Kl. II) [mm]

12. Verlagerungsmöglichkeit des UK nach dorsal (bei Kl. III) [mm]

13. Kiefergelenk / Myo-Arthropathie / Funktionsstörungen (s. Funktionsstatus) ☐

....

14. Mundhygiene: gut ❑ mittel ❑ schlecht ❑

15. Kariesneigung: gering ❑ mittel ❑ groß ❑

16. Neigung zu Parodontopathien: gering ❑ mittel ❑ groß ❑

17. Indizes : API ☐ % Quigley - Hein ☐ % PBI ☐ %

18. Gingivitis hypertroph. ❑ medikam. ❑ **19. Rezessionen**

7	6	5	4	3	2	1	1	2	3	4	5	6	7
7	6	5	4	3	2	1	1	2	3	4	5	6	7

7	6	5	4	3	2	1	1	2	3	4	5	6	7
7	6	5	4	3	2	1	1	2	3	4	5	6	7

20. Gingiva / Mukosa: Vestibulum OK blaß ❑ gerötet ❑ entzündet ❑ ....
Gaumen blaß ❑ gerötet ❑ entzündet ❑ ....
Vestibulum UK blaß ❑ gerötet ❑ entzündet ❑ ....

21. Bandansätze:
Lippenbändchen: OK tief inserierend ❑ ektomiert ❑ UK hoch inserierend ❑ ektomiert ❑ **3.1 - 3.3**

Zungenbändchen ❑ .... ❑

22. Zunge: groß ❑ Impressionen ❑ Ankyloglossie ❑

23. Gaumen: hoch ❑ flach ❑

24. LKG-Spalte: Lippe ❑ Kiefer ❑ Gaumen ❑ rechts ❑ links ❑ Lippenkerbe ❑

Operation(en): ....

Ergebnis: funktionell: .... ästhetisch: ....

25. Tonsilla palatina: groß ❑ zerklüftet ❑ entzündet ❑ entfernt ❑

26. Apikale Basis: **OK transversal:** groß ❑ klein ❑ **OK sagittal:** groß ❑ klein ❑
UK transversal: groß ❑ klein ❑ **UK sagittal:** groß ❑ klein ❑

27. Vestibulum: OK flach ❑ hoch ❑ **UK** flach ❑ hoch ❑
28. Retromolarer Raum: OK groß ❑ klein ❑ **UK** groß ❑ klein ❑

<u>Zusammenfassender Befund:</u>

* Die Befundbögen für Anamnese und klinsche Untersuchung sind – wie auch andere Formulare – auf der beiliegenden CD gespeichert und lassen sich von dieser kopieren oder ausdrucken.

3.4 Abdrucknahme und Herstellung von Kiefermodellen

Im Rahmen einer kieferorthopädischen Diagnostik und Therapie ist die Anfertigung von **Kieferabgüssen** unverzichtbar.
Die Modelle werden zum Zwecke der Befunderhebung, Dokumentation und Behandlungs- sowie Apparateplanung

- vor Therapiebeginn,
- während der Behandlung
  (bei Erneuerung der Behandlungsgeräte, zur Überprüfung oder Umplanung der Therapie = fortlaufende Diagnostik) sowie
- nach Abschluß der aktiven Behandlung bzw. Retention (zur Dokumentation des Resultats und zur Überwachung in und nach der Retentionsphase)

angefertigt.

Kiefermodelle sind aus forensischen Gründen noch mindestens 3 Jahre nach Behandlungsabschluß aufzubewahren.
Der Informationsgehalt von Kieferabgüssen und die Paßform der Apparaturen ist umso größer, je prägnanter, formgetreuer, umfassender und fehlerfreier eine Abformung erfolgte.
Die Abformung soll nicht nur die Zahnbögen, sondern auch die vestibulären und palatinalen bzw. lingualen Bereiche der Alveolarfortsätze, die Bandansätze (z. B. Zungen- und Lippenbändchen), den Tuberbereich, die anatomischen Konturen im Gaumenbereich, wie Gaumenfalten, Raphe palatina mediana, Papilla incisiva etc. umfassen.
Insbesondere bei vestibulär liegender Apparatebasis (z. B. Funktionsregler) ist auf eine möglichst ausgedehnte Darstellung dieses Bereichs (mindestens bis zur Grenze zur mobilen Gingiva, besser noch soweit wie möglich darüber hinaus) zu achten.
Die weitgehende Abformung der Alveolarfortsätze, insbesondere der apikalen Basis (Wurzelgrund), ist wünschenswert, um eine optimale Vorstellung über die Ausdehnung der Kieferbasen und damit wertvolle Hinweise auf die Möglichkeiten einer Erweiterung der Zahnbögen oder notwendige Extraktionen zu erhalten.
Zu diesem Zweck eignen sich besonders **Metall-Abdrucklöffel** mit längeren, durch Verbiegen auf die jeweilige Zahnbogenform einstellbaren Flügeln.
Diese Flügel können erforderlichenfalls durch Anbringen von Wachsstreifen verlängert und erweitert werden; eine solche Ergänzung empfiehlt sich insbesondere bei Abdrucklöffeln aus Plastik, die in der Regel deutlich kürzere Flügel aufweisen. Im Rahmen der Abdrucknahme bei kieferorthopädischen Patienten ist es sicher auch immer wieder von Nachteil, daß die gängigen Abdrucklöffel auf die regelrechte Zahnbogenform abgestellt sind. Im dysgnathen Gebiß - insbesondere bei schmalen Zahnbögen - erweisen sich die Löffel häufig als zu breit; werden kleinere Größen verwendet, stimmt zwar die Löffelbreite, jedoch sind die Abdrucklöffel dann zu kurz und erlauben die Abformung im endständigen Molaren- bzw. Tuberbereich nur unvollkommen. Auch in diesen Fällen empfiehlt sich eine Verlängerung der Löffel mit Wachsstreifen.

Da zur Abformung der Zahnbögen und Alveolarfortsätze im allgemeinen **Alginate** bevorzugt werden, ist die Verwendung von Löffeln mit Retentionen (Perforationen, Rillen, Haftspray, Leukoplaststreifen etc.) sinnvoll, um ein Ablösen des abgebundenen Alginats vom Löffel und damit ein Verziehen des Abdrucks zu vermeiden.
Eine vorherige Anprobe des Abdrucklöffels ist empfehlenswert.
Die Alginate sollen entsprechend den Vorschriften des Herstellers angemischt werden, wobei die Konsistenz für die Abdrucknahme im Oberkiefer fester sein sollte als im Unterkiefer. In der vorzugsweise von Kindern besuchten kieferorthopädischen Praxis werden üblicherweise rasch abbindende Alginate bevorzugt. Zum Anrühren sollte allerdings - insbesondere im Sommer oder in warmen Räumen - kaltes Wasser verwendet werden, um ein zu rasches Abbinden zu vermeiden. Auch bei höherem Pulveranteil (festerer Konsistenz) ist in der Regel ein rascheres Abbinden zu erwarten.
Die **Abdrucknahme** erfolgt am sitzenden Patienten. Die Rückenlehne des Behandlungsstuhles wird steil gestellt, um bei der Abformung des oberen Zahnbogens eine starke Rückwärtsneigung des Kopfes und ein Abfließen des Abdruckmaterials in den Rachenraum zu vermeiden.
Vor der Abdrucknahme sollte der Patient den Mund sorgfältig ausspülen, um möglichst viel Speichel zu beseitigen. Bei empfindlichen Patienten vermag ein anästesierender Zusatz in der Spülflüssigkeit den Brechreiz zu mindern. Dem gleichen Zweck dient die Verwendung schneller abbindender Alginate festerer Konsistenz bei Abformung des Oberkiefers.
Von einigen Klinikern wird empfohlen, zunächst den in der Regel unkomplizierteren Abdruck im Unterkiefer und erst danach den unangenehmeren oberen Abdruck vorzunehmen. Bei den meisten Patienten spielt die Reihenfolge jedoch keine Rolle. 3.4 - 3.5
Patienten mit Lippen-Kiefer-Gaumenspalten bzw. mit festsitzenden Apparaturen bedürfen vor der Abdrucknahme einer speziellen Vorbereitung.
Offene Verbindungen zwischen Mund- und Nasenhöhle sollten in der Regel mit einer angefeuchteten Watterolle oder Zellstofflage abgedichtet werden, um ein Einfließen des Alginats in die Spalte und ein Verklemmen des abgebundenen Abdruckmaterials zu vermeiden.
Bei festsitzenden Apparaturen empfiehlt sich die Umkleidung der Brackets und Bögen mit einem schmalen Wachsstreifen.
Das Aufbringen des Alginats auf den Abdrucklöffel sollte möglichst blasenfrei erfolgen. Vor dem Einbringen des oberen Löffels ist es sinnvoll, die Oberfläche des fester angerührten Abformmaterials mit dem nassen Finger zu glätten und dergestalt zu formen, daß im Bereich des Zahnbogens eine leichte Senke entsteht, während im vestibulären und palatinalen Bereich ein Wulst vorhanden ist, der die Abformung dieser Regionen durch ausreichendes Material erleichtert. Im Unterkiefer ist bei dünner angemischtem Alginat diese Oberflächenglättung und Ausformung verzichtbar.
Bei der **Abdrucknahme im Oberkiefer** wird der mit Alginat beschickte Löffel zentriert und zunächst mit dem hinteren Teil leicht gegen den Gaumen gedrückt, um ein Abfließen des Alginats in den Rachenraum zu vermeiden. Danach erfolgt eine Kippung des Löffels nach vorn, wobei das Alginat in den Bereich der Umschlagfalte fließt. Die angestrebte möglichst hohe Abformung des Alveolarfortsatzes wird durch Abheben der Oberlippe und anschließende massierende Bewegungen von Lippe und Wange erleichtert.

Dabei formen sich die Bandansätze gut ab. Auch hier erweist sich die Verwendung von Abformmaterial festerer Konsistenz als vorteilhaft.
Der Löffel wird sodann bis zum Abbinden des Alginats im Mund festgehalten und dabei leicht gegen Gaumen und Zahnbogen gepreßt. Der Mund sollte dabei nicht zu weit geöffnet sein.
Auf ein Vorstreichen einer geringen Portion Alginats im Bereich des Gaumens vor Einbringen des Abdrucklöffels kann in der Regel verzichtet werden. Allenfalls kann dies bei sehr hohem, schmalen Gaumen sinnvoll sein, um Lufteinschlüsse und damit eine ungenaue Abformung zu vermeiden.
Zur **Abformung im Unterkiefer** wird der Abdrucklöffel mit dem eingebrachten Alginat zunächst lose auf den Zahnbogen aufgesetzt und der Patient dann aufgefordert, die Zunge nach oben und vorn über den Abdrucklöffel zu legen. Dann wird die Unterlippe abgehoben und der Patient gebeten, den Mund zu schließen und leicht auf den Löffel zu beißen. Das Schließen des Mundes entspannt die Muskulatur - insbesondere im Bereich des Mundbodens - und fixiert den Abdrucklöffel bis zum Abbinden des Alginats. Ein zu festes Zubeißen ist zu vermeiden. Lediglich in Fällen eines sehr tiefen Bisses bzw. eines ausgeprägten Niveauunterschiedes zwischen Front- und Seitenzähnen kann ein Halten des Löffels durch den Behandler erforderlich sein. Direkt nach dem Zubeißen sollte durch massierende Bewegung von Unterlippe und Wangen die Ausformung des vestibulären Bereichs gefördert werden.
Bei empfindlichen oder ängstlichen Patienten löst die Abdrucknahme - insbesondere im Oberkiefer - nicht selten einen **Würge-** oder **Brechreiz** aus, der durch eine hektische Praxisatmosphäre und unzureichende Vorbereitung noch gefördert wird.
Zur Reduzierung dieses die Abdrucknahme störenden Reizes werden ablenkende Maßnahmen, wie das Rückwärtszählen von 50 bis 1, das abwechselnde Heben des rechten oder linken Beines nach Kommando, aber auch ein tiefes Schnaufen durch die Nase und ein Vorbeugen des Kopfes empfohlen. Das Halten einer Nierenschale unter den Mund ist bei entsprechend disponierten Patienten sinnvoll, wenngleich es von diesen nicht selten als besondere Aufforderung verstanden wird. In extremen Fällen kann eine Anästhesie der Rachenschleimhaut mit Spüllösung oder Spray hilfreich sein. Auf jeden Fall ist ein rasch abbindendes Alginat zu verwenden, die Abbindezeit ggf. durch Verwendung lauwarmen Wassers zu verkürzen und im Oberkiefer ein Abfließen des Alginatbreis in den Rachenraum durch festere Alginatkonsistenz zu verhindern.
Die Entfernung der Abdrucklöffel im Ober- und Unterkiefer, die sich nicht selten etwas festsaugen, erfolgt durch leichtes Abheben des Alginats im Bereich der Umschlagfalten und durch kippende Bewegungen des Löffelgriffs in der Regel problemlos. Der Patient soll dann ausspülen. Der Abdruck wird unter fließendem Wasser abgespült, auf korrekte Abformung überprüft, ggf. durch Einlegen in eine geeignete **Desinfektionslösung** desinfiziert (was insbesondere wegen des möglichen HIV - bzw. Hepatitis-Infektionsrisikos empfohlen wird) und anschließend im Labor mit Hartgips ausgegossen.
Ist ein sofortiges Ausgießen nicht möglich, muß ein Austrocknen und eine Formänderung des Alginatabdrucks durch Einwickeln in feuchte Papiertücher und Plastiktüten verhindert werden. Auch ist eine unsachgemäße Lagerung zu vermeiden.

Bei kieferorthopädischen Patienten - zumindest, wenn der Einsatz herausnehmbarer oder laborgefertigter Apparaturen geplant ist - empfiehlt es sich, die Abdrücke in der Regel **2 x auszugießen**. Der erste Ausguß mit farbigem Hartgips dient der Herstellung eines Arbeitsmodells, auf dem später die Behandlungsgeräte gefertigt werden. Der zweite, gelegentlich nicht mehr ganz so genaue Ausguß erfolgt mit weißem Hartgips. Dieses Modell dient der Dokumentation. Daß die Abdrücke in beiden Fällen möglichst blasenfrei ausgegossen werden sollen, versteht sich von selbst. Die Verwendung eines Vakuum-Anrührgerätes und eines Rüttlers ist empfehlenswert. Das Einrütteln des Gipses beginnt zweckmäßigerweise im Bereich der Kaufläche der einen Seite, wobei man den Gipsbrei danach über den Frontbereich in die dentalen Partien der Gegenseite fließen läßt.
Der korrekten Okklusionseinstellung der Modelle dient ein **Wachsbiß (Situationsbiß),** der im Anschluß an den Abdruck genommen werden kann. Erwärmtes rosa Wachs wird zunächst hufeisenförmig konturiert, auf den unteren Zahnbogen aufgedrückt und der Patient dann zum Zubeißen im Schlußbiß aufgefordert.
Nach Aushärten des Wachses erfolgt die Entnahme aus dem Mund, das weitere Abkühlen durch Abspülen unter fließendem kalten Wasser und das erneute Einsetzen und Überprüfen im Munde. Auf eine exakte Übereinstimmung der Situation beim Schlußbiß mit und ohne Wachsstreifen ist besonders zu achten, da die jungen Patienten durch den Fremdkörper des Wachsbisses beim Zubeißen nicht selten desorientiert werden.
Bei gesicherter Okklusion ist ein derartiger Wachsbiß häufig verzichtbar. Infolge besonderer Okklusionsverhältnisse, z. B. eines frontal oder lateral offenen Bisses, ist ein Wachsbiß jedoch bei einer Reihe kieferorthopädischer Patienten unerläßlich. 3.4 - 3.5
Der Wachsbiß dient insbesondere zur korrekten Orientierung des unteren und oberen Modells beim Trimmen und Sockeln. Er reduziert beim Beschleifen der Gipsmodelle zudem auch die Gefahr des Abbrechens einzelner Zähne.

Dreidimensionale Orientierung der Modelle
Zur besseren Orientierung der Modelle, aus meßtechnischen aber auch aus optischen Gründen erfolgt meist eine dreidimensionale Orientierung der Modelle durch Trimmen oder Sockeln.
Beim Beschleifen (Trimmen) der Modelle werden diese so gestaltet, daß die Modellober- und -unterflächen annähernd parallel zur Okklusionsebene liegen und die Modellrückenflächen senkrecht zur Raphe-Median-Ebene orientiert werden. Außerdem sollen das obere und untere Modell, mit der jeweiligen Rückenfläche auf die Tischplatte gestellt, in dieser Position präzise die Schlußbißsituation wiedergegeben. Okklusionsstriche im Seitenzahnbereich bieten eine zusätzliche Orientierungshilfe.
Beim Trimmen ist darauf zu achten, daß nur der Sockelgips beschliffen wird. Dabei dürfen keine durch den Alginatabdruck abgeformten anatomischen Strukturen, insbesondere Teile der Alveolarfortsätze oder des Tuberbereichs, weggeschliffen werden. Die mögliche Formgebung der getrimmten Modelle ist in Abb. 69 dargestellt. In der Regel wird eine siebeneckige (a) oder eine im vorderen Bereich rund getrimmte Form (b) bevorzugt.
Wird auf das dreidimensional orientierte Trimmen der Diagnostikmodel-

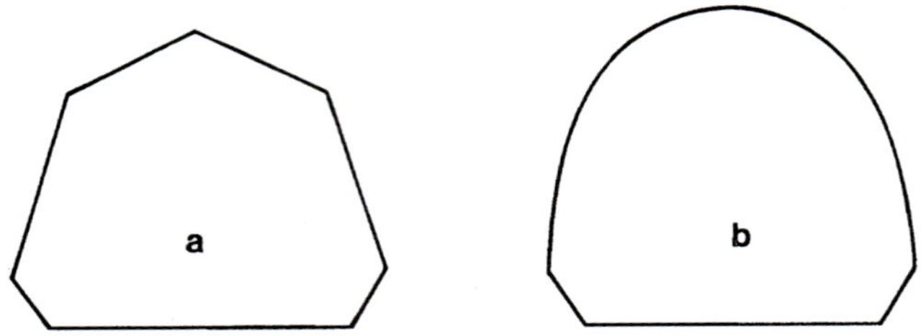

Abb. 69 Sockelformen für Modelle

le verzichtet, sind Täuschungen bei der „prima vista" - Beurteilung der Modelle durch eine zur Raphe-Median-Ebene schräg verlaufende Modellhinterkante nicht selten.
Obere und untere Modelle sollen mit dem Namen des Patienten, ggf. der Karteinummer sowie dem Datum des Abdrucks gekennzeichnet werden.
Eine höherwertige, wenn auch meist zeitaufwendige Form der dreidimensionalen Orientierung der Kiefermodelle stellt das Sockeln dar, wofür besondere Sockelinstrumente, ggf. unter Verwendung konfektionierter Plastiksockel, zur Verfügung stehen (s. S. 387).

3.5. Modellanalyse

Die Auswertung der Modelle im Rahmen der kieferorthopädischen Befunderhebung erfolgt in dreidimensionaler Orientierung (Abb. 70).

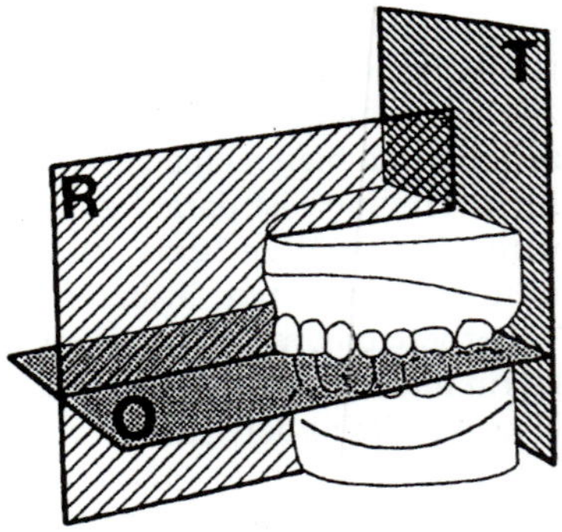

Abb. 70 Orientierungsebenen der dreidimensionalen Analyse von Kieferabgüssen
R = Raphe-Median-Ebene
T = Tuberebene
O = Okklusionsebene

Ebene	Dimension	Anomaliebeispiel
Raphe-Median-Ebene (ab 2. Gaumenfalte)	transversal	Schmalkiefer
Tuberebene	sagittal	Anteinklination, Mesialstand
Okklusionsebene	vertikal	Niveauunterschied

Zur *Zustandsbeschreibung dentaler Stellungsfehler* kann folgende Nomenklatur verwendet werden:
Abweichung der Zähne nach:

- mesial: Mesialstand
- distal: Distalstand
- labial: Anteinklination, Anteposition, Hochlabialstand, Außenstand
- palatinal: Retroinklination, Retroposition, Palatinalstand
- lingual: Retroinklination, Lingualstand
- vertikal = Niveauunterschied zwischen Front- und Seitenzähnen
  = Verlängerung/Verkürzung/Supraokklusion/Infraokklusion
- Rotation um die Zahnachse = Torsion
- Kippung nach mesial/distal.

Zur *Beschreibung von Abweichungen der Kiefergröße und -lage* lassen sich folgende Begriffe verwenden: **3.4 - 3.5**

Vor die Stammwörter
»-gnathie« für den Oberkiefer und
»-genie« für den Unterkiefer
werden zur Beschreibung von Abweichungen in der *Größe* die Vorsilbe
»Makro«- (für Übergröße, Überentwicklung, exzessives Wachstum) und
»Mikro«- (für Unterentwicklung, Wachstumshemmung)

und für Abweichungen in der *Lage* die Vorsilbe
»Pro«- (für ventrale Position, Vorstand, Anteposition) und
»Retro«- (für Rücklage, Retroposition, Dorsallage) gesetzt.

Daraus entstehen dann Wortkombinationen wie:
- Progenie = Anteposition des Unterkiefers, Vorbiß,
- Mikrognathie = Unterentwicklung des Oberkiefers,
- Prognathie = Anteposition des Oberkiefers,
- Retrogenie = Rücklage des Unterkiefers.

Seite 181 zeigt den **Auswertungsbogen**, der in der Poliklinik für Kieferorthopädie der Universitäts-Zahnklinik Frankfurt für die metrische Analyse von Kiefermodellen verwendet wird.
Um den Ablauf einer Modellanalyse darzustellen, werden die einzelnen Auswertungsschritte beschrieben und die Eintragungen in die jeweiligen Felder des Bogens erläutert.

Am Beginn jeder Kieferabgußanalyse sollte ein Zahnappell stehen, wobei alle bereits durchgebrochenen Zähne und die im Röntgenbild erkennbaren Zahnkeime in ein vierzeiliges Schema (Abb. 71) eingetragen werden.

	2	3	4	5		7		Rö
1	(	III	IV	–	6			OK
1	2	III	IV	((	6			UK
		3	4	5		7		Rö

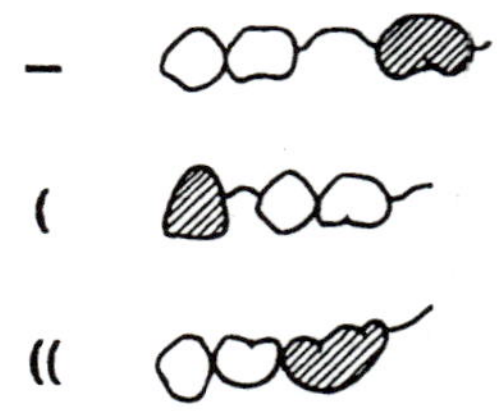

Abb. 71 Beispiel für die Ausfüllung des Zahnschemas
Permanente Zähne werden mit arabischen Ziffern, Milchzähne mit römischen Ziffern eingetragen; zusätzliche Symbole geben Auskunft über die Raumverhältnisse in den Zahnbogenlücken. So wird der ausreichende Raum mit dem Symbol »–«, die eingeengte Lücke mit »(« und die geschlossene Lücke mit »((« gekennzeichnet.

Die obere Reihe enthält den Röntgenbefund des Oberkiefers (alle noch nicht durchgebrochenen Zähne),
die zweite Reihe den Zahnstatus im Oberkiefer (d.h. alle in der Mundhöhle stehenden Zähne),
die dritte Reihe den Zahnstatus im Unterkiefer, wobei Milchzähne mit römischen Ziffern (I-V) oder unter Verwendung des zweiziffrigen Schemas (51-85), permanente Zähne mit arabischen Ziffern (1-8) oder zweiziffrig (11-48) eingetragen werden, und bei fehlenden Zähnen eine Angabe über den Zustand der Lücke erfolgt:

- Lücke vorhanden
) Lücke eingeengt
)) Lücke geschlossen
x bleibender Zahn verlorengegangen
√ Milchzahnwurzel.

Die untere Reihe enthält den Röntgenbefund des Unterkiefers.

Zur Vermessung der Modelle werden Zirkel und Schieblehre, für den Symmetrievergleich und die Feststellung von Mittellinienabweichungen eine Meßscheibe oder ein Symmetroskop verwendet.
Alle Messungen im Rahmen der Modellanalyse sollen so genau wie möglich durchgeführt werden. Die Messungen der Schneidezahnbreiten sollten unter Verwendung des Nonius der Schieblehre mit einer Genauigkeit von 1/10 mm erfolgen, die übrigen Messungen mit einer Genauigkeit von 0,5 mm.

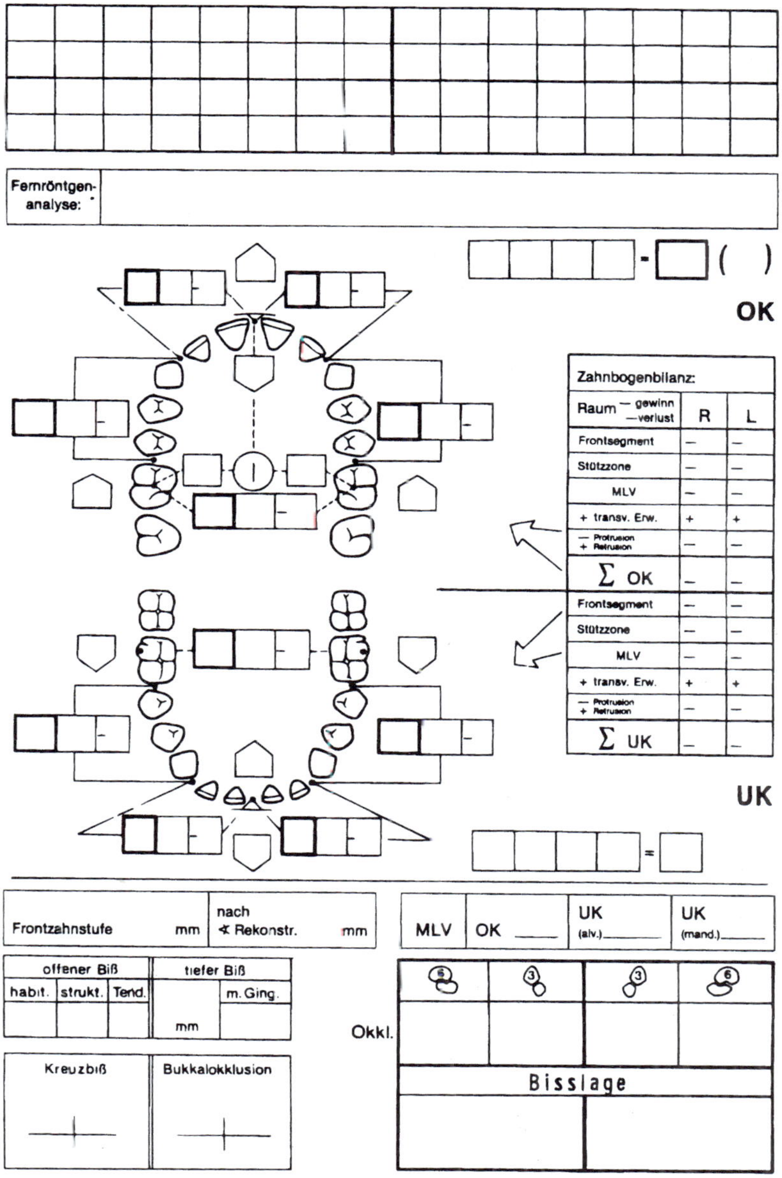

Der Auswertungsbogen ist – wie auch andere Formulare – auf der beiliegenden CD gespeichert und läßt sich von dieser ausdrucken und kopieren

1. Die *erste Messung* mit Zirkel oder Schieblehre betrifft die S I, d.h. die Summe der Breiten der oberen Inzisivi (Abb. 72).

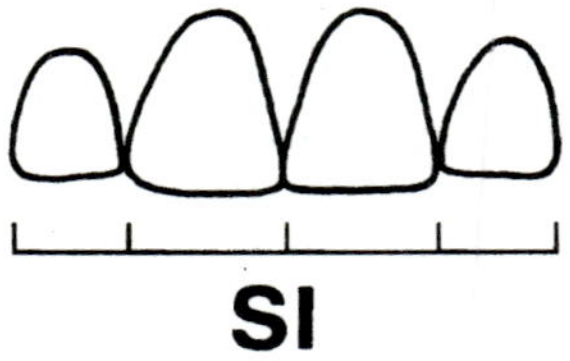

Abb. 72 SI = Breitensumme der oberen permanenten Inzisivi.

Gemessen wird jeweils die größte mesio-distale Breite im Kronenbereich der Inzisivi, wobei zu beachten ist, daß nur permanente Zähne gemessen werden, die auch keine Kümmerformen oder Überbreiten aufweisen dürfen (Abb. 73).
Die Summation der Breiten der vier oberen Schneidezähne wird als S I (OK) in den Bogen eingetragen (Abb. 74).

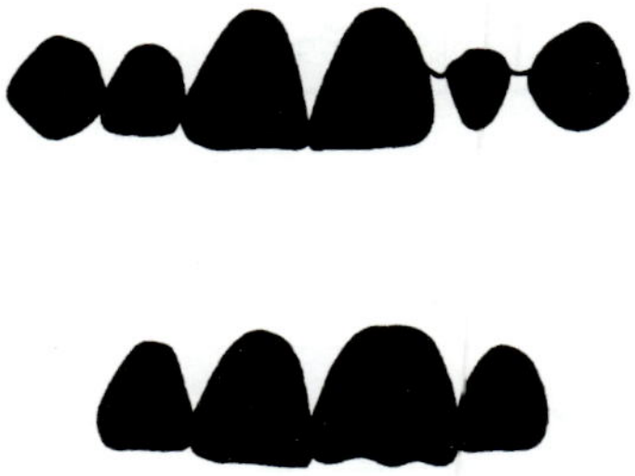

Abb. 73 Milchzähne, Kümmerformen oder überbreite Schneidezähne dürfen bei der Bestimmung der SI nicht berücksichtigt werden.

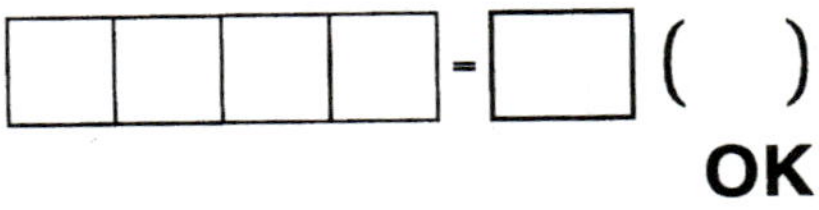

Abb. 74 Felder für die Eintragung der Breitenmeßwerte der oberen Schneidezähne.

Dieser Wert stellt in der Regel den Bezugswert für alle weiteren Messungen dar. Er geht auf *Pont* zurück, der Anfang des 20. Jahrhunderts im Bemühen, die Anforderungen an einen idealgeformten Zahnbogen metrisch zu beschreiben, eine Abhängigkeit zwischen der Breite der oberen Inzisivi und der transversalen Ausdehnung des Zahnbogens festgestellt hat.

2. Ermittlung der Zahnbreitensumme der unteren Schneidezähne

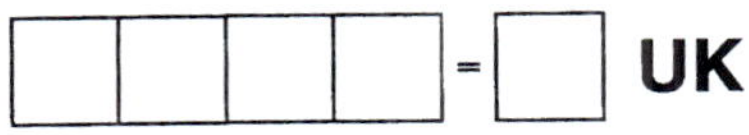

Abb. 75 Felder für die Eintragung der Breitenmeßwerte der unteren Schneidezähne.

Sie dient zur Überprüfung, ob eine korrekte Breitenrelation der oberen und unteren Schneidezähne vorliegt bzw. wird verwendet, wenn die S I des Oberkiefers nicht berücksichtigt werden kann (weil z. B. die Zahnzahl nicht komplett ist, noch Milchzähne oder Zahnbreitenanomalien vorhanden sind o.ä.).
Zur Umrechnung wird in diesen Fällen die

Formel nach *Tonn:* S I (OK) : S I (UK) = 4:3 +0,5

herangezogen (Abb. 76). Uni Erlangen: SIOK = SIUK $\frac{4}{3}$ +0,5

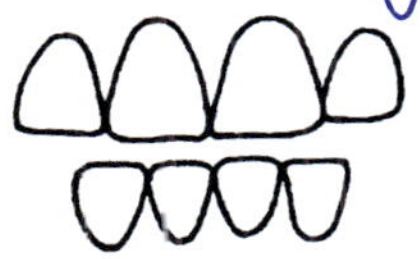

$$\frac{SI_{OK}}{SI_{UK}} = \frac{4}{3}$$

Abb. 76 *Tonn*'sche Relation.

Zur Erleichterung der Messungen werden die beiden Zahnbögen in jeweils vier Segmente eingeteilt; die Frontsegmente sowie die Stützzonen der rechten und linken Seite (Abb. 77). Diese Zusammenfassung von Zahngruppen macht im Regelfall die Breitenmessung jedes einzelnen Zahnes entbehrlich, die zudem im Wechselgebiß selten komplett möglich ist. 3.4 - 3.5

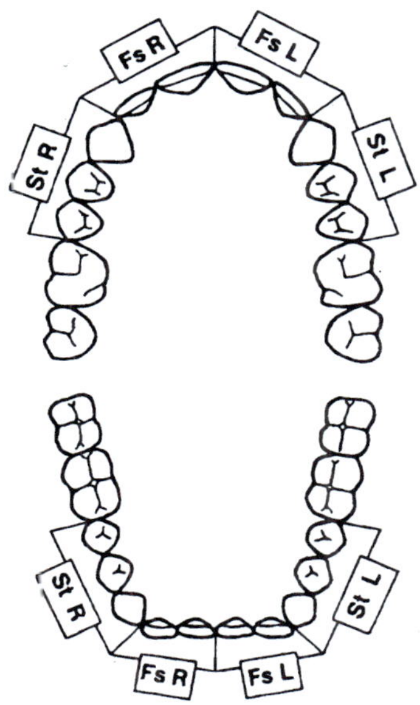

Abb. 77 Aufteilung des oberen und unteren Zahnbogens in je vier Segmente. (Frontsegmente rechts, links und Stützzonensegmente rechts, links)

3. Messung der Frontsegmente

im Ober- und Unterkiefer, rechts und links.

Meßstrecke ist jeweils der Bereich von der Zahnbogenmitte bis zur distalen Kante des seitlichen Schneidezahnes (Abb. 78). (Als Zahnbogenmitte ist die Mitte des Interdentalraumes 11/21 zu verstehen; dies gilt auch bei Vorhandensein eines Diastema mediale oder eines Engstandes).
Der vorliegende Auswertungsbogen ist so konzipiert, daß die Eintragung des *gemessenen Wertes* in das 1. (dick umrandete) Kästchen,
die Eintragung des *Sollwertes* in das 2. (mittlere) Kästchen und
die Eintragung der *Differenz* zwischen Sollwert und Istwert (Meßwert) in das 3. Kästchen erfolgt.
Die Sollwerte (Idealwerte) sind in der Regel aus der Sollwerttabelle (Seite 190) abzulesen.
Der Sollwert für das Frontsegment ist in der Sollwerttabelle nicht enthalten, da er einfach zu berechnen ist. Er ergibt sich aus der Summation der Zahnbreiten des seitlichen und des mittleren Schneidezahnes = $\frac{SI}{2}$
Beim Vergleich Ist/Soll-Wert weisen positive Differenzwerte (+) auf Lücken im Frontgebiet hin, negative Werte (-) entsprechend auf einen Engstand.

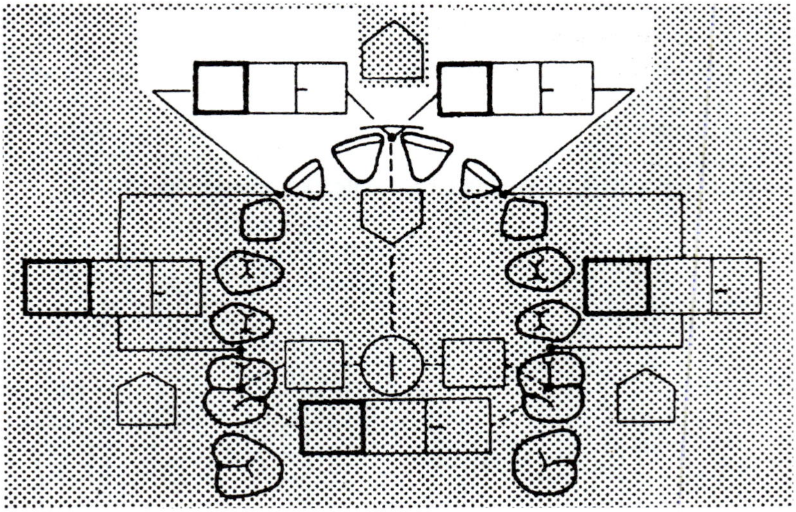

Abb. 78 Messung der Frontsegmente im Oberkiefer. (Die gemessenen Werte werden jeweils in die dick umrandeten Felder eingetragen.)

Schwierigkeiten ergeben sich dann, wenn die Zahnbogenmitte nicht mit der Kiefermitte übereinstimmt, wenn also eine alveoläre Mittellinienabweichung vorliegt.
(Bezugslinie für die Feststellung einer Mittellinienverschiebung im Oberkiefer ist die Raphe-Median-Ebene).

Dies führt dazu, daß der Meßwert des Frontsegments der Seite, nach der die Mittellinie verschoben ist, verkleinert, der Meßwert der Gegenseite hingegen vergrößert ist.
Die kieferorthopädische Korrektur einer alveolären Mittellinienverschiebung führt dementsprechend zu einem Raumgewinn in einem Quadranten und zu einem Raumverlust auf der Gegenseite.
(siehe auch Beispielrechnung, Seite 197).

4. Bolton - Analyse *

Die Vermessung der Zahnbögen und die dabei vorgestellte Aufteilung in jeweils 4 Segmente (rechtes und linkes Front- bzw. Stützzonensegment) im Ober- und Unterkiefer wird vor allem zur groben Übersicht oder im Wechselgebiß verwendet werden können.
Detaillierte Informationen über vorhandene Breitendiskrepanzen - etwa zwischen Zähnen des Ober- und Unterkiefers - erhält man durch die Messung der Breite jedes einzelnen Zahnes unter Verwendung der von *Bolton* angegebenen Tabellen (Tab. 6 und 7). Diese *Bolton*-Analyse ist allerdings nur im permanenten Gebiß sinnvoll, da in der Phase des Zahnwechsels die für die Auswertung erforderliche komplette Zahl permanenter Zähne nicht vorhanden ist. Zur Auswertung stehen zwei Tabellen zur Verfügung.

Tabelle 6: Bolton-Analyse. Ideale Relation der Breitensumme der 12 oberen und der 12 unteren Front- und Seitenzähne (in mm)

3.4 - 3.5

OK	85	86	87	88	89	90	91	92	93	94	95	96	97	mm
UK	77,6	78,5	79,4	80,3	81,3	82,1	83,1	84,0	84,9	85,8	86,7	87,6	88,6	mm

OK	98	99	100	101	102	103	104	105	106	107	108	109	110	mm
UK	89,5	90,4	91,3	92,2	93,1	94,0	95,0	95,9	96,8	97,8	98,6	99,5	100,4	mm

Tabelle 7: Bolton-Analyse. Ideale Relation der Breitensumme der 6 oberen und der 6 unteren Frontzähne (in mm).

OK	40	40,5	41	41,5	42	42,5	43	43,5	44	44,5	45	45,5	46	46,5	47	47,5	mm
UK	30,9	31,3	31,7	32	32,4	32,8	33,2	33,6	34	34,4	34,7	35,1	35,5	35,9	36,3	36,7	mm

OK	48	48,5	49	49,5	50	50,5	51	51,5	52	52,5	53	53,5	54	54,5	55	mm
UK	37,1	37,4	37,8	38,2	38,6	39	39,4	39,8	40,1	40,5	40,9	41,3	41,7	42,1	42,5	mm

Bei Anwendung der Tabelle 6 werden die Zahnbreiten der oberen Frontzähne, Prämolaren und ersten Molaren summiert und der Breitensumme der entsprechenden 12 unteren Zähne gegenübergestellt. Bei Anwendung der Tabelle 7 werden die Zahnbreiten der sechs oberen Frontzähne summiert und der Breitensumme der entsprechenden unteren Frontzähne gegenübergestellt (ähnlich der *Tonn*´schen Relation für die Breiten der Inzisivi).

* (Bolton, W A: A clinical application of a tooth size analysis, Am J Orthod 48 [1962], 504)

Tabelle 8 Auswirkungen und Therapiemöglichkeiten bei Breitendiskrepanzen zwischen Zähnen des Ober- und Unterkiefers

Ergebnis der *Bolton*-Analyse	mögliche Auswirkungen	therapeutische Alternativen
Zähne im Oberkiefer (relativ) **zu breit** o d e r Zähne im Unterkiefer (relativ) **zu schmal**	- frontaler Engstand im Oberkiefer - Eckzahnaußenstand im Oberkiefer - lückig stehende Front im Unterkiefer - vergrößerte Frontzahnstufe - Verstärkung des vertikalen Überbisses - (tiefer Biß) infolge unzureichender Abstützung der unteren Front - gestörte Seitenzahnokklusion	Reduzierung der Zahnbreiten im Oberkiefer (Front und ggf. Prämolaren) durch „Stripping“ (approximales Beschleifen, maximal 0,2 mm pro Approximalfläche) o d e r Verbreiterung der unteren Zähne durch Composite-Aufbau, Überkronung (?), breitere Inlays etc. o d e r Extraktionstherapie im Oberkiefer (bei extremen Diskrepanzen) (?)
Zähne im Oberkiefer (relativ) **zu schmal** o d e r Zähne im Unterkiefer (relativ) **zu breit**	- lückig stehende Front im Oberkiefer - frontaler Engstand im Unterkiefer - Eckzahnaußenstand im Unterkiefer - Verringerung des vertikalen und horizontalen Frontzahnüberbisses (Tendenz zum offenen Biß bzw. Kopfbiß) - gestörte Seitenzahnokklusion	Reduzierung der Zahnbreiten im Unterkiefer (Front und ggf. Prämolaren) durch „Stripping“ (approximales Beschleifen, maximal 0,2 mm pro Approximalfläche) o d e r Verbreiterung der oberen Zähne durch Composite-Aufbau, Überkronung, breite Inlays etc. o d e r Extraktionstherapie im Unterkiefer bei extremen Diskrepanzen (z.B. Extraktion eines unteren Schneidezahnes)

Stimmen die Tabellenwerte von Ober- und Unterkiefer überein, sind harmonische Breitenverhältnisse vorhanden.
Zahnbreitendiskrepanzen zwischen oberen und unteren Zähnen (Frontzähnen) sind auf diese Weise aus den Tabellen ersichtlich und können quantitativ erfaßt werden.
Dividiert man die Breitensumme der 12 unteren Zähne durch die der 12 oberen Zähne, ergibt sich bei harmonischen Relationen ein Wert von 91,3%. Liegt der Prozentsatz deutlich über diesem Wert, sind entweder die oberen Zähne zu schmal oder die unteren zu breit. Ein Prozentsatz unter 91,3% deutet darauf hin, daß die oberen Zähne zu breit oder die unteren zu schmal sind.
Für die Bewertung der 6 Frontzähne liegt die harmonische Relation bei Division der Breitensumme der unteren durch die Summe der oberen Frontzähne bei 77,2%.
Die Anwendung der beiden *Bolton*-Tabellen empfiehlt sich im Rahmen der kieferorthopädischen Diagnostik und Behandlungsplanung, wenn Zahnbreitendiskrepanzen zwischen oberen und unteren Zähnen vermutet werden, die zu einer Beeinträchtigung der Okklusion, der Frontzahnrelation (Überbiß, Frontzahnstufe), zum Engstand bzw. zur Lückenbildung führen können.
Die Folgen von *Bolton*-Diskrepanzen sowie Möglichkeiten zur Therapie dieser Unstimmigkeiten sind in Tabelle 8 zusammengestellt.

5. Messung der transversalen Zahnbogenbreite

Wie bereits *Pont* postulierte, besteht im idealgeformten Zahnbogen eine Abhängigkeit zwischen der Breite der Inzisivi (S I) und der transversalen Ausdehnung des Zahnbogens im Seitenzahngebiet.
Als Meßpunkte werden heute noch die von *Pont* angegebenen Punkte verwendet, und zwar

im Oberkiefer	der Kreuzungspunkt der vorderen Längsfissur mit der bukkalen Querfissur der Sechsjahrmolaren,
im Unterkiefer	die Spitze des mediobukkalen Höckers der Sechsjahrmolaren (Abb. 79) (sind nur zwei bukkale Höcker vorhanden, wird die Spitze des distobukkalen Höckers verwendet).

Die von *Pont* angegebenen Sollwerte lassen sich nach der Formel

$$\text{Breite } 6:6 = \frac{S\,I \times 100}{64}$$

errechnen.

In Deutschland werden seit den Untersuchungen von *Korkhaus (Linder* und *Harth*) modifizierte Sollwerte verwendet, die etwas kleiner sind als die aus einer südfranzösischen Population stammenden Werte von *Pont*.

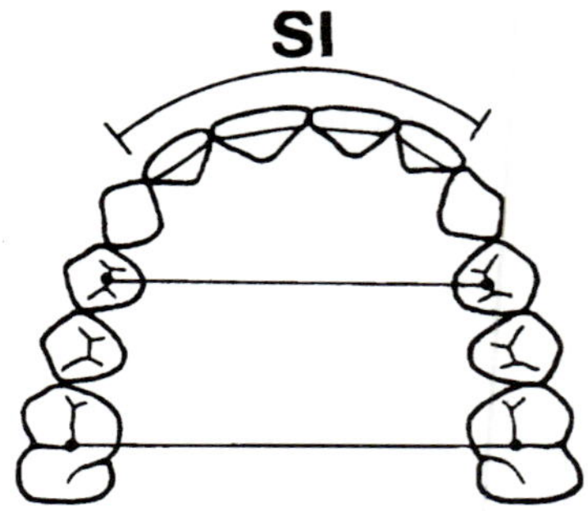

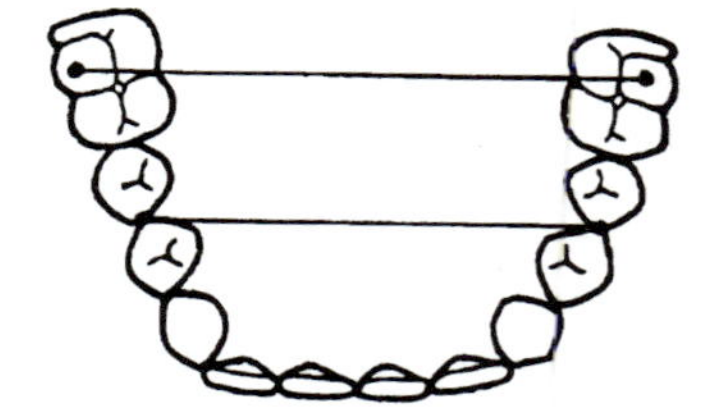

Abb. 79 Originalmeßpunkte nach *Pont.* (Die Meßpunkte im Prämolarenbereich = Mitte der Fissur der 1. oberen Prämolaren und Kontaktpunkt zwischen 1. und 2. Prämolaren im Unterkiefer werden im vorliegenden Auswertungsbogen nicht mehr verwendet.)

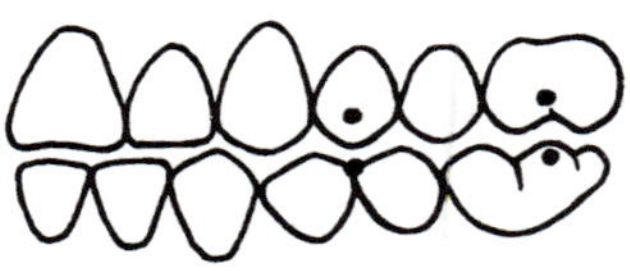

Abb. 80 Die oberen und unteren Meßpunkte nach *Pont* sind kongruent. Aus diesem Grunde werden für den Oberkiefer und den Unterkiefer die gleichen Sollwerte verwendet.

Die in der Sollwerttabelle (Seite 190) enthaltenen Mittelwerte wurden nach der von *Korkhaus* modifizierten Formel

$$\text{Breite } 6:6 = \frac{S\,I \times 100}{65}$$

errechnet.

Zu beachten ist, daß für den oberen und den unteren Zahnbogen die gleichen Sollwerte verwendet werden, da die Meßpunkte an den oberen und unteren 1. Molaren kongruent und nicht identisch sind (Abb. 80).

Die gemessenen Werte (Istwerte) und die aus der Sollwerttabelle ermittelten Bezugswerte werden in den Befundbogen eingetragen (Abb. 81). Ein Vergleich dieser beiden Werte zeigt an, ob der Zahnbogen in Relation zur Schneidezahnbreitensumme (S I) transversal ausreichend entwickelt ist.

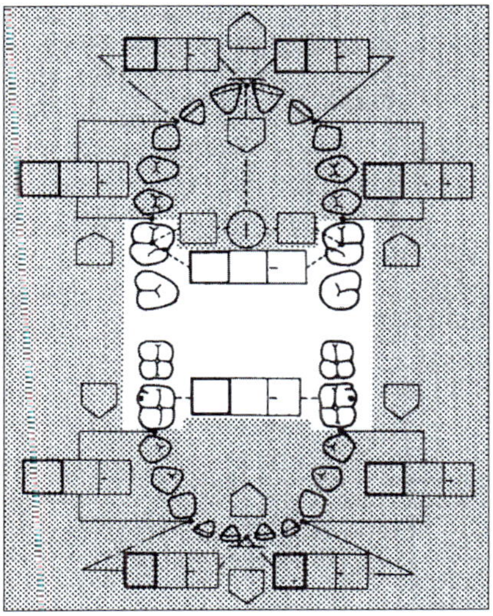

Abb. 81 Felder für die Eintragung der transversalen Zahnbogenbreite im Bereich der Sechsjahrmolaren.

Negative Differenzen zwischen Ist- und Sollwert können bedeuten:
- Transversale Enge (Schmalkiefer),
- Mikrognathie bzw. -genie oder
- Mißverhältnis zwischen Zahn- und Kiefergröße (siehe auch Band II, Kapitel 6.5).

Eine differentialdiagnostische Abgrenzung der drei Möglichkeiten ist mit Hilfe der Modellanalyse allein nicht möglich.
(Zusätzliche Informationen liefern die Analysen des Fernröntgenbildes, der p.a.-Aufnahme bzw. die Bestimmung des Izardschen Index, siehe Seite 147.)
Positive Differenzen zwischen Ist- und Sollwert bei der transversalen Ausmessung können bedeuten
- zu breiter Kiefer oder
- zu schmale Zähne;

in beiden Fällen ist in der Regel eine Lückenbildung im Frontbereich zu beobachten.
Obwohl sich die von *Pont* vorgeschlagene Auswertungsmethode im Rahmen der kieferorthopädischen Modellanalyse bewährt hat, kommt ihr doch nur eine grob orientierende Bedeutung zu.
Auf keinen Fall dürfen die aus dem Vergleich zwischen Meß- und Normwerten abgelesenen Differenzen ohne weiteres therapeutisch umgesetzt werden. Dies liegt nicht nur an den Möglichkeiten einer unterschiedlichen Interpretation von „Minuswerten" (siehe oben) sondern auch an der großen Variabilität der Zahnbogenformen im menschlichen Gebiß. Nicht jede negative Differenz zwischen Meßwert und Tabellenwert zeigt die Notwendigkeit einer transversalen Erweiterung an; vielfach reicht der Platz für alle Zähne trotzdem aus. Nicht jede positive Differenz zwischen Meß- und Tabellenwert dokumentiert ausreichende Platzverhältnisse; möglicherweise ist trotzdem eine Erweiterung des Zahnbogens erforderlich.

Wie auch für kephalometrische „Norm-" bzw. „Sollwerte" (s. S. 225 ff.) gilt auch für die Analyse nach *Pont*, daß ihre Resultate nur im Gesamtzusammenhang beurteilt und nicht sklavisch in die Therapie umgesetzt werden dürfen, wozu der Anfänger häufig neigt.
Werden diese Grenzen beachtet, stellt die transversale Beurteilung nach der von *Pont* angegebenen Methode eine gute Möglichkeit dar, die Gebißmorphologie zu beschreiben und Denkanstöße für die zu planende Therapie zu geben.

Sollwerttabelle

Tabelle 9 Sollwerte für die Stützzonen und die Zahnbogenbreite in Abhängigkeit von der SI.

SI		Stützzone		Tranversaler Abstand der 1. Molaren
OK	UK	OK	UK	
27	20	20,5	20,0	41,5
27,5	20,5			42,5
28	21	20,7	20,3	43
28,5	21,5			44
29	22	21,2	20,6	44,5
29,5	22			45,5
30	22,5	21,8	21,2	46
30,5	23			47
31	23	22,2	21,8	47,5
31,5	23,5			48,5
32	24	22,7	22,3	49
32,5	24,5			50
33	25	23,1	22,7	51
33,5	25			51,5
34	25,5	23,5	23,0	52,5
34,5	26			53
35	26,5	23,8	23,4	54
36	27	24,0	23,6	55,5
37	28	24,3	24,0	57

Die vorliegenden Sollwerte für die transversalen Messungen berücksichtigen die von *Linder* und *Harth* angegebene Formel.
Die Sollwerte für die Stützzonen entstammen der Dissertation von *I. Berendonk* (Mainz, 1965).

Die Relation zwischen der (in der Regel als Bezugsgröße für alle Werte verwendeten) S I des Oberkiefers und der (nur im Bedarfsfall heranzuziehenden) Breitensumme der unteren Schneidezähne entspricht (abgerundet) der *Tonn*schen Zahl. Alle Angaben erfolgen in Millimeter. Zwischenwerte müssen interpoliert werden.

6. Transversaler Symmetrievergleich
Die Messung ist nur im Oberkiefer möglich, da im Unterkiefer eine der Raphe-Median-Ebene entsprechende Bezugsebene fehlt.
Der transversale Symmetrievergleich erfolgt nach Auflegen einer Meßscheibe, deren Mitte mit der Raphe-Median-Ebene zur Deckung gebracht wurde, durch Registrierung des Abstandes des rechten bzw. linken Molarenmeßpunktes zur Raphe-Median-Ebene (Abb. 82).

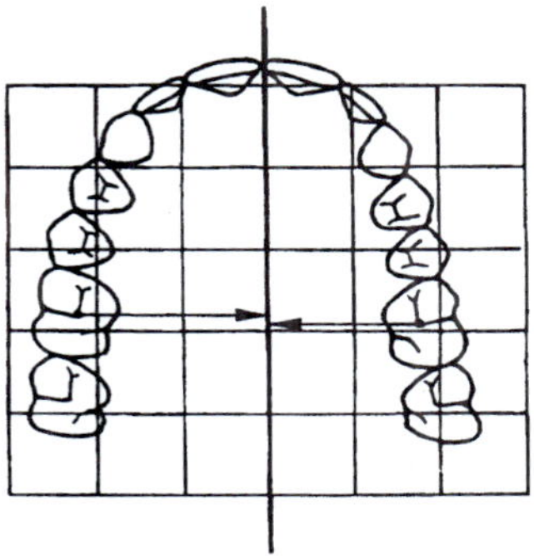

Abb. 82 Der transversale Symmetrievergleich wird unter Verwendung einer Meßscheibe durchgeführt, deren Mitte nach der Raphe-Median-Ebene ausgerichtet wird.
Im vorliegenden Beispiel liegt eine transversale Asymmetrie vor. Der Zahnbogen ist auf der linken Seite schmaler als auf der rechten.

Die Eintragung der Meßwerte erfolgt in den beiden Feldern neben den oberen 1. Molaren (Abb. 83).

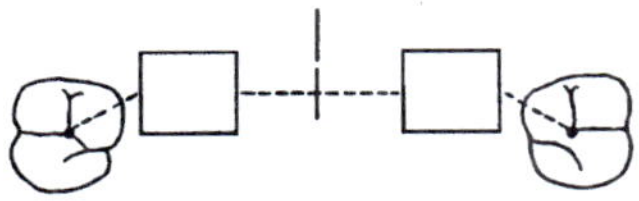

Abb. 83 Felder für die Eintragung der Meßergebnisse beim transversalen Symmetrievergleich.

Diese Messung erlaubt eine Aussage, ob der Zahnbogen in der Transversalen symmetrisch oder asymmetrisch ausgebildet ist, was vor allem bei

- seitlichem Kreuzbiß,
- lateralem Zwangsbiß und
- dem Vorliegen einer Unterkieferschwenkung

bedeutsam ist.

7. Stützzonen

im Ober- und Unterkiefer, rechts und links.
Gemessen wird in der Regel jeweils die Strecke zwischen der distalen Kante des seitlichen Schneidezahnes und der mesialen Kante des Sechsjahrmolaren (Abb. 84).
Stehen die seitlichen Schneidezähne außerhalb des Zahnbogens kann von der mesialen Kante des Eckzahnes (3 bzw. III) gemessen werden; andernfalls muß versucht werden zu rekonstruieren, indem der falsch stehende Schneidezahn gedanklich an die richtige Stelle umgesetzt wird; fehlt der Sechsjahrmolar, kann von der distalen Kante des 2. Prämolaren bzw. des 2. Milchmolaren gemessen werden.
Die Sollwerte für die Stützzonen sind, abhängig von der Breitensumme der Schneidezähne (S I), aus Tabelle 9 (Seite 190) zu entnehmen.
Zu beachten ist, daß im frühen Wechselgebiß insbesondere der untere Meßwert in der Regel deutlich größer ist als der Sollwert.

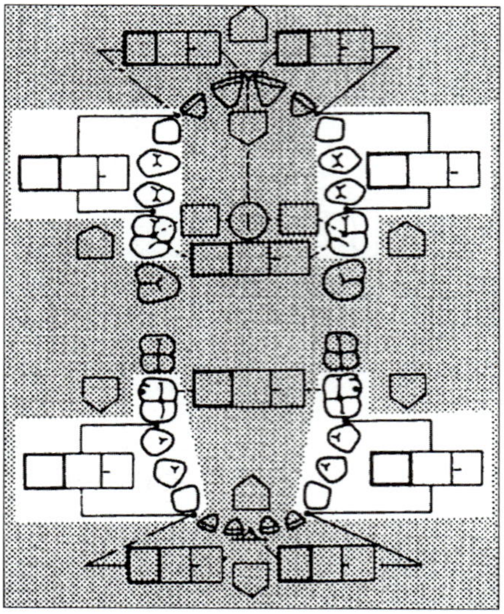

Abb. 84 Messung der Stützzonen im Oberkiefer und Unterkiefer.

8. Sagittaler Symmetrievergleich

Mit Hilfe der Meßscheibe wird (wie beim transversalen Symmetrievergleich) festgestellt, ob die 1. Molaren in Relation zur Tuberebene auf gleicher Höhe stehen. Orientierungsebene für die Meßscheibe ist auch hier die Raphe-Median-Ebene, so daß auch diese Messung nur im Oberkiefer möglich ist.

Eine unterschiedliche sagittale Position der 1. Molaren (Asymmetrie) sagt direkt noch nichts aus über die Position der betreffenden Zähne.

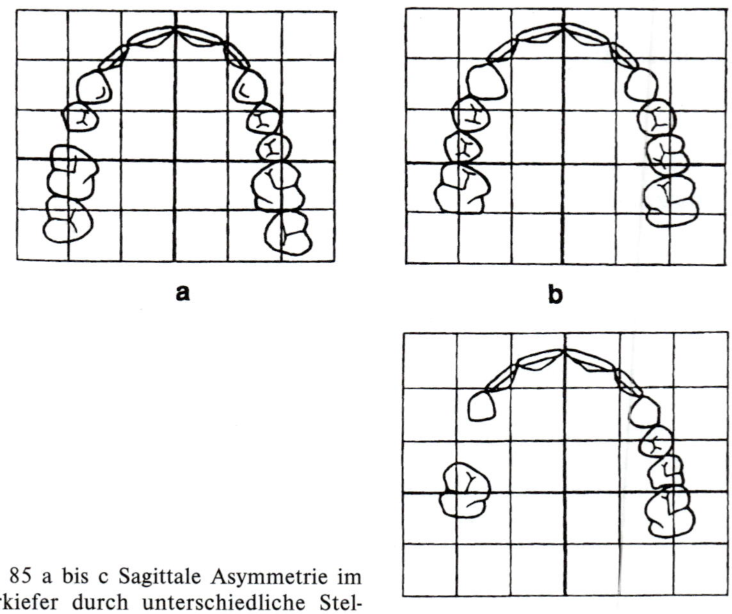

a b c

Abb. 85 a bis c Sagittale Asymmetrie im Oberkiefer durch unterschiedliche Stellungsabweichungen der Sechsjahrmolaren.

Eine sagittale Asymmetrie (Abb. 85) kann z. B. bedeuten:

- Mesialstand eines Sechsjahrmolaren (a),
- physiologischer Distalstand eines Molaren (b) oder
- unterschiedlicher Mesialstand beider 1. Molaren (c).

Eine Festlegung, welche der drei Möglichkeiten im jeweiligen Fall vorliegt, ist erst im Laufe der weiteren Analyse möglich (siehe Zahnbogenbilanz).

Achsenstellung der Schneidezähne

Die aus der Analyse des Fernröntgenbildes ermittelte Position der mittleren Inzisivi im Ober- und Unterkiefer im Sinne einer anteinklinierten, orthoaxialen oder retroinklinierten Stellung wird, in Millimeter umgerechnet (3° = 1 mm), auf das Auswertungsblatt übertragen (Abb. 86).
Dies geschieht, weil die Achsenstellung der Inzisivi einen wesentlichen Einfluß auf die Raumverhältnisse haben kann.

- Das Retrudieren anteinkliniert stehender Inzisivi führt zu einer Verkleinerung des Zahnbogens, muß also als reduzierender Wert in die Berechnung der Zahnbogenbilanz eingehen.

- Das Protrudieren steilstehender Schneidezähne führt hingegen in der Regel zu einer Ausweitung des Zahnbogens, muß also als vergrößernder Wert in die Zahnbogenbilanz eingehen.

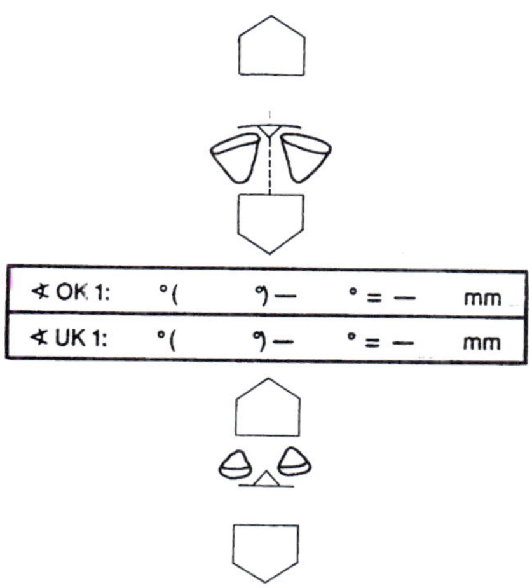

Abb. 86 Übertragung der kephalometrischen Meßwerte für die Achsenstellung der oberen und unteren Schneidezähne auf den Auswertungsbogen für die Modellanalyse. (Die sich aus dem Vergleich zwischen den gemessenen Winkelwerten und den Sollwerten ergebenden Differenzen werden im Verhältnis 3° = 1 mm umgerechnet.) Die Eintragung der ante- bzw. retroinklinierten Stellung erfolgt in die Felder über bzw. unterhalb der mittleren Inzisivi (in mm).

Das Ausmaß des Raumgewinns bzw. -verlusts bei Veränderung der Achsenstellung wird mit Hilfe von Tabelle 10 (S. 194) ermittelt.

Neben der Veränderung der Achsenstellung der Inzisivi werden die Raumverhältnisse unter Umständen auch durch therapeutische Aktionen in der transversalen Dimension beeinflußt.

- Eine *transversale Erweiterung* führt durch die Vergrößerung des Zahnbogenumfangs zu einem Raumgewinn in der Zahnbogenbilanz.

Tabelle 10

Auswirkung des Retrudierens (R) bzw. Protrudierens (P) von Schneidezähnen auf die Platzverhältnisse im Zahnbogen (d.h. Raumverlust (-) bzw. Raumgewinn (+) im Bereich der Stützzonen)												
R/P (mm)	1	1,5	2	2,5	3	3,5	4	4,5	5	5,5	6	6,5
-/+ mm je Stützzone	0,5	1	1,5	2	2	2,5	3	3	3,5	3,5	4	4

Als Umrechnungsfaktoren können gelten:
Im *Unterkiefer* ergibt sich (bis zu einer transversalen Enge von -4 mm) auf jeder Seite ein Zugewinn von 0,25 mm pro 1 mm transversaler Erweiterung. (Da im Unterkiefer die rezidivfreie Erweiterungsmöglichkeit unter optimalen Bedingungen maximal 4 mm beträgt, ist hier der durch transversale Erweiterung erreichbare Zugewinn auf maximal 1 mm pro Seite begrenzt).
Im *Oberkiefer* beträgt der Umrechnungsfaktor, wie im Unterkiefer, 1:4, d.h., daß jeder Millimeter einer transversalen Erweiterung des oberen Zahnbogens für den Bereich der Stützzonen einen Zugewinn von 0,25 mm pro Seite ergibt.
Im Gegensatz zum Unterkiefer ist die transversale Erweiterungsmöglichkeit jedoch nicht immer auf maximal 4 mm begrenzt. Bei unterschiedlicher transversaler Ausdehnung des oberen und unteren Zahnbogens ist eine transversale Erweiterung im Oberkiefer vielmehr bis zur Kongruenz des oberen und des unteren Zahnbogens möglich, d.h., sie ist durch die maximale Erweiterungsmöglichkeit im Unterkiefer limitiert.
Einige Beispiele sollen dies erläutern und verdeutlichen:
Beim Vorliegen einer transversalen Enge im Ober- und Unterkiefer von jeweils -7 mm kann durch transversale Erweiterung beider Zahnbögen im Ober- und Unterkiefer mit einem Raumgewinn von jeweils 1 mm pro Seite gerechnet werden, da beide Zahnbögen rezidivfrei nur um 4 mm zu erweitern sind.
Beträgt die transversale Enge im Oberkiefer -8 mm, im Unterkiefer hingegen -4 mm, ist im Oberkiefer ein Raumgewinn von 2 mm pro Seite, im Unterkiefer nur um 1 mm pro Seite möglich, da in diesem Fall der untere Zahnbogen um 4 mm, der obere bis zur Kongruenz beider Zahnbögen aber um 8 mm erweitert werden kann.
Sollte die transversale Enge im Oberkiefer -4 mm, im Unterkiefer -8 mm betragen, wird im Oberkiefer kein Raumgewinn, im Unterkiefer hingegen ein Raumgewinn von 1 mm pro Seite zu erzielen sein, da der untere Zahnbogen nach einer transversalen Erweiterung um 4 mm gerade die Breite des oberen Zahnbogens erreicht und somit in beiden Zahnbögen keine weitere transversale Expansionsmöglichkeit mehr besteht.

Zahnbogenbilanz
Unter der Zahnbogenbilanz verstehen wir die Gegenüberstellung des vorhandenen Raumes für die Schneidezähne, Eckzähne und Prämolaren (1-5) jeder Seite mit dem jeweiligen Raumbedarf.

Der *erforderliche Raum* ergibt sich aus der Summation der Frontzahn- und Prämolarenbreiten bei idealer Zahnbogenform.
Der *vorhandene Raum* für die Zähne 1 - 5 jeder Seite ergibt sich durch die Summation der Meßwerte (Istwerte) der Frontsegmente und der Stützzonen.
Folgende Faktoren beeinflussen die Zahnbogenbilanz:

1. Frontsegment:
- Ein verkleinertes Frontsegment bedeutet Platzmangel bzw. frontaler Engstand,
- ein vergrößertes Frontsegment hingegen lückige Zahnstellung. (Beim Vorliegen einer Mittellinienverschiebung ist diese zu berücksichtigen.)

2. Stützzone:
- Eine verkleinerte Stützzone bedeutet Raummangel im Seitenzahngebiet,
- eine vergrößerte Stützzone hingegen Raumüberschuß.

3. Achsenstellung der Inzisivi:
- Anteinklination bedeutet Verlängerung des Zahnbogens. Eine Korrektur der Anteinklination, d.h., ein Retrudieren der Schneidezähne, bewirkt eine Verkleinerung des Zahnbogenumfangs (Raumverlust).
- Retroinklination
  bedeutet Verkürzung des Zahnbogens. Eine Korrektur der Retroinklination, d.h., ein Protrudieren der Schneidezähne, bewirkt eine Vergrößerung des Zahnbogenumfangs (Raumgewinn).

4. Transversale Enge bedeutet Verringerung des Platzangebots. Eine transversale Erweiterung führt zu einer Vergrößerung des Zahnbogenumfangs (Raumgewinn). 3.4 - 3.5

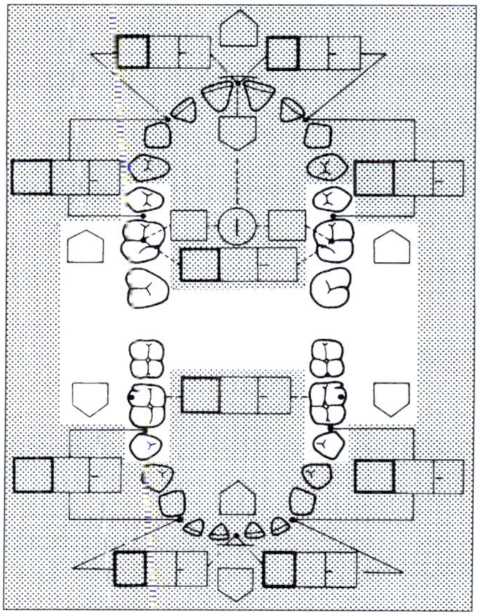

Abb. 87 Ergibt die Modellanalyse einen Mesialstand der 1. Molaren, werden diese Resultate in die Felder neben den jeweiligen Zähnen eingetragen.

Alle vier genannten Einflußfaktoren sind durch Messung und Sollwertvergleich mit ausreichender Genauigkeit bestimmbar.
Da der den Kieferorthopäden interessierende Zahnbogenumfang durch die mesialen Kanten des rechten und linken Sechsjahrmolaren begrenzt wird, dient die Berechnung der Zahnbogenbilanz der Bestimmung der nicht direkt meßbaren sagittalen Position der ersten Molaren (siehe auch sagittaler Symmetrievergleich).
Minuswerte bedeuten Mesialstand der 1. Molaren (Abb. 87),
Pluswerte bedeuten Distalstand der 1. Molaren,
eine ausgeglichene Bilanz zeigt eine korrekte sagittale Position der 1. Molaren an.
Eine Beispielrechnung soll die Anwendung der Zahnbogenbilanz verdeutlichen. Grundlage ist der in Abbildung 88 dargestellte obere Zahnbogen.

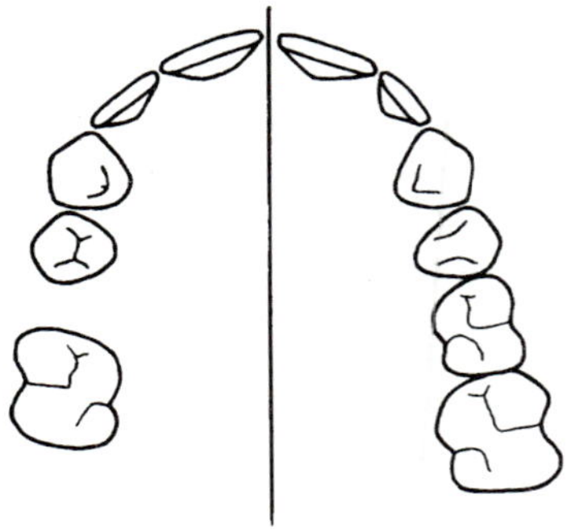

Abb. 88 Darstellung eines Oberkiefer-Zahnbogens mit Einzeichnung der Raphe-Median-Ebene. Während im linken Quadranten der Milchmolar persistiert, ist im rechten Quadranten nach vorzeitigem Verlust eines Milchmolaren ein Stützzoneneinbruch festzustellen.

In dem Rechenbeispiel wird von folgenden Meßdaten ausgegangen:
S I = 32 mm.

Stützzonen: rechts = 19,5 mm, links = 23,7 mm,
da der Sollwert (nach Tabelle 9) 22,7 mm beträgt, fehlen in der rechten Stützzone 3,2 mm, während auf der linken Seite ein Überschuß von 1 mm resultiert.

Frontsegmente: rechts und links je 16,5 mm,
der Sollwert beträgt SI : 2 = 16 mm, die Differenz auf jeder Seite + 0,5 mm; es besteht keine Mittellinienverschiebung.

Der Achsenwinkel für die oberen mittleren Inzisivi wurde mit 63° gemessen. Bei einem Basiswinkel von 23° ergibt sich ein Sollwert für den Winkel OK 1 von 69°, die errechnete Differenz von -6° entspricht einer **Anteinklination** von 2 mm, so daß sich nach der Umrechnungstabelle auf S. 193 beim Retrudieren der Front eine Verminderung des Zahnbogenumfangs um 1,5 mm pro Seite ergibt.
Der transversale Abstand zwischen den oberen 1. Molaren beträgt 45 mm, der Sollwert (nach Tabelle 9) 49 mm, d.h., es errechnet sich eine Differenz von -4 mm.
Bei **transversaler Erweiterung** ergibt sich (vorausgesetzt, der untere Zahnbogen ließe eine Erweiterung zu) bei einem Faktor von 1 : 4 ein Raumgewinn von 25% = 1 mm pro Seite.

Aus diesen Meßdaten ist folgende Zahnbogenbilanz zu erstellen:

Zahnbogenbilanz

Raum -gewinn -verlust	rechts	links
Frontsegmente	+ 0,5	+ 0,5
Stützzonen-	- 3,2	+ 1,0
MLV		
transv. Erw.+ 1,0	+ 1,0	+ 1,0
Pro-/Retrusion	- 1,5	- 1,5
Σ Oberkiefer	- 3,2	+ 1,0

Aus dieser Bilanz ist zu ersehen, daß im rechten Quadranten zwischen der mesialen Kante des Sechsjahrmolaren und der korrekten Zahnbogenmitte - unter der Voraussetzung einer ausreichenden Zahnbogenbreite und orthoaxial stehender Front - 3,2 mm fehlen würden, ein Defizit, das auf einen Mesialstand des Sechsjahrmolaren zurückzuführen ist.
Im linken Quadranten errechnet sich in der Bilanz ein Platzüberschuß von 1 mm, der auf einen Distalstand des Sechsjahrmolaren auf dieser Seite hinweist.
Die in der Zahnbogenbilanz ermittelten Mesial- bzw. Distalstände lassen sich (nur im Oberkiefer) anhand des Resultats des sagittalen Symmetrievergleichs (s. Punkt 8, S. 192) überprüfen. Im vorliegenden Fall eines Mesialstandes des Zahnes 16 und eines Distalstandes des Zahnes 26 wäre als Ergebnis des sagittalen Symmetrievergleichs zu erwarten, daß der rechte Sechsjahrmolar ca. 4 mm vor dem linken steht. 3.4 - 3.5

Vertikale Zahnstellungsfehler
Anstelle der Begriffe »Hochstand« oder »Tiefstand« wird bei stark ausgeprägten Differenzen zwischen der vertikalen Position der Schneidezähne und der Molaren bzw. Prämolaren die Bezeichnung »Niveauunterschied« bevorzugt (Abb. 89).

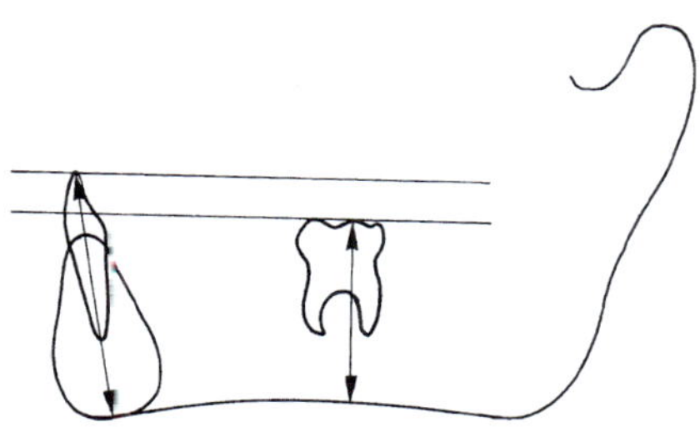

Abb. 89 Anstelle der Begriffe »Verlängerung« oder »Verkürzung« wird die unterschiedliche vertikale Position von Front- und Seitenzähnen als »Niveauunterschied« beschrieben.

Eine Differenzierung in Hoch- oder Tiefstand bzw. »Verlängerung« oder »Verkürzung« von Zähnen in Relation zur jeweiligen Kieferbasis ist am Modell nicht möglich.
Eine zweifelsfreie Beurteilung ist nur mit Hilfe der Analyse eines Fernröntgenbildes durchführbar.

9. Die Beziehungen beider Zahnbögen zueinander
Nach Auswertung des oberen und unteren Kiefermodells werden beide in Okklusionsstellung zusammengesetzt.

In Schlußbißstellung erfolgt die Registrierung

- des Frontzahnabstandes,
- des vertikalen Überbisses,
- eines Kreuz- bzw. Bukkalbisses,
- die Bestimmung von Mittellinienabweichungen im Unterkiefer (mandibulär) sowie von
- Okklusion und Bißlage.

Frontzahnabstand,

auch Overjet oder (horizontale) Frontzahnstufe genannt.
Der Abstand beträgt im eugnathen Gebiß ca. 2 mm.
Er wird von der Labialfläche des am weitesten anteinkliniert stehenden mittleren Schneidezahnes im Oberkiefer zur Labialfläche der unteren zentralen Inzisivi gemessen (Abb. 90).

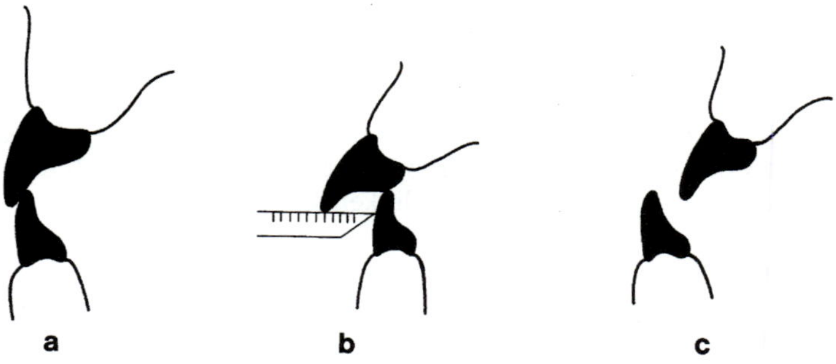

Abb. 90 Frontzahnabstand
a) regelrechte horizontale Frontzahnstufe,
b) vergrößerte Frontzahnstufe,
c) progene Frontzahnstufe
(der Meßwert wird mit negativem Vorzeichen angegeben).

(Seitengetrennte Angaben sind sinnvoll, wenn die Differenz der Stellung der oberen Inzisivi größer ist als 3 mm) (Abb. 91).

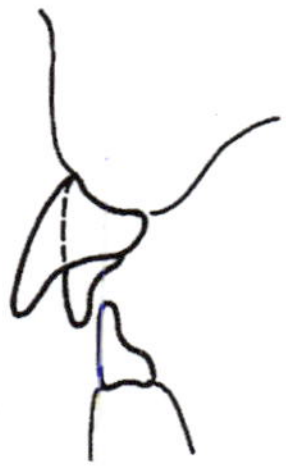

Abb. 91 Bei seitenunterschiedlicher Stellung der oberen Inzisivi werden entweder der größere Meßwert oder zwei getrennte Werte angegeben.

Frontzahnstufe nach Winkelrekonstruktion

Dieser Wert ergibt sich nach gedanklicher Korrektur des Meßwertes für die Frontzahnstufe durch Veränderung evtl. anteinkliniert bzw. retroinkliniert stehender Inzisivi in die orthoaxiale Stellung.
Dieses Rechenspiel stellt eine wichtige Kontrollmöglichkeit für die Bißlagebestimmung dar.
Ein Beispiel soll dies erläutern:
Bei einer Frontzahnstufe von 8,5 mm
steht die Oberkieferfront um 6° = 2 mm anteinkliniert,
die Unterkieferfront um 3° = 1 mm retroinkliniert.
Eine Korrektur der Zahnachsen der Inzisivi auf die orthoaxiale Stellung würde die Frontzahnstufe um 2 + 1 = 3 mm auf 5,5 mm reduzieren.
Die Frontzahnstufe mißt nach Winkelrekonstruktion also nur noch 5,5 mm.
Da der normale Wert der Frontzahnstufe 2 mm beträgt, entspricht die Differenz von 5,5 - 2 = 3,5 mm etwa einer Rücklage des Unterkiefers um 1/2 Prämolarenbreite. Dieses Ergebnis ist mit dem Resultat der Bißlagebestimmung zu vergleichen und sollte annähernd mit diesem übereinstimmen.

Vertikaler Frontzahnüberbiß (auch Overbite genannt)

Im eugnathen Gebiß beträgt der vertikale Überbiß der oberen über die unteren Schneidezähne (2-) 3 mm.
Abweichungen hiervon können sowohl in Richtung eines offenen wie auch eines tiefen Bisses bestehen (Abb. 92). 3.4 - 3.5

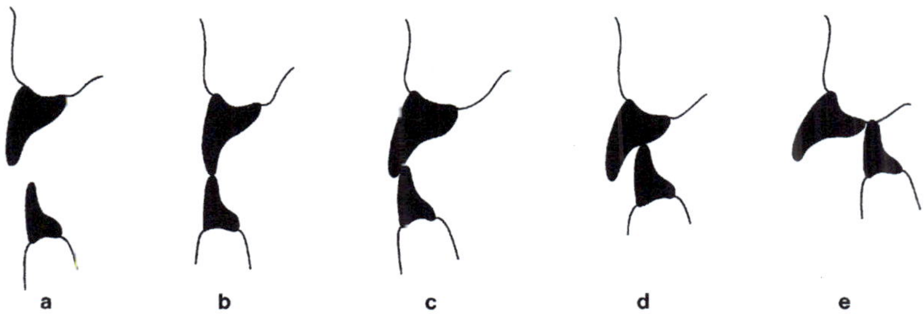

Abb. 92 a bis e Vertikaler Frontzahnüberbiß
a) offener Biß b) Kantenbiß (Tendenz zum offenen Biß)
c) regelrechter vertikaler Überbiß d) tiefer Biß
e) tiefer Biß mit Gingivakontakt.

Klaffen die Inzisivi vertikal auseinander spricht man von einem offenen Biß, der - je nach Ätiologie - als *habituell offener Biß* bzw. *strukturell offener Biß* bezeichnet werden kann.
Ist der vertikale Frontzahnüberbiß nur sehr knapp, ohne daß ein deutlicher Abstand der Schneidekanten zu erkennen ist, wird dies *knapper Überbiß* oder *Tendenz* zum *offenen Biß* genannt.

Ein vertikaler Überbiß der Schneidezähne von mehr als 3 mm wird als tiefer Biß bezeichnet.
Berühren die unteren Inzisivi die Gaumenschleimhaut bzw. die oberen Inzisivi die marginale Gingiva im Unterkiefer, spricht man vom *tiefen Biß mit Gingivakontakt*, in Extremfällen vom *tiefen Biß mit traumatisierendem Einbiß.*

Kreuzbiß/Bukkalbiß

Im eugnathen Gebiß ist der obere Zahnbogen länger und breiter als der untere, was dazu führt, daß alle oberen Frontzähne vor die unteren Schneidezähne beißen und im gesamten Seitenzahngebiet ein bukkaler Überbiß der oberen Prämolaren- und Molarenhöcker besteht. Ist dieser labiale bzw. bukkale Überbiß nicht vorhanden, sondern überkreuzen sich die Zahnbögen an irgendeiner Stelle, so wird dies Kreuzbiß genannt (Abb. 93 b).
Die im Kreuzbiß stehenden (oberen) Zähne werden im Befundbogen eingetragen.
Eine Okklusionsveränderung in der Gegenrichtung, bei welcher nicht nur die bukkalen sondern auch die palatinalen Höcker der oberen Seitenzähne an den bukkalen Höckern der unteren Antagonisten vorbeibeißen, wird Bukkalokklusion genannt (Abb. 93 c). Auch dieser Befund wird in dem hierfür vorgesehenen Feld vermerkt.

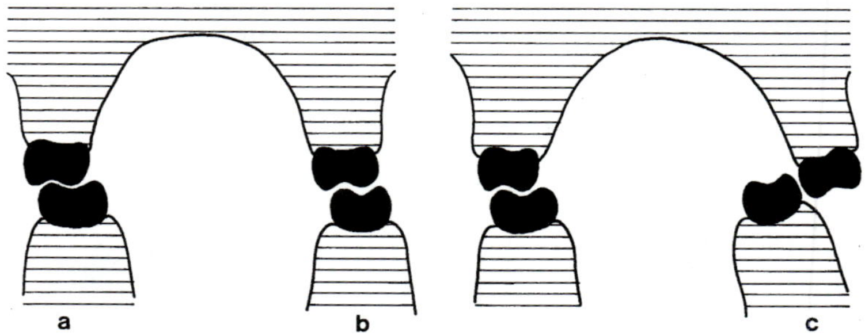

Abb. 93 a bis c Fehlerhafte Okklusion im Seitenzahngebiet
a) normale Relation
b) Kreuzbiß der Molaren
c) Bukkal- bzw. Lingualokklusion.

Mittellinienbestimmung

Grundsätzlich lassen sich zwei Arten von Mittellinienverschiebungen unterscheiden:

- Die **alveoläre Mittellinienverschiebung,**
  bei der die Zähne auf der jeweiligen Basis nach rechts oder links gekippt stehen (diese Form kann im Ober- und im Unterkiefer vorkommen) und
- die **mandibuläre Mittellinienverschiebung,**

bei der eine Schwenkung (Rotation) des Unterkieferkörpers, d.h. eine Verschiebung der Unterkiefermitte vorliegt. (Zu beachten ist dabei die Unterscheidung in
- **Zahnbogenmitte,** als Mitte des Interdentalraums der zentralen Inzisivi und
- **Kiefermitte**, die im Oberkiefer durch die Raphe-Median-Ebene im Unterkiefer durch die Mitte der Symphyse gekennzeichnet ist).

Während im Oberkiefer nur die alveoläre Form einer Mittellinienverschiebung vorkommt, muß im Unterkiefer zwischen der alveolären und der mandibulären Form der Mittellinienabweichung unterschieden werden (Abb. 94).

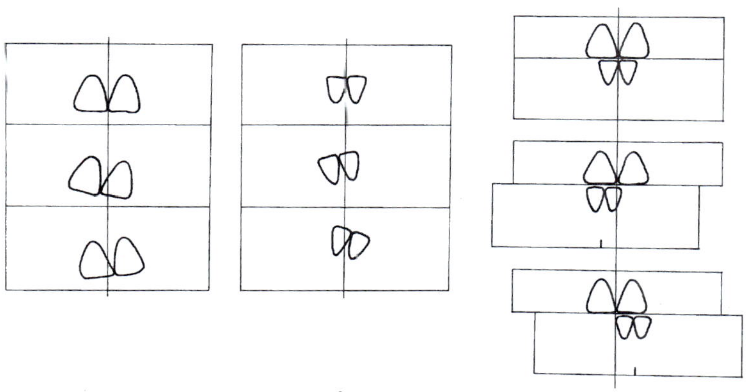

3.4 - 3.5

Abb. 94 a bis c Schematische Darstellung der möglichen Mittellinienverschiebungen (MLV)
a) alveoläre MLV im Oberkiefer
b) alveoläre MLV im Unterkiefer
c) mandibuläre MLV
Da die verschiedenen Arten nebeneinander vorkommen können, ergeben sich $3^3 = 27$ Kombinationsmöglichkeiten.

Da neben der korrekten Einstellung der Mittellinie beide Arten der Abweichung sowohl nach rechts wie auch nach links möglich sind, ergeben sich insgesamt $3^3 = 27$ verschiedene Kombinationsmöglichkeiten. Im Rahmen der Modellanalyse ist zu klären, welche dieser 27 Möglichkeiten bei diesem Patienten vorliegt.
Die Feststellung einer alveolären Mittellinienverschiebung gelingt im Oberkiefer leicht. Mit Hilfe der Meßscheibe, welche unter Anvisieren der Raphe-Median-Ebene aufgelegt wird, läßt sich eine Abweichung der Zahnbogenmitte von der Kiefermitte unschwer erkennen und in mm messen (Abb. 95).

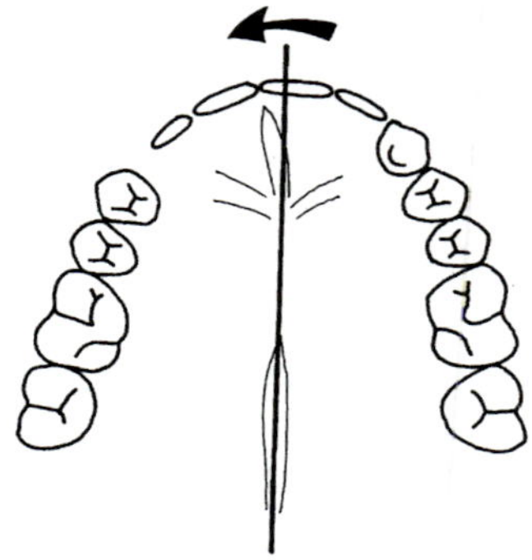

Abb. 95 Bei der alveolären Mittellinienverschiebung im Oberkiefer (hier nach rechts) weicht die Zahnbogenmitte von der Raphe-Median-Ebene ab.

Im Unterkiefer ist das Erkennen und die Differenzierung in die alveoläre und die mandibuläre Form einer Mittellinienabweichung wesentlich schwieriger.
Am Modell ist die untere Mittellinienabweichung in Ermangelung einer der Raphe mediana entsprechenden Bezugsebene nur unvollkommen möglich.
Indizien zur Differenzierung sind

- die Kippung der Schneidezähne nach der rechten oder linken Seite, die für das Vorliegen einer alveolären MLV spricht,
- das Lippen- bzw. das Zungenbändchen, deren Ansatz aber nicht immer mit der Kiefermitte übereinstimmen,
- erhaltene Stützzonen, die eher gegen die alveoläre Form und für eine mandibuläre MLV sprechen,
- ein einseitiger Zahnverlust, der eher bei einer alveolären MLV vorkommt und
- eine seitenungleiche Bißlage, die nur bei einer mandibulären Abweichung der Unterkiefermitte zu beobachten ist.

Eine Übertragung der Raphe-Median-Ebene vom oberen auf das untere Modell ist nicht statthaft.
Zur Differenzierung der alveolären und mandibulären Form einer Mittellinienverschiebung lassen sich weiterhin folgende diagnostische Hilfsmittel verwenden:

- Das intraorale Röntgenbild:
  Als Kennzeichen der Unterkiefermitte dienen
  - das Foramen mentale mediale und
  - die Spina mentalis (Aufbißaufnahme).
- Das Orthopantomogramm (Abb. 96) (nur bei korrekter Aufnahmetechnik).
  Als Bezugslinien werden verwendet
  - der Nasenboden, die Verbindungslinie 6/6 und eine Senkrechte durch die Oberkiefermitte;
  - als Bezugspunkte für die Unterkiefermitte: Gnathion, Spina mentalis und ggf. Foramen mentale mediale sowie die Achsenstellung der Inzisivi.

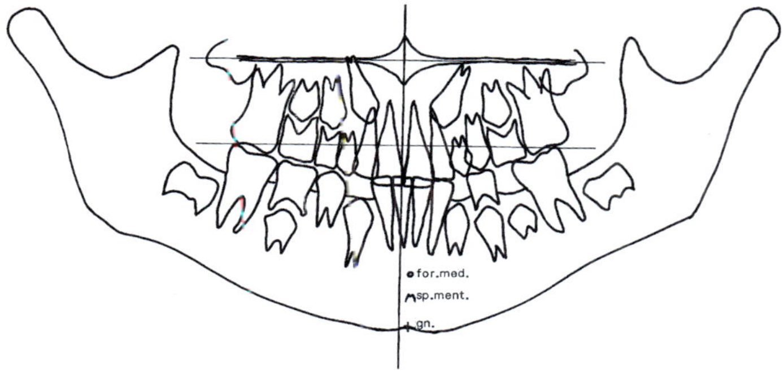

Abb. 96 Durchzeichnung des Orthopantomogramms mit Einzeichnung der für die Mittellinien-Bestimmung erforderlichen Bezugslinien.
Die Abweichung der Unterkiefermitte deutet auf das Vorliegen einer mandibulären Mittellinienverschiebung hin.

Okklusion und Bißlage

Unter *Okklusion* wird die Verzahnung einzelner Zahnpaare im Schlußbiß verstanden.
Okklusionsangaben erfolgen in der Regel für die Eckzähne und die 1. Molaren der rechten und linken Seite.
Da der obere Zahn als Fixpunkt gilt, wird die Position des Antagonisten in 1/3, 1/2, 2/3 oder 1 Prämolarenbreite (Pb) nach mesial oder distal bzw. als neutral angegeben (Abb. 97 bis 99).

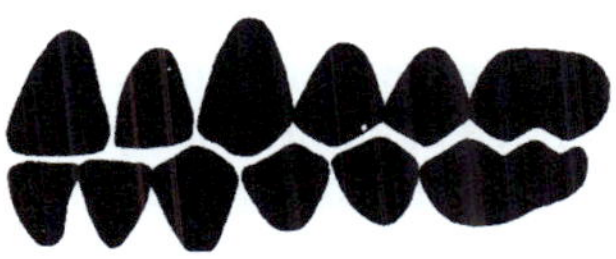

Abb. 97 Neutrale Okklusion im gesamten Seitenzahnbereich.

a

b

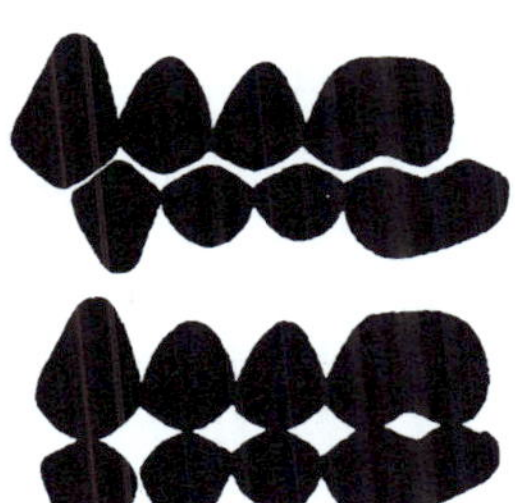

Abb. 98 a und b Distale Okklusion
a) um 1 Pb
b) um 1/2 Pb.

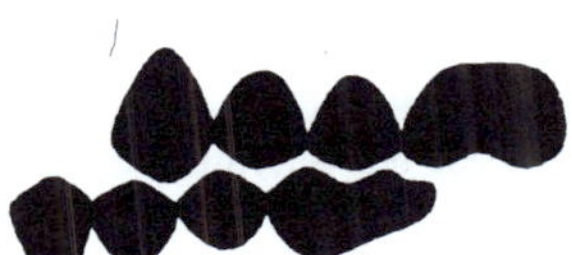

Abb. 99 Mesiale Okklusion im gesamten Seitenzahnbereich.

Wesentlichen Anteil an der Entwicklung der Okklusionsdiagnostik hatte *Angle*, der Anfang des 20. Jahrhunderts den Sechsjahrmolaren als Schlüssel zur Okklusion (bzw. Bißlage) ansah und die Anomalien in drei Klassen einteilte:

Klasse I = Neutralbiß
Klasse II = Distalbiß (II,1 = mit Anteinklination der OK-Front)
(II,2 = mit Retroinklination der OK-Front)
Klasse III= Mesialbiß= Progenie.

Während *Angle* bei seiner Einteilung allein vom Okklusionsbild der 1. Molaren ausging, eine Einstellung, die vor allem im anglo-amerikanischen Bereich auch heute noch vielfach vorherrscht, erscheint eine Unterscheidung in Okklusion und Bißlage wesentlich sinnvoller.
Als **Okklusion** (gemeint ist hier die statische Okklusion) wird hierbei lediglich das Verzahnungsbild zweier Zähne (z. B. der Eckzähne oder der 1. Molaren) bezeichnet, ohne daß eine Aussage über die Lage des Unterkiefers gemacht wird, während der Begriff **Bißlage** die sagittale Lagebeziehung der unteren zur oberen Kieferbasis angibt.
Um von der Okklusion auf die Bißlage schließen zu können, ist eine **Rekonstruktion**, d.h. eine gedankliche Korrektur falsch stehender Seitenzähne, erforderlich, worauf bereits *Grünberg* hingewiesen hat.

In eine Formel gebracht heißt dies:

Bißlage = Okklusion nach Rekonstruktion

Rekonstruiert werden:
- Pathologische Mesial- bzw. Distalwanderungen von Seitenzähnen (auch wenn sie therapeutisch nicht rückgängig zu machen sind) und
- noch zu erwartende physiologische Mesialwanderungen (insbesondere der unteren 1. Molaren).

Die Beispiele in Abb. 101 sollen die Unterschiede zwischen Okklusion und Bißlage und die im Zuge der Rekonstruktion ablaufenden Überlegungen verdeutlichen.
Während die Okklusion üblicherweise für vier Zahnpaare (die Eckzähne und die ersten Molaren, rechts und links) getrennt angegeben wird, erfolgt die Bestimmung der Bißlage nur für zwei Bereiche, nämlich die rechte und die linke Seite (Abb. 100).

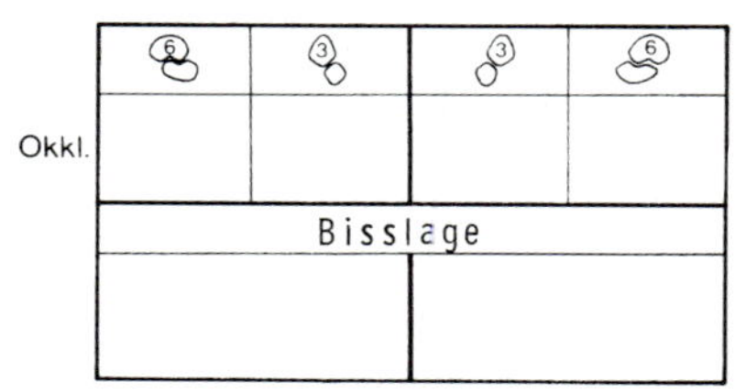

Abb. 100 Im Analysebogen werden in der Regel vier Okklusionsangaben (die Verzahnung der oberen und unteren Eckzähne und Sechsjahrmolaren der rechten und linken Seite) und – zumindest bei seitenungleicher Unterkieferlage – zwei Werte für die Bißlage (rechts und links) eingetragen.

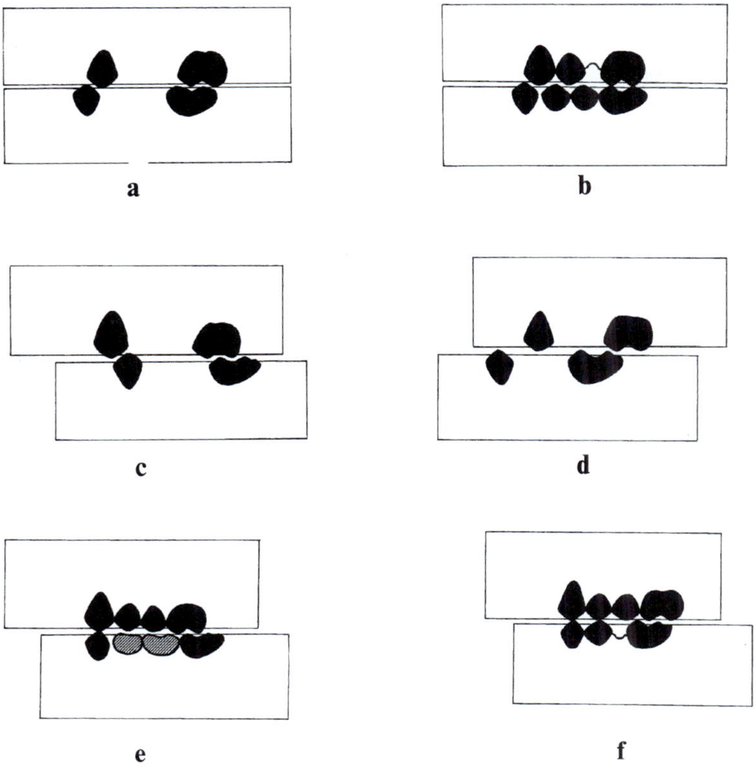

3.4 - 3.5

Abb. 101 a bis f Schematische Darstellung von Okklusion und Bißlage.

a) Neutrale Bißlage mit neutraler Okklusion im Eckzahn- und Molarenbereich.

b) Neutrale Bißlage mit neutraler Okklusion im Eckzahnbereich und distaler Okklusion (1/2 Pb) im Gebiet der 1. Molaren als Folge eines Mesialstandes des oberen Sechsjahrmolaren.

c) Distale Bißlage mit distaler Okklusion (1Pb) im Eckzahn- und Molarenbereich.

d) Mesiale Bißlage mit mesialer Okklusion (1Pb) im Eckzahn- und Molarenbereich.

e) Distale Bißlage (ca. 1/2 Pb) mit distaler Okklusion um 1/2 Pb im Eckzahnbereich und um 1 Pb im Bereich der Sechsjahrmolaren.
Die unterschiedliche Okklusion im Stützzonenbereich ist durch den physiologischen Distalstand der unteren Sechsjahrmolaren im frühen Wechselgebiß zu erklären.

f) Distale Bißlage (ca. 1/2 Pb) mit distaler Okklusion um 1/2 Pb im Eckzahnbereich und neutraler Verzahnung im Gebiet der Sechsjahrmolaren.
Die unterschiedliche Okklusion im Seitenzahnbereich ist durch den Mesialstand des unteren Sechsjahrmolaren zu erklären.

Liegt keine mandibuläre Mittellinienverschiebung vor, ist die Bißlage seitengleich, die Angaben für die rechte und linke Seite sind identisch.
Weicht die Unterkiefermitte nach rechts oder links ab (mandibuläre MLV), ist die Bißlage in der Regel seitenungleich.
Bei dieser Schwenkung der Mandibula liegt die Seite, nach der die Unterkiefermitte abweicht, weiter zurück als die Gegenseite. Das Ausmaß der Bißlageabweichung wird in diesem Fall auf der geschwenkten Seite stärker distal bzw. geringer mesial ausfallen.
(Bei einer Unterkieferschwenkung nach links könnten z. B. folgende Bißlageangaben vorkommen:

Rechts	: 1/2 Pb distal,	links: 1 Pb distal oder
rechts	: neutral	links: 1/2 Pb distal oder
rechts	: 1/2 Pb mesial,	links: neutral usw.)

Die im Rahmen der Modellanalyse und der übrigen Untersuchungen (Anamnese, klinische Untersuchung, Profilauswertung, Röntgenstatus, Fernröntgenbild-Analyse, gegebenenfalls Auswertung des Handröntgenbildes und einer Funktionsanalyse) erhobenen Befunde lassen sich in einer »**Diagnose**« zusammenstellen, wobei sie entsprechend ihrer Wertigkeit nach folgendem Schema geordnet und aneinandergereiht werden können:

1. Hauptmerkmal
entweder ein kennzeichnender Überbegriff, wie z.B.:
- Progenie
- Deckbiß
- Frontzahnstufe von 12 mm
- Lippen-Kiefer-Gaumenspalte
- lateraler Zwangsbiß
- multiple Aplasien
- Eckzahnaußenstand
- frontaler Kreuzbiß ...
- strukturell offener Biß usw.

und/oder *Bißlage* (wenn diese nicht neutral ist), z.B.:
Rücklage des Unterkiefers (rechts 1 Pb., links 2/3 Pb.), rechtsseitiger Rückbiß um 1/2 Pb., Vorbiß um 1/3 Pb. etc.

2. Abweichung in der *sagittalen* Dimension z.B.:
- Mesialstand
- (engstehende/lückige ...) Anteinklination/Retroinklination
- Raummangel/Raumverlust für ... (im Stützzonenbereich).

3. Abweichungen in der *transversalen* Dimension z.B.:
- Transversale Enge
- Kreuzbiß (seitlich) ...
- frontaler Engstand.

4. Abweichungen in der *vertikalen* Dimension z.B.:
- Frontal offener Biß (sofern nicht Hauptmerkmal)
- tiefer Biß (mit Gingivakontakt).

5. *Einzelzahnabweichungen*, wie z.B.:
- Diastema mediale
- Nichtanlage einzelner Zähne
- Torsionen
- frühzeitiger Zahnverlust ...
- Caries profunda ...
- Schmelzhypoplasien etc.

6. *Weitere Besonderheiten*, wie z.B.:
- Gelenkbeschwerden
- Funktionsstörungen
- Habits (Lutscher) oder
- Fehlfunktionen (Lippenbeißen, Zungenpressen, anomales Schlucken) etc.

3.6 Fotostataufnahme

Im Rahmen der kieferorthopädischen Befunderhebung - insbesondere der Profildiagnostik - werden Fotografien des Kopfes eines Patienten angefertigt und metrisch analysiert.
Die Fotos werden sowohl als Seitenansicht als auch als Enface-Bild hergestellt. Die Aufnahme sollte achsengerecht und ohne optische Verzerrung erfolgen. **3.6 - 3.9**
Zur Auswertung kann entweder ein Polaroid-Foto bzw. ein digital hergestelltes und anschließend ausgedrucktes Foto verwendet werden, oder es wird vom Kleinbild-Negativ eine Vergrößerung hergestellt, auf welcher die Bezugslinien eingezeichnet werden können.

3.6.1 Seitenbild (Profildarstellung)

Die Aufnahme sollte bei ungezwungener Lippenhaltung im Schlußbiß angefertigt werden, wobei der Kopf möglichst nach der Frankfurter Horizontalen auszurichten ist.
Das Ohr darf von Haaren nicht bedeckt sein, um den dort lokalisierten Meßpunkt erkennen zu können.
Auf dem Foto werden folgende Orientierungslinien eingezeichnet:

- **Ohr-Augen-Ebene,**
  als Verbindungslinie zwischen Orbitale und Porion. Das Orbitale ist der tiefste Punkt der Orbita und liegt definitionsgemäß »eine Lidspaltenbreite unter der Pupille des geradeaus blickenden Auges« (*A.M. Schwarz*). Das Porion ist der oberste Punkt des Gehörgangs.

- **Orbitalsenkrechte,**
  als Senkrechte durch den Orbitalpunkt auf der Ohr-Augen-Ebene.
- **Nasionsenkrechte,**
  als Senkrechte durch das Nasion (Nasenwurzel) auf der Ohr-Augen-Ebene.

Zwischen der Nasion- und der Orbitalsenkrechten liegt das
Kiefer-Profilfeld (KPF) (Abb. 102)

Bei **regelrechtem Profilverlauf (Biometgesicht)** tangiert die Oberlippe die Nasionsenkrechte,
das Pogonion (der vorderste Kinnpunkt) liegt in der Mitte des Kiefer-Profilfeldes, d.h. zwischen Nasion- und Orbitalsenkrechte.
Bei einem (geraden) **Vorgesicht** (Abb. 103) liegt der Subnasal-Punkt (Oberlippe) vor der Nasionsenkrechten, das Pogonion tangiert diese Bezugslinie.
Bei einem (geraden) **Rückgesicht** liegt das Subnasale hinter der Nasionsenkrechten, das Pogonion tangiert die Orbitalsenkrechte.
Bei einem **schiefen Rückgesicht** liegt das Subnasale in der Nähe der Nasionsenkrechten, während das Pogonion aus der Mitte des Kiefer-Profilfelds deutlich nach dorsal abweicht und häufig hinter der Orbitalsenkrechten liegt.

Während der Profilverlauf beim geraden Vor- oder Rückgesicht im allgemeinen als harmonisch beurteilt wird, fällt auch dem ungeübten Betrachter das schiefe Rückgesicht als besonders disharmonisch auf. Insofern ergeben sich Parallelen zu der Profiltypisierung, die im Rahmen der kephalometrischen Analyse von Fernröntgenbildern im Kapitel 3.8.5.1 besprochen wird.

Typische Profilabweichungen sind besonders bei gnathischen Anomalien zu beobachten, z.B.:

- Progenie:	Ventrale Position des Pogonion.
- Rückbiß:	Zurückliegen des Pogonion.
- Prognathie:	Vorverlagerung des Subnasale und der Oberlippe.
- Dentaler Rückbiß:	Normallage des Pogonion bei deutlich distaler Seitenzahnokklusion.

3.6.2 Enface-Bild

Die Fotografie in frontaler Ansicht kann zur Darstellung der Kollmannschen Proportionen sowie von äußerlich sichtbaren Gesichtsasymmetrien verwendet werden.
Unter den **Kollmannschen Proportionen** wird die (gleichmäßige) vertikale Dreiteilung des Gesichts verstanden (Abb. 104).

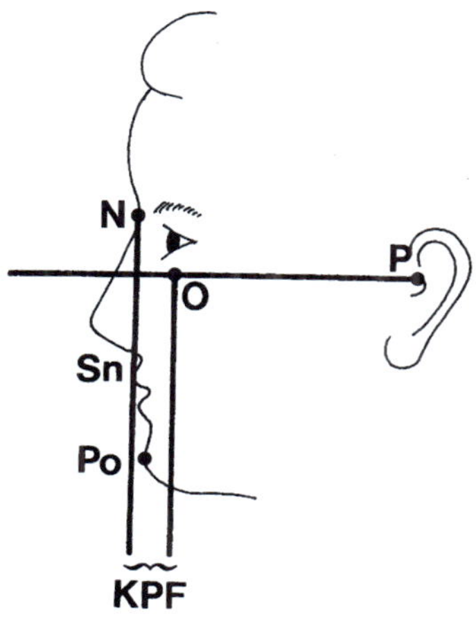

Abb. 102 Auswertung einer Fotostat-Aufnahme.
Als waagerechte Bezugslinie wird die Verbindung zwischen Orbitale und Porion eingezeichnet.
Das »Kiefer-Profilfeld (KPF)« liegt zwischen der Nasion-Senkrechten und der Orbital-Senkrechten.

3.6 - 3.9

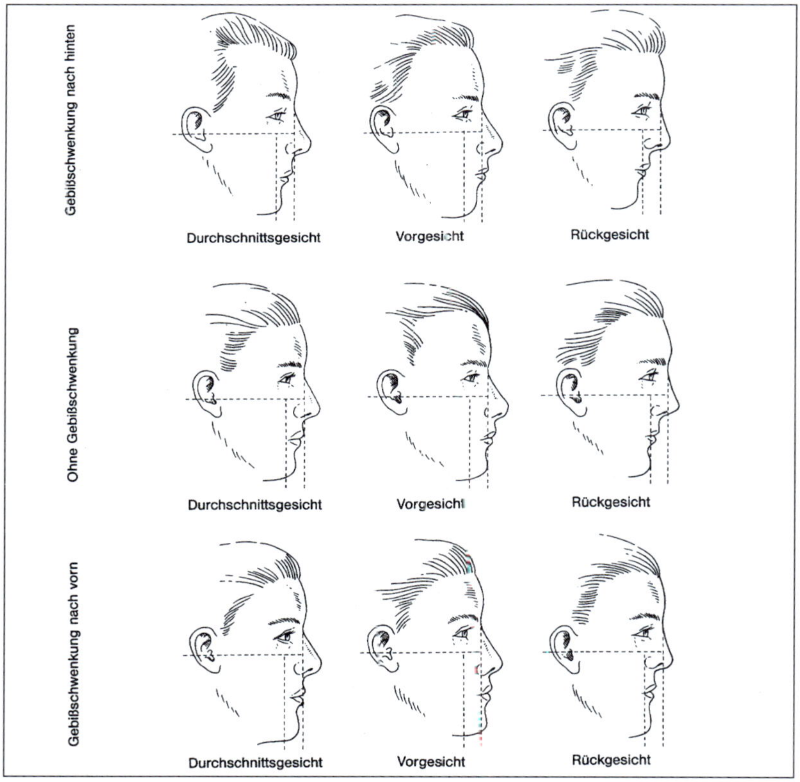

Abb. 103 Profilbeurteilung. Schematische Darstellung und Klassifizierung der Einlagerungsmöglichkeiten des Gebisses in den Schädel nach *A. M. Schwarz*. Ohne Gebißschwenkung wird das Gesicht als **gerades** Vor-, Durchschnitts- bzw. Rückgesicht bezeichnet. Bei Gebißschwenkung nach hinten oder vorn entsteht ein nach hinten oder vorne **schiefes** Vor-, Durchschnitts- bzw. Rückgesicht. (Abbildung aus: *van der Linden* [97]).

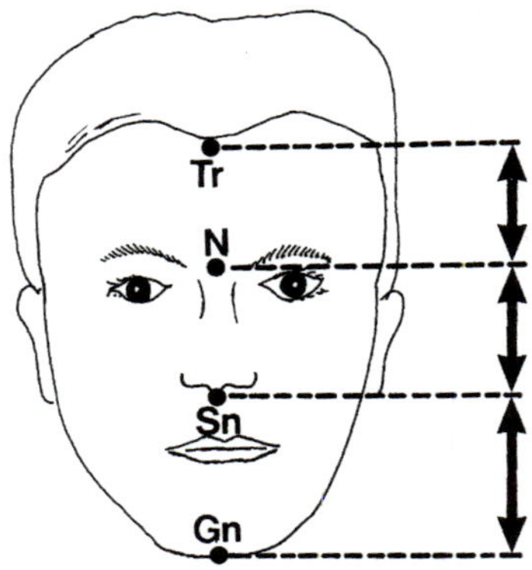

Abb. 104 Kollmannsche Proportionen. Vertikale Aufteilung des Gesichts in drei (möglichst gleiche) Teile.

Meßpunkte sind
- das Trichion (am Haransatz)
- das Nasion (an der Nasenwurzel)
- das Subnasale (der Ansatzpunkt der Oberlippe am Nasensteg) und
- das Gnathion (am unteren Kinnrand).

3.7 Röntgenbefund

Im Rahmen der kieferorthopädischen Diagnostik, Behandlungsplanung und -überwachung ist die Anfertigung von Orthopantomogrammen (ersatzweise Röntgenstaten des Gebisses) sowie Fernröntgen-Seitenbildern des Schädels unverzichtbar. Diese Aufnahmen werden ggf. durch intraorale Röntgenbilder, Röntgenaufnahmen der Hand, Röntgenbilder des Schädels in der Norma frontalis (p.a.-Aufnahmen) und Spezialaufnahmen, wie die Röntgendarstellung der Kiefergelenke, CT- oder MRT-Aufnahmen, ergänzt.

3.7.1 Orthopantomogramme bzw. Röntgenstaten

Orthopantomogramme bzw. Röntgenstaten des Gebisses dienen zur Abklärung der Zahnzahl sowie der Lage, Mineralisation, Form und Größe von Zahnkeimen und Wurzeln, zur Feststellung von Veränderungen im Bereich der Zahnwurzeln, des Kieferknochens und des Parodontiums, zur Kariesdiagnostik sowie zur Bestimmung des dentalen Alters.

Es ist dringend darauf zu achten, daß **keine kieferorthopädische Behandlung, auch nicht sog. „kleine kieferorthopädische Maßnahmen“, ohne Anfertigung von Röntgenaufnahmen begonnen wird.**
Ohne eine Röntgenübersicht könnten z.B.
- bei Extraktionsfällen Nichtanlagen übersehen und permanente Zähne unnötig entfernt werden,

- beim Schließen eines Diastema mediale ein Mesiodens zu Schäden an den bewegten Zähnen führen,
- vor Behandlungsbeginn bereits Wurzelresorptionen vorhanden sein, die - undokumentiert - als Folge der Behandlung dem Kieferorthopäden angelastet werden,
- ein Knochenabbau unerkannt bleiben, der zu besonderer Vorsicht bei Zahnbewegungen Anlaß geben müßte, oder
- apikale Veränderungen, noch nicht abgeschlossenes Wurzelwachstum bzw. Verlagerungen unberücksichtigt bleiben.

Im allgemeinen werden in der kieferorthopädischen Praxis Orthopantomogramme wegen der besseren Übersicht, der geringeren Strahlenbelastung sowie der rascheren Exposition und Filmbearbeitung dem Röntgenstatus aus (9-11) intraoralen Bildern vorgezogen, obwohl intraorale Bilder eine bessere Detailerkennbarkeit aufweisen.
In einer Reihe von Fällen kann es erforderlich sein, Orthopantomogramme durch intraorale Röntgenbilder zu ergänzen.
So können zusätzliche **Einzelzahnaufnahmen** zur Lokalisation verlagerter Zähne, zur detailgenaueren Darstellung von Hartsubstanzdefekten (Karies, Wurzelresorptionen etc.) oder parodontaler Strukturen notwendig sein.

Um Doppelaufnahmen und eine unnötige Strahlenbelastung zu vermeiden, sollten die Aufnahmen in den Röntgenpaß der Patienten eingetragen werden.
Selbstverständlich sind bei Anfertigung der Röntgenbilder die Strahlenschutzvorschriften (z.B. Bleiumhang, Gonadenschutz) streng zu beachten.

Wie für alle Arten der Röntgendiagnostik gilt auch für Orthopantomogramme und intraorale Röntgenbilder, daß ihre Anzahl - insbesondere aus Gründen der Strahlenbelastung - auf das diagnostisch erforderliche Mindestmaß zu beschränken ist. 3.6 - 3.9
Im Rahmen der **Anfangsdiagnostik** jeder kieferorthopädischen Behandlung sind Orthopantomogramme (oder Röntgenstaten) ohne jede Einschränkung unverzichtbar.
Eine **Zwischendiagnostik** kann im Verlaufe der meist mehrjährigen Behandlungen zur Überprüfung des Therapieverlaufs sowie zur Minimierung negativer Veränderungen (z.B. Wurzelresorptionen, parodontale Schäden etc.) erforderlich sein. Die Notwendigkeit einer Zwischendiagnostik richtet sich nach dem Befund, den durchgeführten Zahnbewegungen, den verwendeten Apparaturen und Kräften und zusätzlich festgestellten Risikofaktoren.

Im allgemeinen empfiehlt sich während einer kieferorthopädischen Behandlung - insbesondere bei einer Therapie mit festsitzenden Apparaturen - eine regelmäßige Röntgenkontrolle in Intervallen von 1 - 1 1/2 Jahren (im Falle von erkannten Risiken ggf. in noch kürzeren Intervallen). Als Risikofälle sind Patienten anzusehen, bei denen das Risiko der Entstehung von Wurzelresorptionen erhöht ist (z.B. bei ausgedehnten Zahn- insbesondere Wurzelbewegungen, wie Intrusion von Frontzähnen, Torquebewegungen sowie „Jiggling"-Bewegungen, bei der Anwendung starker, kontinuierlich einwirkender Kräfte, bei forcierter Gaumennahterweiterung, der Verwendung intermaxillärer Elastiks, dem Einsatz von Vierkantbögen,

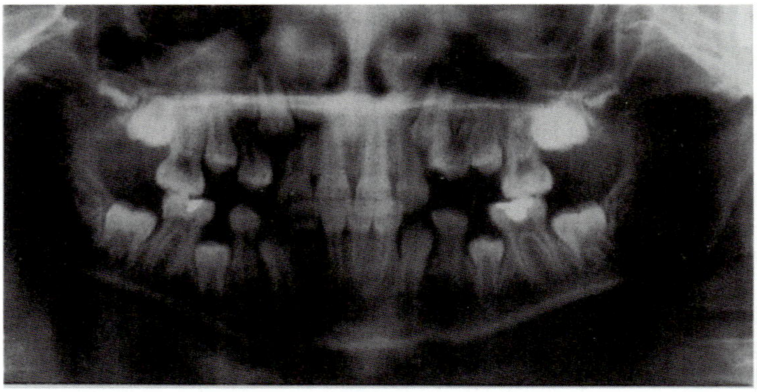

Abb. 105 Röntgenologische Darstellung des Gebisses auf dem Orthopantomogramm

bei längerer Behandlungszeit mit festsitzenden Apparaturen oder bei der Therapie erwachsener Patienten) bzw. beim Vorliegen einer ungünstigen parodontalen Ausgangssituation. In diesen Fällen kann auch erwogen werden, die Verlaufskontrolle auf besonders gefährdete Bereiche (z.B. die Frontzähne) zu beschränken.
Zum **Abschluß der Therapie**, d.h. gegen Ende der (aktiven) kieferorthopädischen Behandlung wird eine Röntgenkontrolle (Orthopantomogramm oder Status) in der Regel zur Planung der Retention (einschließlich der Indikationsstellung einer Germektomie der Weisheitszähne) sowie - aus forensischen Gründen - zur Überprüfung der parodontalen Situation und der Wurzelmorphologie (Resorptionen?) durchgeführt.

Ein Röntgenstatus - unabhängig davon, ob als Panorama-Aufnahme oder aus vielen intraoralen Bildern zusammengesetzt - soll folgende Fragen klären:
- Zahnzahl (Nichtanlage, Überzahl, Mesiodens)
- Formanomalien von Zahnkeimen (Kümmerform, Überbreite, Dilaceration etc.)
- Mineralisation (Bestimmung des Zahnalters, Wurzelwachstum [Möglichkeit aktiver Zahnbewegungen?], Mineralisationsstörungen?)
- vertikale Position der Zahnkeime (Bestimmung der Gebißreife, Durchbruchsvorhersage)
- Größenvorhersage von Zähnen (besonders in der Stützzone)
- Seitenverschiedenheiten in der Zahnreife
- Keimlage
  - eng (Raummangel, Durchbruchsverzögerung)
  - weit (exzessives Unterkieferwachstum?)
  - Verlagerung einzelner Zähne
  - Anlage der Weisheitszähne
- apikale Veränderungen
  (apikale Ostitis, Wurzelresorptionen, Breite des Periodontalspalts)

- Veränderungen am marginalen Parodont (Knochenabbau)
- Veränderungen im Kieferknochen (Odontome, Zysten etc.)
- Form der Kiefergelenke (nur auf extraoralen Aufnahmen)
- Inklination der Wurzeln (z.B. zur Beurteilung einer Mittellinienverschiebung im Unterkiefer).

Im allgemeinen reichen Orthopantomogramme bzw. Röntgenstaten zur Abklärung kieferorthopädisch relevanter Befunde aus, so daß **Spezialaufnahmen** im Rahmen der kieferorthopädischen Diagnostik selten erforderlich sind. Hierzu zählen z.B.:

- intraorale Bilder mit exzentrischer Projektionsrichtung zur Lokalisation verlagerter Zähne (insbesondere oberer Eckzähne)
- Aufbißaufnahmen zur Darstellung der Spina mentalis [Unterkiefermitte], von Mesiodentes oder von Verlagerungen [insbesondere 2. Prämolaren]
- Bißflügel-(Bite-wing-) Aufnahmen zur Feststellung approximaler kariöser Defekte oder von Sekundärkaries und
- laterale Kieferaufnahmen zur Darstellung des retromolaren Feldes oder tiefliegender Zahnkeime (in Ergänzung zum Röntgenstatus aus intraoralen Bildern).

3.7.2 Schädel-Röntgenbilder

Röntgenaufnahmen des Schädels in der Norma lateralis (Fernröntgenseitenbilder) erlauben eine schädelbezügliche Lage- und Größenbestimmung der Kieferbasen, eine Messung der Achsenstellung der Front- und Seitenzähne, eine metrische Analyse der Gesichtsschädelstrukturen, eine Differenzierung skelettaler und dentoalveolärer Anomalien und Entwicklungen sowie eine Bestimmung und Voraussage von Richtung und Ausmaß der wachstums- bzw. therapiebedingten Veränderungen des Gesichtsschädels. Selten ergibt sich die Notwendigkeit, die kieferorthopädische Röntgendiagnostik durch Anfertigung von **Schädelröntgenbildern in der Norma frontalis** zu ergänzen. Dies kann bei Schädelasymmetrien, Laterognathien sowie zur Feststellung der Achsenstellung von Seitenzähnen, Mittelliniverschiebungen und der Breite der apikalen Basis indiziert sein. 3.6 - 3.9

Wie für alle Arten der Röntgendiagnostik gilt auch für Fernröntgenbilder, daß ihre Anzahl - insbesondere aus Gründen der Strahlenbelastung - auf das diagnostisch erforderliche Mindestmaß zu beschränken ist.

Im Rahmen der **Anfangsdiagnostik** kann auf Fernröntgen-Seitenbilder des Schädels selten verzichtet werden (eventuelle Ausnahmen: sehr junge Patienten und Fälle einer präprothetischen Behandlung).

Eine Zwischendiagnostik im Verlaufe der meist mehrjährigen Behandlungen kann zur Überprüfung des Therapie- und Wachstumsverlaufs sinnvoll sein. Die Notwendigkeit einer **Zwischendiagnostik** richtet sich nach der durchgeführten Therapie sowie nach Wachstumstyp und -verlauf. Im allgemeinen werden Intervalle von 1 1/2 Jahren für eine Verlaufskontrolle ausreichen. Bei Änderung der Therapieplanung oder wachstumsbedingten Besonderheiten kann ausnahmsweise ein kürzerer Abstand zwischen den Röntgenterminen indiziert sein.

Wird am **Ende einer Behandlung** ein Fernröntgenbild des Schädels angefertigt (z.B. zur Feststellung des Therapieeffekts, der Achsenstellung der Frontzähne o.ä.), so ist es sinnvoll, diese Aufnahme **vor** Entfernung der Behandlungsapparatur anzufertigen, um ggf. die aufgrund der Röntgenanalyse noch erforderlichen Korrekturen ohne Neuanfertigung der Apparatur durchführen zu können.

Eine detaillierte Darstellung der Herstellung und kephalometrischen Auswertung von Fernröntgenbildern ist im folgenden Kapitel (S. 215-241) enthalten.

3.7.3 Röntgenaufnahmen der Hand

Die Anfertigung von **Handröntgenbildern** kann indiziert sein, wenn im Rahmen einer kieferorthopädischen Therapie Wachstum genutzt werden soll (z.B. zur Korrektur einer Unterkieferrücklage) oder wenn während oder nach einer Behandlung negative wachstumsbedingte Folgen zu befürchten sind (z.B. Progenie, offener Biß). Das Handröntgenbild dient dabei der Feststellung des skelettalen Alters, das für die Wahl des optimalen Behandlungsbeginns und die Entscheidung, wann die Behandlung bzw. Retention abgeschlossen werden kann, von Bedeutung ist.
Aus Gründen der Strahlenbelastung sollten diese Aufnahmen unter Beachtung eines engen zeitlichen Rahmens (um den pubertären Wachtsumsgipfel) nur angefertigt werden, wenn dies eine wichtige Voraussetzung für die Planung der Therapie bzw. Retention ist und entsprechende Informationen nicht durch andere anamnestische Angaben (z.B. Eintritt der Menarche) zur Verfügung stehen.
Im Rahmen der **Anfangsdiagnostik** gelten für Handröntgenbilder die oben beschriebenen strengen Indikationsgrenzen; zur **Zwischendiagnostik** sind sie trotz der meist mehrjährigen Behandlungen sehr selten erforderlich.
Am **Ende einer kieferorthopädischen Behandlung** haben Röntgenbilder der Hand nur dann einen Aussagewert, wenn im Fall eines ungünstigen Wachstums (z.B. bei Progenie, strukturell offenem Biß etc.) zur Planung der Retention Informationen über noch vorhandenes Restwachstum erforderlich sind oder wenn vor einem kieferchirurgischen Eingriff zur Korrektur derartiger skelettaler Anomalien ein solches Wachstum ausgeschlossen werden soll.

Eine detaillierte Erörterung der Indikation, Herstellung und Auswertung von Handröntgenbildern erfolgt in Kapitel 3.9 (S. 241-248).

3.7.4 Zusätzliche Röntgendiagnostik

Ergänzende **Kiefergelenkaufnahmen** bzw. CT- oder MRT-Aufnahmen kommen bei strenger Indikationsbegrenzung zur röntgenologischen Abklärung von Arthropathien in Betracht.

3.8 Kephalometrie

Röntgenbilder des Schädels werden im allgemeinen in zwei Versionen hergestellt:

1. Die Schädelaufnahme in der Norma lateralis, d.h. das Profil- oder Fernröntgenseitenbild, und
2. die Schädelaufnahme in der Norma frontalis, die Enface- oder p.a.-Aufnahme (bei **p**ostero-**a**nteriorem Strahlengang)

Die Standardaufnahme im Rahmen der kieferorthopädischen Diagnostik ist das Fernröntgenseitenbild.
Die *p.a.-Aufnahme* wird nur im besonderen Einzelfall angefertigt und dient u.a. der Feststellung folgender Befunde:

- Asymmetrien des Schädels
- asymmetrische Einlagerung der Maxilla
- Differenzierung von Mittellinienverschiebungen (siehe Seiten 200, 613)
- Achsenstellung der Seitenzähne
- Breite der apikalen Basis und
- *Izardscher* Index (Mißverhältnis zwischen Zahn- und Kiefergröße) (siehe Seiten 147, 603).

Selbstverständlich sind bei Anfertigung der Röntgenbilder die Strahlenschutzvorschriften (z.B. Bleiumhang, Gonadenschutz etc.) streng zu beachten.
Die Anzahl der Aufnahmen ist auf das diagnostisch erforderliche Minimum zu beschränken. 3.6 - 3.9
Auch sollte jede verfügbare technische Möglichkeit (z.B. Filmkassetten mit Verstärkerfolien) genutzt werden, um die Strahlenbelastung der Patienten zu reduzieren.

3.8.1 Bedeutung und Herstellung des Fernröntgenseitenbildes

Geschichtliche Entwicklung

Verfolgt man die Geschichte der Orthodontie, so wird deutlich, daß man zur besseren Beurteilung der Anomalien schon sehr früh bemüht war, über die Erkennung alveolärer Stellungsfehler hinaus auch Informationen über die Einlagerung des Gebisses in den Gesichtsschädel zu erhalten.
Die zu Gesichtsmasken oder im Cubus cranioforus orientierten Modelle aus Gips (*van Loon*) bzw. die nach Registrierung von Schädelpunkten (Porion, Orbitale) speziell geformten Gipsmodelle nach dem Gnathostatverfahren von *Simon* waren zwar aufwendig, erlaubten aber doch schon eine recht gute schädelbezügliche Orientierung dentaler Bezirke. Gerade die *Simonsche* Gnathostatik hatte wesentlichen Einfluß auf die späteren Entwicklung der Röntgenkephalometrie.

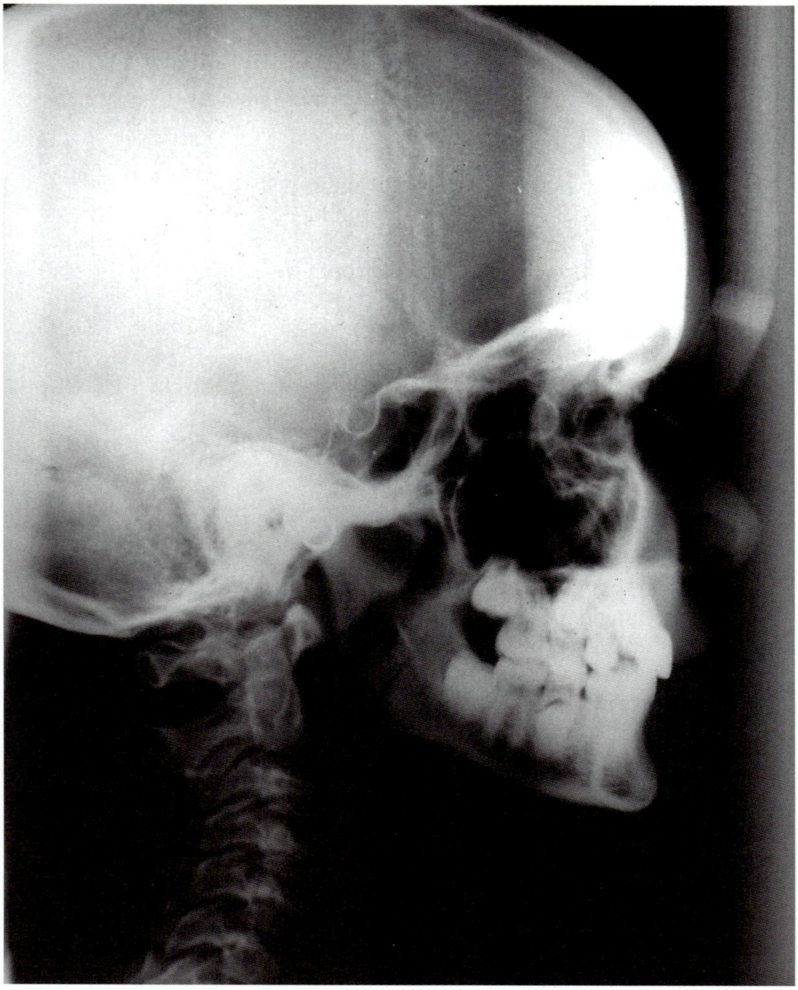

Abb. 106 Fernröntgenbild in der Norma lateralis.

Im Jahre 1931 legten *Hofrath* (Düsseldorf) und *Broadbent* (Cleveland) unabhängig voneinander den Grundstein für eine systematische röntgenologische Kephalometrie.
Aufbauend auf diesen Erkenntnissen wurde die Anwendung der röntgenologischen Kephalometrie vielerorts intensiviert und eine Vielzahl unterschiedlicher Analyseverfahren entwickelt (*Downs, Tweed, A.M. Schwarz, Steiner, Ricketts, Jarabak* u.v.a.). 1957 wurden in einem Syllabus bereits 45 Auswertungsverfahren des Schädelröntgenbildes in der Norma lateralis beschrieben. Die Zahl der Analysen ist in der Zwischenzeit auf über 100 angestiegen.

Der Einsatz des Fernröntgenseitenbildes im Rahmen der kieferorthopädischen Diagnostik.
Die bei der Auswertung eines Fernröntgenseitenbildes registrierten kephalometrischen Daten sollen die übrigen Ergebnisse der Befunderhebung, insbesondere der Modellanalyse, ergänzen und

- die schädelbezügliche Lage- und Größenbestimmung der Kieferbasen,
- die Messung der Achsenstellung von Front- und Seitenzähnen,
- die Beschreibung und metrische Analyse der Gesichtsschädelstrukturen,
- die Differenzierung skelettaler und dentoalveolärer Fehlstellungen und Entwicklungen,
- die Bestimmung von Richtung und Ausmaß des Wachstums der einzelnen Bestandteile des Gesichtsschädels,
- die qualitative und quantitative Untersuchung wie auch die Vorhersage therapie- und wachstumsbedingter Veränderungen und
- die interdisziplinäre Planung einer kieferorthopädisch-chirurgischen Therapie bzw. ausgedehnter rekonstruktiver Behandlungen in enger Zusammenarbeit von Kieferorthopäden, Prothetikern, Gnathologen und Chirurgen

erlauben.

Möglichkeiten und Grenzen der Röntgenkephalometrie

Das Fernröntgenbild des Schädels ist bei dieser Vielfalt von Einsatzmöglichkeiten im Rahmen der kieferorthopädischen Diagnostik als Standardmaßnahme unumstritten. Wenn dennoch Vorbehalte gegen die Nutzung des Schädelröntgenbildes erhoben werden, so stellen diese in der Regel den Wert dieses diagnostischen Hilfsmittels nicht grundsätzlich in Frage; es wird lediglich darauf hingewiesen, daß der Nutzung aufgrund aufnahme- **3.6 - 3.9**
und auswertungsbedingter Fehlermöglichkeiten Grenzen gesetzt sind, deren Nichtbeachtung Fehlinterpretationen zu Folge haben müssen.

Diese Fehlermöglichkeiten betreffen

1. die projektions- und aufnahmebedingten Gegebenheiten (Verzeichnungen).

Das kieferorthopädische Schädelröntgenbild (Abb. 106) wird zur Verringerung einer projektionsbedingten Verzeichnung als Abstandsaufnahme hergestellt. Bei Röntgen-Großgeräten wird ein Fokus-Film-Abstand von 300 bzw. 400 cm (bei Expositionszeiten von 0,16-0,25 sec., einer Spannung von ca. 50-60 KV und der Verwendung von Verstärkerfolien) gewählt. Die schwächeren Dentalröntgengeräte erlauben nur Entfernungen von 120-150 cm und nehmen dabei eine stärkere, projektionsbedingte Objektvergrößerung und Verzeichnung in Kauf.
So kommt es bei einem Fokus-Film-Abstand von 400 cm zu einer Vergrößerung kephalometrischer Meßstrecken um 2 bis 4%. Bei den in der kieferorthopädischen Praxis verwendeten Röntgengeräten führt ein Fokus-Film-Abstand von 150 cm zu einer Vergrößerung der Strecken um 5-10%, so daß von einer objektgetreuen Darstellung nicht die Rede sein kann.

Anguläre Messungen sind davon im allgemeinen weniger stark betroffen. Um das Ausmaß der projektionsbedingten Verzeichnung in Grenzen zu halten wird empfohlen, den Objekt-Film-Abstand möglichst gering, den Fokus-Film-Abstand möglichst groß zu wählen.

2. Die Schwierigkeiten der Herstellung situationsgleicher Aufnahmen.

Die Auswertung von Fernröntgenseitenbildern, insbesondere aber die vergleichende Analyse von Aufnahmen ein und desselben Patienten, erfordern möglichst gleichbleibende Aufnahmebedingungen. Problematisch ist hier die exakte Ausrichtung der Median-Sagittal-Ebene des Kopfes parallel zur Filmebene. Zur exakten Positionierung des Kopfes ist daher die Verwendung eines Einstellgerätes (Kephalostat) unerläßlich.

3. Die Problematik der exakten Bestimmung von Referenzpunkten und -ebenen.

Eine Hauptursache bei der fehlerhaften metrischen Analyse von Fernröntgenbildern stellt die ungenaue Identifizierung von Referenzpunkten dar.
Unpräzise Definitionen, ungeübte Auswerter sowie eine schlechte Bildqualität führen zu zum Teil erheblichen Streuungen in der Lokalisation von Referenzpunkten und damit auch zu einer unterschiedlichen Einzeichnung von Referenzlinien, was die Resultate einer metrischen Analyse erheblich beeinträchtigen kann. Übertriebene Vorstellungen im Sinne einer »Röntgenmikroskopie«, d.h. einer Meßgenauigkeit von Zehntelmillimetern oder Zehntelgraden, sind daher unrealistisch.

4. Die Fragwürdigkeit von »Soll-«, »Standard-«, »Ideal-« bzw. »Normwerten«,

5. die unterschiedliche Interpretation von Meßdaten sowie

6. die dogmatische Umsetzung der Meßergebnisse in der Therapie:

Zur Beurteilung der Meßdaten eines Fernröntgenbildes werden Vergleichswerte herangezogen, die aufgrund mehr oder weniger umfangreichen Probandenmaterials entstanden sind und über deren Wertigkeit sehr unterschiedliche Vorstellungen bestehen. Durch die Verwendung einer Vielzahl von Punkten, Linien, Strecken, Winkeln und Relationen, die nach starren, wie auch individualisierten »Normwerten« mit und ohne Berücksichtigung alters- oder geschlechtsspezifischer, anomaliebezogener bzw. ethnisch bedingter Differenzen beurteilt werden, entsteht ein sehr verwirrendes Bild, welches durch unterschiedliche Lehrmeinungen oder Behandlungsphilosophien noch kompliziert wird. Die von verschiedenen Autoren vorgeschlagene große Zahl von »Soll-«, »Standard-«, »Ideal-« bzw. »Normwerten« sind daher zur Definition des Behandlungsziels ungeeignet und können allenfalls einen groben Orientierungsrahmen darstellen. Eine unmodifizierte, direkte Umsetzung der Meßergebnisse in die Therapie verbietet sich zwangsläufig.

7. Das Problem, trotz großer individueller Variabilität möglichst präzise Wachstumsprognosen zu erstellen.

Insbesondere die zunehmende Verwendung von Computern zur kephalometrischen Analyse von Fernröntgenbildern hat dazu geführt, daß den Behandlern eine Vielzahl von Verfahren angeboten werden, die in der Lage sein sollen, mittel- und langfristig wachstums- und therapiebedingte Veränderungen der Schädelstrukturen, vor allem des Gebißsystems, vorherzusagen. Auch werden computergestützte Empfehlungen zur Gestaltung der kieferorthopädischen Therapie angeboten.
Bei Verwendung derartiger Verfahren ist große Zurückhaltung geboten. Zwar erlaubt die metrische Analyse des Fernröntgenbildes die Bestimmung eines groben Wachstumstrends, präzise Vorhersagen sind jedoch wegen der individuell sehr unterschiedlichen Entwicklungsmöglichkeiten auf der Basis von Einzelbildern mit ausreichender Genauigkeit nicht möglich. Insbesondere im frühen Wechselgebiß stößt die Feststellung ungünstiger Wachstumstendenzen auf größere Schwierigkeiten. Eine Überprüfung des Wachstums- und Therapieverlaufs durch Kontrollröntgenbilder ist daher im Verlaufe einer länger dauernden kieferorthopädischen Behandlung geboten.

3.8.2 Das kephalometrische Analyseverfahren der Universität Frankfurt am Main (Meßpunkte)

Für die metrische Analyse von Fernröntgen-Seitenbildern wird in der Folge ein Verfahren beschrieben, welches in der Poliklinik für Kieferorthopädie der Universitäts-Zahnklinik Frankfurt am Main über 20 Jahre verwendet wird und das sich in der klinischen Handhabung bewährt hat.
Die **Standardanalyse** setzt sich aus Werten verschiedener Autoren (*Steiner, Hasund, Jarabak, Ricketts* und *A.M. Schwarz*) zusammen. Sie kann im Bedarfsfall durch eine Kurzanalyse nach *Ricketts* ergänzt werden.

Die Standardanalyse verwendet folgende kephalometrische Punkte (Abb. 107):

S	Sella-Punkt	Mittelpunkt der knöchernen Krypte der Sella turcica.
N	Nasion	der am weitesten anterior gelegene Punkt der Sutura nasofrontalis.
Spa	Spina nasalis anterior	Punkt an der Spitze der Spina nasalis anterior.
A	A-Punkt	tiefster Punkt der Einziehung im Bereich der anterioren Kontur des Processus alveolaris im Oberkiefer.
Isa	Incision superius apicale	Wurzelspitze des am weitesten labial stehenden mittleren oberen Schneidezahnes.
Ls	Labiale superius	am weitesten labial gelegener Punkt der mittleren Schneidezähne im Oberkiefer.
Is	Incision superius	Spitze der inzisalen Kante des am weitesten labial stehenden mittleren Schneidezahnes im Oberkiefer.

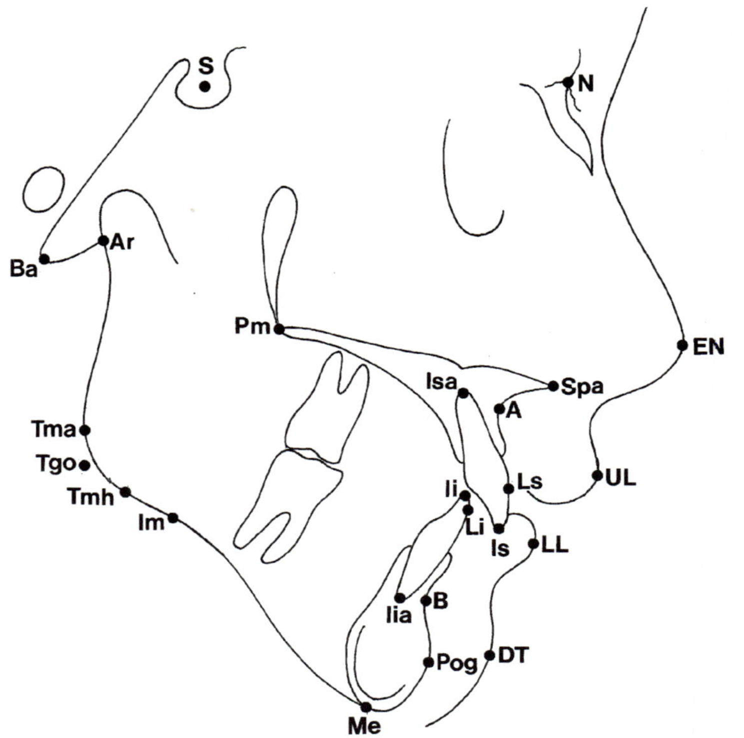

Abb. 107 Kephalometrische Referenzpunkte (Standardanalyse).

Ii	Incision inferius	Spitze der inzisalen Kante des am weitesten labial stehenden mittleren Schneidezahnes im Unterkiefer.
Li	Labiale inferius	am weitesten labial gelegener Punkt der mittleren Schneidezähne im Unterkiefer.
Iia	Incision inferius apicale	Wurzelspitze des am weitesten labial stehenden mittleren unteren Schneidezahnes.
B	B-Punkt	tiefster Punkt der Einziehung im Bereich der anterioren Kontur des Processus alveolaris im Unterkiefer.
Pog	Pogonion	der am weitesten nach ventral vorspringende Punkt des knöchernen Kinns.
Me	Menton	der am weitesten kaudal gelegene Punkt der Unterkiefersymphyse.
Im	Incisura masseterica	Punkt an der stärksten Einziehung nach kranial im Bereich des horizontalen Unterkieferasts.
Tmh		Anlagepunkt einer Tangente von Me an den horizontalen Ast der Mandibula im Bereich des Kieferwinkels.
Tma		Anlagepunkt einer Tangente von Ar an den aufsteigenden Ast der Mandibula im Bereich des Kieferwinkels.

Tgo	Goniontangententpunkt	Schnittpunkt der Linien Me-Tmh und Ar-Tma.
Ar	Articulare	Schnittpunkt der dorsalen Kontur des Collum mandibulae mit der Schädelbasis im Clivusbereich.
Ba	Basion	der am weitesten posterior und inferior gelegene Punkt des Clivus.
Pm	Pterygo-maxillare	Schnittpunkt der hinteren Kontur des Corpus maxillae mit der Kontur des harten/weichen Gaumens.
EN		vorderster Punkt der Nasenspitze.
UL		vorderster Punkt der Oberlippe.
LL		vorderster Punkt der Unterlippe.
DT		Hautpogonion = vorderster Punkt im Bereich des Weichteilkinns.

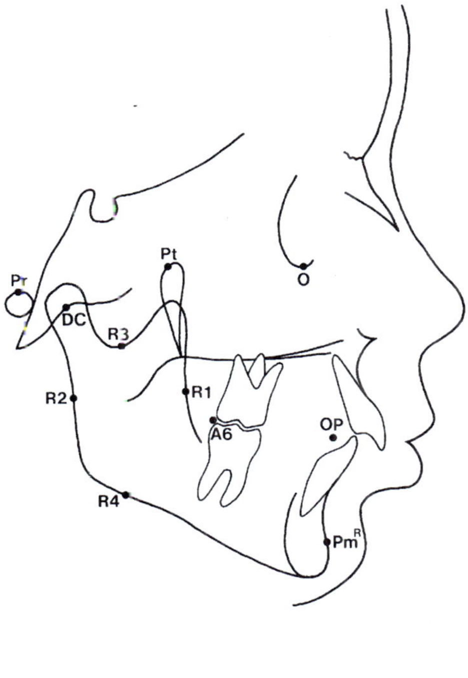

Abb. 108 Zusätzliche kephalometrische Punkte bei Verwendung der Analyse nach *Ricketts.*

3.6 - 3.9

Bei Verwendung der Analyse nach *Ricketts* werden eine Reihe zusätzlicher Punkte eingezeichnet (Abb. 108):

Pr	Porion	der am weitesten kranial gelegene Punkt des Porus acusticus externus.
O	Orbitale	der am weitesten kaudal gelegene Punkt der knöchernen Orbita-Kontur.
Pt		Kreuzungspunkt der inferioren Kontur des Foramen rotundum mit der posterioren Kontur der Fossa pterygo-maxillaris.

DC	Punkt im Zentrum des Condylus mandibulae auf der Linie Nasion-Basion.
R1	Punkt an der tiefsten dorsalen Einziehung in der Mitte des vorderen Randes des aufsteigenden Asts der Mandibula.
R2	Punkt in der Mitte des hinteren Randes des aufsteigenden Unterkieferasts (gegenüber von R1).
R3	Tiefster Punkt in der Mitte der Senke zwischen Proc. articularis und Proc. muscularis des Unterkiefers.
R4	Punkt an der kaudalen Kontur des Kieferwinkels senkrecht unter R3.
A6	Endpunkt des Lotes von der distalen Kontur des oberen Sechsjahrmolaren auf die Okklusionsebene.
B6	Endpunkt des Lotes von der distalen Kontur des unteren Sechsjahrmolaren auf die Okklusionsebene.
OP	Punkt zwischen den bukkalen Höckerspitzen der oberen und unteren 1. Prämolaren.
Pm	Punkt auf der vorderen Kontur der Symphyse zwischen B-Punkt und Pogonion, an dem der konkave Konturverlauf in den konvexen übergeht.
Em	Berührungspunkt von Ober- und Unterlippe.

3.8.3 Kephalometrische Referenzlinien

Bei der Durchzeichnung sowie der kephalometrischen Analyse eines Fernröntgenbildes werden folgende Referenzlinien durch Verbindung der oben beschriebenen Punkte eingezeichnet (Abb. 109):

N-S	Nasion-Sella-Linie.
Spa-Pm	nach dorsal verlängert = Nasal-Linie (NL) (auch Oberkiefergrundebene, Spina-Ebene genannt).
Me-Tmh	nach dorsal verlängert = Mandibular-Linie (ML).
Me-Im	nach dorsal verlängert = Mandibularplanum (MP) (auch Unterkiefergrundebene genannt), weicht nur bei ausgeprägter Protuberantia masseterica von der Mandibular-Linie (Me-Tmh) ab.
Ar-Tma	verlängert auf ML = Tangente an den aufsteigenden Ast.
N-Me	vordere Gesichtshöhe.
S-Tgo	hintere Gesichtshöhe.
S-Ba	
S-Ar	
N-A	
N-B	
N-Tgo	
Is-Isa	verlängert auf Nasal-Linie (Spa-Pm) = Schneidezahnachse im Oberkiefer.
Ii-Iia	verlängert auf Mandibular-Planum (Me-Im) = Schneidezahnachse im Unterkiefer.
EN-DT	Esthetic plane nach *Ricketts.*

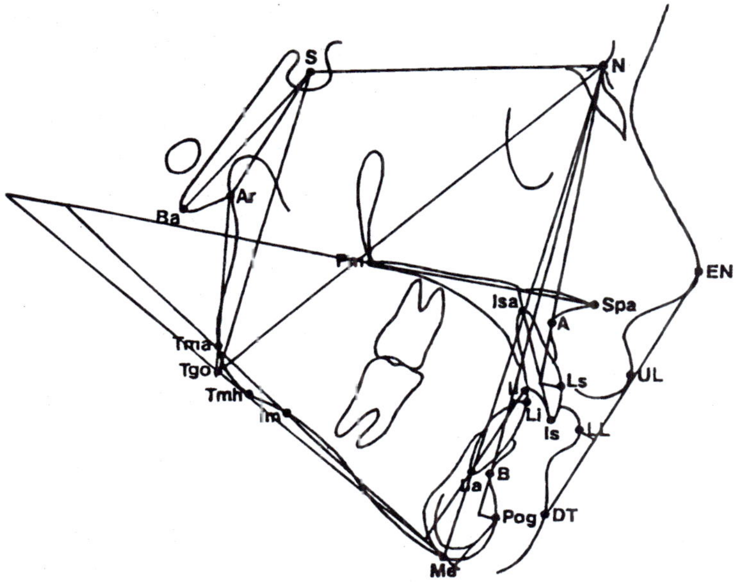

Abb. 109 Kephalometrische Referenzlinien (Standardanalyse).

Zur metrischen Analyse wird ferner jeweils ein Lot gefällt von:

Pog	auf N-B	sowie auf Me-Tmh
LL	auf EN-DT	
A	auf Spa-Pm	
Ls	auf N-A	
Li	auf N-B	

3.6 - 3.9

Bei Verwendung der einfachen *Ricketts*-Analyse sind zusätzlich folgende Verbindungslinien einzuzeichnen:

N-Ba Verbindungslinie Nasion-Basion.
N-Pog Verbindungslinie Nasion-Pogonion.
Pr-O Verbindungslinie Porion-Orbitale (Frankfurter Horizontale).
Pt-Gn* Verbindungslinie Pt-Punkt-Gnathion* = Facial axis (*Ricketts* bezeichnet - abweichend von anderen Autoren - den Schnittpunkt der Linien N-Po und Me-Tgo als Gnathion).
Spa-Xi Verbindungslinie Spina nasalis anterior - Xi-Punkt (der Punk Xi nach *Ricketts* ist der Schnittpunkt der beiden Diagonalen eines Rechtecks, welches mittels Parallelen bzw. Senkrechten zur Frankfurter Horizontalen (Pr-O) durch die Punkte R1-R4 konstruiert wird).
Xi-Pm Verbindungslinie Xi-Punkt-Pm-Punkt.
DC-Xi Verbindungslinie DC-Xi-Punkt.

A-Pog Verbindungslinie A-Punkt-Pogonion.
PTV Pterygoid-Vertikale (Senkrechte vom Pt-Punkt auf die Frankfurter Horizontale (Pr-O) nach kaudal bis in Molarenhöhe verlängert).
A6/B6-OP Okklusionsebene.

3.8.4 Ausmessung der Fernröntgenaufnahme (Standardanalyse)

Auf der Durchzeichnung des Fernröntgenbildes werden nach Einzeichnung der Punkte und Referenzlinien eine Reihe von Winkeln (anguläre Messungen), Strecken (lineare Messungen) und Relationen gemessen. Ihre klinische Bedeutung sowie die »Norm-« bzw. Bezugswerte sind unter 3.8.5 erläutert.
Bei auftretenden Doppelkonturen (besonders im Bereich der Kieferwinkel) werden die Meßpunkte als Mittelwert beider Abbildungen eingezeichnet.

3.8.4.1 Anguläre Messungen (in Grad)

∢ S N A, ∢ S N B, ∢ A N B, ∢ N S Ba,
∢ NL-NSL (S-N/Spa-Pm),
∢ ML NSL (S-N/Me-Tmh),
∢ OK 1 (Is-Isa/Spa-Pm),
∢ UK 1 (Ii-Iia/Me-Im),
Interinzisalwinkel (Is-Isa/Ii-Iia),
Summenwinkel,
bestehend aus den Winkeln N S Ar, S Ar Tgo und Ar Tgo Me,
Gonionwinkel,
bestehend aus den Winkeln N Tgo Me (unterer Gonionwinkel)
und N Tgo Ar (oberer Gonionwinkel)
sowie
Basiswinkel (Spa-Pm/Me-Im).

3.8.4.2 Lineare Messungen

Längenmessungen (in mm) bzw. Relationen

N-S	Abstand der Punkte N und S als Maß für die Länge der vorderen Schädelbasis.
Oberkieferlänge	gemessen auf der Nasal-Linie (Spa-Pm) von Pm bis zum Endpunkt des Lots von A auf die Nasal-Linie.
Unterkieferlänge	gemessen auf der Mandibular-Ebene (Me - Tmh) von Tgo bis zum Endpunkt des Lots von Pog auf Me -Tmh.
OK1:NA	Abstand des Punktes Ls von der Linie N-A.
UK1:NB	Abstand des Punktes Li von der Linie N-B.
Pog:NB	Abstand des Pog von der verlängerten Linie N-B.
LL:Esthetic plane	Abstand von LL zur Linie EN-DT.
N:Me	vordere Gesichtshöhe.
S:Tgo	hintere Gesichtshöhe.

3.8.5 Bewertung und klinische Bedeutung der kephalometrischen Meßwerte

Im klinischen Betrieb hat es sich bewährt, die ausgedruckten Resultate der Standardanalyse auf einem **kephalometrischen Befundbogen** (Abb. 110) synoptisch darzustellen.
Dieser Bogen, der neben dem chronologischen und dem skelettalen Alter des Patienten auch noch Angaben über das jeweilige, aus dem Handröntgenbild bestimmte Wachstumsstadium enthält, erlaubt die Markierung der Meßdaten in verschiedenen Feldern und macht auf diese Weise die Resultate der Analyse optisch sichtbar.
Im Vergleich zur reinen Auflistung von Meßdaten in langen Zahlenkolonnen bietet die Visualisierung der Resultate der metrischen Analyse eines Fernröntgenbildes den Vorteil eines rascheren und besseren Überblicks; auch fördert die zusammenfassende optische Darstellung die notwendige Betrachtung von Einzelergebnissen im Gesamtzusammenhang.
Die im Auswertungsbogen enthaltenen Grafiken wurden dabei bewußt so gestaltet, daß sie die topografische Situation, die Richtung der Abweichung oder bestehende Wachstumstendenzen optisch anzeigen.
So wurde im Feld 1 des Bogens, welches die Meßwerte für die Einordnung des Profiltyps enthält, nicht die von *Hasund* empfohlene vertikale Anordnung der Skala für die Winkel SNA bis SNB gewählt, sondern eine horizontale Skala, bei der die im rechten Bereich angeordneten Winkelwerte - entsprechend dem am rechten Seitenrand skizzierten Profil - eine mehr ventrale Einlagerung des Ober- bzw. Unterkiefers in den Gesichtsschädel (= Anteposition/Prognathie/prognather Gesichtstyp) anzeigen, während die im linken Bereich befindlichen Werte bei einer dorsalen Einlagerung des Ober- bzw. Unterkiefers zu finden sind.
Die konkave Gestaltung der Skala (mit einer schrägen Neigung zur Mitte [wie bei einem vergrößerten bzw. verkleinerten Basis- oder Gonionwinkel]) soll optisch darauf hinweisen, daß die im linken Bereich angeordneten Werte der Winkel NLNSL bzw. MLNSL eine Retroinklination der Ober- bzw. Unterkieferbasen anzeigen, während die im rechten Bereich lokalisierten Werte einer Anteinklination der Kiefergrundebenen entsprechen. Die Neigung der Skala entspricht somit in abgeschwächter Form den morphologischen Unterschieden eines dolicho- bzw. brachyfazialen Gesichtstyps. 3.6 - 3.9
Eine ähnliche Überlegung liegt der grafischen Gestaltung des Feldes 3 zugrunde, welches die Winkelwerte enthält, die eine Zuordnung zum fazialen Typus erlauben. Die zum dolichofazialen Typ gehörenden Werte befinden sich hier im unteren Bereich der Skala; der weit nach unten geöffnete Winkel des Diagramms repräsentiert die beim betont vertikalen Gesichtsaufbau typische Vergrößerung des Basis- und Gonionwinkels.
Wird im Feld 5 eine unterschiedliche Achsenstellung der oberen und unteren Schneidezähne markiert, so zeigen die so sichtbar gemachten Differenzen auf, in welchem Umfang die Ante- bzw. Retroinklination der Fronten als dentoalveoläre Abweichungen an der bestehenden Frontzahnstufe beteiligt sind.

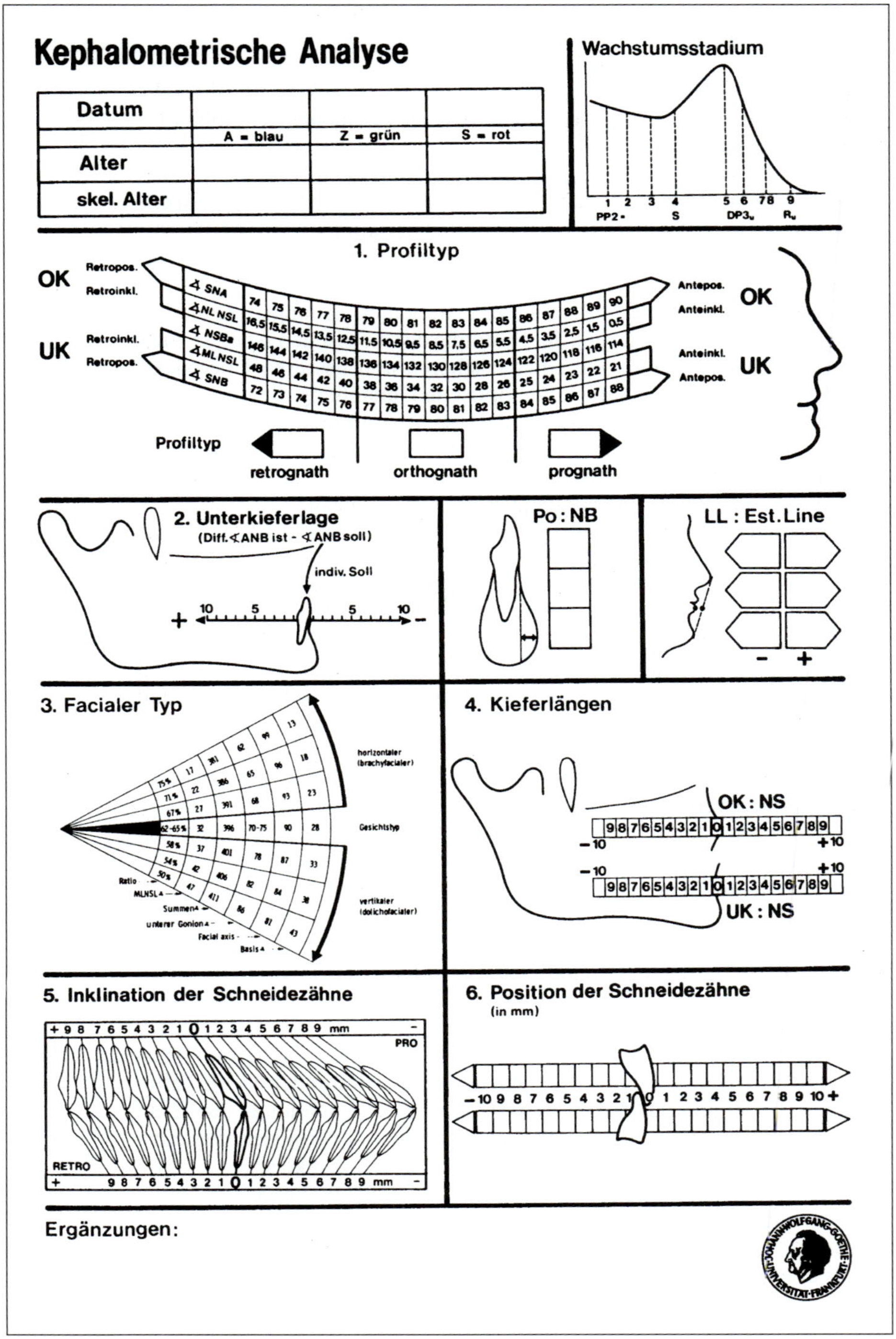

Abb. 110 Kephalometrischer Befundbogen.

3.8.5.1 Profiltyp

Man unterscheidet drei Gesichts-(Profil-)typen:

prognath
orthognath
retrognath

unter Verwendung der Winkel
∢ S N A, ∢ NL NSL, ∢ N S Ba, ∢ S N B und ∢ ML NSL,

deren Werte in einer »Mittelwert-Tabelle« (modifiziert nach *Hasund*) angekreuzt werden (Abb. 111).

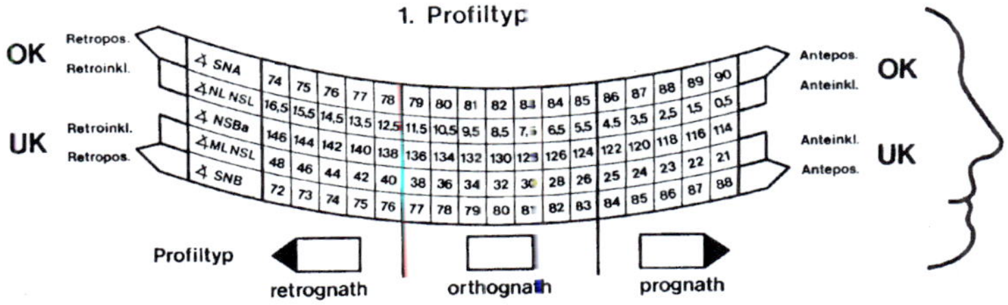

Abb. 111 Feld 1 des kephalometrischen Befundbogens (Profiltyp).

Je nach schwerpunktartiger Lage der zu markierenden Tabellenfelder erfolgt die Zuordnung zu einem der drei Profiltypen. Liegen alle Punkte in einem Bereich - d.h. nahezu in einer vertikal angeordneten Linie - spricht man von einem harmonischen Gesichtsaufbau, der kieferorthopädisch in der Regel keiner skelettalen Änderung bedarf.
Abweichungen eines bzw. mehrerer Winkelwerte zeigen Tendenzen einer Disharmonie als Folge einer fehlerhaften Einlagerung bzw. Neigung von Ober- und/oder Unterkiefer in den Gesichtsschädel an. 3.6 - 3.9
Der Wert des N S Ba-Winkels wird bei dieser Auswertung als Kontrollgröße angesehen.

Einlagerung und Neigung des Ober- und Unterkiefers

Position und Inklination von Maxilla und Mandibula werden durch die Winkel ∢ S N A und ∢ NL NSL bzw. ∢ S N B und ∢ ML NSL gekennzeichnet.
Hierbei ist zu beachten, daß die Meßwerte der vier Winkel nicht als absolute Zahlen in Relation zum jeweiligen »Mittelwert«, sondern erst in Beziehung zum festgestellten Profiltyp diagnostische und therapeutische Bedeutung erlangen.

∢ S N A

Mittelwert = 82°, gebildet durch die Referenzlinien S - N und N - A, ermöglicht er eine Aussage über die Position des A-Punktes in Relation zur vorderen Schädelbasis und damit über die Einlagerung der Maxilla in den Gesichtsschädel.

Eine Vergrößerung des ∢ S N A bedeutet Anteposition der Maxilla
= Prognathie
(z.B. bei großer apikaler Basis, Prognathie, Deckbiß).
Eine Verkleinerung des ∢ S N A bedeutet Retroposition der Maxilla
= Retrognathie
(z.B. bei Unterentwicklung der apikalen Basis (Mikrognathie) als Folge von Nichtanlagen, Lippen-Kiefer-Gaumenspalten etc.).

∢ NL NSL

Mittelwert = 8,5°, gebildet durch die Referenzlinien NSL und NL, ermöglicht er eine Aussage über die Neigung (Inklination) der Maxilla in Relation zur vorderen Schädelbasis.
Eine Vergrößerung des ∢ NL NSL deutet auf eine Retroinklination (posteriore Neigung) des Oberkiefers hin,
in der Regel wird dadurch eine Tendenz zum tiefen Biß gefördert.
Eine Verkleinerung des ∢ NL NSL weist auf eine Anteinklination (anteriore Neigung) des Oberkiefers hin,
in der Regel fördert dies die Tendenz zum offenen Biß.

∢ S N B

Mittelwert = 80°, gebildet durch die Referenzlinien S - N und N - B, ermöglicht er eine Aussage über die sagittale Lage der Mandibula.
Eine Vergrößerung des ∢ S N B bedeutet Anteposition der Mandibula
= Progenie,
sie wird bei den meisten Anomalien des progenen Formenkreises, besonders ausgeprägt bei Makrogenie, beobachtet.
Eine Verkleinerung des ∢ S N B spricht für eine Retroposition der Mandibula
= Retrogenie.
Sie ist bei fast allen Klasse II-Anomalien bzw. bei der Mikrogenie (Unterentwicklung des Unterkiefers) zu finden.
Weichen B-Punkt und Pogonion in sagittaler Richtung deutlich voneinander ab, ist es sinnvoll, neben dem ∢ S N B auch den ∢ S N Pog einzuzeichnen und zu messen.
Normalerweise sind beide Winkel annähernd gleich groß; eine deutliche Differenz zwischen den Meßwerten - wie auch ein Meßwert Pog : NB von mehr als 1 bis 2 mm - weist auf eine Diskrepanz zwischen der Position des Alveolarfortsatzes (B-Punkt) und der Unterkieferbasis (Pogonion) hin.
Eine derartige Diskrepanz kann vorkommen
- beim sog. »dentalen Rückbiß«,
- häufig bei Makrogenie als Ausdruck einer verstärkten Kinnprominenz sowie
- nicht selten bei extremen Deckbißformen.

∢ ML NSL

Mittelwert = 32°, gebildet durch die Referenzlinien ML und NSL, ermöglicht er eine Aussage über die Neigung des horizontalen Unterkieferastes in Relation zur vorderen Schädelbasis.
Eine Vergrößerung des ∢ ML NSL zeigt eine Retroinklination der Mandibula (posteriore Neigung des Unterkiefers) an und erlaubt die prognostische Aussage:

- Tendenz zum offenen Biß,
- vertikaler Wachstumstyp,
- Wachstumsrichtung des Unterkiefers im Sinne einer posterioren Rotation.

Eine Verkleinerung des ∢ ML NSL bedeutet Anteinklination der Mandibula (anteriore Neigung des Unterkiefers) und erlaubt die prognostische Aussage:

- Tendenz zum tiefen Biß,
- horizontaler Wachstumstyp,
- Wachstumsrichtung des Unterkiefers im Sinne einer anterioren Rotation.

3.8.5.2 Unterkieferlage (∢A N B)

Mittelwerte
- Für das orthognathe Gesicht 2°
- für das retrognathe Gesicht 0°
- für das prognathe Gesicht 4°

bzw. individualisiert unter Verwendung der Formel von *Witt*:
∢A N B = - 35,16 + 0,4 x ∢S N A + 0,2 ∢x ML NSL.

Der Winkel wird gebildet durch die Referenzlinien N-A und N-B und gilt als Maß für die sagittale Lagebeziehung von Unterkiefer zu Oberkiefer. (Liegt der Punkt A dorsal der Linien N-B, wird der gemessene Winkelwert mit negativem Vorzeichen angegeben).
Eine Vergrößerung des ∢A N B über 4° deutet auf eine Retroposition der Mandibula hin, kann aber auch bei einer Prognathie vorkommen (Vorverlagerung des A-Punktes).
Eine Verkleinerung des ∢A N B in den negativen Bereich kommt bei Progenie/Makrogenie bzw. bei massiver Mikrognathie vor. 3.6 - 3.9
Die Differenz zwischen dem Meßwert des ANB-Winkels und dem Sollwert wird im Feld 2 des kephalometrischen Befundbogens eingezeichnet (Abb. 112).

3.8.5.3 LL : Esthetic plane

siehe *Ricketts* - Auswertung (3.8.7.10)

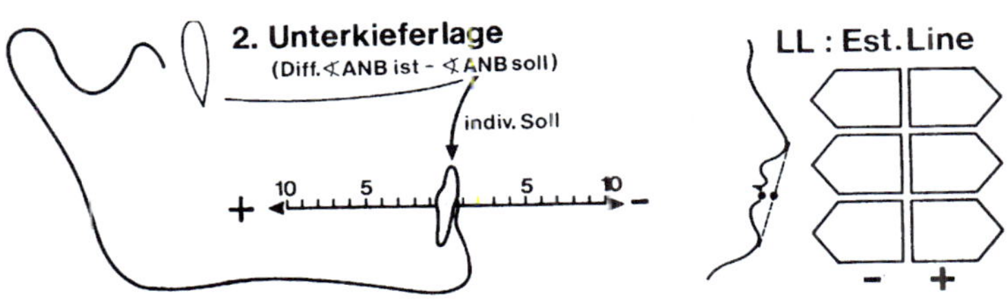

Abb. 112 Feld 2 des kephalometrischen Befundbogens.

3.8.5.4 Fazialer Typ

Bei der Differenzierung des fazialen Typs wird unterschieden in
- den **normofazialen,**
- den **dolichofazialen** = vertikalen und
- den **brachyfazialen** = horizontalen (Wachstums-)Typ.

Der **dolichofaziale Typus** ist gekennzeichnet durch
- eine Betonung der vorderen Gesichtshöhe (Langgesicht) und
- eine Wachstumsrichtung des Unterkiefers nach dorsal-kaudal
  (= posteriore Rotation,
  = »clockwise«-Wachstum (im Uhrzeigersinn),
  = vertikaler Wachstumstyp) (Abb. 113).

Häufig wird ein frontal offener Biß bzw. eine Tendenz zum offenen Biß beobachtet.
Beim dolichofazialen Typus ist die Behandlungsprognose vieler Dysgnathien (z.B. Rückbiß) in der Regel verschlechtert (Ausnahme: Tiefbiß).

Der **brachyfaziale Typus** ist gekennzeichnet durch
- eine relativ kurze vordere Gesichtshöhe und
- eine ventrale Wachstumsrichtung des Unterkiefers
  (= anteriore Rotation,
  = »counter-clockwise« growing face
  = horizontaler Wachstumstyp) (Abb. 114).

Häufig wird ein tiefer Biß bzw. ein Deckbiß beobachtet.

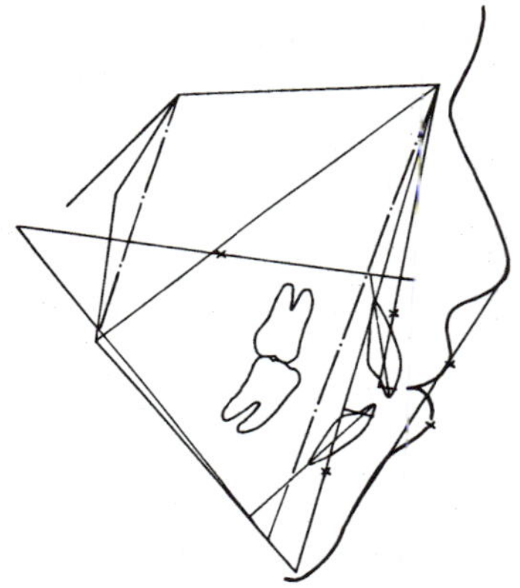

Abb. 113 Durchzeichnung des Fernröntgenbildes eines Patienten mit dolichofazialem Gesichtstyp.

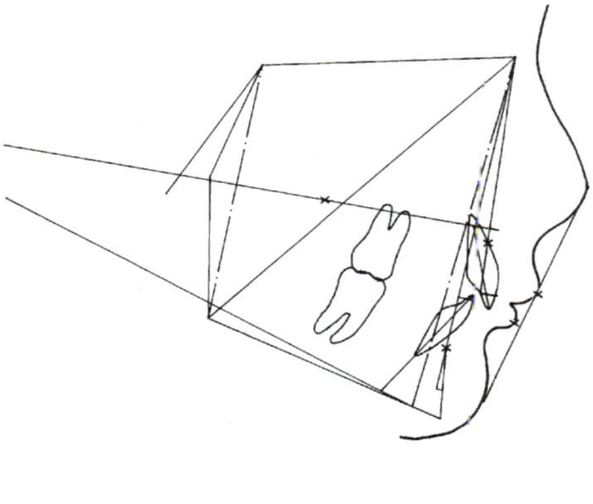

Abb. 114 Durchzeichnung des Fernröntgenbildes eines Patienten mit brachyfazialem Gesichtstyp.

Beim Vorliegen eines brachyfazialen Typus ist die Behandlungsprognose allgemein als günstig zu bezeichnen (vor allem bei der Therapie von Klasse II-Anomalien oder beim offenen Biß); eine schlechtere Prognose besteht hingegen beim Tiefbiß bzw. Deckbiß.

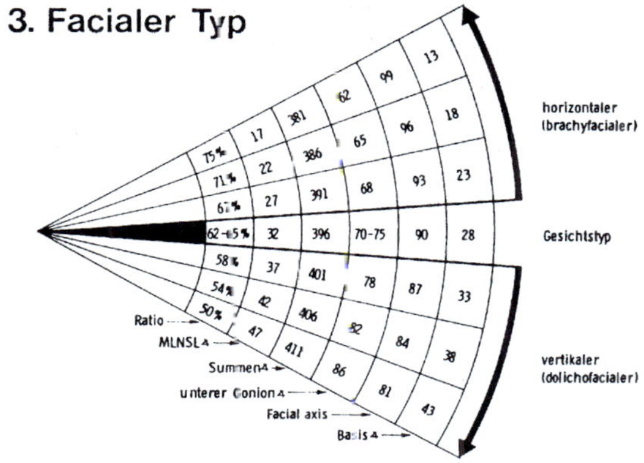

Abb. 115 Feld 3 des kephalometrischen Befundbogens (Facialer Typ).

Eine Zuordnung zum normofazialen, dolichofazialen bzw. brachyfazialen Typus erfolgt unter Verwendung von fünf (sechs) kephalometrischen Werten (Ratio, ∡ ML NSL, Summenwinkel, unterer Gonionwinkel, Basiswinkel sowie ggf. ∡ facial axis nach *Ricketts*) durch Eintragung in das in Abb. 115 dargestellte Schema:

Eine Massierung der angekreuzten Meßwerte im oberen bzw. unteren Teil 3.6 - 3.9
der Grafik zeigt eine Tendenz zum brachyfazialen bzw. dolichofazialen Gesichtstypus (Wachstumsmuster) an, die umso ausgeprägter ist, je weiter sich die markierten Felder vom mittleren (normofazialen) Bereich entfernen.

Im einzelnen werden folgende Meßwerte verwendet:

Ratio

= Verhältnis zwischen hinterer und vorderer Gesichtshöhe (angegeben in Prozent), berechnet nach der Formel

$$\text{Ratio} = \frac{\text{Strecke S - Tgo x 100}}{\text{Strecke N - Me}}$$

Normbereich: 62-65%.

Geringere Prozentwerte weisen auf einen dolichofazialen Typus (vertikale Wachstumsrichtung) hin,

höhere Prozentwerte auf einen brachyfazialen Typus (horizontales Wachstumsmuster).

∢ **ML NSL** Beschreibung siehe 3.8.5.1

Summenwinkel
= Summation der Winkel ∢ N S Ar, ∢ S Ar Tgo und
∢ Ar Tgo Me.
Mittelwert: 396°
Werte über 396° zeigen eine Tendenz zum dolichofazialen Typus,
Werte unter 396° zeigen eine Tendenz zum brachyfazialen Typus.

Gonionwinkel
gebildet durch die Tangenten an den horizontalen und den aufsteigenden Unterkieferast (∢ Ar Tgo Me).
Mittelwert: 123°
Eine Vergrößerung des Gonionwinkels wird z. B. bei Makrogenie und beim strukturell offenen Biß,
eine Verkleinerung z. B. beim Deckbiß beobachtet.
Der Gonionwinkel kann durch die Linie N-Tgo geteilt werden in den oberen Gonionwinkel (∢ N Tgo Ar),
Mittelwert: 50-55° und
den unteren Gonionwinkel (∢ N Tgo Me),
Mittelwert: 70-75°

Basiswinkel
gebildet durch die Basislinien des Ober- und des Unterkiefers (Spa-Pm bzw. Me-Im).
Mittelwert: 28°
Eine Vergrößerung des Basiswinkels weist hin auf

- eine Tendenz zum offenen Biß,
- die Gefahr der Entstehung eines iatrogen offenen Bisses bei transversaler bzw. sagittaler Erweiterung sowie bei Vorverlagerung des Unterkiefers,
- eine ungünstige Prognose bei der Behandlung offener Bisse und
- eine günstige Prognose bei der Tiefbißbehandlung.

Eine Verkleinerung des Basiswinkels findet sich häufig beim Deckbiß und weist hin auf

- eine ungünstigere Prognose bei der Tiefbißbehandlung und
- eine günstigere Prognose bei der Therapie eines offenen Bisses.

Gegebenenfalls wird aus der Analyse nach *Ricketts* zusätzlich der Wert des Winkels Facial axis (s. *Ricketts*-Analyse, 3.8.7.1) verwendet.

3.8.5.5 Kieferlängen (Abb. 116)

Oberkieferlänge (Messung in mm)
Meßstrecke:
Auf der Oberkieferbasis (Spa-Pm) zwischen Punkt Pm und dem Endpunkt des Lots von Punkt A auf die Linie Spa-Pm;

4. Kieferlängen

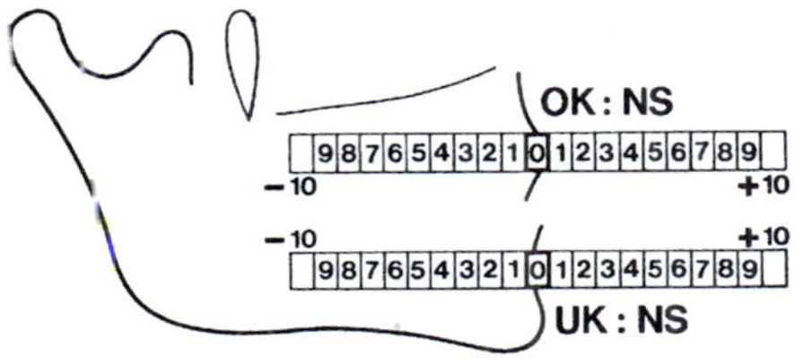

Abb. 116 Im Feld 4 des Befundbogens werden die Differenzen zwischen den Meßwerten der Kieferlängen und ihren Sollwerten eingetragen.

Bezugsgröße:
Länge der vorderen Schädelbasis (N-S) in mm;

Sollwert: OK - Länge = $\frac{(N - S) \times 70}{100}$

(Relativ) kleinere Werte weisen auf eine mikrognathe Komponente hin, (relativ) größere Werte auf eine Prognathie.

Unterkieferlänge (Messung in mm)
Meßstrecke:
Auf der Mandibularlinie (Me-Tgo) zwischen Punkt Tgo und dem Endpunkt des Lots vom Pogonion auf die verlängerte Linie Me-Tgo;
Bezugsgröße:
Länge der vorderen Schädelbasis (N-S) in mm;

3.6 - 3.9

Sollwert: UK - Länge = $\frac{(N - S) \times 21}{100}$

(Relativ) kleinere Werte finden sich bei einer Mikrogenie, (relativ) größere Werte bei der Makrogenie.

3.8.5.6 Schneidezahnstellung

Die Stellung der oberen und unteren Inzisivi wird mit Hilfe von zwei verschiedenen Auswertungsmethoden beurteilt,

- die *Position* durch die Messung des Abstandes der labialen Kronenkontur zu einer vertikalen Bezugslinie (N-A bzw. N-B, nach *Steiner*) in Millimeter,
- die *Inklination* durch Messung des Winkels der Zahnachse zu einer horizontalen Bezugslinie (Ober- bzw. Unterkieferbasis, nach *A.M. Schwarz* [modifiziert]) in Grad.

Dabei wird unterschieden zwischen

Anteposition	Anteinklination
Orthoposition	Orthoinklination
Retroposition	Retroinklination

Um die in Millimeter angegebenen »Normwerte« bei Streckenmessungen und die in Grad angegebenen Winkelmessungen miteinander vergleichen zu können (was auch bei der Modellanalyse, insbesondere im Rahmen der Zahnbogenbilanz, von Bedeutung ist), können die Winkelangaben mit einem Faktor von 3° = 1 mm in Millimeterangaben umgerechnet werden. Die Resultate werden dann in Feld 5 und 6 des Befundbogens eingetragen (Abb. 117 a/b).

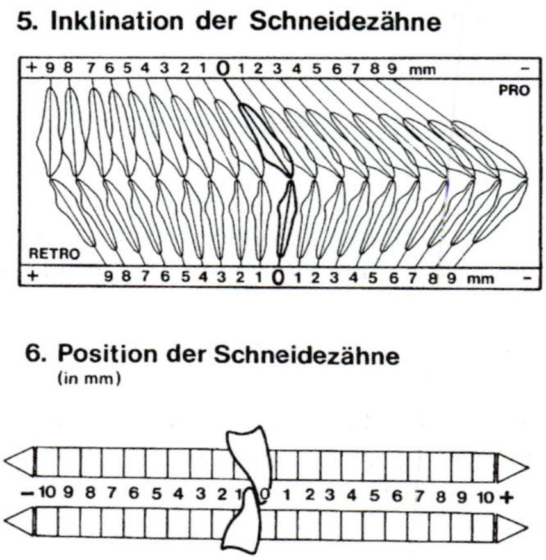

Abb. 117 a und b
a) Feld 5 erlaubt die Markierung der Inklination der oberen und unteren Inzisivi.
b) Im Feld 6 des Befundbogens wird die Position der Schneidezähne eingetragen.

Die »Normwerte« für die Position und die Inklination der oberen und unteren Schneidezähne werden unter Berücksichtigung der Werte des ANB-Winkels bzw. des Basiswinkels individualisiert und lassen sich nach folgenden Formeln errechnen:

Schneidezahnstellung im Oberkiefer

Position	OK 1 : NA (in mm)
	»Normwert« = 6 - ∢ ANB
Inklination	OK 1 (zu NL in Grad gemessen)
	»Normwert« = 57,5 + 0,5 x Basiswinkel

Schneidezahnstellung im Unterkiefer

Position	UK 1 : NB (in mm)
	»Normwert« = 3,5 + 0,25 x ∢ ANB
Inklination	UK 1 (zu Me-Im in Grad gemessen)
	»Normwert« = 72,5 + 0,5 x Basiswinkel

Zu beachten ist, daß die Beurteilung der Schneidezahnstellung (Ante/Retro) vereinzelt bezüglich der Inklination und der Position zu unterschiedlichen Aussagen kommt. Ursache hierfür kann die große Variationsbreite im natürlichen Schädelaufbau sein; denkbar ist aber auch, daß diese Differenzen auf die unterschiedlichen Bezugsgrößen und geometrischen Konstruktionen der verschiedenen Analyseverfahren zurückzuführen sind, so daß nicht in jedem Fall identische diagnostische und prognostische Aussagen zu erwarten sind.

Tabelle 11 Individualisierte »Sollwerte« für die Position bzw. Inklination der oberen und unteren Schneidezähne unter Berücksichtigung des ANB- bzw. des Basiswinkels.

	ANB ∢(°)	-5	-4	-3	-2	-1	0	1	2	3	4	5	6	7	8	9
Position	$\underline{1}$: NA mm	11	10	9	8	7	6	5	4	3	2	1	0	-1	-2	-3
	$\overline{1}$: NB mm	2.25	2.5	2.75	3	3.25	3.5	3.75	4	4.25	4.5	4.75	5	5.25	5.5	5.75

	Basis ∢(°)	11	13	15	17	19	21	23	25	27	29	31	33	35	37	39
Inklination	∢ OK1 (°)	63	64	65	66	67	68	69	70	71	72	73	74	75	76	77
	∢ UK1 (°)	78	79	80	81	82	83	84	85	86	87	88	89	90	91	92

Die große individuelle Variabilität im Gesichtsschädelaufbau erfordert auch große Zurückhaltung bei der Interpretation einzelner Meßwerte. Alle Resultate einer kephalometrischen Analyse dürfen nur im Rahmen einer Gesamtwertung beurteilt werden; aus diesem Grund sind die Begriffe »Mittelwert«, »Sollwert« oder »Normwert« in Anführungszeichen gesetzt.

Diagnostische und prognostische Bedeutung der Werte für die Position bzw. Inklination der Inzisivi 3.6 - 3.9

Position

Eine Übereinstimmung zwischen Meßwert und »Normwert« deutet auf eine korrekte Position (Orthoposition) der Inzisivi hin; Differenzen zwischen Meßwert und »Normwert« werden je nach Richtung als Ante- bzw. Retroposition zu interpretieren sein.

Inklination

Bei Übereinstimmung zwischen Meßwert und individualisiertem »Normwert« spricht man von orthoaxialen Verhältnissen (Orthoinklination).
Ist der gemessene Achsenwinkel kleiner als der »Normwert«, die Zahnachse also nach labial geneigt, wird dies als Anteinklination bezeichnet;
eine Vergrößerung des Achsenwinkels im Verhältnis zum Tabellenwert heißt Retroinklination oder Steilstand.
Die Achsenwinkel der oberen und unteren Schneidezähne sind auch von Wert, wenn es z. B. beim progenen Formenkreis oder der vergrößerten Frontzahnstufe gilt, die Lagebeziehung des Unterkiefers zum Oberkiefer zu beurteilen.

- **Prognose progener Fälle** (Abb. 118 a und b):
  Wird bei gedanklicher Korrektur der Inzisivi in die orthoaxiale Stellung das Ausmaß der progenen Stufe geringer, spricht dies für eine prognostisch günstige Form (z. B. progener Zwangsbiß, frontaler Kreuzbiß); verstärkt sich die progene Stufe, liegt eine prognostisch ungünstige Anomalie vor (z. B. Progenie, Makrogenie).

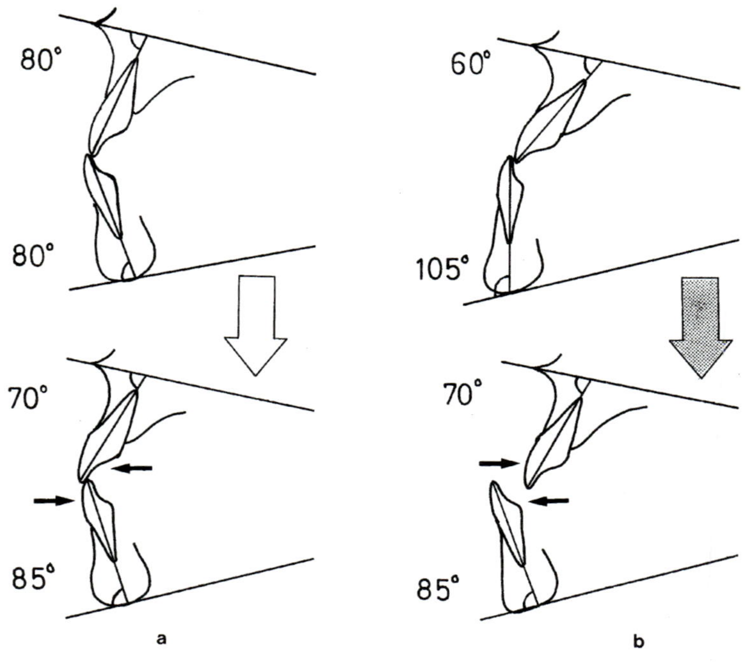

Abb. 118 a und b Nutzung der Achsenwinkel der Schneidezähne im Rahmen der Prognose progener Formen.
a) Ausgehend von einer Retroinklination der oberen und einer Anteinklination der unteren Inzisivi würde die dentoalveoläre Korrektur der Achsenstellung den umgekehrten Frontzahnüberbiß korrigieren. In diesem Fall ist die Prognose als günstig anzusehen.
b) Bei gleichem Ausmaß der progenen Stufe stehen die oberen Inzisivi deutlich anteinkliniert, die unteren hingegen retroinkliniert. Eine Korrektur der Achsenstellung der Schneidezähne würde die progene Stufe erheblich vergrößern, was auf eine massive Mesiallage der Mandibula und eine sehr ungünstige Prognose hindeutet.

- **Überprüfung der Bißlagebestimmung unter Berücksichtigung der Inklination der Schneidezähne** (Abb. 119):

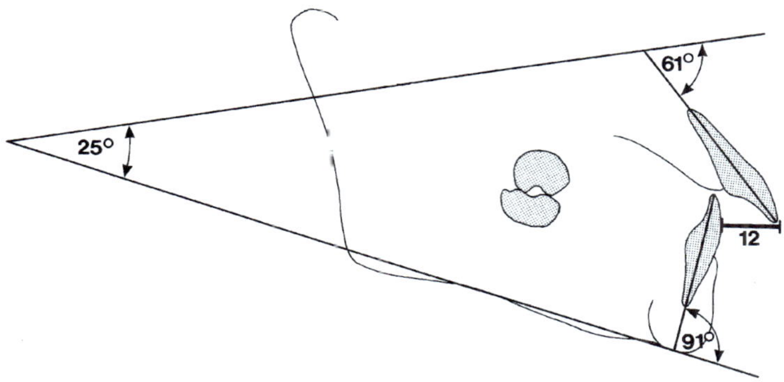

Abb. 119 Nutzung der Achsenwinkel der oberen und unteren Inzisivi zur Überprüfung der Bißlagebestimmung.
Nach gedanklicher Rekonstruktion der Winkel auf orthoaxiale Werte würde sich im vorliegenden Fall die Frontzahnstufe auf 7 mm reduzieren, was einer Rücklage des Unterkiefers um etwa 2/3 Pb entspricht.

Bei einem Patienten liegt beispielsweise eine horizontale Frontzahnstufe von 12 mm vor, der Achsenwinkel für den oberen Schneidezahn wird mit 61°, der für den unteren Inzisivi mit 91° gemessen. Bei gedanklicher Korrektur des oberen Achsenwinkels auf den »Mittelwert« von 70° würde sich die Stufe um 9° = 3 mm verringern, bei Protrusion der unteren Inzisivi auf den »Mittelwert« von 85° um weitere 6° = 2 mm, so daß eine Frontzahnstufe von 7 mm verbliebe. Der normale Wert von 2 mm wäre also um 5 mm überschritten, was einer Rücklage des Unterkiefers um ca. 2/3 Pb. entspräche. (Diese Rechnung ist unzulässig in Fällen einer deutlichen Unter- bzw. Überentwicklung des Ober- bzw. Unterkiefers). **3.6 - 3.9**
Bei einer derartigen Rechnung ist eine Individualisierung der Achsenwinkel entsprechend der Größe des Basiswinkels nicht erforderlich, es wird vielmehr von den »Mittelwerten« (OK : 70°, UK : 85°) ausgegangen.

Interinzisalwinkel

Gebildet von den Achsen der oberen und unteren Schneidezähne, wird dieser Winkel nach innen (dorsal) gemessen. Im Hinblick auf Stabilität, Funktion und Ästhetik wird allgemein ein Winkel von 130° als optimal angesehen. Dies ist auch der Grund, in einem geometrischen System, welches aus den Grundebenen von Ober- und Unterkiefer sowie den jeweiligen Schneidezahnachsen gebildet wird, bei konstantem Interinzisalwinkel von 130° eine Modifizierung der »Sollwerte« für die Achsenwinkel der Inzisivi in Abhängigkeit von der Größe des Basiswinkels vorzunehmen (Abb. 120).

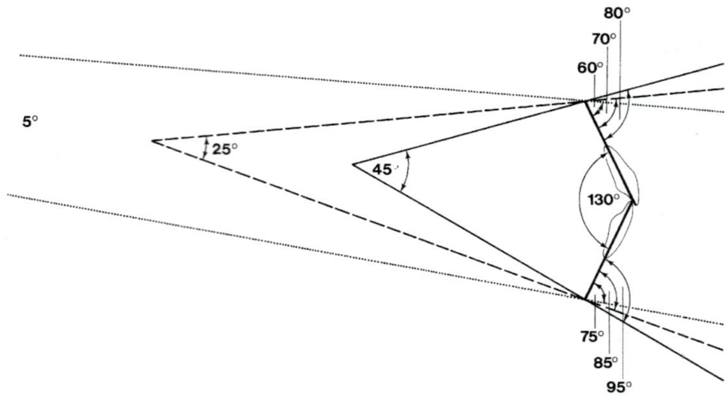

Abb. 120 Bei konstantem Interinzisalwinkel müssen die Sollwerte für die Achsenwinkel der oberen und unteren Schneidezähne in Abhängigkeit vom Basiswinkel modifiziert werden.

3.8.6 Superposition

Fernröntgenbilder sind Momentaufnahmen. Therapie- bzw. wachstumsbedingte Veränderungen der knöchernen Strukturen sowie der Zahnstellung lassen sich nur mit Hilfe von Kontrollaufnahmen darstellen und verfolgen.
Kontrollaufnahmen nach ein bis zwei Jahren dienen

- der Überprüfung und gegebenenfalls Bestätigung der ursprünglichen Einschätzung der skelettalen Situation bzw. der Wachstumstendenzen,
- der Kontrolle der therapeutisch erzielten Veränderungen,
- der Darstellung wachstumsbedingter Veränderungen sowie
- einer eventuellen Umplanung der Therapie.

Ein Vergleich von Anfangsbefund und Kontrollbild kann erfolgen

- durch Gegenüberstellung der Meßwerte beider Aufnahmen oder
- durch Überlagerung (Superposition) beider Durchzeichnungen.

Bei der Interpretation der Resultate beider Verfahren wie auch bei der Superposition ist Zurückhaltung geboten, da es vielfach trotz Justierung des Kopfes mit Hilfe eines Kephalostaten nicht gelingt, identische Aufnahmebedingungen zu erreichen.
Beim Vergleich der Meßwerte muß auch beachtet werden, daß viele Winkel aufgrund der geometrischen Konstruktion eine gegenseitige Abhängigkeit aufweisen. Bei der Superposition sind sowohl Unterschiede in Wachstumsumfang und -richtung der verschiedenen Schädelregionen als auch unvermeidliche projektionsbedingte Verzerrungen zu berücksichtigen.
Überlagerungen der Durchzeichnungen, üblicherweise auf der Linie N-S bzw. auf der Frankfurter Horizontalen, können allenfalls grob Tendenzen einer wachstums- oder therapiebedingten Veränderung aufzeigen.

3.8.7 Ergänzende Kurzanalyse nach *Ricketts*

In Ergänzung der an der Universität Frankfurt üblichen kephalometrischen Standardanalyse können eine Reihe von Meßwerten der Analyse nach *Ricketts* verwendet werden (11-Faktoren-Kurzanalyse), deren Meßpunkte und Linien bereits unter Punkt 3.8.2 und 3.8.3 beschrieben wurden.

3.8.7.1 ∢ Facial axis

Winkel zwischen N-Ba und Pt-Gn* (nach caudal gemessen).
»Normwert«: 90° ± 3° (ohne Änderung durch das Alter). Der Winkel gibt die Wachstumsrichtung des Kinns (Unterkiefers) an, d.h., beim vertikalen (dolichofazialen) Gesichtstypus wird ein kleiner Winkelwert erwartet, während der Winkel beim horizontalen (brachyfazialen) Typus vergrößert ist.

3.8.7.2 ∢ Facial depth

Winkel zwischen Facial plane (N-Pog) und Frankfurter Horizontale (Pr-O).

»Normwert«: 87° ± 3 (+ 0,3° pro Jahr ab dem 9. Lebensjahr).
Dieser Winkel dient zur Lagebestimmung des Kinns (Unterkiefers) in der Sagittalen bzw. zur Differenzierung skelettaler Klasse II bzw. III - Formen sowie zur Charakterisierung der Gesichtstiefe.

3.8.7.3 ∢ Mandibular plane

Winkel zwischen Unterkiefergrundebene (Me-Tmh) und der Frankfurter Horizontale (Pr-O).

»Normwert« : 26° ± 6 (- 0,3° pro Jahr ab dem 9. Lebensjahr).
Der Winkel dient zur Differenzierung des skelettal offenen bzw. tiefen Bisses (vgl. Basiswinkel, ML NSL-Winkel etc.).

3.8.7.4 ∢ Lower face height

Winkel zwischen den Linien Spa-Xi und Xi-Pm.

»Normwert« : 47° ± 4° (ohne Änderung durch das Alter); ein Maß für die untere Gesichtshöhe.
Große Werte finden sich beim skelettal offenen Biß, kleine Werte beim skelettal tiefen Biß.

3.8.7.5 ∢ Mandibular arc

Winkel zwischen Corpus- und Condylarachse der Mandibula (DC-XI/Xi-Pm).
»Normwert« : 26° ± 4° (+ 0,5° pro Jahr ab 8 1/2 Jahren). Bei einem großen Winkelwert liegt meist ein »quadratischer« Unterkiefer vor, häufig auch ein Tiefbiß, oft ein prognather Gesichtstyp; bei einem kleinen Winkel ist häufig ein offener Biß bzw. ein retrognather Gesichtstyp zu beobachten.

3.8.7.6 Convexity

Abstand des Punktes A von der Facial plane (N-Pog).
»Normwert«: 2 mm ± 2 (- 0,3 mm pro Jahr ab 8 1/2 Jahren).
Ein großer Wert findet sich bei Klasse II, ein kleiner Wert bei progenen Formen
(bei horizontalem Wachstumsmuster wird anfangs ein größerer Wert toleriert, der sich im Laufe des Wachstums ausgleicht).

3.8.7.7 UK 1/A Pog (mm)

Abstand der Schneidekante des am weitesten labial stehenden unteren Schneidezahnes (Ii) zur Linie A-Pogonion.
»Normwert« : + 1 mm (± 2,3 mm);
Maß für die Ante- bzw. Retroposition der unteren Front.

3.8.7.8 ∢ UK 1/A Pog (Grad)

Winkel der Zahnachse des am weitesten labial stehenden unteren Schneidezahnes (Ia-Iia) gemessen zur Linie A-Pogonion.
»Normwert« : 22° (± 4°);
Maß für die Ante- bzw. Retroinklination der unteren Front.

3.8.7.9 OK 6/PTV (mm)

Abstand der distalen Kontur des oberen Sechsjahrmolaren zur Senkrechten von Pt auf die Frankfurter Horizontale (Pr-O).
»Normwert« : Alter (in Jahren) + 3 mm (± 3 mm);
Indikator für einen Mesialstand der oberen Molaren und Entscheidungshilfe in fraglichen Extraktionsfällen.

3.8.7.10 LL/Est. plane (mm)

Abstand der vordersten Kontur der Unterlippe (LL) zur Ästhetik-Ebene (EN-DT).

»Normwert« : - 2 mm (± 2 mm im Alter von 8 1/2 Jahren, der Minuswert nimmt um 0,2 mm pro Jahr zu);
Maß für die Weichteilbalance zwischen Lippen und Profil (eine Anteposition bzw. Inklination der Inzisivi bewirkt eine Protrusion der Unterlippe und damit einen positiven Meßwert).

3.8.7.11 ∢ Facial taper

Winkel zwischen Unterkiefergrundebene (Me-Tmh) und Facial plane (N-Pog).
»Normwert« : 68° (± 3,5°, ohne Änderung durch das Alter); ein Maß für die hintere Gesichtshöhe.
Bei brachyfazialen Typen ist der Winkel groß, bei dolichofazialen Typen hingegen klein.

3.9 Handröntgenbild

Die Röntgenaufnahme der Hand ist in der Pädiatrie seit längerem zur Bestimmung des **skelettalen Reifezustandes** eines Kindes gebräuchlich. Im Rahmen der kieferorthopädischen Befunderhebung gewinnt sie in letzter Zeit zunehmend an Bedeutung und wird zur Therapieplanung und Prognosestellung verwandt.
Bereits in den Kapiteln »Wachstum« und »Gebißentwicklung« war zwischen dem chronologischen, dem dentalen und dem skelettalen Alter unterschieden worden. Während sich das dentale Alter aufgrund des Zahndurchbruchs sowie der Mineralisation und Position der Zahnkeime (im Röntgenbild) bestimmen läßt, wird zur Bestimmung des skelettalen Alters, d.h. des Reifungszustandes des Skeletts, das Röntgenbild der Hand (Abb. 121) benutzt, weil in diesem Bereich viele Knochen zu sehr unterschiedlichen Zeiten mineralisieren.
Wenn schon Abweichungen zwischen dem dentalen und dem chronologischen Alter häufig zu beobachten sind, treten noch größere Differenzen zwischen dem skelettalen und dem chronologischen Alter auf.
Die Bestimmung des skelettalen Alters (Reifungszustand) ist in der Kieferorthopädie von Bedeutung, weil das Wachstum des Gesichtsschädels bzw. des Unterkiefers in vielen Fällen die Therapie und Prognose positiv bzw. negativ beeinflussen kann.

Grundsätzlich ist daher die Anfertigung einer Handröntgenaufnahme zu erwägen

- **wenn im Rahmen einer kieferorthopädischen Therapie Wachstum genutzt werden soll oder**
- **wenn während bzw. nach einer kieferorthopädischen Behandlung negative wachstumsbedingte Folgen befürchtet werden.**

Bei einem für die Therapie *günstigen Wachstumsverlauf* lassen sich

- das skelettale Wachstum für die Behandlung nutzen,
- die Behandlungsapparate optimal auswählen,
- die Prognose verbessern und
- die Rezidivneigung verringern.

Bei einem für die Therapie *ungünstigen Wachstumsverlauf* kann eine Reihe von Komplikationen auftreten:

- Erschwerung der Behandlung
- Begrenzung der therapeutischen Möglichkeiten
- Einschränkungen in der Geräteauswahl
- Verschlechterung der Prognose
- Zwang zu Kompromissen bezüglich des Behandlungsziels
- Verstärkung der Rezidivneigung
- Verlängerung der Behandlungs-/Retentionszeit und
- Auftreten neuer Fehlstellungen nach Behandlungsabschluß.

Wesentliche Aussagen des Handröntgenbildes betreffen

- **die Festlegung des optimalen Behandlungsbeginns und**
- **die Beantwortung der Frage, ob und wann eine Behandlung bzw. Retention abgeschlossen werden kann.**

Hierbei sind folgende Fragen zu beantworten:

- Ist noch mit Wachstum zu rechnen?
- Wie lange hält die Wachstumsphase an?
- Mit wieviel Wachstum ist noch zu rechnen?

Wenn Wachstum für die Therapie genutzt werden soll, spielen diese Aussagen bei folgenden Anomalien eine Rolle:

- bei Rücklage des Unterkiefers
- beim primären und sekundären Engstand
- bei Wachstumshemmung (Mikrognathie /-genie, Pseudoprogenie etc.)
- bei Laterognathie (z. B. beim lateralen Zwangsbiß) und
- bei der Tiefbißbehandlung.

Eine Gefährdung der therapeutischen Bemühungen durch anhaltendes (ungünstiges) Wachstum ist unter anderen zu befürchten bei

- progener (makrogener) Entwicklung,
- strukturell offenem Biß sowie
- Entwicklung eines tertiären Engstandes.

Wenn Wachstum therapeutisch genutzt werden soll, sind neben dem chronologischen Alter zu berücksichtigen:

- Der zeitliche Umfang der therapeutischen Maßnahmen, die (nur) unter Ausnutzung des Wachstums durchführbar sind,
- der zeitliche Umfang einer evtl. erforderlichen Vorbehandlung (z. B. die Lösung dentaler Probleme vor der Inangriffnahme skelettaler Korrekturen)
- das Geschlecht
- die Möglichkeit einer skelettalen Frühentwicklung und
- der Ablauf des Zahnwechsels.

Wenn zu befürchten ist, daß wachstumsbedingt ein Rezidiv, eine Verstärkung der Anomalie oder eine neue Fehlstellung ausgelöst werden könnte, sind neben dem chronologischen Alter zu berücksichtigen:

- Wachstumsintensität und -richtung
- Rezidivgefahr bzw. Stabilität des Behandlungsresultats
- das Geschlecht sowie
- die Möglichkeit einer skelettalen Spätentwicklung.

Um die Strahlenbelastung der Patienten so gering wie möglich zu halten, ist die Anfertigung eines Handröntgenbildes nur dann indiziert, wenn seine Aussage im vorgenannten Sinne eine wichtige Voraussetzung für die Planung der kieferorthopädischen Behandlung darstellt - etwa für den Zeitpunkt der Einleitung von Regulierungsmaßnahmen, die Therapie- und Retentionsplanung, die Auswahl der Geräte, die Prognose bzw. die kieferorthopädisch-chirurgische Therapie skelettaler Anomalien - **und entsprechende Informationen nicht durch andere anamnestische Angaben (bei Mädchen z. B. durch den Eintritt der Menarche) hinreichend sicher zur Verfügung stehen.**
Als **zeitlicher Rahmen** für die Anfertigung von Handröntgenbildern im Rahmen der kieferorthopädischen Diagnostik kann unter Berücksichtigung der aufgeführten Indikationsgrenzen gelten: 3.6 - 3.9
Bei wachstumsabhängiger Therapie ist eine Handröntgenaufnahme beim Mädchen im allgemeinen nur zwischen dem 9. und 13. Lebensjahr (bzw. dem Eintritt der Menarche), beim Jungen zwischen dem 11. und 15. Lebensjahr sinnvoll.
Im Rahmen der Befunderhebung von Anomalien mit ungünstigem Wachstumspotential und zur Planung kieferorthopädisch-kieferchirurgischer Maßnahmen kann es erforderlich sein, diesen Zeitraum ggf. bis ins 18. bzw. 20. Lebensjahr auszudehnen.

Herstellung von Handröntgenbildern

Röntgenbilder der Hand werden entweder als Einzelaufnahme (siehe Abb. 121) oder kombiniert mit der Fernröntgenseitenaufnahme des Schädels hergestellt (Abb. 122 und 123).
Bei der Kombinationsaufnahme werden in die Filmkassetten entweder unterschiedliche Verstärkerfolien für den Bereich der Hand und des Schädels eingesetzt (Abb. 124) oder es erfolgt eine fokus- bzw. objektnahe Abblendung eines Filmteils (Abb. 125), um die unterschiedliche Objektdichte auszugleichen und mit einer Exposition beide Objekte auf einem Film abzubilden.

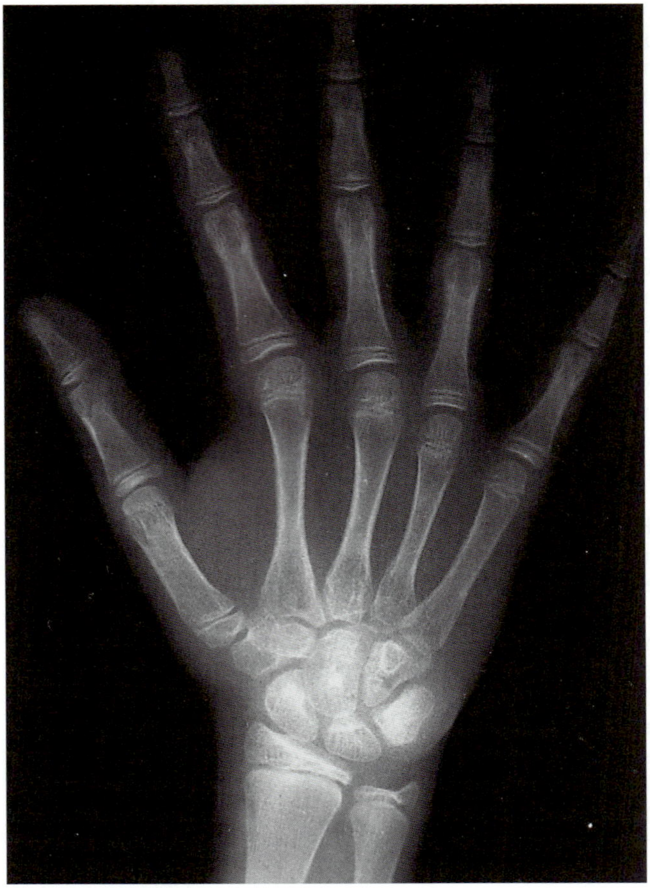

Abb. 121 Handröntgenbild.

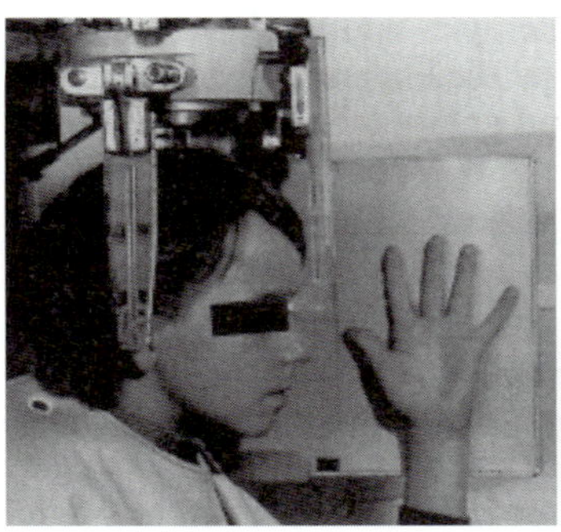

Abb. 122 Positionierung des Patienten im Kephalostaten zur Herstellung eines Fernröntgen-Seitenbildes und einer Handröntgenaufnahme in einem Arbeitsgang.

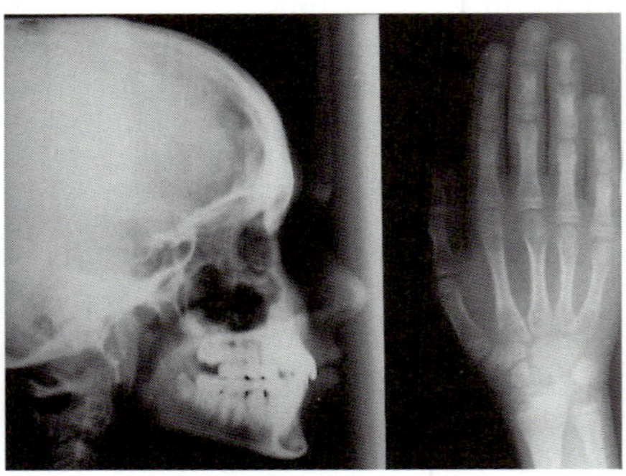

Abb. 123 Darstellung des Schädels und der Hand auf einem Röntgenbild.

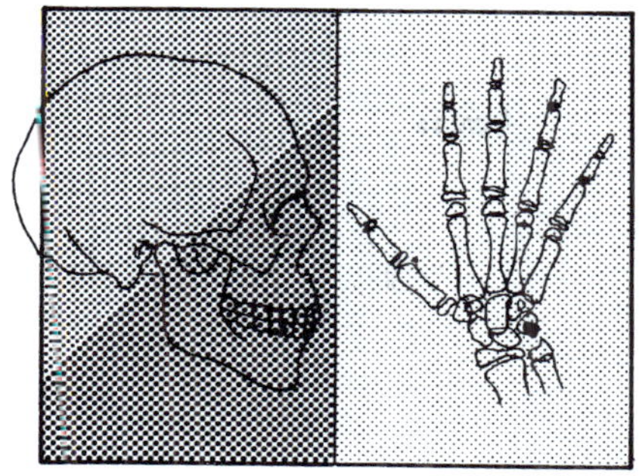

Abb. 124 Unterschiedliche Verstärkerfolien im Schädel- und Handbereich.

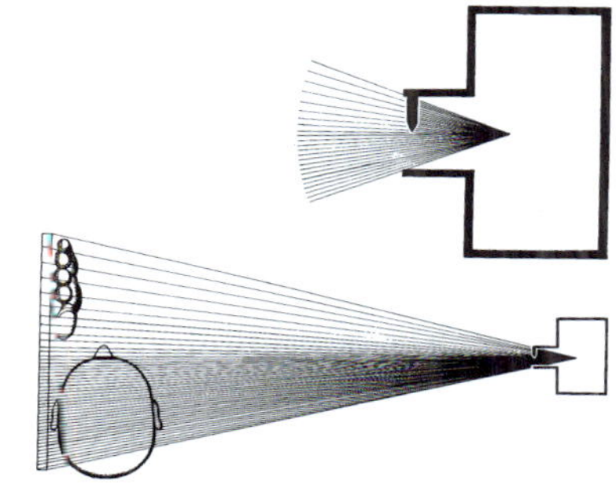

Abb. 125 Fokusnahe Abblendung zum Ausgleich der unterschiedlichen Objektdichte von Schädel und Hand.

Auswertung eines Handröntgenbildes

Zur Bestimmung der Reifungsstadien einzelner Handwurzel- bzw. Fingerknochen lassen sich die Auswertungsmethoden nach *Björk* sowie *Grave* 3.6 - 3.9
und *Brown* verwenden. Die Reifungsstadien beider Methoden werden hier in 9 Stufen zusammengefaßt (Abb. 126) und jeweils einem Bereich der Wachstumskurve (Abb. 127) zugeordnet.
Die neun Reifungsstadien des Handskeletts lassen sich folgendermaßen beschreiben:

1.	PP 2 =	Epi- und Diaphyse der proximalen Phalange (PP) des Zeigefingers (2) sind gleich breit (=).
2.	MP 3 =	Epi- und Diaphyse der mittleren Phalange des Mittelfingers sind gleich breit.
3.	Pisi	sichtbare Verknöcherung des Os pisiforme.
	H 1	sichtbare Verknöcherung des Os hamatum.
	R =	gleiche Breite von Epi- und Diaphyse am Radius.
4.	S	Sichtbare Mineralisation des Sesamoids am Daumen.
	H 2	Höcker des Os hamatum gut abgrenzbar.
5.	MP 3 cap	Diaphyse der mittleren Phalange des Mittelfingers wird von der Epiphyse umkapselt.
	PP 1 cap	gleiche Entwicklung an der proximalen Phalange des Daumens
	R cap	sowie am Radius.

6. DP 3 u	Epiphysenlinie an der distalen Phalange des Mittelfingers vollständig verknöchert (u = unit). (Pubertäres Wachstumsmaximum überschritten).
7. PP 3 u	Verknöcherung der Epiphysenlinie an der proximalen Phalange des Mittelfingers.
8. MP 3 u	Verknöcherung der Epiphysenlinie an der mittleren Phalange des Mittelfingers.
9. R u	vollständige Verknöcherung der Epiphysenlinie am Radius.

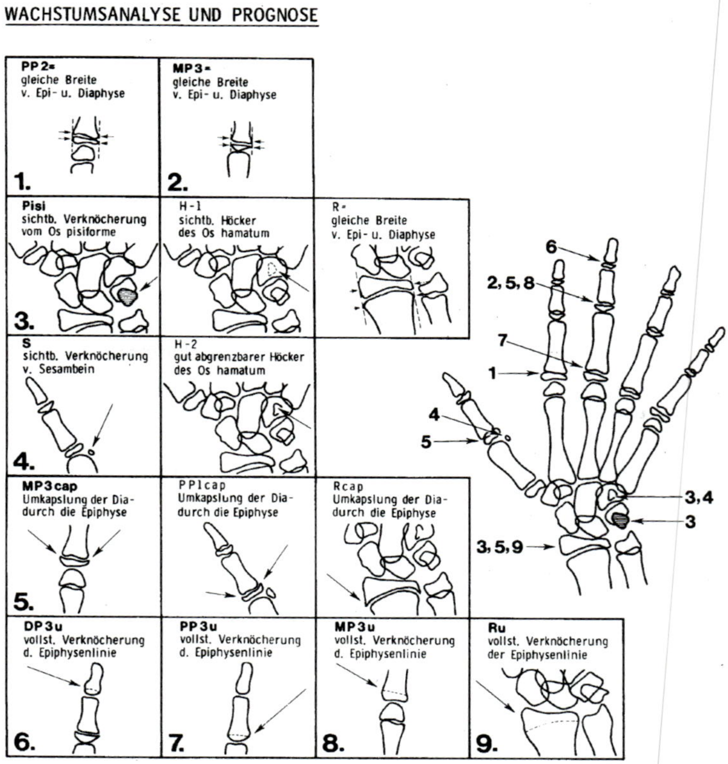

Abb. 126 Die neun Reifungsstadien des Handskeletts.

Die **Wachstumskurve**, in der sich die Geschwindigkeit der skelettalen Entwicklung widerspiegelt, läßt im Verlauf der Pubertät einen deutlichen Gipfel erkennen. Dieser **pubertäre Wachstumsgipfel** ist eng korreliert mit einer bestimmten Stufe der Handskelettentwicklung, dem MP 3 cap-Stadium, während das S-Stadium (die sichtbare Mineralisation des Sesamoids am Daumen) den Beginn des Kurvenanstiegs zum pubertären Gipfel anzeigt. Der Zeitpunkt des pubertären Wachstumsgipfels weist typische *geschlechtspezifische Differenzen* auf (Abb. 128). Während der Scheitelpunkt der Kurve bei den Mädchen durchschnittlich im Alter von 12 Jahren zu beobachten ist, liegt er bei den Jungen im Durchschnitt erst zwei Jahre später, d.h. im Alter von 14 Jahren. Allerdings besteht eine große individuelle Variationsbreite.
Der Kurvenverlauf weist auch aus, daß mit einer *Beendigung des Wachstums* erst lange nach Überschreiten des Gipfels - im R u-Stadium - zu rechnen ist. Es ist davon auszugehen, daß dieser Zeitpunkt bei Mädchen mit normaler skelettaler Entwicklung mit etwa 16 bis 17 Jahren, bei den Jungen in der Regel erst mit 18 bis 19 Jahren erreicht ist.
Soll Wachstum im Rahmen der kieferorthopädischen Behandlung genutzt werden, ist eine Durchführung der Therapie auf jeden Fall vor Erreichen des Wachstumsgipfels sinnvoll.

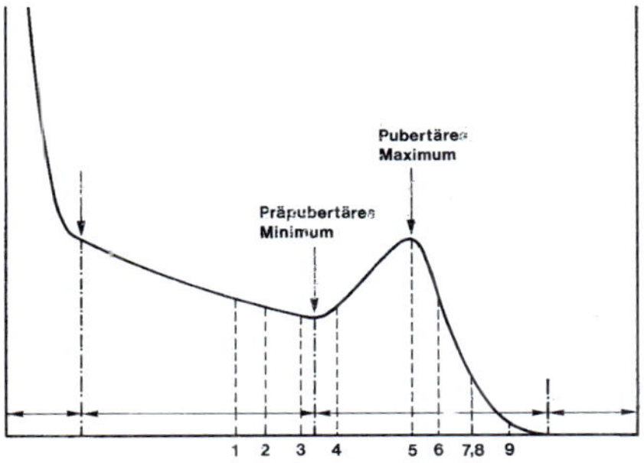

Abb. 127 Wachstumskurve mit Zuordnung der neun Reifungsstadien des Handskeletts.

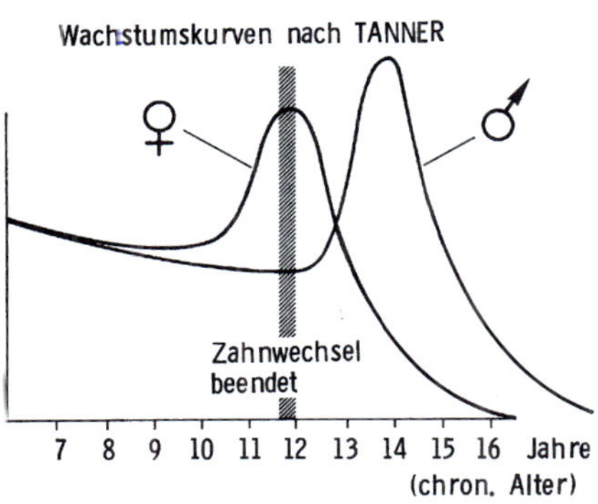

Abb. 128 Bei nur geringen geschlechtsspezifischen Differenzen in der dentalen Entwicklung bestehen signifikante Unterschiede im skelettalen Wachstumsverlauf. Der pubertäre Gipfel der Wachstumskurve wird bei den Mädchen durchschnittlich im Alter von 12 Jahren erreicht, während er bei den Jungen im Durchschnitt erst mit 14 Jahren zu beobachten ist.

Wird ein ungünstiger Wachstumseinfluß befürchtet, so besteht dieses Risiko bis zum Erreichen des letzten Reifestadiums (R u-Stadium). Auch operative Korrekturen skelettaler Anomalien sollten erst nach Abschluß des Wachstums durchgeführt werden.

3.10 Funktionsanalyse

3.10.1 Nomenklatur

Um im Rahmen der Funktionsdiagnostik bestimmte Sachverhalte für jedermann verständlich beschreiben zu können, ist eine einheitliche Nomenklatur sehr von Nutzen.
Die Arbeitsgemeinschaft für Funktionsdiagnostik der Deutschen Gesellschaft für Zahn-, Mund- und Kieferheilkunde (DGZMK) hat im November 1991 vorgeschlagen, die folgenden Begriffe in der angegebenen Definition zu verwenden - eine Empfehlung, der sich im April 1992 die Deutsche Gesellschaft für Zahnärztliche Prothetik und Werkstoffkunde (DGZPW) und im Juni 1993 auch die Deutsche Gesellschaft für Kieferorthopädie (DGKFO) angeschlossen haben:

Okklusion =
jeder Kontakt zwischen den Zähnen des Ober- und Unterkiefers

Statische *Okklusion* =
Zahnkontakte ohne Bewegung des Unterkiefers
Maximale Interkuspidation =
statische Okklusion mit maximalem Vielpunktkontakt
Habituelle Okklusion =
gewohnheitsmäßig eingenommene statische Okklusion
Zentrische Okkusion =
maximale Interkuspidation bei zentrischer Kondylenposition

Dynamische Okklusion =
Zahnkontakte bei Bewegung des Unterkiefers
Frontzahnführung =
dynamische Okklusion zwischen Ober- und Unterkieferfrontzähnen
Eckzahnführung =
dynamische Okklusion zwischen Ober- und Unterkiefereckzähnen
Gruppenführung =
dynamische Okklusion zwischen mehreren Zähnen auf der Laterotrusionsseite

Zentrische Kondylenposition =
kranioventrale, nicht seitenverschobene Position beider Kondylen bei physiologischer Kondylus-Diskus-Relation und physiologischer Belastung der beteiligten Gewebe
Scharnierachse =
dem Unterkiefer zugeordnete, ortsfeste Drehachse bei Öffnungs- und Schließbewegung des Unterkiefers

Zentrische Scharnierachse =
in zentrischer Kondylenposition bestimmte Scharnierachse

Kondylenbahn =
dreidimensionale Bewegungsbahn(en) des Kondylus im schädelbezogenen Koordinatensystem

Scharnierachsenbahn =
dreidimensionale Bewegungsbahn der Scharnierachse im schädelbezogenen Koordinatensystem am Ort der Aufzeichnung

Interkondylarachse =
die durch den geometrischen Mittelpunkt beider Kondylen verlaufende Verbindungslinie

Unterkieferbewegungen:
Protrusion =
Bewegung des Unterkiefers in ventraler Richtung
Retrusion =
Bewegung des Unterkiefers in dorsaler Richtung
Laterotrusion =
Bewegung einer Unterkieferseite von der Medianebene weg
Mediotrusion =
Bewegung einer Unterkieferseite zur Medianebene hin
Laterotrusionsseite =
die Seite, bei der sich der Unterkiefer von der Medianebene nach lateral bewegt
Mediotrusionsseite =
die Seite, bei der sich der Unterkiefer zur Medianebene hin bewegt
Bennett-Bewegung =
seitliches Versetzen des Laterotrusionskondylus während einer Laterotrusionsbewegung des Unterkiefers
Bennett-Winkel =
in der Horizontalebene gemessener Winkel, zwischen der Sagittalrichtung und der Verbindungslinie vom Startpunkt zu einem jeweiligen Punkt auf der Mediotrusionsbahn des Kondylus

Kieferrelationsbestimmung =
dreidimensionale Zuordnung des Unterkiefers zum Oberkiefer

Ruhelage =
unbewußte Abstandshaltung des Unterkiefers vom Oberkiefer bei aufrechter Kopf- und Körperhaltung

Okklusionsebene =
Ebene, die durch den unteren Inzisalpunkt und durch die distobukkalen Höcker der zweiten, unteren Molaren festgelegt ist

Okklusionskonzepte

Frontzahngeschützte Okklusion =
Okklusionskonzept mit Frontzahnführung, die zur Disklusion aller übrigen Zähne führt

Eckzahngeschützte Okklusion =
Okklusionskonzept mit Eckzahnführung, die zur Disklusion aller übrigen Zähne führt

Unilateral balancierte Okklusion =
Okklusionskonzept mit Führung aller Zähne der Laterotrusionsseite, die zur Disklusion aller übrigen Zähne führt

Bilateral balancierte Okklusion =
Okklusionskonzept mit Führung aller Zähne bei Unterkieferbewegungen

Okklusionsstörungen

Nonokklusion =
Fehlender Antagonistenkontakt

Vorkontakt =
Vorzeitiger Kontakt eines Zahnes oder einer Zahngruppe

Vorkontakt, zentrisch =
Vorzeitiger Kontakt eines Zahnes oder einer Zahngruppe, die den Unterkiefer aus der zentrischen Kondylenposition in eine Zwangsposition führt

Kiefergelenkstörungen

Kondylenhypermobilität =
der Kondylus bewegt sich bis vor das Tuberculum articulare

Kondylusluxation=
der Kondylus tritt vor das Tuberculum articulare und bleibt in dieser Stellung

Diskusverlagerung =
unphysiologische Lagebeziehungen des Diskus in Relation zum Kondylus. Diese können sein: partiell oder total, mit und ohne Reposition, in maximaler Interkuspidation oder bei exkursiven Unterkieferbewegungen

Störungen in der Unterkieferbewegung

Limitation =
Einschränkung der physiologischen Unterkieferbewegung

Deviation =
Abweichung des Inzisalpunktes während der Unterkieferöffnungsbewegungen mit Rückkehr in die Medianebene

Deflexion =
Abweichung des Inzisalpunktes zu einer Seite während der Unterkieferöffnungsbewegung ohne Rückkehr zur Medianebene

Begriffe, die *nicht mehr verwendet* werden sollten:

Artikulation	→	Dynamische Okklusion
Diskusluxation	→	Diskusverlagerung
Diskusprolaps	→	Totale, anterior-mediale Diskusverlagerung in habitueller Interkuspidation ohne Reposition
Diskussubluxation	→	Totale, anterior-mediale Diskusverlagerung in habitueller Interkuspidation mit Reposition
Diskusluxation in Exzentrik	→	Diskusverlagerung bei exkursiver Unterkieferbewegung
Diskusluxation in Zentrik	→	Diskusverlagerung in habitueller Interkuspidation
Kondylussubluxation	→	Kondylusluxation
Schlußbiß	→	Habituelle Interkuspidation
Schlußokklusion	→	Habituelle Interkuspidation
Terminale Scharnierachse	→	Scharnierachse
Bißnahme	→	Kieferrelationsbestimmung
Bißschablone	→	Registrierschablone
Ruheschwebe	→	Ruhelage

3.10.2 Klinische Funktionsanalyse

Zur Untersuchung des Funktionszustandes des Gebißsystems und zur Befunderhebung bei Funktionsstörungen finden in erster Linie die **klinische Funktionsanalyse**, insbesondere in Form der manuellen Funktionsanalyse, ergänzend auch eine **instrumentelle Funktionsanalyse und ggf. röntgenologische Untersuchungsmethoden** Verwendung.
Für die Durchführung und Dokumentation der klinischen Funktionsanalyse empfiehlt sich das von der Arbeitsgemeinschaft Funktionsdiagnostik der DGZMK entworfene Formblatt (s. S. 253, 254), in welches Angaben zur Anamnese, Befunde über vorhandene Gelenkgeräusche, das Ergebnis der Muskelpalpation, Angaben über die Mobilität des Unterkiefers, der Zahnstatus, das Resultat der klinischen Okklusionsprüfung, der Parodontalbefund, eventuelle Parafunktionen sowie ggf. die Ergebnisse klinischer Reaktionstests eingetragen werden.

3.10.2.1 Anamnese

Neben der anamnestischen Erhebung im Rahmen der kieferorthopädischen Voruntersuchung (S. 131ff) dient die spezielle Anamnese vor einer klinischen Funktionsanalyse dazu, nähere Angaben über die funktionellen Gegebenheiten bzw. vorhandene Funktionsstörungen zu erhalten sowie sich ein Bild von der Persönlichkeit des Patienten zu machen.
Hierbei sollten u.a. folgende Komplexe angesprochen werden:
- Fragen zur Person, Familie und dem sozialen Umfeld
- Streß, Nervosität, Verspannungen, Schlafstörungen etc.
- orale und faziale Gewohnheiten des Patienten, Parafunktionen
- Verhaltensauffälligkeiten
- Beeinträchtigung des Wohlbefindens oder der Leistungsfähigkeit
- Vorhandensein von Schmerzen (Lokalisation, Zeitpunkt, Dauer, Qualität, Reaktionen, Ausstrahlung in benachbarte Regionen etc.)
- Fragen zum Krankheitsverlauf/Leidensweg
- Einnahme von Medikamenten (z. B. Analgetika, Psychopharmaka)
- Angaben zu bisher durchgeführten Maßnahmen (einschließlich vorangegangener zahnärztlicher, insbesondere restaurativer Maßnahmen)
- Resultat bisheriger Maßnahmen

3.10.2.2 Befunderhebung - klinische Untersuchung

Ergänzend zur Beschreibung relevanter allgemeiner Befunde, wie z. B. systemischer Erkrankungen, Asymmetrien, Skoliosen, Bewegungseinschränkungen etc., betrifft die Befunderhebung bei vermuteten bzw. vorhandenen Funktionsstörungen des orofazialen Systems insbesondere den Bereich der Kiefergelenke (Abb. 129a/b) und der orofazialen Muskulatur, Angaben zur statischen und dynamischen Okklusion sowie den Zahn- und Parodontalstatus.

Die auskultatorische Darstellung möglicher *Gelenkgeräusche* differenziert mittels eines Stethoskops zwischen Reibe- und Knackgeräuschen, die
- ein- oder beidseitig,
- initial, intermediär oder terminal
- während der Öffnungs- und/oder Schließbewegung

auftreten können.

Degenerative Veränderungen des Kondylus (z. B. Arthrose) bzw. des Diskus (z. B. Perforation) sind häufig mit *Reibegeräuschen* verbunden.
Das *initiale* Knacken tritt bei einer relativen Retroposition des Gelenkköpfchens zum Diskus auf.
Ein *(intermediäres)* Knacken bei der Öffnungs- und Schließbewegung immer an der gleichen Stelle deutet auf Läsion der Gelenkfläche hin.
Am häufigsten ist ein *terminales* Knacken zu beobachten. Es entsteht durch eine zu weite Ventralbewegung des Gelenkköpfchens, welches bei maximaler Mundöffnung über den Diskus hinausspringt.

KLINISCHER FUNKTIONSSTATUS

der Arbeitsgemeinschaft für Funktionsdiagnostik in der DGZMK

Name, Vorname

Anschrift

Geburtsdatum | Telefon

Praxisstempel

Datum

VORGESCHICHTE

	ja	nein
1. Liegt eine Allgemeinerkrankung vor?	☐	☐
2. Nehmen Sie Medikamente?	☐	☐
3. Erlitten Sie einen Unfall oder Schlag?	☐	☐
4. Waren / sind Sie letztes Jahr in Behandlung bei		
Zahnarzt?	☐	☐
Arzt?	☐	☐
Facharzt?	☐	☐
5. Haben Sie Schmerzen oder Beschwerden im / am		
Kopf (allgemein)?	☐	☐
Nacken?	☐	☐
Ohrbereich / Kiefergelenke?	☐	☐
Schläfen?	☐	☐
Andere wo? ______	☐	☐
6. Beeinflussen Ihre Beschwerden Ihr Wohlbefinden oder Ihre Leistungsfähigkeit?	☐	☐
7. Kiefergelenkgeräusche seit? ______	☐	☐
8. Sind ein oder mehrere Zähne schmerzhaft / empfindlich?	☐	☐
9. Waren / sind Kauen oder Mundöffnung behindert?	☐	☐
10. Können Sie mit den Zähnen knirschen / pressen?	☐	☐

Schmerzlokalisation

(nach Angaben des Patienten)

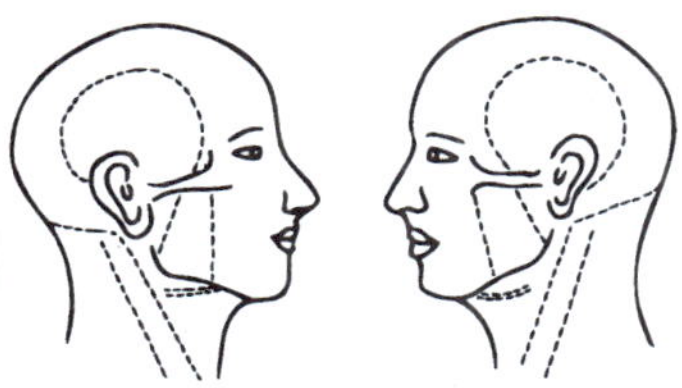

ausstrahlend = /

ANGABEN ZUR ANAMNESE

DIAGNOSE(N)

WEITERE DIAGNOSTISCHE MASSNAHMEN

3.10 - 3.11

BEFUNDE

1. GELENKGERÄUSCHE

☐ ja ☐ nein

R = Reiben
K = Knocken

R öffnen L — R schließen L

R	K	R	K			R	K	R	K
				initial	terminal				
				interm.	interm.				
				terminal	initial				

☐ Andere ______

2. PALPATION

1 = Mißempfindung
2 = Schmerz

	R	L
Kiefergelenk von lateral		
von dorsal		
M. masseter prof.		
superfic.		
M. temporalis ant.		
post.		
Suboccip.-/Nackenmusk.		
M. trapezius		
M. sternocleidomast.		
M. digastr. venter post.		
Temporalissehne		
M. pterygoid. lat.		
med.		
Mundboden		
Zunge		

3. MOBILITÄT DES UK

1 = behindert
2 = schmerzh.

	mm	1	2
SKD aktiv			
passiv			
RL			
LL			
P			
Schließen in RP			

Sprechabstand
mm

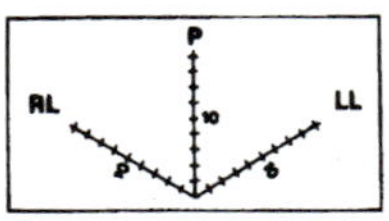

4. ZAHNSTATUS

8	7	6	5	4	3	2	1	1	2	3	4	5	6	7	8

5. KLINISCHE OKKLUSIONSPRÜFUNG

	ja	nein
IP - stabil		
IP ≙ RP		

Gleiten RP / IP (in mm) ______

☐ RL ☐ P ☐ LL

Vorzeitige Kontakte

IP	
RP	
RL	
LL	
P	

Frontzahnüberbiß

horizontal (ant. - post.) ______ mm

vertikal (cranio - caudal) ______ mm

6. PARODONTALER BEFUND

gesund ☐

Lockerungen ☐

Entzündungszeichen ☐

7. PARAFUNKTIONEN

______
______
______

8. KLINISCHE REAKTIONSTESTS
(z.B. Resilienztest, Provokationstest)

______
______
______
______

9. WEITERE BEFUNDE

______
______
______
______
______
______
______
______
______

Sind Öffnungs- und Schließknacken an unterschiedlichen Stellen zu hören, spricht man vom *reziproken* Knacken als Ausdruck einer unterschiedlichen Bewegung von Kondylus und Diskus.

Der **Palpationsbefund** ergibt Hinweise auf Druckempfindlichkeiten oder -schmerzen im Bereich der **Kiefergelenke** sowie der orofazialen **Muskulatur**, wobei die beiden Gelenke sowie die einzelnen Muskeln bzw. Muskelanteile nacheinander - auch im Hinblick auf Seitenunterschiede, Form, Größe, Konsistenz und Aktivität - abgetastet werden:

Musculus:	**Palpation:**	**Schmerzprojektionsgebiet:**
- masseter profundus	extraoral: vor dem Gelenk, unterhalb des Jochbogens, extra- und enoral: paratubär oberhalb der Incisura semilunaris	Kiefergelenk, Ohr, Schläfe
- masseter superficialis	extraoral: Kieferwinkel und horizontaler Unterkieferast, extra- und enoral: Vorderrand des Muskels	Kiefergelenk, Ohr, Schläfe, Wange
- temporalis anterior	extraoral: Schläfe enoral: Proc. coronoideus	Schläfe, Stirn, Gelenk, Infraorbitalregion
- temporalis posterior Temporalissehne	extraoral: oberhalb und dorsokranial des Ohres, enoral: Proc. coronoideus	Schläfe, Hinterhaupt, Scheitelbein
Subokzipital- und Nackenmuskulatur - trapezius - sternocleidomastoideus	Muskelregion	Nacken, Hals
- digastricus (posterior)	leicht oberhalb des Kieferwinkels vor dem Musc. sternocleidomast.	obere und seitliche Halsregion
- pterygoideus medialis	extra- und enoral: medial am Kieferwinkel	Gelenk und Kieferwinkel
- pterygoideus lateralis (besonders häufig betroffen !)	enoral: dorsokranial vom Tuber maxillae bei mäßig geöffnetem Mund und Unterkieferlateralverschiebungen	Gelenk und Infraorbitalregion
Mundboden und Zungengrund	Muskelregion	Hals (Schluckbeschwerden), Zunge (Brennen)

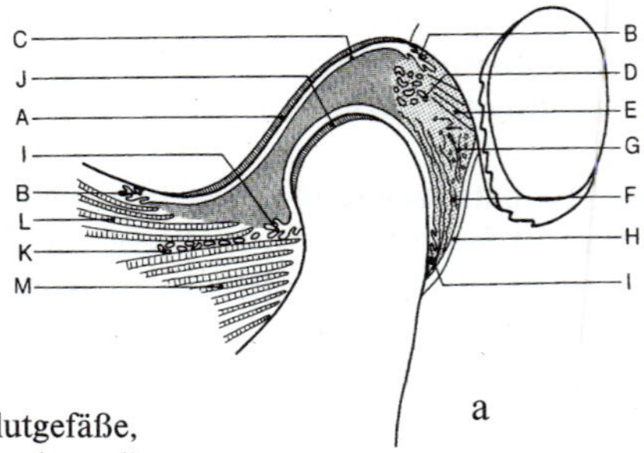

Abb. 129 a Sagittale Ansicht des Kiefergelenks.
A = Gelenkfläche des Os temporale, B = Synovialhaut der oberen Kavität, C = obere Kavität, D = Genu vasculosa, E = obere Schicht der bilaminären Zone, F = untere Schicht der bilaminären Zone, G = loses, zellreiches Bindegewebe, H = posteriore Kapsel, I = Synovialhaut der unteren Kavität, J = Gelenkfläche des Kondylus, K = Blutgefäße, L = oberer Kopf des Musc. pterygoideus lateralis, M = unterer Kopf des Musc. pterygoideus lateralis (aus *Solberg/Clark* [153]).

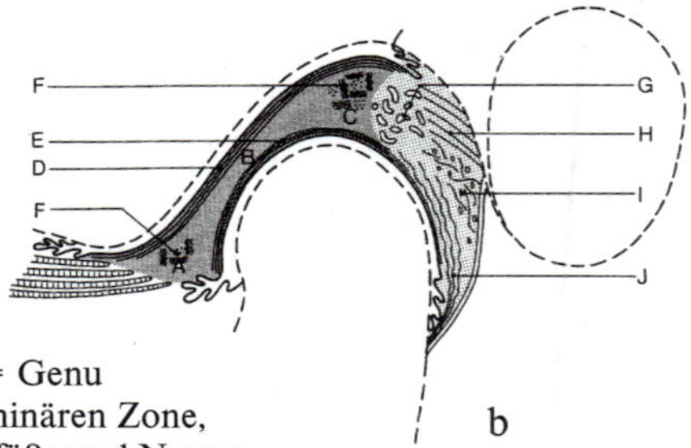

Abb. 129 b Diskus im Detail.
A = Pars anterior, B = Pars gracilis (dünner, gefäßreicher Teil), C = Pars posterior, D = Lage parallel verlaufender Kollagenfasern an der oberen Fläche, E = Lage parallel verlaufender Kollagenfasern an der unteren Fläche, F = Bereiche mit nach allen Richtungen verlaufenden Kollagenfasern, G = Genu vasculosa, H = obere Schicht der bilaminären Zone, I = loses, zellreiches Bindegewebe, Gefäße und Nerven, J = untere Schicht der bilaminären Zone (aus *Solberg/Clark* [153]).

Der Palpationsbefund im Bereich der Kiefergelenke soll neben der Feststellung von Druckempfindlichkeiten oder Schmerzen auch Abweichungen und Seitenungleichheiten in der Kondylenbewegung beim Öffnen und Schließen erfassen. Die dorsale Palpation erfolgt durch Einlegen der kleinen Finger in den äußeren Gehörgang.

3.10.2.3 Manuelle Funktionsdiagnostik

Die Untersuchung der Mobilität des Unterkiefers gibt ein Bild über das Ausmaß der Bewegungsfreiheit bzw. -einschränkung des Unterkiefers, wobei die Aktivbewegungen vom Patienten selbst - bis zur funktionellen Grenze - durchgeführt werden.

I. Grunduntersuchung

A. Prüfung der aktiven Bewegungen
SKD = Schneidekantendistanz / maximale Mundöffnung:
Gemessen wird der interinzisale Vertikalabstand der Schneidekanten der mittleren Inzisivi (z.B. mittels einer Schublehre); zu diesem Wert wird das Ausmaß des vertikalen Frontzahnüberbisses addiert - beim frontal offenen Biß erfolgt die Errechnung durch Subtraktion.
Der Wert der SKD beträgt bei regulären Funktionsverhältnissen 40-45 mm, bei Kindern unter 10 Jahren 30-35 mm.

Beim Vorliegen einer Funktionsstörung wird häufig eine Reduzierung der Mundöffnung beobachtet. Weitere relevante Untersuchungsbefunde betreffen

- Seitenabweichungen bei Mundöffnung (Devitation / Deflexion) als Zeichen einer geringeren Bewegung des Kondylus einer Seite
- Bewegungseinschränkungen bei Laterotrusionsbewegungen nach rechts bzw. links sowie bei Protrusionsbewegungen.

B. Prüfung der passiven Bewegungsfreiheit

Im Rahmen einer Prüfung der passiven Bewegungsfreiheit wird die Passivbewegung vom Behandler durchgeführt. Er untersucht dabei die anatomischen Grenzen des Patienten bei relaxierter Muskulatur.
Die Analyse bewertet das Endgefühl, die Schmerzen sowie das Bewegungsausmaß (Gelenkspiel) und Gelenkgeräusche.

Endgefühl:

Hierunter versteht man das Gefühl beim Ertasten des Widerstandes der Gelenkstrukturen mit erhöhter Kraft.

- Ein gesundes Gelenk ist durch einen harten ligamentären Widerstand gekennzeichnet. Die aktive Bewegung läßt sich durch die eingesetzte Kraft geringfügig um 1-2 mm steigern.
- Bei einem weichen elastischen Widerstand, welcher sich unter Schmerzen überwinden läßt, liegt eine muskuläre Schonhaltung vor.
- Ein harter Widerstand, der sich nicht überwinden läßt, spricht für ein mechanisches Hindernis.

Wie andere Gelenke auch, sind die Kiefergelenke durch bewegungshemmende Strukturen (z.B. Ligamente) in ihrem Bewegungsausmaß limitiert. Bei einer vom Untersucher durchgeführten Passivbewegung werden diese Strukturen an der anatomischen Grenze überprüft.

C. Isometrische Anspannung (Widerstandstest)

Der Patient versucht bei diesem Test, sich der (manuellen) Kraft des Behandlers bei der Ausübung von Vor-, Seit- und Öffnungsbewegungen zu widersetzen. **3.10 - 3.11** Dabei werden einzelne Muskelgruppen gezielt belastet und es wird untersucht, ob eine längere isometrische Kontraktion Schmerzen in der Muskulatur verursacht (Abduktorentest, Adduktorentest, Protraktionstest, Mediotraktorentest rechts und links). Die Untersuchung dient der Abklärung myogener Erkrankungen.

C1. Abduktorentest

Der Behandler legt die Zeige- und Mittelfinger beider Hände auf die Unterseite der horizontalen Unterkieferäste des Patienten.
Der Patient öffnet den Mund etwa 10 mm und wird nun aufgefordert, dem Widerstand des Behandlers zu widerstehen. Der Behandler erhöht den Druck in Richtung einer Adduktion, der Patient muß diesem für 10-15 Sekunden widerstehen. Auftretende Schmerzen werden notiert und der Abduktorengruppe (Musc. pterygoideus lateralis [pars inferior], Mundbodenmuskulatur) zugeordnet.

C2. Adduktorentest

Der Behandler legt die Innenseite von Zeige- und Mittelfinger einer

Hand auf die okklusalen Flächen im Oberkiefer, die palmare Fläche des Daumens der anderen Hand wird auf die Schneidekanten der unteren Inzisivi gelegt. Der Mund muß dazu etwa 20 mm geöffnet werden. Der Behandler erhöht den Druck in Richtung einer Abduktion; der Patient muß diesem Druck wieder für 15 Sekunden widerstehen. Eventuell auftretende Schmerzen stehen mit der Adduktorengruppe (Musc. temporalis [pars intermed. und post.], Musc. masseter, Musc. pterygoideus medialis [pars lat., caput sup.]) in Verbindung.

C3. Protraktorentest

(Musc. temporalis [pars ant.], Musc. masseter [pars superfic.], Musc. pterygoideus medialis, Musc. pterygoideus lateralis [caput inf.]).

Der Behandler legt den Daumen einer Hand auf die Kinnspitze des Patienten. Bei leichter Mundöffnung in Kopfbißstellung erhöht der Behandler den Druck in Retrusionsrichtung für 15 Sekunden. Der Patient wird aufgefordert, dem Druck zu widerstehen und nach Schmerzen gefragt.

C4. Mediotraktorentest

(Musc. temporalis [pars ant.], Musc. masseter [pars superfic.], Musc. pterygoideus medialis, Musc. pterygoideus lateralis [caput inf.]).

Der Daumenballen der einen Hand liegt auf der Außenseite des horizontalen Unterkieferastes, die andere Hand stützt mit der gesamten Handfläche auf der kontralateralen Seite im Bereich der Schläfe ab. Bei leicht geöffnetem Mund stellt der Patient die Eckzähne auf der Laterotrusionsseite aufeinander. Der Behandler erhöht den Druck auf der Laterotrusionsseite in Richtung der Mediotrusion. Hierdurch erfolgt sowohl die Überprüfung der Laterotraktoren der Laterotrusionsseite, als auch der Mediotraktoren der gegenüberliegenden Seite.

D. Zahnstatus

In der Regel wird im Rahmen einer kieferorthopädischen Untersuchung bereits in der initialen Phase ein Zahnstatus - einschließlich des parodontalen Befundes - erhoben und schriftlich niedergelegt. Dieser läßt sich im Bedarfsfall auf das Formular des klinischen Funktionsstatus übertragen.

E. Okklusionsprüfung

Bei der klinischen Okklusionsprüfung ist festzustellen:

- Besteht eine stabile Abstützung des Unterkiefers in der habituellen Okklusion?
- Wie groß ist der Unterschied zwischen der habituellen und der zentrischen Okklusion? (in der Regel sollte dieser Gleitweg 0-1 mm betragen).
- Sind Vorkontakte vorhanden?
- Bestehen bei reiner Lateralbewegung Interferenzen auf der Mediotrusionsseite, Balancekontakte, Interferenzen auf der Laterotrusionsseite?
- Besteht Eckzahnführung / Frontzahnführung?
- Weist das Gebiß Abrasionsfacetten auf?

II. Verdachtsdiagnose
Ziel der bisherigen Grunduntersuchungen ist eine Differenzierung zwischen arthrogenen, myogenen und neurogenen Störungen. Eine arthrogene Läsion liegt dann vor, wenn bei der passiven Bewegung eine Schmerzprovokation bewirkt werden kann, bei der isometrischen Anspannung jedoch keine muskelspezifischen Schmerzen auftreten. Myogene Läsionen zeigen muskelspezifische Schmerzen bei der isometrischen Anspannung und eventuell Dehnschmerzen bei den passiven Bewegungen.
Zur Abgrenzung arthrogener und myogener Befunde werden im Rahmen der erweiterten Untersuchungen Translationen, passive Kompressionen, dynamische Kompressions- und Translationstests und - bei Bedarf - die Palpation durchgeführt.

III. Erweiterte Untersuchungen durch Überprüfen des Gelenkspiels
Der Kondylus wird bei der Überprüfung des **Gelenkspiels** in verschiedene Richtungen zur temporalen Gelenkfläche und Fossa geführt (passive Kompressionen) oder senkrecht nach kaudal von der temporalen Gelenkfläche verschoben (passive Translationen) [Abb. 130]. Diese Untersuchungen dienen zur Differenzierung der Gelenkbänder, der Gelenkkapsel und der bilaminären Zone.

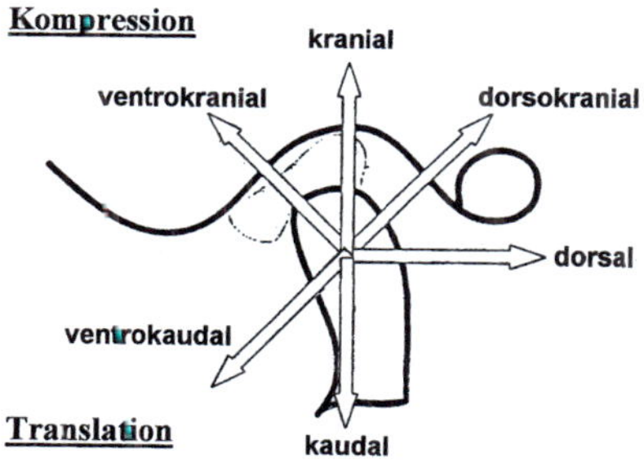

Abbildung 130

Durch Umgreifen des Unterkiefers mit der Auflage des Daumens auf den Molaren läßt sich das Kiefergelenk passiv distrahieren, verschieben und komprimieren. 3.10 - 3.11

Translation	- ventrokaudal	Kompression	- ventrokranial
	- kaudal		- kranial
	- lateral		- dorsokranial
	- medial		- dorsal

Die Untersuchung dient der Überprüfung der Gelenkkapsel, bei Kompression auch der Gelenkfläche.

A. Translationstests

A1. Ventrokaudale Translation
Die ventro-kaudale Bewegung des Kondylus testet das Ligamentum stylo- und sphenomandibulare sowie die Retraktorenmuskulatur (Endgefühl bzw. Schmerzen ?).
Griff für das linke Kiefergelenk: Der Daumen der rechten Hand liegt auf der unteren Zahnreihe der zu testenden Seite, mit den ande-

ren Fingern wird der horizontale Unterkieferast umfaßt und der Unterkiefer dann nach ventro-kaudal gedrückt; die andere Hand liegt tastend auf dem zu untersuchenden Kiefergelenk.

A2. Kaudaltraktion
Kaudale Distraktion des Kondylus = Überprüfung der vertikalen Komponenten der Gelenkkapsel (Endgefühl bzw. Schmerzen?).
Griff für das linke Kiefergelenk: Der Daumen der rechten Hand liegt auf der unteren Zahnreihe der zu testenden Seite, mit den anderen Fingern wird der horizontale Unterkieferast umfaßt und der Unterkiefer dann parallel nach kaudal gedrückt; die andere Hand liegt tastend auf dem zu untersuchenden Kiefergelenk.

A3. Translation nach lateral
Die Verschiebung des Kondylus nach lateral testet das Ligamentum laterale und die lateralen Kapselanteile.
Griff für das linke Kiefergelenk: Der Daumen der rechten Hand wird auf die Lingualflächen der Molaren/Prämolaren gelegt und der Unterkiefer parallel nach lateral verschoben.

A4. Translation nach medial
Die Verschiebung des Kondylus nach medial testet die medialen Kapselanteile das Ligamentum mediale.
Griff für das linke Kiefergelenk: Mit der rechten Hand wird das Kinn extraoral umfaßt - evtl. liegt der Daumen auf den Okklusalflächen der Unterkieferzähne - dann üben Zeige- und Mittelfinger einen medialen Druck auf den aufsteigenden Ast des Unterkiefers aus.

B. Passive Kompression
Hierdurch erfolgt eine Überprüfung der Gelenkflächen und der bilaminären Zone.

B1. Ventrokraniale Kompression
Überprüfung der Gelenkfläche der Eminentia articularis.
Griffhaltung intraoral wie bei der Kaudaltraktion, die freie Hand auf dem Kieferwinkel. Die intraorale Hand zieht nach ventral, die extraorale Hand nach kranial. Durch die kraniale Kompression in der protrusiven Stellung kann die Gelenkfläche auf Rauhigkeit geprüft werden.

B2. Kraniale Kompression
Überprüfung der Gelenkfläche des Kondylus und des Diskus.
Griffhaltung identisch zur ventrokranialen Kompression, allerdings keine ventrale Kraft der intraoralen Hand; die extraorale Hand zieht kranial.

B3. Dorsokraniale Kompression
Überprüfung des medialen Anteils des Stratum superiore (Ligamentum disco-temporale).
Griff: Die rechte Hand umfaßt das Kinn und drückt nach dorsal, die linke Hand zieht den Kieferwinkel nach kranial.

Weitere dorsokraniale Kompressionen in Laterotrusion und in Retrusionsstellung ergeben zusätzliche Informationen über die lateralen und medialen Anteile des Stratum superior und über die medialen und kranialen Anteile des Stratum inferior der bilaminären Zone.

B4. Dorsale Kompression
Überprüfung des medialen Anteils des Stratum inferiore (Ligamentum disco-mandibulare).
Griffhaltung wie bei der dorsokranialen Kompression, jedoch ohne kraniale Komponente.
Dorsale Kompressionen in Laterotrusions- und Retrusionsstellung dienen der weiteren Überprüfung des Stratum inferior und des Genu vasculosum.

C. Dynamische Kompression und Translation
Zur Differentialdiagnose von Kiefergelenkgeräuschen bieten sich zusätzliche dynamische Untersuchungen an. Durch Kompression oder Translation während der Bewegung kommt es ggf. zur zeitlichen Verschiebung der Geräusche oder sie bleiben hiervon unbeeinflußt.

C1. Diskusknacken
Durch ein Erschlaffen der bilaminären Zone und die Zugrichtung des M. pterygoideus lateralis (pars superior) kann eine Verlagerung des Diskus nach medial und anterior erfolgen. Die Erschlaffung der bilaminären Zone erfolgt stets von lateral nach medial.
Die Verlagerung kann partiell oder total, mit oder ohne Reposition vorliegen.
Befund: Das Knacken erfolgt beim Öffnen und Schließen zu verschiedenen Zeitpunkten (reziprok).
Bei der dynamischen Kompression erfolgt das Öffnungsknacken später und lauter, bzw. das Kiefergelenk knackt überhaupt nicht, mit Bewegungseinschränkung auf der erkrankten Seite und Deflexion des Unterkiefers zu erkrankten Seite. **3.10 - 3.11**

C2. Knacken des Ligamentum laterale
Beim Öffnen des Mundes rutscht das Lig. laterale am lateralen Pol des Kondylus vorbei; eine Verdickung / Verkürzung des Lig. laterale und des lateralen Pols des Kondylus kann unter Umständen zu einem Knackgeräusch führen.
Befund: Das Knacken erfolgt immer an derselben Stelle, sowohl beim Öffnen als auch bei Schließen.
Bei der dynamischen Kompression erfolgt kein oder ein weniger heftiges Knacken.
Bei Durchführung des dynamischen Translationstests zur erkrankten Seite wird das Knacken heftiger - zur gesunden Seite wird das Knacken weniger heftig oder es verschwindet ganz.

C3. Kondylussubluxation
Die Subluxation erfolgt durch Hypermobilität des Kondylus.
Befund: Das Knacken erfolgt stets terminal an derselben Stelle.

Bei der Durchführung des dynamischen Kompressionstests wird das Knacken heftiger; der Patient könnte Schwierigkeiten haben, unter Kompression den Mund zu schließen.

C4. Gelenkflächenveränderungen
Knorpelhypertrophie am Kondylus oder an der Eminentia articularis
Befund: Das Knacken ist immer an derselben Stelle.
Bei Durchführen des dynamischen Translationstests wird das Knacken leiser, aber besser spürbar.

C5. Diskusperforation
Der Diskus ist perforiert, so daß es zu einem Kontakt zwischen den Gelenkflächen der Eminentia articularis und dem Kondylus kommt.
Befund: Es tritt kein Knacken mehr auf, sondern nur ein Reiben.
Das Reiben tritt an verschiedenen Stellen auf und wird bei Durchführung des dynamischen Kompressiontests stärker.

3.10.2.4 Röntgendiagnostik

Bei Verdacht auf Gelenkerkrankungen kann die klinische Befunderhebung durch eine röntgenologische Untersuchung ergänzt werden. Auf Spezialaufnahmen der Kiefergelenke lassen sich u.U. Positionsabweichungen der Gelenkköpfchen bei geschlossenem und geöffnetem Mund, die Breite des Gelenkspalts sowie ggf. pathologische (degenerative) Form- und Strukturveränderungen im Gelenksystem darstellen. Die Aussagekraft von Röntgenbildern der Gelenkregion ist allerdings beschränkt; ihr Beitrag zur Diagnose von Funktionsstörungen scheint im Vergleich zu den beschriebenen klinischen und instrumentellen Analyseverfahren geringer.
Weitere Verfahren zur Gelenkdiagnostik sind:
- Magnetresonanzverfahren
- Gelenktomographie
- Arthroskopie.

3.10.3 Instrumentelle Funktionsanalyse

3.10.3.1 Indikation

Die instrumentelle Funktionsanalyse kann dienen

- zur grafischen Darstellung der Grenzbewegungen des Unterkiefers
- zur Okklusionsanalyse nach schädel- und gelenkbezüglicher Montage der Modelle im Artikulator.

Der instrumentellen Analyse soll eine eingehende klinische Funktionsdiagnostik vorausgehen. Ergänzende instrumentelle Maßnahmen sind im Rahmen einer kieferorthopädischen Befunderhebung und Therapie insbesondere indiziert :
- bei Patienten, bei denen vor Beginn der kieferorthopädischen Behandlung Funktionsstörungen zu klinisch manifesten myoartikulären Erkrankungen geführt haben,

- bei erwachsenen Patienten, bei denen umfangreiche orthodontische Maßnahmen mit oder ohne orthognathischen Eingriffen geplant bzw. durchgeführt werden, oder
- wenn vorhandene Funktionsstörungen - besonders auch bezüglich einer funktionellen Vorbehandlung - einer weiteren Abklärung bedürfen.

Besteht eine Unsicherheit bei der Festlegung der zentrischen Okklusion, ein deutlicher Unterschied zwischen habitueller und zentrischer Okklusion (z. B. beim Zwangsbiß, Doppelbiß, ausgeprägten Vorkontakten etc.) oder ist nach erfolgter kieferorthopädischer Behandlung eine systematische Einschleiftherapie geplant, ist neben der klinischen Funktionsdiagnostik auf jeden Fall die Durchführung einer instrumentellen Funktionsanalyse angezeigt.
Bei Kindern und jugendlichen Patienten mit ausreichendem, therapeutisch nutzbarem Wachstum ist eine instrumentelle Funktionsanalyse in der Regel ohne klinisch-therapeutische Relevanz (s.a. Stellungnahme der Deutschen Gesellschaft für Kieferorthopädie vom Januar 1992 [Fortschr. Kieferorthop. 53 (1992) H. 1]).
Grundlage für eine instrumentelle Okklusionsanalyse ist eine von den Kiefergelenken determinierte Zuordnung der Modelle der oberen und unteren Zahnreihen unter Ausschaltung der deflektierenden, habituellen Okklusion sowie die Einstellung der Modelle in einen individualisierbaren Artikulator.
Eine reproduzierbare, okklusionsunabhängige, gelenkbezügliche Zuordnung der Zahnreihen ist nur in zentrischer Scharnierachsenposition möglich. Unter der zentrischen Scharnierachse ist die Drehachse (d.h. der Ort der geringsten Bewegung) zu verstehen, um welche die beiden Kondylen während der Öffnungs- und Schließbewegung scharnierartig rotieren können.
Erst durch die Festlegung der Scharnierachsenposition ergeben sich definierte, individuelle Referenzpunkte, welche eine Übertragung der patientenbezogenen Relationen in einen Artikulator erlauben.
Bei der unten beschriebenen **schädelbezüglichen Registrierung** wird die Okklusionsebene des Oberkiefers einer Schädelbezugsebene zugeordnet, welche durch die beiden Scharnierachsenpunkte sowie einen (ebenfalls reproduzierbaren) Infraorbitalpunkt festgelegt ist. **3.10 - 3.11**
Für die instrumentelle Funktionsanalyse stehen eine Reihe unterschiedlicher mechanischer oder elektronischer Systeme und Geräte zur Verfügung. Beispielhaft soll hier die Durchführung einer Scharnierachsenbestimmung sowie einer schädelbezüglichen Einstellung der Modelle in einen Artikulator anhand der detaillierten Beschreibung der einzelnen Arbeitsschritte unter Verwendung des weit verbreiteten **SAM-Systems** dargestellt werden.

3.10.3.2 Axiographie

Arbeitsablauf
Schritt 1:
Vorbereitung und Anbringen des para-/okklusalen Löffels
Unter Zuhilfenahme von Patientenwachs wird am para-/okklusalen Löffel nach dorsal eine Abdämmung angebracht; in der Mitte des Unterkiefer-

zahnbogens und auf der inzisalen Fläche der Frontzähne wird durch das Aufbringen eines weiteren Wachsstreifens eine Sollbruchstelle vorgegeben (Abb. 131).
Unter Benutzung von Abdruckgips (z. B. Kerr No 2) wird dann der para-/okklusale Löffel im Mund befestigt und sagittal ausgerichtet (Abb. 132). Der Löffel sollte dabei okklusal durchgedrückt werden; der distal vorhandene Materialüberschuß ist möglichst umgehend zu entfernen. Während der Aushärtung des Abdruckgipses wird der Flaggenhalter montiert.

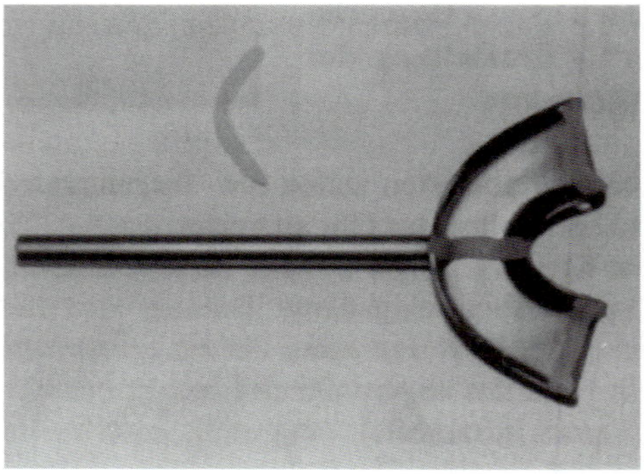

Abb. 131 Para-/okklusaler Löffel mit Abdämmung.

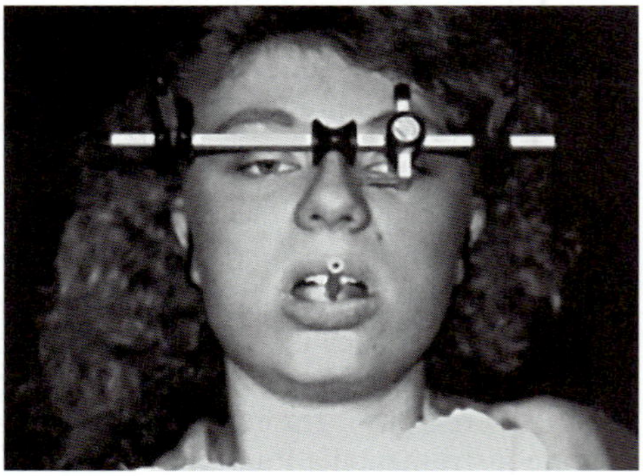

Abb. 132 Para-/okklusaler Löffel eingesetzt und ausgerichtet.

Schritt 2:
Anlegen der Flaggen
Vor der Montage des Flaggenhalter werden die Etiketten auf die Schreibplatten aufgeklebt. Nach Lösen der Kreuzklemmen wird die Nasenrolle des Flaggenhalters aufgesetzt und durch Drehen der individuellen Form des Nasensattels angepaßt.
Der Patient wird nun gebeten, den Flaggenbogen mit dem Zeigefinger auf der Nase zu fixieren. Der Behandler richtet - hinter dem Patienten stehend - die Querstange und die Flaggenarme symmetrisch aus (Abb. 133).
Die Schreibplatten sollen den Tragus abdecken und der Hautoberfläche fest anliegen, ohne das Ohr zu verformen.

Die Kreuzklemmen werden danach festgedreht und das Textilband über den Kopf okzipital eingehängt. Danach wird das Gummiband kaudal um den Hinterkopf geführt und somit der Flaggenhalter am Kopf des Patienten befestigt.
Mit Hilfe des abgerundeten Linealendes wird der Nasenstift auf die Höhe des Foramen infraorbitale eingestellt, nach medial bis an den Nasenrücken verschoben und arretiert. Der Referenzpunkt wird - nach leichtem Anspannen der Haut in ventraler Richtung - auf dem Nasenrücken markiert (Abb. 134), ohne die Arretierung des Nasenstifts zu lösen. Nach Loslassen der Haut muß die Markierung unter den Nasenstift gleiten.

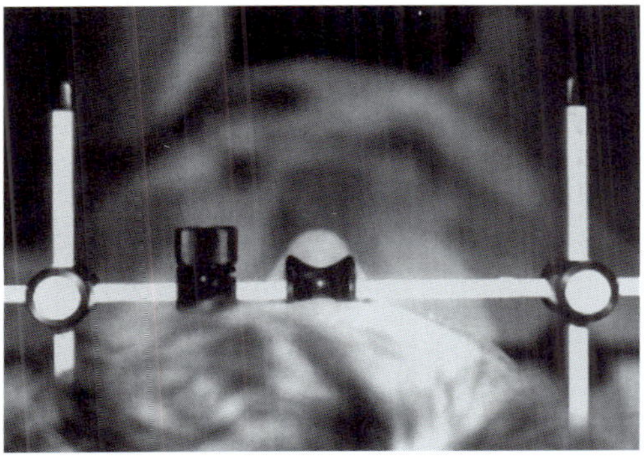

Abb. 133 „Flaggenhalter" - Einstellung der Flaggenarme.

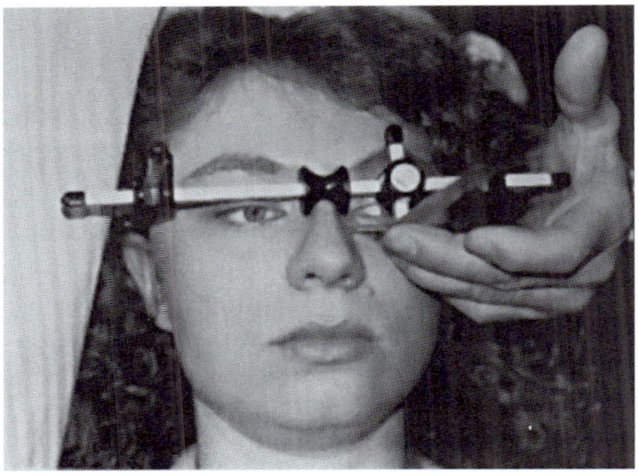

Abb. 134 Festlegung des Orbitalpunkts.

3.10 - 3.11

Schritt 3:
Bestimmung der Scharnierachse
Zuerst erfolgt die Einstellung und Justierung des Registrierbogens:
die Längsverstellung wird auf den Nullpunkt eingestellt - mit Hilfe der Nivellierschraube werden die Seitenarme horizontal ausgerichtet - die Buchsen und Stifte bleiben bei der Montage entfernt.
Die linke Doppelklemme wird auf den para-/okklusalen Löffelstiel aufgeschoben, wobei die Seitenarme lose nach kaudal hängen.

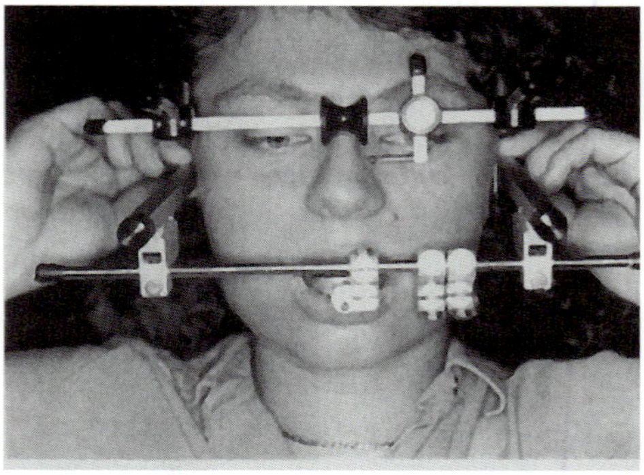

Abb. 135 Bestimmung der Scharnierachse Grundeinstellung und Fixierung am Löffel.

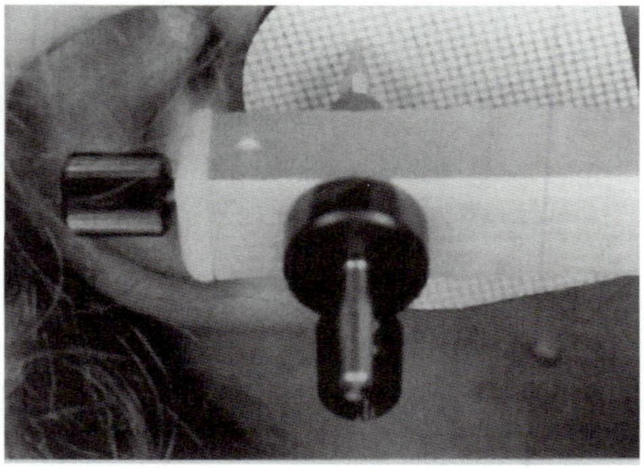

Abb. 136 Fixierung der Seitenarme.

Der Patient hält mit den Zeigefingern die Seitenarme mit leichtem Druck auf die Registrieretiketten fest.

Die Seitenarme werden auf das hintere Ende der Aufzeichnungsfolie in Höhe des Tragus ausgerichtet und mit der Doppelklemme auf dem Stiel des Löffels fixiert (Abb. 135).

Nach Überprüfung der Symmetrie zum Flaggenbogen dürfen die Seitenarme wieder nach kaudal abgesenkt werden.

Nun werden die Buchsen - entsprechend der (farbigen) Kodierung - sowie die Stifte - mit der Spitze in Richtung des Patienten - eingesetzt und nur die Fixierungsschraube der Buchsen festgeschraubt.

Die Seitenarme werden angehoben, die Registrierstifte unter Beachtung der Markierungsmarke außenbündig ausgerichtet und an der Querstange des Registrierbogens durch Anziehen der Nut fixiert (Abb. 136).

Die Achsenstifte bleiben gelöst, damit bei der nun folgenden Bestimmung der Scharnierachse die Bewegung des Unterkiefers nicht gehemmt und die Registrierfläche nicht verkratzt wird.

Durch leichte Öffnungs- und Schließbewegungen wird die zentrische Scharnierachse in der physiologischen Kondylen-Diskusposition durch Einstellen der Seitenarme sowohl horizontal als auch vertikal bestimmt.

Vergleichbar mit einer Zielscheibe beschreibt die Spitze des Achsstiftes eine in Abhängigkeit vom abnehmenden Abstand zum Zentrum der Kon-

dylenachse immer kleiner werdende Bewegung. Bei exakter Einstellung der Registrierarme bewegt sich die Spitze im Zentrum der Bewegung nicht mehr, sie rotiert dann ausschließlich in der zentrischen Kondylenposition, solange keine Translationsbewegungen ausgelöst werden.
Nach Lokalisation der zentrischen Scharnierachse wird mit farbigem Artikulationspapier das Zentrum auf den Schreibplatten markiert.

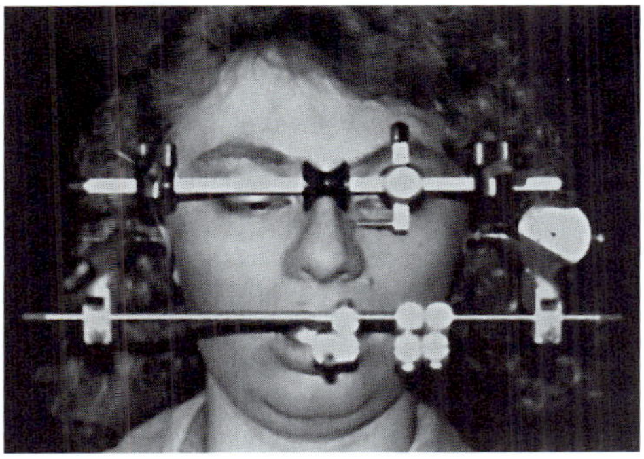

Abb. 137 Aufzeichnung der Bewegung
Patient mit Meßuhr.

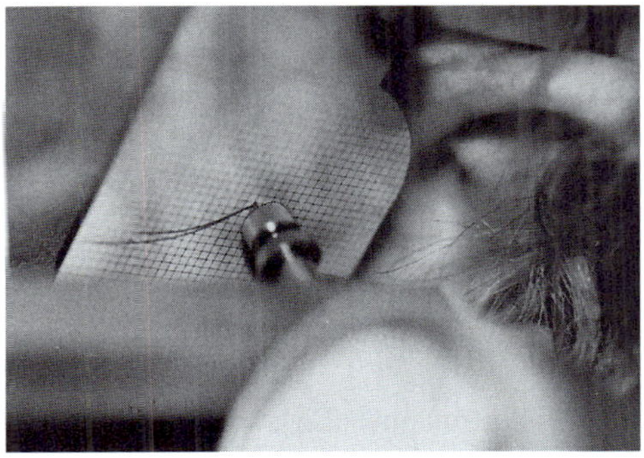

Abb. 138 Abbildung der Gelenkbahnen.

3.10 - 3.11

Schritt 4:
Aufzeichnung der Unterkieferbewegungen
Die Aufzeichnung der Bewegungen erfolgt mit einer Meßuhr, welche mit einer Schreibmine gekoppelt ist (Abb. 137). Beim Einsetzen der Meßuhr wird die Schreibmine zurückgezogen und mit der Fixierschraube im Anschlag befestigt, ohne dabei die Aufzeichnungsebene zu berühren.
Es werden in der Folge die Protrusions-, die Mediotrusions- und die Öffnungsbewegung für jede Seite getrennt aufgezeichnet (Abb. 138).
Die Aufzeichnung der Bewegungsbahn erfolgt im allgemeinen bei der retrusiven Bewegung, d.h. der Patient wird gebeten, die Bewegung bei abgehobener Schreibmine erst aktiv durchzuführen, um nach Aufsetzen der Mine

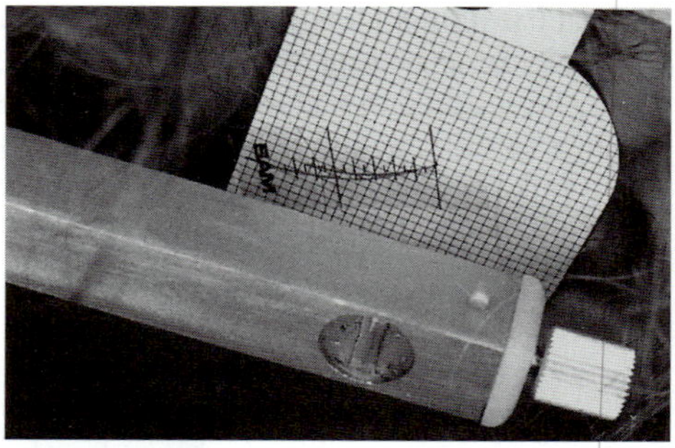

Abb. 139 Bild der Gelenkbahn mit „Bennettwinkel“-Folie.

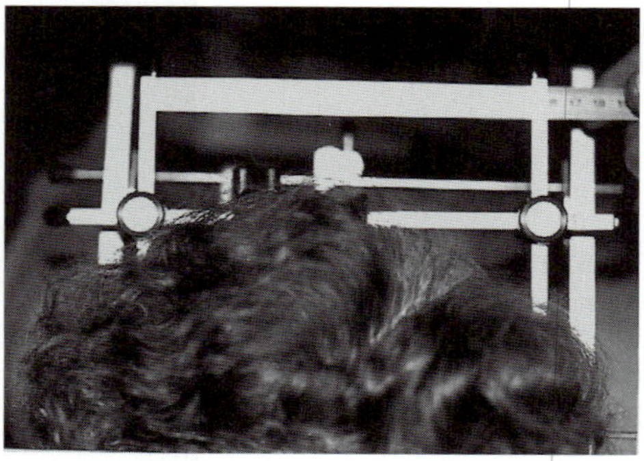

Abb. 140 Messung des Flaggenabstandes.

die Rückbewegung in die zentrische Scharnierachsenposition frei aufzuzeichnen.
Die Aufzeichnung der Protrusionsbahn sollte mindestens 10 mm betragen; der Patient sollte dabei nur leichten Kontakt mit dem paraokklusalen Löffel haben. Zur Auswahl des Kondylargehäuses und zur Einstellung der Gelenkbahnneigung wird der Verlauf dieser Aufzeichnung später vermessen.
Die Mediotrusionsbahn ist im allgemeinen länger und sollte für eine Strecke von 7 mm mit der Protrusionsbahn identisch verlaufen. Die Öffnungs- und Schließaufzeichnungen sollten aufeinander fallen.
Zur Feststellung der Side-shift-Bewegung werden die Gelenkbahnaufzeichnungen mit einer durchsichtigen Millimeterfolie überklebt (Abb. 139) und der Patient gebeten, die Mediotrusionsbewegung - aus der zentrischen Scharnierachsenposition beginnend - schrittweise durchzuführen. Die Anzeige der Meßuhr wird fortlaufend in Millimeterschritten registriert und zum Ausgangswert in Bezug gesetzt.
Vor Abnahme des Flaggenhalters muß der Abstand der Flaggen als Berechnungsgrundlage des Bennettwinkels gemessen und vermerkt werden (Abb. 140).

Schritt 5:
Abnahme des Flaggenbogens und Einzeichnen der Referenzebene
Nach Abnahme des Flaggenbogens und vor Entfernung der Etiketten muß die Referenzebene zur Bestimmung der Gelenkbahnneigung eingezeichnet

werden. Hierzu wird das Referenzlineal in die Kugel des Nasenstiftes eingerastet und auf den zentrischen Scharnierachsenpunkt ausgerichtet.
Mit einem dünnen Bleistift wird die Bezugsebene eingezeichnet. Die Etiketten können nun entfernt und in die Registrierkarte eingeklebt werden.

Schritt 6:
Übertragung der Scharnierachse auf die Haut
Vor der Markierung der zentrischen Scharnierachse auf der Haut des Patienten ist auf eine aufrechte Sitzhaltung zu achten. Der Kopf sollte bei der Übertragung geradeaus blicken, leicht angehoben sein (Ausrichtung der Frankfurter Horizontalen parallel zum Fußboden) und möglichst nicht bewegt werden. Auf diese Art und Weise ist die Hautoberfläche weitgehend entspannt und eine exakte Übernahme des Markierungspunktes bei der später erfolgenden Gesichtsbogenübertragung gewährleistet. Die Markierung erfolgt mit einem Farbstift, während der Behandler den Unterkiefer des Patienten in der zentrischen Kondylenposition hält.
Die Markierungspunkte müssen sich rechts und links auf der Hautoberfläche gut abgrenzbar darstellen - unter Umständen ist auch eine permanente Markierung mit Tätowierflüssigkeit sinnvoll, z. B. bei wiederholter Bestimmung der Unterkieferlage während einer kieferorthopädischen Behandlung.

Schritt 7:
Entfernung des para-/okklusalen Löffels
Nach erfolgter Übertragung der Scharnierachse kann der Registrierbogen nun durch Lockerung der Fixierschraube am Stiel des para-/okklusalen Löffels und nach Entfernung der in den Buchsen fixierten Markierungsstifte abgenommen werden. Der Löffel wird dann durch Heben und Senken entfernt, die Überreste des Abdruckgipses ausgespült.

Schritt 8:
Montage des Gesichtsbogen
Die Montage des Gesichtsbogens erfolgt in derselben Sitz- und Kopfhaltung wie bei der Markierung der Transferpunkte auf der Hautoberfläche. **3.10 - 3.11**
Es ist von entscheidender Wichtigkeit, daß der Patient diese Position während der gesamten Übertragung der Scharnierachse in den Artikulator mit Hilfe des Transferbogens beibehält. Jede Veränderung der Haltung bewirkt unweigerlich eine Verschiebung der Hautoberfläche, wodurch sich die Beziehung zum Gelenk verändert.
Vor der Montage muß der Registrierbogen wieder neu ausgerichtet werden. Dabei sollte der Abstand zwischen den Armen nicht verändert werden - die Längseinstellung wird genullt, die horizontale Einstellmöglichkeit nivelliert und der Registrierbogen dann auf eine ebene Unterlage gelegt und durch Öffnen einer Längsarmverschraubung parallelisiert (Abb. 141).
Die Buchsen der Markierstifte werden nach metrischer Umsetzung der Spitzen nach außen seitengerecht eingesetzt und befestigt.
Eine passende Bißgabel wird auf der dem Oberkiefer zugewandten Fläche im Bereich der mittleren Schneidezähne und der ersten Molaren mit noch plastischer Kerrmasse beschickt. Die Bißgabel wird nun eingesetzt, wobei kein direkter Kontakt von Zähnen mit der Metalloberfläche der Bißgabel entstehen darf.

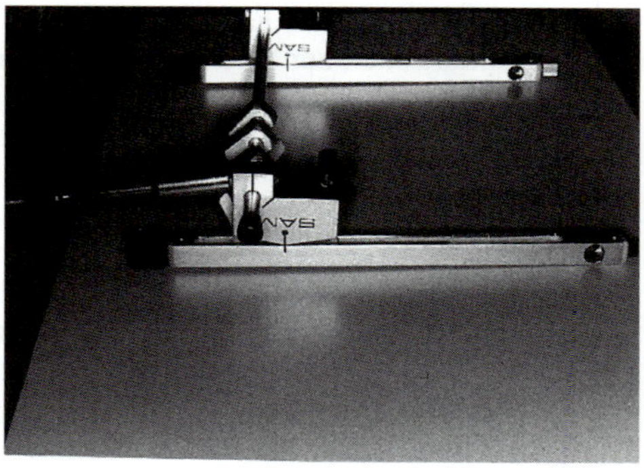

Abb. 141 Montage des Gesichtsbogens
Parallelisierung der Seitenarme.

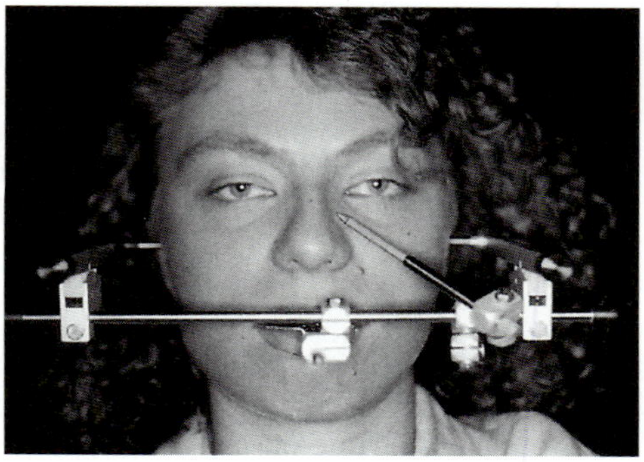

Abb. 142
Transferbogen angelegt.

Nach Abkühlen der Kerrmasse mittels eines Luftbläsers kann der Patient durch Beißen auf eine Watterolle in der zentrischen Kondylenposition die Bißgabel fixieren. Es erfolgt das Einsetzen des Registrierbogens mit umgedrehten Markierspitzen, wobei die linke Doppelklemme aus Sicht des Behandlers benutzt werden muß. Unter Mithilfe einer Assistenz wird der Registrierbogen auf die Markierungspunkte ausgerichtet und die Doppelklemme festgedreht (Abb. 142).
Nun werden die Markierspitzen gedreht, die Längsarme sowohl rechts als auch links exakt auf die Markierungspunkte ausgerichtet und die Einstellmöglichkeiten verriegelt. Die Markierspitzen sollen die Hautoberfläche berühren, ohne einen Eindruck (Impression) zu erzeugen. Dann sollte die Farbkodierung (silber zu silber und schwarz zu schwarz) nochmals überprüft werden. Anschließend wird der dritte Referenzpunkt abgegriffen. Nach entsprechender Ausrichtung auf die Markierungsmarke im Bereich des Nasenrückens - ohne Verformung der Hautoberfläche - wird der Nasenstift in der Hülse bis zum Anschlag eingeschraubt und mit Hilfe der (aus Sicht des vor dem Patienten stehenden Behandlers) rechten Doppelklemme am Registrierbogen befestigt.
Alle Referenzpunkte werden noch einmal überprüft; die in den Buchsen fixierten Stifte werden - um eine eventuelle Verletzung zu vermeiden - zusammen mit den Buchsen entfernt. Der Nasenstift kann vor Abnahme des Gesichtsbogens durch Herausdrehen entnommen werden. Nach

Abnahme des Übertragungsbogens werden die Markierstiftbuchsen unter Beachtung der Farbkodierung eingesetzt, der Abstand der Spitzen gemessen und auf dem Registrierbogen vermerkt.
Um eine Beschädigung der durchgeführten Übertragung zu vermeiden, sollte der Gesichtsbogen anschließend unter Benutzung der mittleren Schraube umgehend auf der Montageplatte befestigt werden.

Schritt 9:
Interokklusales Registrat
Das zentrische Registrat wird mittels *Delar bite-registration* Wachs durchgeführt. Zuerst wird für die Frontzähne eine aus drei Wachsplatten bestehende Schablone für den intercaninen Bereich auf 58° C erwärmt.

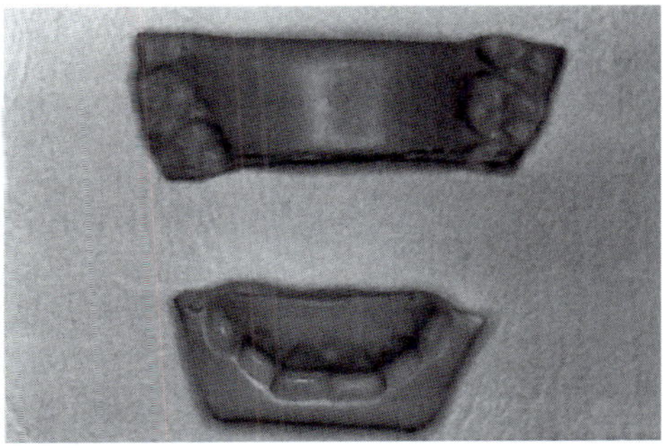

Abb. 143
Interokklusales Registrat „Delar bite registration"-Wachs nach Bißnahme.

Der Wachsbiß wird im Oberkieferfrontbereich von Eckzahn bis Eckzahn angedrückt; danach wird der Patient gebeten, den Mund unter Führung durch den Behandler langsam zu schließen. Unter Beachtung der interokklusalen Distanz wird der frontal plazierte Wachsbiß so weit wie möglich durchgebissen, ohne jedoch einen Kontakt im Molarenbereich zu ermöglichen (d.h. die interokklusale Sperre soll möglichst gering ausfallen). Nach ausgiebigem Abkühlen mittels eines Luftbläsers kann der Wachsbiß ohne Verformung entnommen und sofort in einem Becher mit Eiswasser weiter abgekühlt werden. 3.10 - 3.11
Nach Durchkühlung der Wachsmasse wird der Biß zur Überprüfung des genommenen Registrats nochmals einprobiert. Störende Wachspreßfahnen können mit einem Skalpell entfernt werden.
Für den Molarenbereich wird ein aus zwei Platten bestehender, etwa 10 - 15 mm breiter transversaler Wachsstreifen vorbereitet, der die Molaren rechts und links abdecken soll. Der erwärmte Biß für den Molarenbereich wird zuerst eingesetzt, dann entnimmt der Behandler den eisgekühlten frontalen Biß aus dem Eiswasser und setzt ihn ebenfalls ein. Der Patient schließt unter Führung des Behandlers den Mund bis zum Kontakt mit dem frontalen Wachsbiß. Durch die Abkühlung hat der frontale Biß eine harte Konsistenz, so daß der Patient fest zubeißen kann, um mit Hilfe seiner eigenen temporalen Muskulatur den Kondylus in der Gelenkgrube zu positionieren [power centric bite] (Abb. 143).

Vor Entnahme wird der transversale Wachsstreifen sorgfältig gekühlt, beide Bisse werden nach Entnahme weiterhin im Eiswasser aufbewahrt. Zur Kontrolle sollte ein zweiter Biß genommen werden - auf diese Weise ist bei gleichen Ergebnissen der Nachweis der exakten zentrischen Kondylenposition zu führen. Zur Überprüfung der am Patienten erhobenen Befunde im Artikulator kann zusätzlich auch ein Biß mit einer ausgeprägteren Sperrung im Molarenbereich genommen werden. Bei richtiger Einstellung des volljustierbaren Artikulators und korrekter Übertragung müssen beide Bisse im Artikulator übereinstimmen.

Schritt 10:
Schädelbezügliche Montage der Modelle im Artikulator

Zuerst wird das Oberkiefermodell mit Hilfe eines Scharnier-Montagegerätes montiert. Der Registrierbogen ist an der Montageplatte befestigt, das Scharnierachsenmontagegerät wird zentrisch zwischen den Markier-

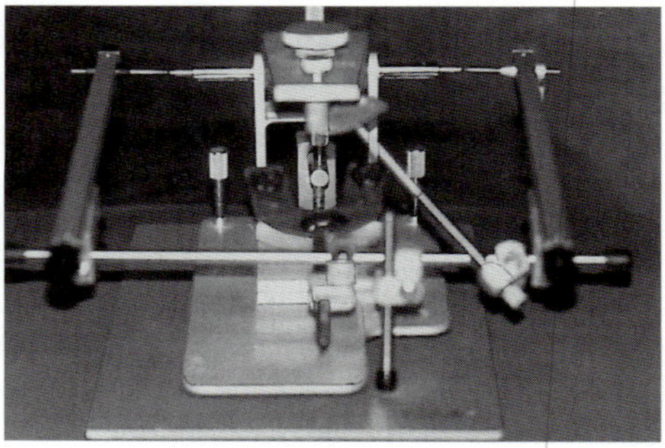

Abb 144
Montage im Scharnier-Montagegerät -
a) Ausrichtung im Montagegerät.

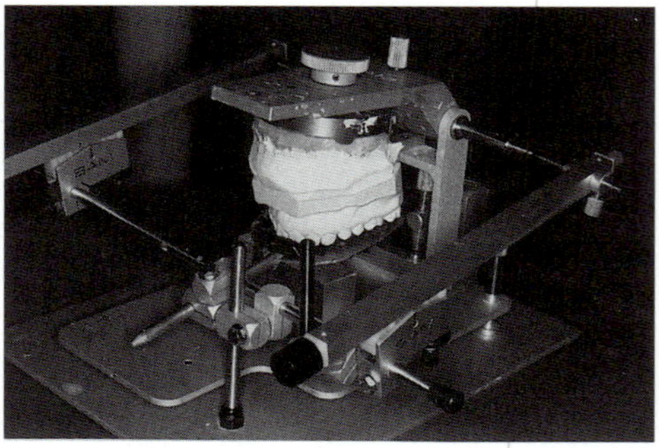

b) Oberkiefermodell montiert.

spitzen mit Hilfe des Spindelmechanismus ausgerichtet und mit der Montageplatte durch eine Klemmvorrichtung fest verbunden (Abb. 144a). Nach Unterstützung der Bißgabel mit einem Keil und Gips wird das Oberkiefermodell nach den Kerrimpressionen ausgerichtet. Der Nasenstift gibt frontal den benötigten Referenzpunkt für die Höhe ab. Die gelbe Zunge am Montagegerät soll auf der Spitze aufliegen und kann nach Fixierung der vorderen Höhe weggeklappt werden. Das Oberkiefermodell wird nun

an einer Montageplatte oder an einem Magnetsockel festgegipst und muß aushärten (Abb. 144b). Das Oberkiefermodell wird zusammen mit der Sockelplatte vom Scharnierachsen-Montagegerät entfernt und am Oberteil des Artikulators befestigt. Der Artikulator wird auf den Kopf gestellt und der Gegenkiefer unter Verwendung des zentrischen Registrats montiert.
Die auf die oben beschriebene Weise schädelbezüglich im Artikulator montierten Modelle erlauben nicht nur eine Feststellung von Frühkontakten, sondern auch eine Überprüfung, ob die durch die Okklusionsflächen der Zähne vorgegebene habituelle Okklusion mit der Okklusion in zentrischer Scharnierachsenposition übereinstimmt. Voraussetzung für eine einfache Analyse bestehender Differenzen zwischen der habituellen und der zentrischen Okklusion in sagittaler, transversaler und vertikaler Richtung ist - unabhängig vom verwendeten System - die Verwendung eines Oberkiefermodells mit (getrenntem) Kontrollsockel.
Eine weitere Möglichkeit der Objektivierung besteht in der Auswertung der habituellen und zentrischen Okklusion im MPI.

Positionsbestimmung des Unterkiefers
- MPI (»Mandibular- Positions - Indikator«)
Die habituelle Okklusion wird vor allem durch interokklusale Kontakte bestimmt. Sie kann, muß aber nicht mit der zentrischen Okklusion (d.h. der maximalen Interkuspidation bei zentrischer Kondylenposition) übereinstimmen.
Geringe Abweichungen zwischen habitueller und zentrischer Okklusion - in einer Größe bis zu 1 mm - sind physiologisch; größere Abweichungen zeigen jedoch an, daß die gewohnheitsmäßig eingenommene bzw. durch die Führungsflächen der Zähne vorgegebene Okklusion nicht mit einer zentrischen Lage der Gelenkköpfchen in der Gelenkpfanne übereinstimmt. Als Folge einer solchen Zwangsführung können Distraktionen oder Kompressionen der Kiefergelenke auftreten.
Um die Okklusion in zentrischer Kondylenposition und die habituelle Okklusion miteinander vergleichen und das Ausmaß der Lageverschiebung des Unterkiefers quantitativ erfassen zu können, wird das Oberteil des Artikulators durch den Mandibular-Positions-Indikator (MPI) ersetzt (Abb. 145). Anstelle der Kondylargehäuse sind am MPI transversal verschiebbare Blöcke zur Aufnahme von Registrieretiketten angebracht. 3.10 - 3.11

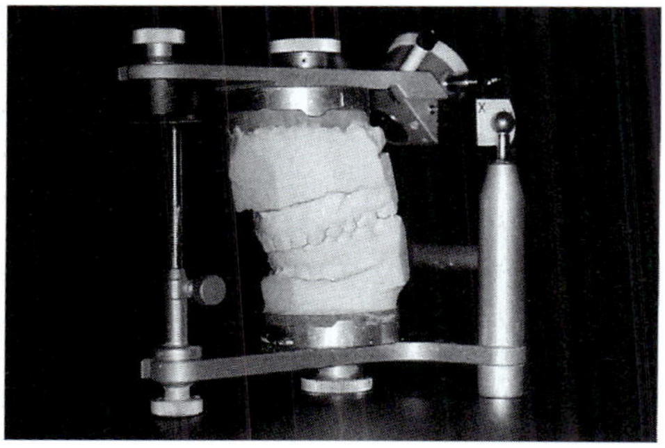

Abb. 145 Modellmontage im MPI (Seitenansicht).

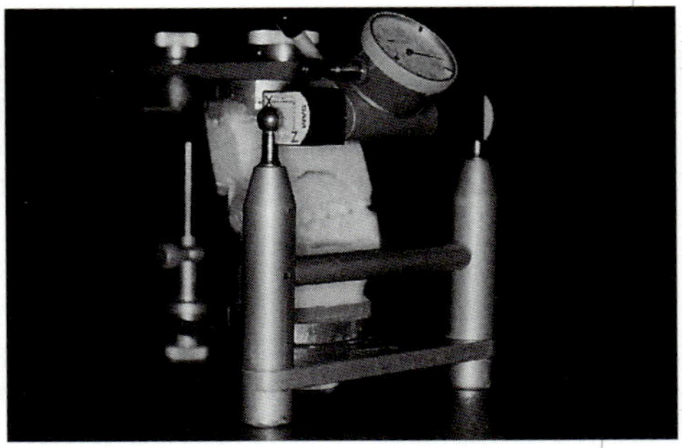

Abb. 146 Modellmontage im MPI (mit Meßuhr).

Nach der schädelbezüglichen Montage mit einem zentrischen Registrat wird der Artikulator in der zentrischen Kondylenposition bis zum ersten okklusalen Kontakt geschlossen. Durch Absenken des Inzisalstiftes wird auf dem mit einer Registrieretikette versehenen Inzisaltisch ein roter sagittaler Referenzpunkt markiert und die Absenkung des Inzisalstiftes notiert (vertikaler Bezugspunkt).
Das Artikulator-Oberteil wird nun gegen den MPI ausgetauscht.
Auf den seitlichen Blöcken werden die Registrieretiketten entsprechend der Anleitung aufgeklebt. Das Oberkiefermodell wird in habitueller Okklusion auf das Unterkiefermodell gesetzt und in dieser Position gehalten. Durch transversales Verschieben der Kuben bis zum Kontakt mit den Kondylenkugeln wird mit blauer Artikulationsfolie die Gelenkposition in der habituellen Okklusion aufgezeichnet.
Die transversale Verlagerung des Unterkiefers (y-Achse) wird mit Hilfe einer Meßuhr vermessen (Abb. 146). Registriert wird der Abstand der linken Kondylenkugeln zur Mitte. Ist der Abstand der linken Kondylenkugel verkleinert, entspricht dies einer Verschiebung des Unterkiefers nach links - die abgelesenen Werte fallen in den schwarzen Bereich der Meßskala. Sind die abgelesenen Werte im roten Bereich, entspricht dies einer Verschiebung der Mandibula nach rechts.
Durch Verschieben der Kuben nach zentral perforiert die Spitze der Montageachse die Registrieretiketten und markiert so die Montagezentrik.
Die Verlagerung nach sagittal wird auf die x-Achse, die vertikale auf die z-Achse bezogen. Mit (+) Werten wird eine Verlagerung der Kondylen in den Artikulatorraum (ventral/kaudal) bewertet. Es wird jeweils die Differenz in der x- bzw. z-Achse in Beziehung zur Montagezentrik angegeben.
Auf dem Inzisaltisch wird nun noch in der habituellen Okklusion mit blauem Artikulationspapier eine Markierung angebracht, die Höhe des Inzisalstiftes notiert und die Differenz zur Position des Inzisalstiftes in der Zentrik errechnet.

Interpretation
Jede instrumentelle Funktionsanalyse wird mit Hilfe des Mandibular-Positions-Indikators abschließend ausgewertet. Hierdurch lassen sich die Abweichungen in bezug auf die Montagezentrik zwischen der habituellen Okklusion und der (therapeutisch angestrebten) zentrischen Okklusion quantitativ aufzeichnen (Abb. 147) .

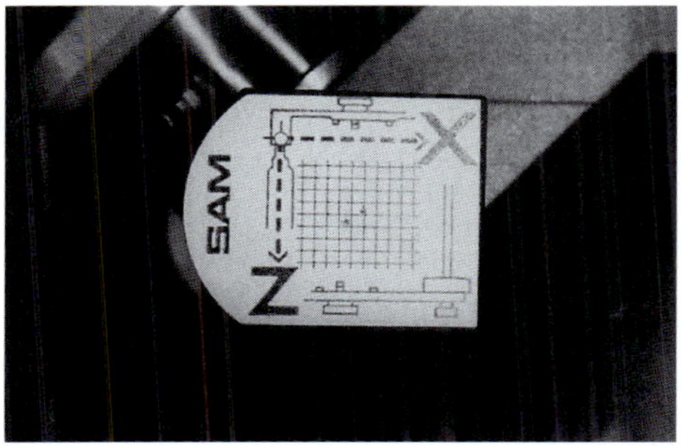

Abb. 147 Auswertung des MPI.

Gelingt mit oder ohne Vorbehandlung die Bestimmung der zentrischen Scharnierachse, so kann durch Auswertung der habituellen Okklusion die kondyläre Verlagerung in der x-, y- und z-Achse angegeben werden. Hierbei lassen sich eine Kompression, eine Distraktion und eine anteriore Verlagerung unterscheiden.
Bei einer Kompression liegt die Montagezentrik unterhalb der habituellen Achsenstellung, d.h. die Gelenkzentrik ist gegenüber der maximalen Interkuspidation kaudal verlagert. Bei gleichzeitig negativem Resilienztest besteht der Verdacht einer Gelenkkompression bzw. Perforation.
Bei einer Distraktion ist die habituelle Achse gegenüber der zentrischen Montageposition nach kaudal bzw. dorsokaudal von der Gelenkbahn abgedrängt. Bei einer anterioren Positionierung liegt die habituelle Achse an der Kondylenbahn, nach anterior verlagert.

3.11 Diagnostischer Set up

Als **Set up** wird die Simulation geplanter oder möglicher dentoalveolärer Bewegungen durch Umsetzen der Zähne auf dem Modell bezeichnet. Diese individuell korrigierte Zahnaufstellung kann wertvolle Aufschlüsse im Rahmen der Behandlungsplanung vermitteln (diagnostischer Set up). Sie wird ferner durchgeführt, wenn mit einem Retentionsgerät (Positioner) noch geringe Zahnstellungsänderungen erfolgen sollen oder wenn Behandlungsapparaturen aus gummielastischem Material (»Elasto«-Geräte) Verwendung finden (s. S. 294).
Im Rahmen der kieferorthopädischen Diagnostik ist es mit Hilfe eines Set up möglich, die Auswirkungen der Behandlung auf die Zahnbogenform - insbesondere jedoch auf die okklusalen Beziehungen - vor Einleitung der Therapiemaßnahmen am Modell zu überprüfen. So lassen sich bei verschiedenen therapeutischen Alternativen die Vor- und Nachteile aufzeigen und die geeignete Behandlungsvariante auswählen. Da das Ergebnis einer Umformung der Zahnbögen auf den korrigierten Modellen sichtbar ist, kann auch der Patient in die Entscheidungsfindung einbezogen werden.
Ein diagnostischer Set up ist insbesondere bei folgenden Zahnstellungsanomalien sinnvoll:

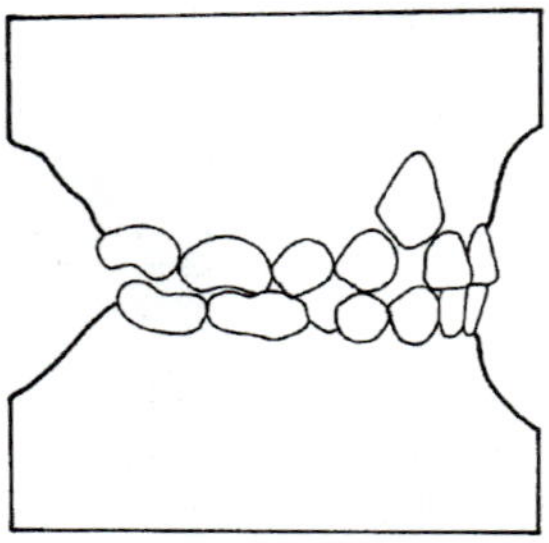

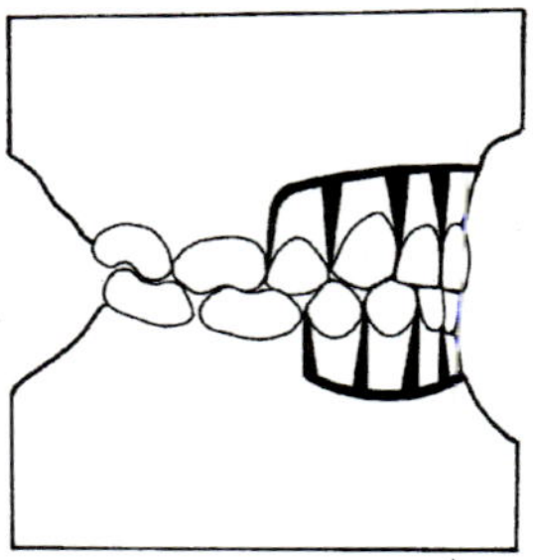

Abb. 148 a und b Diagnostischer Set up. Zahnaufstellung nach Extraktion je eines Prämolaren im 1. und 4. Quadranten und Ausformung der Zahnbögen.

- Raummangel als Folge von Mesial- bzw. Distalständen, wie z.B.:
  - sagittale oder transversale Enge,
  - Mißverhältnis zwischen Zahn- und Kiefergröße,
  - Breitendiskrepanzen von Zähnen oder Zahngruppen (*Bolton*-Diskrepanzen),
  - Asymmetrien und Mittellinienverschiebungen,

der entweder durch Extraktion von Zähnen, approximale Reduktion (»Stripping«) oder Erweiterung ausgeglichen werden kann.

- Raumüberschuß (Lücken im Zahnbogen), z. B. durch
  - Zahnunterbreiten, Kümmerformen, Zapfenzähne und andere Zahnbreitendiskrepanzen,
  - Extraktionen,
  - traumatischen Zahnverlust oder
  - Nichtanlagen.

Der diagnostische Set up erlaubt in diesen Fällen eine bessere Planung der Therapie durch Auswahl und visuelle Überprüfung der verschiedenen Alternativen.
So wird beispielweise beim Raummangel geklärt werden können, ob die Erweiterung der Zahnbögen noch eine vertretbare Zahnstellung in Relation zur apikalen Basis erlaubt. Insbesondere wird auch die Auswahl der zu extrahierenden Zähne erleichtert, da die interokklusalen Beziehungen nach Reduzierung der Zahnzahl und Ausformung der Zahnbögen auf dem Modell individuell rekonstruiert werden können (s. Abb. 148 a/b).

Dies wird vor allem von Nutzen sein, wenn Extraktionen

- asymmetrisch, d.h. nur im 1. Quadranten,
nur auf einer Seite,
nur im Oberkiefer oder
nur im Unterkiefer etc.

  durchgeführt werden,
- ungleichnamige Zähne extrahiert werden sollen (z. B. Molaren und Prämolaren) oder
- Extraktionen von Schneidezähnen geplant sind.

Gerade der diagnostische Set up im Vorfeld einer als therapeutische Alternative in Auge gefaßten Schneidezahnextraktion (in der Regel als »Kompromißlösung« beim frontalen Engstand im Unterkiefer) erlaubt eine gute Darstellung der Auswirkungen, welche die Reduzierung der Zahnzahl auf die Platzverhältnisse, die Zahnstellung, etwa verbleibende Lücken, den vertikalen Überbiß und die (sagittale) Frontzahnstufe sowie ggf. die Okklusion im Seitenzahnbereich haben würde.
Ähnliche Überlegungen werden auch anzustellen sein, wenn als Folge von Zahnverlust durch Karies oder Trauma bzw. bei Nichtanlagen permanenter Zähne Lücken im Zahnbogen entstehen bzw. vorhanden sind, die entweder im Rahmen der kieferorthopädischen Behandlung oder durch prothetische Maßnahmen geschlossen werden können. Die Auswirkungen auf die Zahnbogenform und die interokklusalen Beziehungen lassen sich auch in diesen Fällen durch Simulation der verschiedenen Alternativen mittels des diagnostischen Set up visuell darstellen und damit besser einschätzen.

Herstellung eines Set up

Die Herstellung eines Set up setzt in einer Reihe von Fällen voraus, daß nach dem Split-Cast-Verfahren eine gelenkbezügliche Montage der Modelle im Artikulator erfolgt.
Für die Herstellung eines individuell gefertigten sog. »gnathologischen« Positioners, für die Anfertigung von »Elasto«-Therapiegeräten sowie für die Fälle eines diagnostischen Set up, in dem die Position der meisten (oder gar aller) Zähne geändert werden soll, ist diese Montage obligatorisch, um bei der Neuaufstellung der Zähne eine funktionell optimale Okklusionsgestaltung zu erreichen. Sollen im diagnostischen Set up nur wenige Zähne umgestellt werden, kann auf diesen Arbeitsgang verzichtet werden.
Von den Ausgangsmodellen werden jeweils mindestens ein Duplikat hergestellt; sollen mehrere therapeutische Alternativen überprüft werden, ist die Anfertigung einer entsprechenden Anzahl von Duplikaten erforderlich.
Nach dem Doublieren der Ausgangsmodelle und dem ggf. erforderlichen Einartikulieren der Arbeitsmodelle ist zunächst eine Markierung der Zähne sinnvoll, deren Position im Set up verändert werden soll. 3.10 - 3.11
Diese Zähne werden durchnumeriert, auch erfolgt eine Einzeichnung der Zahnachse auf der vestibulären Kronenfläche und in der Region des Alveolarfortsatzes bis zur Umschlagfalte hin.
Die zu bewegenden Zähne werden danach dicht unterhalb des zervikalen Randes mit einer feinen Laubsäge von der Gipsbasis getrennt. Hierzu wird vorgeschlagen, das Gipsmodell im Bereich des Alveolarfortsatzes des betroffenen Kiefersegments zu durchbohren, durch dieses Loch das Sägeblatt einzuführen und dann die zu bewegenden Zähne durch einen horizontal verlaufenden Schnitt von der Basis abzutrennen. Nach zwei vertikalen Sägeschnitten an den Enden des Segments bis in die Höhe der Kontaktpunkte kann dieses durch leichten Druck vom Modell abgesprengt werden.
Die mesio-distale Kronenbreite der endständigen Zähne soll bei dieser Trennung voll erhalten bleiben.
Durch ähnliche vertikale Schnitte werden dann die einzelnen Zähne aus dem vom Modell abgehobenen Zahnblock gelöst (Abb. 149a), wobei so

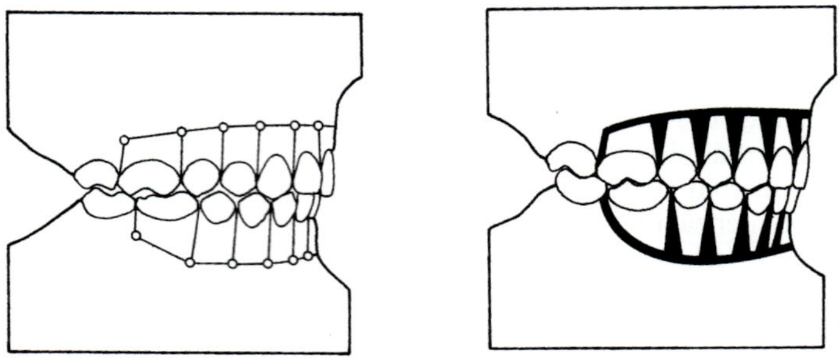

a b

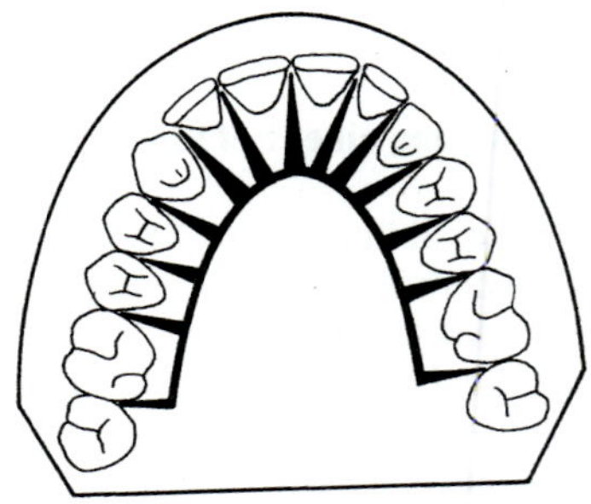

c

Abb. 149 a bis c Set up (z. B. zur Herstellung eines Positioners)
a. Bohrlöcher und Sägeschnitte
b. und c. Neuaufstellung der Zähne in Wachs.

viel Gips zu entfernen ist, wie für die korrekte Umstellung der Zähne auf der Basis erforderlich ist.
Die Aufstellung der abgetrennten Zähne auf dem Set up-Modell erfolgt in der neuen, therapeutisch erreichbaren Position durch Fixierung mit rosa Modellierwachs (Abb. 149 b und c). Es ist auf eine möglichst achsengerechte Einstellung der Zähne unter Berücksichtigung der transversalen und sagittalen Ausdehnung der Zahnbögen und der Kieferbasen zu achten.
Bei umfassenden Umstellungen ist ein segmentweises Vorgehen zu empfehlen.

Literaturhinweise

Für weitere Informationen über einzelne Fachgebiete stehen ergänzend folgende, im Literaturverzeichnis aufgeführte Publikationen zur Verfügung:

-Diagnostik: 8, 31, 51, 52, 59, 62, 73, 82, 85, 97, 109, 120, 123, 129, 130, 152.

-Modellanalyse: 41, 97, 120, 123, 140, 156, 158.

-Kephalometrie: 19, 26, 34, 36, 51, 59, 60, 86, 100, 119, 120, 121, 122, 125, 140, 142, 147, 169.

-Handröntgenbild: 54, 59, 64, 120, 161.

-Funktionsdiagnostik/
Kiefergelenk: 16, 28, 46, 49, 55, 68, 75, 106, 107, 136, 138, 151, 153, 154.

4 Kieferorthopädische Apparatesysteme (Teil 1)

4.1 Einführung in die klinische Kieferorthopädie

4.1.1 Möglichkeiten der Gebißumformung

Grundsätzlich sind zwei Möglichkeiten der Umformung des Gebisses denkbar

- *dentoalveoläre Bewegungen*, d.h. Veränderungen der Zahnstellung und
- *gnathische bzw. skelettale Veränderungen*, d.h. eine Einflußnahme auf die Kieferform bzw. Kieferlage (s. auch 4.1.2).

Dentoalveoläre (orthodontische) Korrekturen sind in der Regel einfacher durchführbar als die Beeinflussung skelettaler Strukturen.
Die Gesetzmäßigkeiten, nach denen Positionsänderungen der Zähne ablaufen, bauen auf den Erkenntnissen von *Roux* auf und lassen sich durch das **Transformationsgesetz von *Wolff***

Druck erzeugt Knochenabbau / Zug erzeugt Knochenanbau

auf einfachste Weise charakterisieren.
Wichtige wissenschaftliche Arbeiten auf diesem Gebiet wurden von *K. Reitan* veröffentlicht, dessen Feststellungen hier auszugsweise und kurz zusammengefaßt wiedergegeben werden.
Wird ein Zahn durch eine allodynamische (orthodontische) oder funktionelle Kraft belastet, bewirkt dies

- auf der **Druckseite: Knochenresorption** (Abb. 150).

4.1 - 4.2

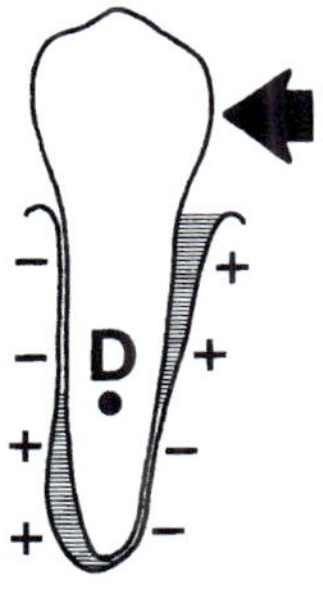

Abb. 150 Bei koronaler Belastung eines Zahnes kippt dieser um einen Drehpunkt (D), der sich im unteren Wurzeldrittel befindet.
Dabei entstehen Druckzonen (-), in deren Bereich es zum Knochenabbau kommt, und Zugzonen (+), in deren Bereich Knochen angebaut wird.

Bei *Anwendung geringer Kräfte* kommt es zu einer leichten Kompression der Wurzelhaut ohne deutliche Reduzierung der Blutzirkulation sowie einer schnellen Vermehrung von Bindegewebszellen in der Wurzelhaut und dem angrenzenden Knochen. Histologisch sind zahlreiche Osteoklasten und vielkernige Riesenzellen nachweisbar.
Bei Anwendung *stärkerer* Kräfte wird die 0,3 - 0,4 mm starke Wurzelhaut so weit komprimiert, daß die Blutzirkulation teilweise (und temporär) völlig unterdrückt wird. Dies bewirkt zunächst eine pyknotische Degeneration der Zellkerne bzw. ein Verschwinden der Bindegewebszellen und Osteoklasten sowie eine Vereinigung der Bindegewebsfasern (Hyalinisierung); in dieser Phase findet keine Osteoklastentätigkeit, d.h. keine Knochenresorption und keine Zahnbewegung statt.
Die Dauer der **Hyalinisierungsphase** beträgt je nach Kraftstärke wenige Tage bis einige Wochen. Danach treten neue Zellen, auch Osteoklasten auf, die Resorptionsvorgänge einleiten, was zur Verbreiterung des Periodontalspaltes mit temporärer Zahnlockerung führt (und dies auch, wenn die Druckkräfte verstärkt werden).
Resorptionen im Wurzelbereich sind möglich, treten aber nur bei erheblich stärkeren und langdauernden Kräften auf. Im apikalen Drittel ist nach Wurzelresorptionen keine Wiederherstellung zu erwarten, d.h., es kommt zu einer irreversiblen Verkürzung des Zahnes sowie einer Abrundung der Wurzelspitze.
Im übrigen Wurzelbereich verhindern reparative Vorgänge einen Dauerschaden. Entstandene Resorptionslakunen an den Seitenflächen der Wurzeln werden nach Beendigung der Krafteinwirkung durch Osteozement aufgefüllt.
Treten Wurzelresorptionen in der Phase der Wurzelbildung auf, wird durch sie die Weiterentwicklung der Wurzel nicht verhindert.
Die Disposition zu Wurzelresorptionen ist individuell sehr unterschiedlich. Eine besondere Gefährdung besteht im Verlauf von Torque-, »Jiggling«-, Intrusions- und Torsionsbewegungen (»jiggling« = wackeln, hin und herkippen).

- **Auf der Zugseite bewirkt die Belastung des Zahnes eine Knochenapposition.**

Durch den Reiz der Zugspannung strecken sich die Periodontalfasern, was zu einer Knochenneubildung bis zur Wiederherstellung der ursprünglichen Breite des Periodontalspaltes und zu einer Normalisierung der Zahnbeweglichkeit führt.
Dabei erfolgt zunächst die Bildung eines Übergangsgewebes (Osteoid), in welches später mineralische Substanzen eingelagert werden. Dieses Übergangs-(Osteoid-)gewebe ist nicht resorbierbar, widersetzt sich jeder Zahnbewegung und ist dadurch in der Lage, das tägliche Rezidiv zu verhindern. Außerdem kann es im tiefen Teil der Alveole unterhalb des äußeren Periosts zu kompensatorischer Knochenapposition kommen mit dem Effekt, daß die Dicke des Alveolarknochens konstant bleibt. Dies ist z.B. wichtig bei einer Protrusion oder Retrusion von Schneidezähnen.
Wesentlich für die Möglichkeit zur Zahnbewegung ist ein intaktes Parodontium, nicht unbedingt ein vitales Pulpagewebe. Dies bedeutet, daß

auch marktote Zähne kieferorthopädisch bewegt werden können. Allerdings besteht dabei ein gewisses Risiko, daß ein schlummernder apikaler Prozeß im Zuge der kieferorthopädischen Bewegung wieder aufflammt.

Die Gewebsreaktionen auf eine einwirkende Kraft, d.h., auch die Zahnbewegung, wird durch verschiedene Faktoren beeinflußt:

Individuell unterschiedliche Gewebequalität
- Dichte des Alveolarknochens
- Knochenart (lamellärer/spongiöser Knochen)
- Elastizität des Fasergewebes
- Dicke des Periodontalspaltes.

Zahnform und -größe
(die Hyalinisierung ist bei kürzeren Zähnen stärker und dauert länger).

Zahnstellung

Kontakt des belasteten Zahnes mit Nachbarzähnen
(durch Verteilung des Drucks auf eine größere Wurzeloberfläche).

Okklusale Beziehungen
(z.T. erfolgt eine Verstärkung der Kräfte durch Veränderung der okklusalen Beziehungen, dadurch sind Überlastungen möglich, insbesondere im Gebiß Erwachsener).

Alter
Eine endgültige Ausdifferenzierung der Zellen des parodontalen Gewebes erfolgt erst nach dem Durchbruch des Zahnes. In dieser Phase besteht eine gute Umformbereitschaft. Der Alveolarknochen zeichnet sich in diesem Alter durch Zellreichtum, neu gebildete osteoide Bereiche, große Markräume und Faserarmut aus. Zahnbewegungen sind beim Kind bzw. Jugendlichen daher leichter und schonender durchführbar als beim Erwachsenen. Beim Erwachsenen ist der Alveolarknochen von dichter lamellärer Struktur mit kleinen Markräumen, dicken Faserbündeln und wenigen Osteoklasten. Knochenresorption und -apposition beginnen langsamer und benötigen eine längere Zeit. **4.1 - 4.2**
Die Gefahr der Schädigung des Zahnhalteapparates ist größer.

Kraftgröße
Die für Zahnbewegungen erforderlichen Kräfte sind abhängig von der *Wurzeloberfläche*, von *Art und Richtung der Zahnbewegung* sowie auch von dem durch die umgebende Muskulatur gebildeten *Kraftfeld,* in welchem sich der zu bewegende Zahn befindet.
Da die Wurzeloberflächen der Zähne im Ober- und Unterkiefer sowie für die Front- und Seitenzähne erheblich differieren, sind einheitliche Angaben nicht möglich.
Bei der Bemessung der erforderlichen Kraftgröße ist ferner zu berücksichtigen, ob die Zähne kippend oder körperlich, mit oder gegen den physiologischen Trend, mehr im Kronen- oder im Wurzelbereich (Wurzeltorque) bewegt werden.

Als besonders schonend wird eine Dauerkraft von etwa 0,2 bis 0,3 N/cm^2 Wurzeloberfläche angesehen, da in diesem Fall der Druck nicht größer ist als der kapilläre Blutdruck. Die Blutversorgung des Parodontiums wird dabei nicht vollständig unterbrochen.
Am Beginn der Therapie erscheint diese Überlegung von besonderer Bedeutung; im weiteren Verlauf werden die Kräfte je nach therapeutischer Aufgabenstellung auf Werte von 1 bis 2 N/cm^2 gesteigert.
Die geringsten Kräfte werden zur Intrusion und zur Extrusion von Zähnen eingesetzt. Kippende Bewegungen erfordern Kräfte mittlerer Größe. Zur körperlichen Zahnbewegung bzw. für Torquebewegungen werden die größten Kräfte angewandt.
Eine Reihe der seitens der Apparatur auf die Zähne einwirkenden Zug- und Druckkräfte lassen sich in vivo mit geeigneten Meßgeräten (z.B. Federwaagen) registrieren.

Dauer der Krafteinwirkung
Es wird unterschieden zwischen **intermittierend und kontinuierlich wirkenden Kräften.**
Als *intermittierend* bezeichnen wir eine Krafteinwirkung, bei der ein Wechsel zwischen Belastungs- und Ruhephasen vorhanden ist, wie er z.B. bei herausnehmbaren Apparaturen (Platten, funktionskieferorthopädischen Geräten, aber auch extraoralen Apparaturen) üblich ist.
Charakteristisch für eine intermittierende Krafteinwirkung sind:

- Die schonende Belastung
- eine anfänglich schwache Knochenapposition
- täglich kleine Rezidive
- eine rasche Resorption durch Vermehrung der Osteoklasten
- geringere Hyalinisierung.

Die *kontinuierliche* (dauernde) Krafteinwirkung (z.B. bei der Behandlung mit festsitzenden Apparaturen) ist gekennzeichnet durch das Fehlen einer Erholungsphase. Aus diesem Grund ist hierbei die Anwendung sehr schwacher Kräfte - etwa durch initiale Anwendung dünner, weich-elastischer Drähte - indiziert.

Ansatzpunkt
Je weiter inzisal bzw. okklusal der Kraftangriff ansetzt, desto deutlicher fällt - zumindest bei der Anwendung herausnehmbarer Geräte - die Zahnkippung aus. Kippungen lassen sich durch körperliche Führung mittels

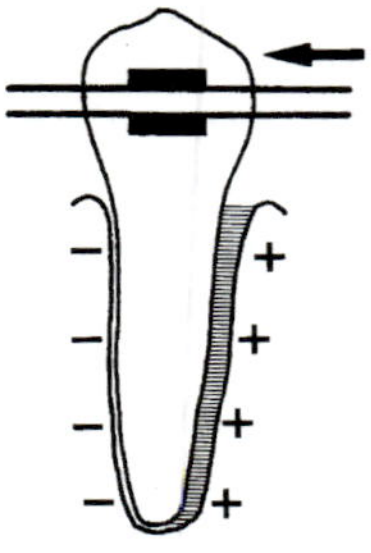

Abb. 151 Durch körperliche Führung (z.B. durch den Bogen einer festsitzenden Apparatur) läßt sich im Idealfall eine Parallelverschiebung eines Zahnes ohne Kippung erreichen.
Im Gegensatz zur kippenden Bewegung (Abb. 150) entsteht in diesem Fall im gesamten Bereich der Wurzelhaut in Bewegungsrichtung eine Druckzone mit Knochenresorption (-), während auf der Gegenseite die Periodontalfasern angespannt werden (Zugzone), was eine Knochenapposition (+) zur Folge hat.

einer festsitzenden Apparatur (weitgehend) verhindern (Abb. 151). Diese körperliche Bewegung unter Beibehaltung der Zahnachsenrichtung ist jedoch auch mit festsitzenden Apparaturen schwerer durchführbar als eine kippende Positionsänderung.

Stärke des Widerlagers
Die Reaktion eines Zahnes auf eine ihn belastende Kraft hängt auch von der Stärke des Widerlagers ab.
Hierfür entscheidende Faktoren sind:
- Wurzelzahl
- Wurzelform
- Größe der Wurzeloberfläche
- Zustand des Parodontiums
- stattgefundene Extraktionen.

Dies erklärt, warum sich z.B. bei gleicher (reziproker) Belastung ein (schwächerer, einwurzeliger) Schneidezahn weiter bewegt als ein (stärkerer, mehrwurzeliger) Molar.

Abstützung
Die Abstützung der kieferorthopädischen Apparatur kann *reziprok* oder *stationär* erfolgen.
Außerdem wird zwischen intramaxillärer, intermaxillärer (bzw. maxillomandibulärer) und nicht-dentaler (zahnunabhängiger) Abstützung unterschieden.
Unter *reziproker Abstützung* versteht man die gleichzeitige Belastung zu bewegender und abstützender Zähne bzw. Zahngruppen, wie sie bei den meisten kieferorthopädischen Behandlungen üblich ist.
Beispielhaft seien erwähnt:

- Die identische Belastung der rechten und linken Seitenzähne bei transversaler Erweiterung mit der Dehnplatte (Abb. 152 a)
- die Abstützung an den Seitenzähnen bei Protrusion der Front oder
- die Abstützung an den Frontzähnen bei Distalisation von Molaren (Abb. 152 b).

Aus diesen Beispielen wird ersichtlich, daß bei reziproker Abstützung nicht nur die zu bewegenden Zähne belastet werden, sondern daß die gleiche Kraft auch auf die zur Abstützung herangezogenen Zähne einwirkt (die sich dann evtl. auch bewegen - und zwar in der Gegenrichtung). 4.1 - 4.2

Abb. 152 a
Die gleichzeitige, reziproke Belastung der rechten und linken Seitenzähne bei transversaler Erweiterung (z.B. mit einer Dehnplatte) führt zu einer weitgehend symmetrischen transversalen Erweiterung.

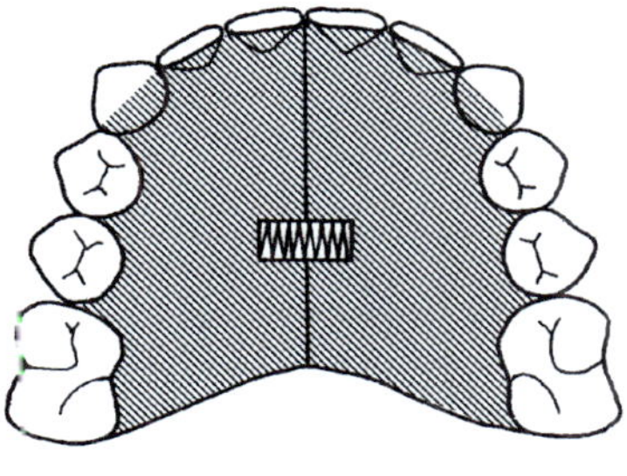

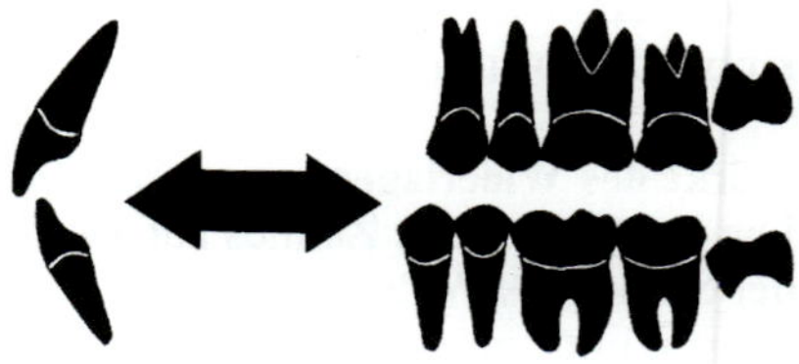

Abb. 152 b
Die gleichmäßige, reziproke Belastung der Front- und Seitenzähne bei sagittaler Erweiterung führt aufgrund des stärkeren Widerlagers, welches die mehrwurzligen Seitenzähne bilden, weitgehend zu einer Protrusion der Front und nur in geringerem Umfang zu einer Distalisation der Prämolaren und Molaren.

Unter **stationärer Abstützung** versteht man eine Verankerung, die eine ausschließliche Beeinflussung der zu bewegenden Zähne bei (relativ!) stabiler Position der zur Abstützung herangezogenen Zahngruppen sicherstellt.

(Beispiel: Bewegung eines Zahnes bei Abstützung an allen übrigen Zähnen desselben Kiefers) (Abb. 153).

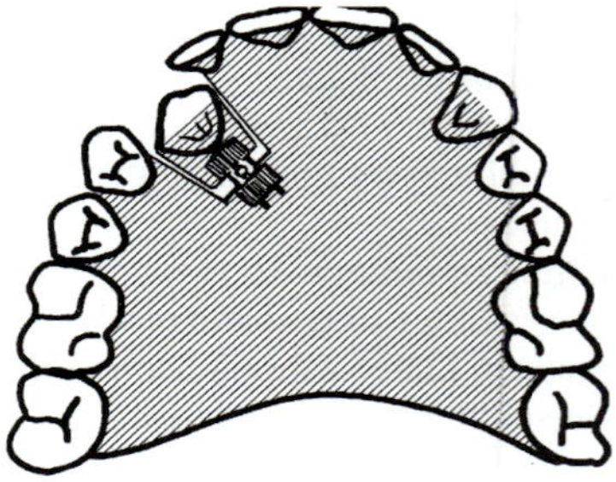

Abb. 153 Beispiel einer (relativ) *stationären* Abstützung: Bewegung eines Eckzahnes unter Abstützung an allen übrigen Zähnen des Oberkiefers sowie am Gaumen.

Bei der **intramaxillären Abstützung** werden zur Verankerung nur die Zähne desselben Kiefers herangezogen.
(Beispiel: Normale Plattenapparatur, Coil spring am Bogen der festsitzenden Apparatur, Lückenschluß mit Gummiring, elastischer Ligatur o.ä.) (Abb. 154).

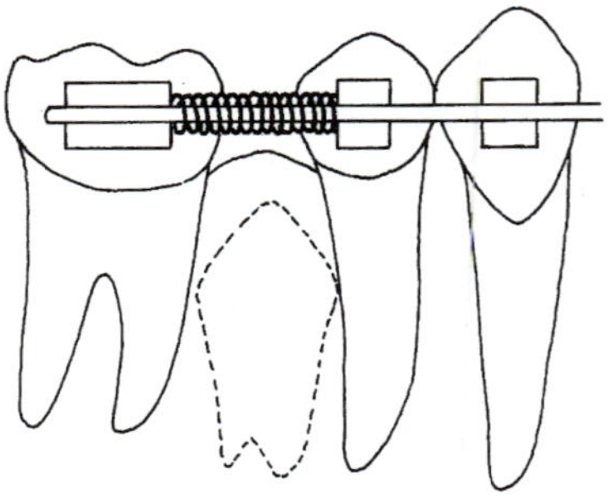

Abb. 154 Druckfeder („coil spring") zwischen 4 4 und 4 6 als Beispiel für eine *intramaxilläre* Abstützung.

Bei der **intermaxillären Abstützung** werden Zähne des Gegenkiefers zur Verankerung herangezogen.

(Beispiel: Aktivator,
Klasse II- oder Klasse III-Gummizüge zwischen oberen und unteren Zähnen bei Behandlung mit festsitzender Apparatur (Abb. 155).

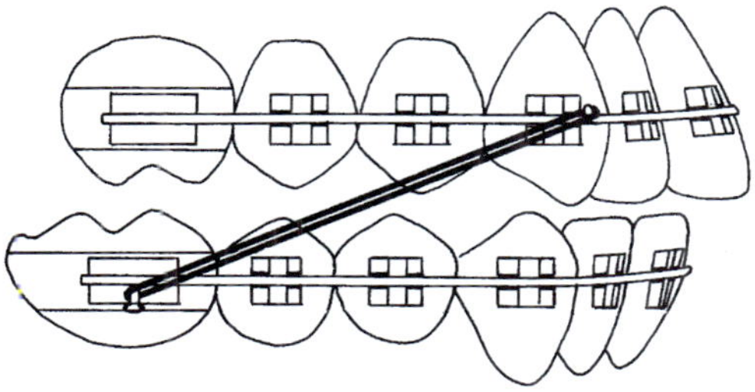

Abb. 155 Klasse II-Gummizüge als Beispiel für eine *intermaxilläre* Abstützung.

Die **zahnunabhängige Abstützung** nutzt die Möglichkeit,

- außerhalb des Mundes, z.B. am Kopf, im Nacken (Headgear, Delaire-Maske [s. Kap. 5.12]) bzw.
- innerhalb des Mundes durch Nutzung der perioralen Muskulatur (Beispiel: Lipbumper) oder an (ortsstabilen) Implantaten

abzustützen und damit eine reziproke Belastung von Zähnen zu vermeiden.

4.1.2 Im Rahmen der kieferorthopädischen Behandlung mögliche Bewegungen

Grundsätzlich ist zu unterscheiden zwischen

- *alveolären Bewegungen, d.h. den Positionsänderungen der Zähne auf ihrer jeweiligen Basis, und*
- *gnathischen Veränderungen, d.h. der kieferorthopädischen Beeinflussung der Ober- bzw. Unterkieferbasis.*

4.1 - 4.2

Alveoläre = dentale Bewegungen
sind - vorausgesetzt, daß geeignete Apparaturen eingesetzt werden - prinzipiell in jeder Richtung des Raumes möglich:

- nach mesial, distal, palatinal, bukkal, lingual oder labial
- kippend oder körperlich (s. Abb. 150 und 151)
- Torsion = um die Zahnachse rotierend (Abb. 156)
- Extrusion (aktiv/passiv)
- Intrusion (nur aktiv) (Abb. 157) sowie
- Torque (Wurzelbewegung mit einem Drehpunkt im Kronen- bzw. im oberen Wurzelbereich) (Abb. 158).

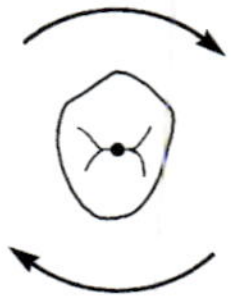

Abb. 156 Torsion eines Zahnes = Rotation um die Längsachse.

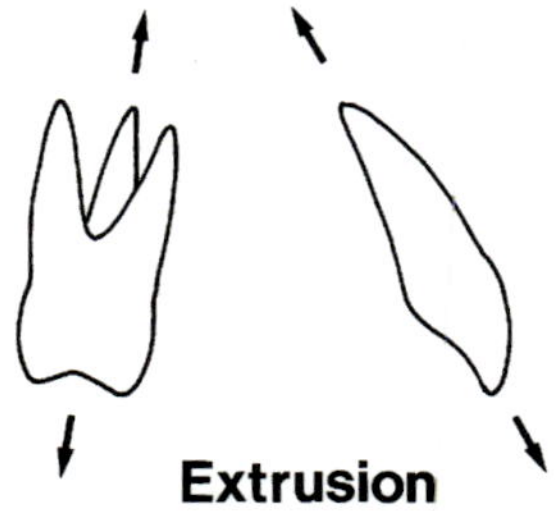

Abb. 157 Extrusion („Verlängerung") bzw. Intrusion („Verkürzung") von Zähnen.

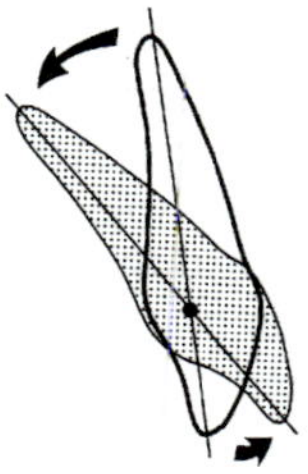

Abb. 158 Wurzeltorque = Achsenveränderung eines Zahnes um einen Drehpunkt im Kronenbereich.

Gnathische Veränderungen mit Beeinflussung der basalen Verhältnisse betreffen

- die Erweiterung in der Oberkiefersutur
- die Veränderung der Unterkieferlage und -neigung (durch Wachstumslenkung bzw. Einflußnahme auf das Kiefergelenk)
- die Beeinflussung der Oberkieferlage und -neigung.

Die beschriebenen Bewegungen unterscheiden sich in bezug auf **Schwierigkeit - Dauer - Prognose und Rezidivgefahr.**

Geringere therapeutische Probleme bereiten in der Regel
- das Protrudieren der Schneidezähne
- das Retrudieren der Schneidezähne (jedoch bestehen hier Unterschiede zwischen Ober- und Unterkiefer, auch sind die Platzverhältnisse zu berücksichtigen)
- die transversale Erweiterung
- die Vorverlagerung des Unterkiefers unter Ausnutzung günstiger Wachstumstendenzen (brachyfazialer Typ)
- die Bißhebung unter Ausnutzung günstiger Wachstumstendenzen (dolichofazialer Typ)

- kippende Zahnbewegungen mit Drehpunkt im apikalen Bereich
- Bewegungen in Richtung des physiologischen Trends
- die Korrektur vieler habituell bedingter Dysgnathien.

Größere Schwierigkeiten können bereiten:

- körperliche Zahnbewegungen
- gezielte Wurzelbewegungen (z.B. Torque)
- Bewegungen gegen den physiologischen Trend (z.B. Distalisation von Seitenzähnen)
- Rotation von Zähnen
- aktive Extrusion bzw. Intrusion
- Dorsalverlagerung des Unterkiefers (mit Ausnahme eines progenen Zwangsbisses, bei dem eine Differenz zwischen habitueller und zentrischer Okklusion von > 1 mm vorhanden ist)
- Beeinflussung des Ober- und Unterkieferwachstums
- Vorverlagerung des Unterkiefers bei ungünstigem (dolichofazialen) Wachstum
- die Beeinflussung der Oberkieferlage und -neigung sowie generell
- die Korrektur skelettaler Anomalien.

4.1.3 Mögliche Schäden durch kieferorthopädische Behandlungen

Von Patienteneltern und auch von Kollegen wird dem kieferorthopädischen Behandler nicht selten der Vorwurf gemacht, daß es im Zuge seiner therapeutischen Bemühungen auch zu unerwünschten Nebenwirkungen und Schäden kommen kann. In der Tat sind solche Nebenwirkungen möglich, sie halten sich aber bei sachgemäßer Durchführung der kieferorthopädischen Behandlung und guter Mundhygiene des Patienten in Grenzen und sind unter diesen Voraussetzungen weitgehend vermeidbar.
Im wesentlichen sind *drei Arten von Schäden* anzuführen:

Wurzelresorptionen

Seit vielen Jahren ist bekannt, daß es im menschlichen Gebiß zu Wurzelresorptionen kommen kann. Erste Erwähnungen finden sich in den zahnmedizinischen Fachzeitschriften bereits 1856 *(Bates)* sowie - in Verbindung mit kieferorthopädischen Behandlungen - in den Jahren 1927/29 *(Ketcham)*. Publikationen aus den 60er Jahren beschreiben bei über der Hälfte aller orthodontisch behandelten Patienten röntgenologisch sichtbare Resorptionen (Verkürzungen) der Zahnwurzeln in einer Größenordnung von durchschnittlich 2 mm und mehr. Heute sind derartige unerwünschte Nebenwirkungen einer (vorwiegend mit festsitzenden Apparaturen durchgeführten) kieferorthopädischen Behandlung seltener und weniger gravierend.

Faßt man die Aussagen der einschlägigen Literatur zusammen (s.a.: Brezniak, N. und Wasserstein, A.: „Root resorption after orthodontic treatment: Literature review, Part 1 and 2 . Am J Orthod Dentofac Orthop, 103 (1993) 62 - 66 und 138 - 146), so lassen sich heute folgende Feststellungen wissenschaftlich belegen:

1. Wurzelresorptionen können sehr unterschiedliche Ursachen haben, in vielen Fällen ist der auslösende Faktor nicht bekannt (sog. idiopathische Wurzelresorptionen). Bevorzugt betroffen sind die oberen Schneidezähne.

2. Zu den im Schrifttum diskutierten Auslösefaktoren zählen:
- traumatische Zahnschädigungen (einschließlich eines okklusalen Traumas)
- erbliche Prädisposition
- systemische Erkrankungen, metabolische Störungen
- Druck von verlagerten Zähnen bzw. Cysten oder Tumoren
- Entzündungen im Zahnhalteapparat
- Wurzelbehandlung
- Zahnbildungsstörungen
- Habits (Angewohnheiten), wie z.B. Nagelbeißen, Zungenpressen, Bruxismus
- Zahnverlust sowie
- kieferorthopädische Behandlungen.

3. Wurzelresorptionen sind sowohl im Rahmen einer kieferorthopädischen Therapie als auch bei kieferorthopädisch unbehandelten Patienten zu finden.
Werden im Verlaufe einer kieferorthopädischen Behandlung Wurzelresorptionen beobachtet, steht aus diesen Gründen noch nicht eindeutig fest, daß dieselben durch die Therapiemaßnahmen verursacht wurden.

4. Wurzelresorptionen im Rahmen kieferorthopädischer Behandlungen scheinen bevorzugt aufzutreten bei:
- ausgedehnten Zahn-, insbesondere Wurzelbewegungen, wie
  - Intrusion von Frontzähnen
  - Torquebewegungen sowie
  - „Jiggling"-Bewegungen
- Anwendung starker, kontinuierlich einwirkender Kräfte
- forcierter Gaumennahterweiterung
- Verwendung intermaxillärer Elastiks
- Einsatz von Vierkantbögen
- längerer Behandlungszeit mit festsitzenden Apparaturen
- Therapie erwachsener Patienten sowie
- in der initialen Phase der orthodontischen Behandlung.

Wenngleich Wurzelresorptionen vorwiegend beim Einsatz festsitzender Apparaturen auftreten (s. Abb. 159), sind sie jedoch auch bei Behandlung mit Platten oder funktionskieferorthopädischen Geräten nicht völlig auszuschließen.

Eine entsprechende Aufklärung der Patienten vor Einleitung der kieferorthopädischen Behandlung ist daher aus forensischen Gründen üblich (s. Patienteninformationen, Anhang, S. 871 ff.).

5. Häufigkeit und Ausmaß der im Rahmen kieferorthopädischer Behandlungen ausgelösten Wurzelresorptionen scheinen in den letzten Jahren durch die Verwendung schonenderer Behandlungstechniken (flexiblere,

dünnere Bögen, geflochtene Drähte, Verwendung elastischerer bzw. superelastischer Drähte aus speziellen Legierungen, z.B. Nitinol, TMA etc., Einbiegen kraftreduzierender Loops [Schlaufen]) deutlich geringer als früher.

6. Es besteht keine sichere Möglichkeit, das Auftreten von Wurzelresorptionen vorherzusagen. Weder die prätherapeutische röntgenologische Untersuchung noch die Anamnese (traumatische Zahnschädigungen ausgenommen) ergeben verläßliche Hinweise, ob im Rahmen einer kieferorthopädischen Behandlung Wurzelresorptionen zu befürchten sind. Es ist allerdings damit zu rechnen, daß bereits erkennbar vorgeschädigte Zähne zu weiteren Resorptionen neigen; auch scheint es, daß grazile, pipettenförmige Wurzeln eher gefährdet sind.

7. Sicherheitshalber empfiehlt sich während einer kieferorthopädischen Behandlung - insbesondere bei einer Therapie mit festsitzenden Apparaturen - eine regelmäßige Röntgenkontrolle, die in Intervallen von 1 - 1 1/2 Jahren durchgeführt werden sollte (im Falle von erkannten Risiken ggf. in noch kürzeren Intervallen).
Aus forensischen Gründen ist nach Abschluß der kieferorthopädischen Behandlung eine Röntgenkontrolle (Orthopantomogramm oder Status) sinnvoll.
Initialstadien der Wurzelresorption sind auf Röntgenbildern kaum festzustellen. Metrische Auswertungen von intraoralen Zahnröntgenbildern und Panorama-Röntgenaufnahmen des Gebisses zur Feststellung des Ausmaßes eines Resorptionsgeschehens sind aufgrund möglicher projektionsbedingter Verzerrungen mit ausreichender Genauigkeit kaum möglich.

8. Werden im Laufe einer kieferorthopädischen Behandlung Resorptionen festgestellt, bedeutet dies nicht zwangsläufig den Abbruch der Therapie. Vielmehr ist eine sorgfältige Abwägung der möglichen Schäden, die durch eine Fortführung der Therapie einerseits bzw. durch das Belassen des erreichten Behandlungsergebnisses andererseits zu erwarten sind, angezeigt.

9. Treten in Zusammenhang mit einer kieferorthopädischen Behandlung Wurzelresorptionen auf, kann mit einiger Wahrscheinlichkeit (aber nicht mit absoluter Sicherheit) damit gerechnet werden, daß diese nach Beendigung der Zahnbewegungen zum Stillstand kommen. Ein Fortschreiten des Abbaus wurde nur in seltenen Fällen beobachtet, ist jedoch - insbesondere bei idiopathischen Resorptionen - auch nicht auszuschließen. **4.1 - 4.2**

10. Während bei lateralen Resorptionslakunen die Möglichkeit einer Auskleidung (Reparatur) durch Zement gegeben ist, sind vertikale Einschmelzungen der Zahnwurzeln irreversibel. Sie führen zu einer permanenten Verkürzung der Zahnwurzeln, was - zumindest bei im Alter schwindenden Alveolarknochen - zur Zahnlockerung und ungünstigstenfalls zum Zahnverlust führen kann. Wahrscheinlichkeit und Zeitpunkt eines möglichen Zahnverlusts sind jedoch nicht exakt vorherzusagen und lassen sich

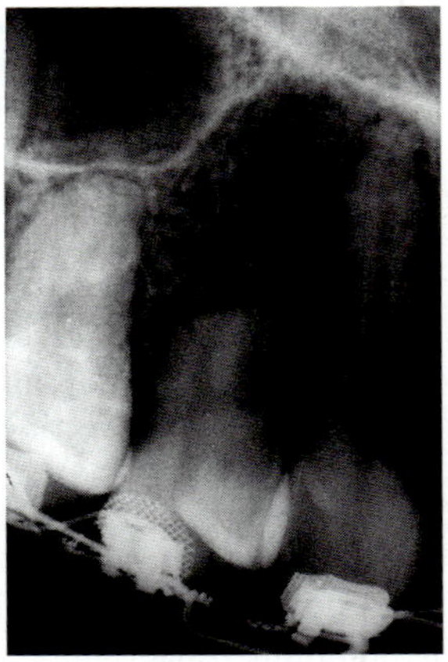

Abb. 159 Massive Wurzelresorptionen an 14 (und 15) während der Behandlung mit festsitzenden Apparaturen.

allenfalls durch kontinuierliche röntgenologische Zwischenuntersuchungen näher bestimmen. Auf jeden Fall ist der Verlust von Knochen im marginalen Bereich diesbezüglich wesentlich gravierender einzuschätzen als die Verkürzung der Zahnwurzel; in verschiedenen wissenschaftlichen Publikationen wird angenommen, daß der Verlust von 3 mm Wurzellänge etwa dem Vertikalabbau von 1 mm marginalem Knochen entspricht.

11. Vitalität und Farbe der Zähne werden durch die Wurzelresorptionen nicht beeinträchtigt.

Karies

kann nach Demineralisation des Zahnschmelzes unter oder neben Bändern bzw. neben Brackets als Folge eingeschränkter oder mangelhafter Mundhygiene, insbesondere beim Einsatz festsitzender Apparaturen, aber z.B. auch durch ganztägiges Tragen von Plattenapparaturen entstehen (Abb. 160).

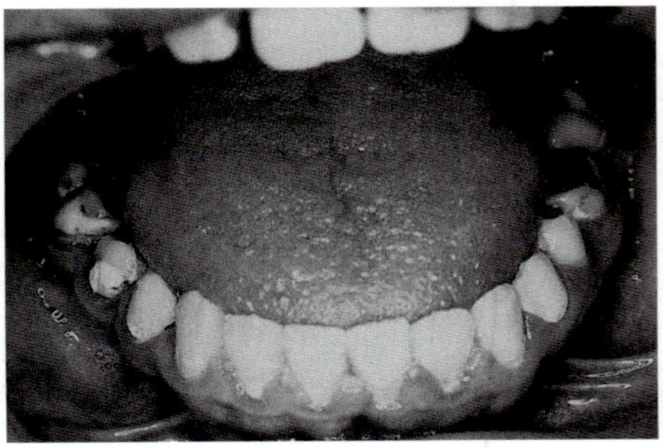

Abb. 160 Entkalkungen unter gelockerten Bändern (insbesondere an den Zähnen 4 5 und 4 6).

Eine Verhinderung apparatebedingter Demineralisierung des Schmelzes ist weitgehend möglich durch:

- Fluoridierungsmaßnahmen vor der Bebänderung
- Optimierung der Mundhygiene des Patienten
- Fluoridierungsmaßnahmen während der kieferorthopädischen Behandlung
- Verwendung fluoridhaltiger Befestigungszemente bzw. Fixierung der Bänder mit Glasionomerzementen, die sich weniger auswaschen und fester am Zahn haften
- regelmäßige und sorgfältige Kontrolle des Bandsitzes und Rezementierung lockerer Bänder sowie
- Ernährungsberatung und -lenkung.

Parodontopathien

als Folge einer kieferorthopädischen Behandlung sind allenfalls bei extremer Überlastung der Zähne denkbar. Betroffen sind vor allem Zähne mit dünnen Alveolenwänden, wenn eine Kippung der betreffenden Zähne in diese Richtung erfolgt (z.B. im Labialbereich der unteren Front). Auch können parodontale Schäden durch Okklusionsstörungen ausgelöst werden, insbesondere bei Abbruch der Behandlung oder bei Abschluß mit einem Kompromißergebnis, z.B. bei Extraktionsfällen mit Restlücken. Probleme können auch durch Gingivitiden entstehen, die als Folge eingeschränkter oder mangelhafter Mundhygiene, insbesondere beim Einsatz festsitzender Apparaturen, zu beobachten sind.

Vitalitätsverlust

Eine iatrogene Devitalisierung von Zähnen im Rahmen der orthodontischen Therapie ist sehr selten. Bei einer forcierten Extrusion bzw. Intrusion von Zähnen kann eine Streckung bzw. Stauchung der versorgenden Gefäße jedoch nicht völlig ausgeschlossen werden, so daß hier ein behutsames Vorgehen und die Verwendung kurzwegiger Kräfte angebracht sind.

4.1.4 Rezidiv/Retention

Unter einem *Rezidiv* wird der Rückfall in Richtung der ursprünglichen Zahnstellung nach Abschluß der kieferorthopädischen Behandlung bzw. bei Auslassen der Apparatur verstanden.

Beachte:
Während der aktiven Behandlung kann ein Nichttragen des Gerätes für 3 Tage möglicherweise einen Rückfall bis zu 3 Monaten zur Folge haben!

Die **Rezidivneigung** ist abhängig von

- der individuellen Reaktionslage
- der Geschwindigkeit der Zahnbewegung
- der Art der Zahnbewegung

(z.B. Torque mit starker Streckung der Periodontalfasern, Zahnrotationen)
- der Phase der Zahnbewegung
  (Hyalinisierung, Osteoid)
- dem Ausmaß der Zahnbewegung
- der Richtung der Zahnbewegung
  (mit oder gegen den physiologischen Trend)
- einer Abstützung im Zahnbogen bzw. durch den Gegenbiß
- dem Erreichen einer optimalen Zahnbogenausformung sowie einer optimalen statischen und dynamischen Okklusion
- dem skelettalen Grundmuster
- Wachstumsrichtung und -stand
- der erfolgreichen Beseitigung der Ursachen (z.B. Fehlfunktionen)
- dem Erreichen eines funktionellen Gleichgewichts und einer entsprechenden Anpassung der Weichteile an die therapeutisch geschaffene Zahnbogenform sowie
- dem Alter (stärkere Rezidive bei Erwachsenen).

Die **Rezidivgefahr** ist im allgemeinen besonders **stark** bei

- Progenie (durch anhaltendes Wachstum)
- transversaler Erweiterung (besonders im Unterkiefer, und im Eckzahnbereich stärker als im Molarenbereich)
- Einzelzahnbewegungen (z.B. Torsion)
- aktiver Extrusion bzw. Intrusion
- Bewegungen ohne Erreichen einer funktionellen Anpassung.

Eine **geringere Rezidivneigung** besteht in der Regel bei

- Bewegungen unter Ausnutzung von Wachstum
- Extraktionsfällen (aber auch bei diesen Patienten kann beispielsweise ein frontaler Engstand rezidivieren)
- Überstellung einfacher Kreuz- bzw. Zwangsbisse.

Die **Vermeidung von Rezidiven** muß ein vorrangiges Ziel jedes kieferorthopädischen Behandlers sein; sie kann gelingen durch

- sorgfältige Behandlungsplanung (z.B. Extraktion anstelle Expansion)
- rechtzeitigen Beginn (z.B. maximale Ausnutzung des Wachstums)
- sorgfältige Therapiedurchführung
- Erreichen des Behandlungszieles; dies ist im Idealfall ein absolut eugnathes Gebiß, wichtig sind aber
  - optimal ausgeformte Zahnbögen
  - ein korrekter vertikaler und horizontaler Überbiß mit guter dentaler Abstützung aller Zähne
  - eine einwandfreie statische und dynamische Okklusion (möglichst mit Front-/Eckzahnführung, ggf. mit Gruppenführung ohne Früh- oder Balancekontakte usw.)
  - eine korrekte Position der Gelenkköpfchen in den Fossae
  - eine korrekte Achsenstellung von Front- und Seitenzähnen auf gut ausgeformten Kieferbasen

  - eine Übereinstimmung der Kontaktpunkte
  - das Erreichen eines funktionellen Gleichgewichts;
- ausreichende Stabilisierung (Retention).

Die Retention erfordert vielfach einen Zeitraum von 12-24 Monaten, in manchen Fällen (z.B. abhängig von anhaltendem Wachstum) auch länger. Nach der kieferorthopädischen Behandlung erwachsener Patienten kann ggf. sogar eine lebenslange Stabilisierung angebracht sein.

Als **Retentionsgeräte** werden verwendet :
- **Platten**
  (hierbei sollten Halteelemente nur spärlich eingesetzt und eine Behinderung der Okklusion durch okklusal verlaufende Drähte nach Möglichkeit vermieden werden; auch ist auf eine gute Anlage des Labialbogens zu achten, der im Oberkiefer zur Vermeidung okklusaler Interferenzen bis in die Region der endständigen Molaren weitergeführt werden kann und dann erst distal dieser Zähne in den palatinal befindlichen Retentionsteil übergeht).

- **Funktionskieferorthopädische Geräte** (in der Regel die letzten, zur aktiven Therapie verwendeten Apparate).

Am Ende der Retentionsphase mit herausnehmbaren Geräten ist eine sog. »progressive Entwöhnung«, d.h. ein stufenweises Ablegen der Apparatur, empfehlenswert.
Dabei soll der Patient so vorgehen, daß er die Apparatur zunächst halbtags, dann nur nachts, jede zweite Nacht, zweimal wöchentlich und schließlich nur noch einmal wöchentlich einsetzt, bevor er sie endgültig ablegt.
Der Übergang von einer zur nächsten Stufe soll bei spannungsfreiem Sitz der Apparatur erfolgen.
Im Anschluß an die aktive Behandlung mit **festsitzenden Apparaturen** werden die letzten Bögen (Idealbögen) noch für einige Wochen/Monate passiv im Munde belassen; in einigen Fällen kann es sinnvoll sein, die Vollbögen in der Region der Eckzähne beiderseits zu durchtrennen, um ein besseres Einspielen der Okklusion (»Settling«) zu ermöglichen.
Auf das früher übliche Belassen der Bänder auf Eckzähnen und 1. Molaren und das kurzzeitige Anbringen leichter Gummizüge zum Schließen der kleinen, durch die Bänder verursachten interdentalen Lücken kann bei der Behandlung mit Brackets im Front- und vorderen Seitenzahnbereich verzichtet werden. **4.1 - 4.2**

Als **Retentionsgeräte nach Entfernung der Brackets und Bänder** finden neben Retentionsplatten vor allen Dingen Verwendung:

- Festsitzende **Retainer** im Front-/Eckzahnbereich
Bevorzugt im Bereich der Unterkieferfront (meist lingual von 33 nach 43 [Abb. 161]) - bei befürchteter Rezidivneigung auch zur Verblockung der oberen Schneidezähne - werden dünne, z.T. verseilte Drähte mit Komposit fixiert.

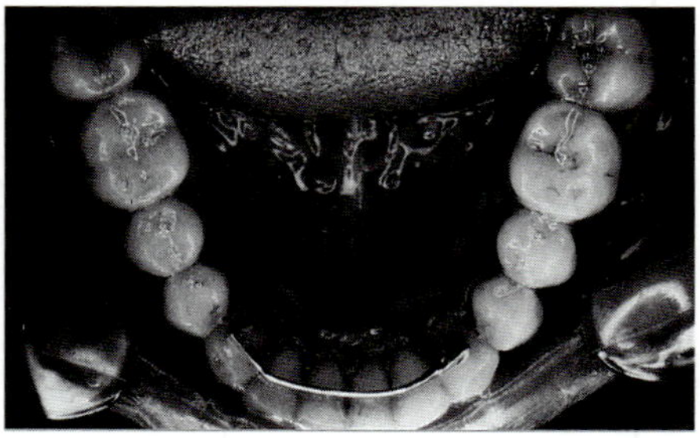

Abb. 161 Geklebter 3 - 3- Retainer.

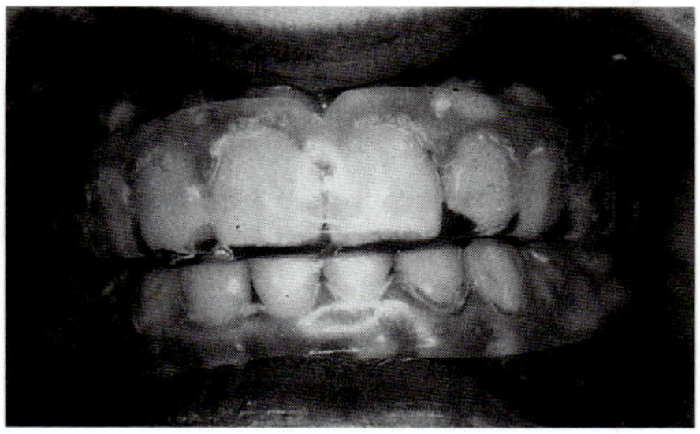

Abb. 162 Positioner.

- **Positioner**
  gummielastische, bimaxilläre Geräte, die alle Zähne und einen Teil der Alveolarfortsätze vestibulär und oral umfassen (Abb. 162).

Die Geräte werden entweder in gewerblichen Laboratorien aus einem Spezialmaterial gefertigt oder können auch aus weichbleibenden, 2 - 3 mm dicken Tiefziehplatten hergestellt werden, die zunächst im Munde des Patienten fixiert und später im Labor mit Hilfe eines Elektromessers miteinander verschweißt werden.
Direkt im Anschluß an die Entfernung der festsitzenden Aparatur (in der Phase, in der die Zähne noch etwas locker sind und ihren optimalen Kontakt zu den Antagonisten finden [»Settling«]) soll der Positioner zur Sicherung des Resultats möglichst intensiv (in den ersten Tagen - wenn möglich - ganztags, danach - in den ersten 4 - 6 Wochen - mindestens halbtags und nachts) getragen werden.
Nach einem Set up, d.h. einem Umsetzen und Neufixieren von ausgesägten Zähnen auf dem Modell, lassen sich ggf. auch noch geringe Stellungskorrekturen - z.B. leichte Drehungen, geringe vertikale, transversale oder sagittale Positionsänderungen einzelner Zähne sowie Feinkorrekturen der Okklusion - erreichen.
Werden eine größere Anzahl von Zähnen oder Zahngruppen auf diese Weise auf den Modellen neu positioniert, ist eine gelenkbezügliche Registrierung und Einstellung in einem Artikulator zur Herstellung eines Positioners unerläßlich. Die so gestaltete okklusale Feineinstellung soll dabei unter Berücksichtigung gnathologischer Gesichtspunkte erfolgen.
Eine im Volumen reduzierte, jedoch ebenfalls elastische Modifikation des

Positioners stellt der sog. **Idealisator** nach *Sergl* dar, der - aktivatorähnlich - auf die Bedeckung vestibulärer Anteile verzichtet und dafür mit einem Labialbogen im Oberkiefer versehen ist.
Konfektionierte Positioner, die in mehreren Größen angeboten werden, sind kein empfehlenswerter Ersatz für die individuell hergestellten Retentionsgeräte, da sie den anatomischen und physiologischen Gegebenheiten der einzelnen Patienten nur in den seltensten Fällen entsprechen.

- **Adaptor**

etwa 4 mm breite dünne Kunststoffschienen, welche die Front- und Seitenzähne von Ober- und/oder Unterkiefer vestibulär und oral umfassen, den okklusalen Bereich hingegen freilassen. Die Schienen sind mit einer Drahtfeder hinter den endständigen Molaren verbunden sowie im vestibulären Teil an einer Stelle durchtrennt und mit einem Gummiring zusammengehalten, so daß sie schnappend eingefügt werden können.

- sog. **Spring-Retainer**

dünne, im labialen und lingualen Bereich der unteren Frontzähne angebrachte Kunststoffschienen, die mit Draht verbunden sind und zur Fixierung der Frontzahnposition schnappend über die unteren Inzisivi und Eckzähne herübergreifen.

- ggf. **Tiefzieh- oder Modellgußschienen**.

Als **unterstützende Maßnahmen zur Vermeidung eines Rezidivs** sind anzusehen:
- die Germektomie der Weisheitszähne im engstandgefährdeten Gebiß (s. S. 712)
- das möglichst frühzeitige Abstellen von habituellen Einflüssen und Fehlfunktionen (s. S. 74 ff.), da sich ein eingefahrenes Funktionsmuster schwieriger korrigieren läßt
- ggf. eine Überkorrektur bei besonders rezidivgefährdeten Bewegungen (z.B. bei Torsionen, aktiver Extrusion oder Intrusion von Zähnen, Mittellinienverschiebungen, evtl. auch beim frontalen Engstand).

Vorgeschlagen wird von einigen Autoren zur Rezidivvermeidung nach Torsion von Zähnen auch eine Durchtrennung des Ligamentum circulare bis in den mittleren Wurzelbereich hinein. **4.1 - 4.2**

4.2 Apparatesysteme und ihre Indikationen

Grundsätzlich lassen sich die kieferorthopädischen Apparatesysteme entsprechend ihrer Wirkungsweise unterteilen in:

allodynamisch und **funktionell** wirkende Apparaturen,

wobei allodynamisch bedeutet, daß die Wirkung durch eine Fremdkraft - Feder, Schraube, Drahtspannung etc. - erfolgt (Beispiel: festsitzende Apparatur, Platte), während die funktionell wirkende Apparatur mit körpereigenen (funktionellen) Kräften bzw. einer Veränderung des funktionellen Gleichgewichts der orofazialen Muskulatur arbeitet (Beispiel: funktionskieferorthopädische Geräte).
Es finden sich jedoch viele Mischformen bzw. Kombinationen, z.B.

- Platte mit Zungengitter,
- Aktivator mit Schraube und Federn,
- festsitzende Apparatur mit Spikes oder Lipbumper,
- Platte mit Bändern oder Brackets kombiniert etc.,

jeweils im Bemühen, ein System zum universellen, für jeden Fall einsetzbaren auszubauen.
Aus didaktischen Gründen erscheint daher folgende Einteilung übersichtlicher und vorteilhafter:

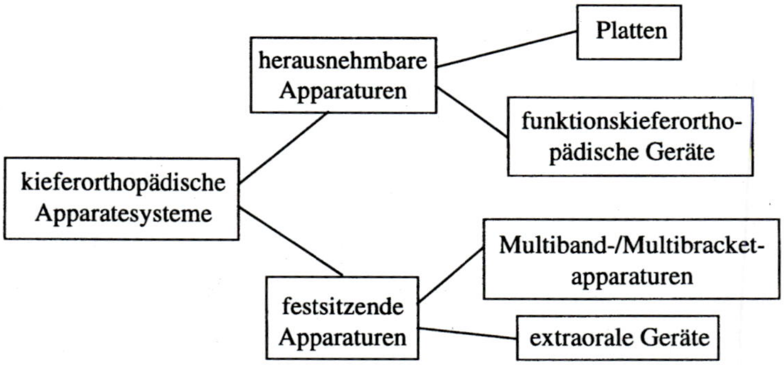

Die Feststellung, daß es ein universelles, für jeden Patienten und jede Dysgnathie gleichermaßen geeignetes Apparatesystem nicht gibt, führt zu der Notwendigkeit, die Indikationen der einzelnen Systeme festzulegen und gegeneinander abzugrenzen.
In den folgenden Indikationstabellen sind die verschiedenen kieferorthopädischen Anomalien, die therapeutischen Aufgaben sowie die zur Therapie einsetzbaren Apparatesysteme aufgeführt.

Tabelle 12 Indikation der verschiedenen Apparatesysteme (Übersicht)

Symbole: ++ sehr gut geeignet, + geeignet, (o) unter bestimmten Voraussetzungen, (-) wenig geeignet, - nicht geeignet	Platten	FKO-Geräte	festsitzende Apparaturen	extraorale Apparaturen
1. Offener Biß, strukturell	-	(-)	+	+(HG, KKK)
2. Offener Biß, habituell	(+)	++	(o)	-
3. Tiefer Biß	(-)	+	+	+ (HG)
4. Deckbiß	(+)	(+)	+	+ (HG)
5. Rücklage des Unterkiefers	(o)	+	(o)	(o) (HG)
6. Unterkieferschwenkung	-	+	(o)	(o) (asym. HG)
7. Progenie	(o)	(o)	+	+(KKK,GM).
8. Pseudoprogenie	(o)	-	+	+ (GM)
9. frontaler Kreuzbiß	+	-	(+)	-
10. seitlicher Kreuzbiß	+	(-)	+	(-) (HG)
11. transversale Enge	+	(o)	+	(o) (HG)
12. frontaler Engstand	+	(-)	++	(-) (HG)
13. Bukkal-/Lingualokklusion	+	-	+	-
14. Anteinklination der Front	+	(+)	+	-
15. Retroinklination der Front	+	(o)	+	-
16. Anteposition der Front	(-)	(-)	++	+ (HG)
17. Retroposition der Front	(o)	(o)	(+)	(o) (GM)
18. Mesialstand von Seitenzähnen	(o)	(-)	(+)	++ (HG)
19. Restlücken nach Extraktion Aplasie, Zahnverlust etc.	(o)	(-)	++	-
20. Diastema mediale	(o)	(-)	+	-
21. Torsion	(o)	-	++	(o) (HG)
22. Retention/Verlagerung	(+)	-	+	-
23. Lippen-Kiefer-Gaumenspalten	(o)	-	++	(+) (GM)
24. Dysfunktionen der orofazialen Muskulatur: a. Unterlippe	-	++	(o)	-
25. b. Zunge	(o)	+	(o)	-
26. c. Wange	(-)	++	-	-
Milchgebiß	+	++	(-)	(o) (KKK)
frühes Wechselgebiß	++	++	(-)	(o) (KKK, GM)
Wechselgebiß, 2. Phase	+	+	+	+ (HK, GM)
permanentes Gebiß	(+)	(-)	++	+ (HG)

(HG = Headgear, KKK = Kopf-Kinn-Kappe, GM = Gesichtsmaske [z. B. nach *Delaire*])

4.1 - 4.2

Tabelle 13 Offener Biß (strukturell)

therapeutische Aufgabe: Schließen des Bisses.			
Behandlungs-system	Eignung	Behandlungs-mittel	Effekt
Platte	-	seitlicher Aufbiß	gering
FKO	(-)	seitlicher Aufbiß, Freischleifen der Front	gering, allenfalls Beeinflussung zusätzlicher Störungen des Funktionsmusters (Zunge)
festsitzende App.	+	Stufenbogen, Loops, intermax. Gummizüge, Transpalatinalbogen	Niveauausgleich durch Extrusion der Front und Intrusion der Seitenzähne
extraorale App.	+	Highpull-Headgear	Intrusion der oberen Molaren, Beeinflussung des Oberkieferwachstums
	(o)	Kopf-Kinn-Kappe	Versuch der Beeinflussung des Unterkieferwachstums
alternativ: chirurgische Korrektur des offenen Bisses mit prä-/postoperativer orthodontischer Therapie			

Tabelle 14 Offener Biß (habituell)

therapeutische Aufgabe: Schließen des Bisses (dentoalveolär)			
Behandlungs-system	Eignung	Behandlungs-mittel	Effekt
Platte	(+)	seitlicher Aufbiß, Freigabe der Front, ggf. Zungengitter	passiver Niveauausgleich durch Elongation der Front(en)
FKO	++	seitlicher Aufbiß, Freigabe der Front	passiver Niveauausgleich durch Elongation der Front(en) Abschirmen der Zunge
festsitzende App.	(o)	Stufenbogen, Loops, ggf. »Spikes«	aktiver Niveauausgleich, Abschirmen der Zunge
extraorale App.	-	-	-
alternativ: Vorhofplatte (Prophylaxe), myofunktionelle Übungen			

Tabelle 15 Tiefer Biß

therapeutische Aufgabe: Bißhebung bzw. Normalisierung des vertikalen Frontzahnüberbisses

Behandlungs-system	Eignung	Behandlungs-mittel	Effekt
Platte	(-)	frontaler Aufbiß	gering (allenfalls in Kombination mit festsitzenden Apparaturen effizienter)
FKO	+	frontaler Aufbiß, Freischleifen der Seitenzähne	passiver Niveauausgleich durch Vertikalwachstum der Seitenzähne und Blockierung der Vertikalentwicklung der Front (besonders im Gebiß Wachsender); durch Bißsperre begünstigtes Wachstum im aufsteigenden Ast des UK (Bißhebung)
festsitzende App.	+	Stufenbogen, Loops, Anti-Spee (Sweep)	aktiver Niveauausgleich durch Extrusion der Seitenzähne und Intrusion der Front (auch unabhängig vom Wachstum möglich)
extraorale App.	+	zervikaler Headgear, J-Hooks und Headgear	Extrusion oberer Molaren, Intrusion der Front

alternativ: prothetische Bißhebung bei Senkbiß im reduzierten Erwachsenengebiß

Tabelle 16 Deckbiß

therapeutische Aufgabe:	Korrektur der Frontzahnstellung, Bißhebung bzw. Normalisierung des vertikalen Frontzahnüberbisses, ggf. Bißlagekorrektur (bei Rückbiß)		
Behandlungs-system	**Eignung**	**Behandlungs-mittel**	**Effekt**
Platte	(+)	Y-Platte, OK-Platte mit sagittaler Schraube zur Protrusion der Front	Therapie im frühen Wechselgebiß erfolgversprechend, jedoch große Rezidivneigung (Musc. mentalis!); anschließend meist Bißlagekorrektur mit FKO erforderlich
FKO	(+)	frontaler Aufbiß, Freischleifen im Seitenzahnbereich	bei günstigem Wachstum: Bißhebung möglich, zur Korrektur der Frontzahnstellung jedoch häufig Vorbehandlung mit Platte erforderlich
festsitzende App.	+	Bögen zur Nivellierung und zum Torquen der Inzisivi	aktiver Niveauausgleich durch Extrusion der Seitenzähne und Intrusion der Front, Wurzeltorque möglich!
extraorale App.	(+)	zervikaler Headgear, J-Hooks und Headgear	Extrusion oberer Molaren, Intrusion der Front

Tabelle 17 Rücklage des Unterkiefers

therapeutische Aufgabe: Vorverlagerung des Unterkiefer unter Ausnutzen des Wachstums,
nach Wachstumsabschluß: dentoalveolärer Ausgleich der vergrößerten Frontzahnstufe (evtl. mit Extraktion der 1. Prämolaren im Oberkiefer)
bzw. chirurgische Lagekorrektur des Unterkiefers

Behandlungs-system	Eignung	Behandlungs-mittel	Effekt
Platte	(o)	geführte Platten, Gegenkieferbügel-Platte im UK, Vorschubdoppelplatte	Vorverlagerung des Unterkiefers (nur bei wachsenden Patienten); z.T. auch dentoalveoläre Korrektur der distalen Okklusion
		Vorbißplatte	Wirkung unsicher
FKO	+	Unterkieferführung durch seitliche Kunststoffflügel bzw. linguale Pelotten	Vorverlagerung des Unterkiefers (nur beim wachsenden Patienten!); z.T. auch dentoalveoläre Korrektur der distalen Okklusion;
		Teuscher-Aktivator plus Headgear	zusätzliche Hemmung des OK-Wachstums
festsitzende App.	(o)	Klasse II-Gummizüge	vorwiegend dentoalveoläre Korrektur der distalen Okklusion (beim Wachsenden auch Änderung der Unterkieferlage)
		Herbst-Scharnier Jasper Jumper	Vorverlagerung des Unterkiefers (nur beim wachsenden Patienten) sowie dentoalveoläre Korrektur der distalen Okklusion
extraorale App.	(o)	Headgear	dentoalveoläre Korrektur der distalen Okklusion

alternativ: chirurgische Lagekorrektur des Unterkiefers

4.1 - 4.2

Tabelle 18 Unterkieferschwenkung

therapeutische Aufgabe:	gnathisch = Korrektur der mandibulären Mittellinienverschiebung, ggf. dentoalveolärer Ausgleich bei Belassen der fehlerhaften Unterkieferlage		
Behandlungs-system	Eignung	Behandlungs-mittel	Effekt
Platte	-	-	-
FKO	+	Führung des Unterkiefers durch Kunststoffkörper der Apparatur oder Pelotten	Einschwenken des Unterkiefers (nur beim wachsenden Patienten möglich)
festsitzende App.	(o)	intermaxilläre Gummizüge (asymmetrisch)	dentoalveolärer Ausgleich durch gegenläufige Verschiebung der Mittellinien
extraorale App.	(o)	asymmetrischer Headgear	dentoalveolärer Ausgleich im Oberkiefer
alternativ: in Extremfällen = chirurgische Lagekorrektur des Unterkiefers			

Tabelle19 Progenie

therapeutische Aufgabe:	Erreichen eines fazialen Frontzahnüberbisses und einer neutralen Verzahnung		
Behandlungs-system	Eignung	Behandlungs-mittel	Effekt
Platte	(o)	Gegenkieferbügel an OK-Platte (häufig mit Kopf-Kinn-Kappe kombiniert), seitlicher Aufbiß, geführte Platten	Protrusion der oberen und Retrusion der unteren Front sowie Versuch der Rückverlagerung des Unterkiefers und der Vorverla-
FKO	(o)	Funktionsregler III, Umkehr-Bionator, Progenieaktivator, Milchgebißaktivator	gerung des Oberkiefers bzw. einer Mesialbewegung der oberen Seitenzähne
festsitzende App.	+	Bögen und Klasse III-Gummizüge	dentoalveolärer Ausgleich, Mesialbewegung der oberen und Distalbewegung der unteren Seitenzähne, z.T. auch Protrusion der oberen und Retrusion der unteren Front
extraorale App.	+	*Delaire*-Maske	Vorentwicklung der Maxilla bzw. Mesialbewegung der oberen Seitenzähne
	(o)	Kopf-Kinn-Kappe	Versuch der Wachstumsbeeinflussung der Mandibula (unsichere Prognose)
alternativ: in Extremfällen = chirurgische Korrektur der Unterkieferlage mit prä-/postoperativer orthodontischer Therapie			

Tabelle 20 Pseudoprogenie

therapeutische Aufgabe:		Nachentwicklung des Oberkiefers, Erreichen eines fazialen Frontzahnüberbisses	
Behandlungs-system	**Eignung**	**Behandlungs-mittel**	**Effekt**
Platte	(o)	Y-Platte, Platte mit *Bertoni*-Schraube, seitlicher Aufbiß an OK- oder UK-Platte	Nachentwicklung des Oberkiefers in transversaler und sagittaler Richtung (Prognose unsicher, Gefahr der Bißöffnung!)
		Gegenkieferbügelplatte	s. Progenie
FKO	-	-	-
festsitzende App.	+	Bögen und Klasse III-Gummizüge	Mesialbewegung der oberen und Distalbewegung der unteren Seitenzähne, z.T. auch Protrusion der oberen und Retrusion der unteren Front
extraorale App.	+	*Delaire*-Maske	Vorentwicklung der Maxilla bzw. Mesialbewegung der oberen Seitenzähne
alternativ: bei extremer transversaler Enge = forcierte Gaumennahterweiterung, bei extremer Retrognathie = chirurgische Lagekorrektur der Maxilla			

Tabelle 21 Frontaler Kreuzbiß

therapeutische Aufgabe:		Überstellung der Front in den gesicherten fazialen Überbiß	
Behandlungs-system	**Eignung**	**Behandlungs-mittel**	**Effekt**
Platte	+	Protrusionselemente an OK-Platte, schiefe Ebene an UK-Platte, ggf. Labialbogen im Unterkiefer	Protrusion der oberen Inzisivi Retrusion der unteren Front
FKO	-	-	-
festsitzende App.	(+)	Utility o.ä. Bögen	Protrusion der oberen Front (da aufwendig: besonders bei Kreuzbiß mehrerer Zähne und knappem Überbiß indiziert)
extraorale App.	-	-	-
alternativ: Übungen mit Beißspatel (unsichere Prognose)			

Tabelle 22 Seitlicher Kreuzbiß

therapeutische Aufgabe: transversale Erweiterung des oberen Zahnbogens bzw. dentoalveoläre Kreuzbißüberstellung

Behandlungs-system	Eignung	Behandlungs-mittel	Effekt
Platte	+	transversale Schraube, seitlicher Aufbiß	transversale Erweiterung des oberen Zahnbogens
		Bewegungselemente im Ober- und Unterkiefer	Bukkalbewegung der oberen und Lingualbewegung der unteren Seitenzähne
FKO	(-)	Führung des Unterkiefers durch seitliche Flügel oder Pelotten	nur bei gleichzeitiger Lateralverlagerung des Unterkiefers (mand.MLV) sinnvoll
festsitzende App.	+	Quadhelix	transversale Erweiterung des oberen Zahnbogens
		»criss-cross«-Gummizüge	Bukkalbewegung oberer und Lingualbewegung unterer Seitenzähne
		Gaumennahterweiterungs-Apparatur	Erweiterung der Sutura palatina (= der Oberkieferbasis)
extraorale App.	(-)	Headgear	Kreuzbißüberstellung (auf bebänderte Ankerzähne beschränkt)

alternativ: im Milchgebiß = Einschleifen

Tabelle 23 Transversale Enge

therapeutische Aufgabe: transversale Erweiterung des oberen/unteren Zahnbogens, falls indiziert und möglich: transversale Erweiterung der Oberkieferbasis

Behandlungs system	Einigung	Behandlungs mittel	Effekt
Platte	+	transversale Schraube, Coffinfeder o.ä.	im Oberkiefer: Verbreiterung des Zahnbogens vorwiegend durch Zahnkippung nach bukkal, im Unterkiefer: ausschließlich durch Zahnkippung nach bukkal
FKO	(o)	Aktivator: Schraube	geringgradige (symmetrische) Erweiterung, vorwiegend durch Zahnkippung,
		Kinetor u.ä.: elastische Federelemente	mäßige transversale Erweiterung, vorwiegend durch Zahnkippung,
		Funktionsregler: Bukkalschilde	deutliche Breitenzunahme (auch der Oberkieferbasis)
festsitzende App.	+	Expansionsbogen, Quadhelix, Goshgarian	transversale Erweiterung der Zahnbögen, im Oberkiefer vorwiegend, im Unterkiefer ausschließlich durch Zahnkippung nach bukkal
extraorale App.	(o)	Headgear	mäßige Erweiterung des oberen Zahnbogens durch Zahnkippung nach bukkal

alternativ: bei extremem oberen Schmalkiefer = forcierte Gaumennahterweiterung mit deutlicher Breitenzunahme der Oberkieferbasis

Tabelle 24 Frontaler Engstand

therapeutische Aufgabe:		Auflösung des Engstands durch bzw. nach transversaler Erweiterung/Protrusion der Front	
Behandlungs-system	Eignung	Behandlungsmittel	Effekt
Platte	+	transversale oder sagittale Schraube, Protrusionselemente	Ausformung des Zahnbogens im Rahmen/nach einer Raumschaffung
FKO	(-)	transversale Schraube, Protrusionselemente	gering
festsitzende App.	++	bereits initiale Bögen (Twist-, Nitinol etc.)	rasche Ausformung der Zahnbögen
extraorale App.	(-)	Headgear	nur geringe Auswirkung auf Frontbereich bei Distalbewegung der 1. Molaren
alternativ: Selbstausgleich nach »gesteuerter Extraktion« bzw. Auflösung eines Engstands im Rahmen einer Extraktionstherapie			

Tabelle 25 Bukkal-/Lingualokklusion

therapeutische Aufgabe:		Korrektur der Fehlokklusion durch Palatinalbewegung oberer und Bukkalbewegung unterer Seitenzähne	
Behandlungs-system	Eignung	Behandlungsmittel	Effekt
Platte	+	Bukkalfeder Lingualfeder, Spezialschraube	Palatinalbewegung oberer Seitenzähne, Bukkalbewegung unterer Seitenzähne, dabei Bißsperre durch frontalen Aufbiß
FKO	-	-	-
festsitzende App.	+	Bögen im Ober- und Unterkiefer, criss-cross Gummizüge	Ausformung der Zahnbögen, Palatinalbewegung oberer und Bukkalbewegung unterer Seitenzähne
extraorale App.	-	-	-

Tabelle 26 Anteinklination der Front

therapeutische Aufgabe:		Retrusion der Front	
Behandlungs-system	Eignung	Behandlungsmittel	Effekt
Platte	+	Labialbogen Gegenkieferbügel	Retrusion=Palatinal-/ Lingualkippung der Inzisivi
FKO	(+)	Labialbogen	Retrusion der Schneidezähne (im Rahmen einer Rückbißbehandlung: gute Prognose im Oberkiefer, problematisch im Unterkiefer)
festsitzende App.	+	tip back bends, tie back, closing loops, intermaxilläre Gummizüge (OK: Klasse II, bzw. UK: Klasse III)	Retrusion der Inzisivi
extraorale App.	-	(Frontzahn-Headgear)	Retrusion der Inzisivi

Tabelle 27 Retroinklination der Front

therapeutische Aufgabe:		Protrusion der Front	
Behandlungs-system	Eignung	Behandlungsmittel	Effekt
Platte	+	Protrusionselemente (-federn, Schraube)	Labialkippung der Inzisivi
FKO	(o)	Protrusionselemente (-federn)	Protrusion oberer Inzisivi bei Rückbißbehandlung problematisch, Protrusion unterer Inzisivi bei Rückbißbehandlung: gute Prognose (häufiger, manchmal unerwünschter Nebeneffekt bimaxillärer Geräte (z.B. Aktivator))
festsitzende App.	+ (+)	bereits initiale Bögen (Twist-, Nitinol etc.) Lingualbogen	Protrusion der Inzisivi
extraorale App.	-	-	-

Tabelle 28 Anteposition der Front

therapeutische Aufgabe:		Palatinal- / Lingualbewegung der Schneidezähne - ggf. mit Wurzeltorque. (Während beim Retrudieren anteinklinierter Frontzähne diese Zähne um einen Drehpunkt im unteren Wurzeldrittel gekippt werden, kann es bei der Anteposition von Schneidezähnen erforderlich sein, die Zähne körperlich, d.h. unter Beibehaltung der Zahnachsenrichtung nach palatinal zu bewegen; dies geschieht in der Regel zweiphasig [1. Wurzeltorque, 2. Kippung])	
Behandlungs-system	Eignung	Behandlungsmittel	Effekt
Platte	(-)	Labialbogen, Torquefedern	hauptsächlich Zahnkippung nach palatinal/lingual
FKO	(-)	Labialbogen, Torquefedern (*Teuscher*)	hauptsächlich Zahnkippung nach palatinal/lingual
festsitzende App.	++	Vierkantbogen mit Torque, *Begg*-Technik	Palatinalbewegung (mit Wurzeltorque)
extraorale App.	(+)	Frontzahn-Headgear (*Asher*)	Palatinalbewegung (mit Wurzeltorque)

Tabelle 29 Retroposition der Front

therapeutische Aufgabe:		Protrusion bzw. dentoalveoläre Bewegung der Schneidezähne nach ventral (labial). (Abhängig von der Entwicklungsmöglichkeit des Alveolarfortsatzes; daher nur in beschränktem Umfang möglich)	
Behandlungs-system	Eignung	Behandlungsmittel	Effekt
Platte	(o)	Protrusionselemente	hauptsächlich Zahnkippung nach labial
FKO	(o)	Protrusionselemente	Zahnkippung nach labial
		vestibuläre Pelotten	Nachentwicklung des Alveolarfortsatzes
festsitzende App.	(+)	Vierkantbogen, *Begg*-Technik, Lingualbogen	Labialbewegung der Inzisivi (ggf. mit Wurzeltorque) in beschränktem Umfang
extraorale App.	(o)	*Delaire*-Maske	Vorentwicklung der Maxilla; nach Wachstumsabschluß: Labialbewegung der Inzisivi

Tabelle 30 Mesialstand von Seitenzähnen

therapeutische Aufgabe:		Distalisation der Seitenzähne	
Behandlungs-system	Eignung	Behandlungsmittel	Effekt
Platte	(o)	Distalschrauben, - federn	echte Distalbewegung von Seitenzähnen nur in beschränktem Umfang möglich, häufig nur Platzgewinn durch Aufrichtung der Molaren; Gefahr: reziproke Abstützung führt zur Protrusion der Inzisivi!
FKO	(-)	Distalfedern, -schrauben	nur geringe Möglichkeiten der Distalisation
festsitzende App.	(+)	Coilspring, *Wilson*-Technik	Lückenöffnung durch reziproke Zahnbewegungen;
		intermaxilläre Gummizüge	Distalisation im OK oder UK unter Abstützung im Gegenkiefer;
		Lipbumper, tip back	Distalisation (Aufrichtung unterer Molaren)
extraorale App.	++	Headgear im Oberkiefer	Distalisation oberer Seitenzähne
	(+)	Nackenschlange bzw. UK-Headgear (?)	Distalisation unterer Seitenzähne (cave: Kiefergelenk!)
alternativ: Extraktionstherapie (s. Tab. 31 [Lückenschluß])			

4.1 - 4.2

Tabelle 31 Restlücke nach Extraktion/Aplasie/Zahnverlust

therapeutische Aufgabe:		Lückenschluß (möglichst ohne Zahnkippungen)	
Behandlungs-system	Eignung	Behandlungsmittel	Effekt
Platte	(o)	Interdentalfedern, offene Schrauben	nur zum Schließen kleinerer Lücken bzw. bei günstiger Achsenrichtung indiziert, da sonst starke, unerwünschte Zahnkippungen
FKO	(-)	Plateaueinschliff	passiver Lückenschluß, d.h. lediglich Ausnutzen der physiologischen Mesialwanderung der Seitenzähne möglich
festsitzende App.	++	Closing loops, Gummiketten o.ä., unterstützend: intermaxilläre Gummizüge	gute Möglichkeit, durch körperliche Zahnbewegungen auch größere Lücken im Zahnbogen zu schließen
extraorale App.	-	- (beachte jedoch Einsatzmöglichkeiten des Headgears zur intramaxillären Abstützung bzw. Verankerung)	-
alternativ: keine Apparatur und Hoffen auf Selbstausgleich (nur bei kleineren Lücken erfolgversprechend)			

Tabelle 32 Diastema mediale

therapeutische Aufgabe:		Lückenschluß	
Behandlungs-system	Eignung	Behandlungsmittel	Effekt
Platte	(o)	Interdentalfeder, überkreuzte Federn (in Verbindung mit transversaler Schraube)	kippende Mesialbewegung der Schneidezähne,
		Labialbogen	Retrusion der Inzisivi bei lückiger Anteinklination
FKO	(-)	Ösensporne, Hilfsfedern	kippende Mesialbewegung der Inzisivi
festsitzende App.	+	Bänder auf 11, 21 bzw. (Teil-)Bögen mit Gummi- oder elastischer Ligatur, Omegafeder, Loops etc.	körperliche Mesialbewegung der Inzisivi
extraorale App.	-	-	-
alternativ: vor Durchbruch der seitlichen Inzisivi keine Apparatur, da Selbstausgleich eines kleineren Diastemas möglich			

Tabelle 33 Torsion

therapeutische Aufgabe:		Rotation der Zähne mit Ausformung des Zahnbogens	
Behandlungs-system	Eignung	Behandlungsmittel	Effekt
Platte	(o)	Labialbogen, Einzelzahnelemente	lediglich Behebung geringgradiger Torsionen möglich
FKO	-	-	-
festsitzende App.	++	bereits initiale Bögen (Twist-, TMA, Rund-) hilfsweise: Gummiringe, (elast.) Ligaturen etc.	Korrektur auch umfangreicher Torsionen möglich (ggf. Überkorrektur sinnvoll)
extraorale App.	(o)	Headgear	Rotation der Molaren
alternativ: Einzelzahnbewegung mit Platte in Kombination mit Einzelband/-bracket und Gummizug möglich			

Tabelle 34 Retention und Verlagerung

therapeutische Aufgabe:		Einordnung des Zahnes	
Behandlungs-system	Eignung	Behandlungsmittel	Effekt
Platte	(+)	Attachment auf dem verlagerten Zahn und Gummizug zur Platte	Einordnung des Zahnes in den Zahnbogen (falls erforderlich: spätere Feineinstellung mit festsitzender Apparatur
FKO	-	-	-
festsitzende App.	+	Attachment auf dem verlagerten Zahn und elastischer Zug zum Bogen desselben bzw. des Gegenkiefers	Einordnung des Zahnes in den Zahnbogen cave: Gefahr der Intrusion abstützender Zähne, wenn sich der verlagerte Zahn nicht bewegen läßt (z. B. bei Ankylose)
extraorale App.	-	-	-
alternativ: Platz schaffen, Lücke offenhalten und auf spontanen Durchbruch hoffen			

Tabelle 35 Lippen-Kiefer-Gaumenspalte

therapeutische Aufgabe:		Korrektur der Fehlstellungen	
Behandlungs-system	Eignung	Behandlungsmittel	Effekt
Platte	(o)	Säugling: Trinkplatte, Platte mit Schraube	Verhinderung eines Kollapses bzw. Korrektur der Alveolarfortsätze im Oberkiefer
		frühes Wechselgebiß: Protrusionselemente	Kreuzbißüberstellung
		Wechselgebiß: transversale und sagittale Erweiterungselemente	Nachentwicklung des Oberkiefers
FKO	-	-	-
festsitzende App.	++	Wechsel- und permanentes Gebiß: Bögen, Quadhelix	transversale und sagittale Erweiterung des oberen Zahnbogens
extraorale App.	+	*Delaire*-Maske	Vorentwicklung der Maxilla bzw. Mesialbewegung der oberen Seitenzähne

Tabelle 36 Dysfunktionen der orofazialen Muskulatur

a) Unterlippe

therapeutische Aufgabe:		Normalisierung des Funktionsmusters (Lippenschluß!)	
Behandlungs-system	Eignung	Behandlungsmittel	Effekt
Platte	-	-	-
FKO	++	vestibuläre Pelotten, Ventralorientierung der Mandibula mit Reduzierung der sagittalen Frontzahnstufe	Heraushalten der Unterlippe aus dem Raum zwischen oberen und unteren Frontzähnen
festsitzende App.	(o)	Lipbumper	"
extraorale App.	-	(Headgear)	(geringer Trainingseffekt)
alternativ: myofunktionelle Übungen			

Tabelle 37 Dysfunktionen der orofazialen Muskulatur

b) Zunge

therapeutische Aufgabe:		Normalisierung des Funktionsmusters der Zunge (Schlucken, Sprache!)	
Behandlungs-system	Eignung	Behandlungsmittel	Effekt
Platte	(o)	Zungengitter, Reizknopf an Gaumenplatte	Dorsalhalten der Zunge, Umorientierung der Zungenlage
FKO	+	Kunststoffkörper bzw. Zungengitter, Palatinalbügel	Dorsalhalten der Zunge und Veränderung des Funktionsmusters
festsitzende App.	(o)	»Spikes«	Abhalten der Zunge aus dem interinzisalen Gebiet
extraorale App.	-	-	-
alternativ: myofunktionelle Übungen			

4.1 - 4.2

Tabelle 38 Dysfunktionen der orofazialen Muskulatur

c) Wange

therapeutische Aufgabe:		Normalisierung des Funktionsmusters (Heraushalten der Wange aus dem interokklusalen Raum)	
Behandlungs-system	Eignung	Behandlungsmittel	Effekt
Platte	(-)	Plattenkörper	kaum Einflußmöglichkeiten
FKO	++	Bukkalschilde, Buccinatorschlaufen	Abhalten der Wangen
festsitzende App.	-	-	-
extraorale App.	-	-	-
alternativ: myofunktionelle Übungen			

4.3 Plattenapparaturen

Geschichte

1840 beschrieb *Brewster* eine Regulierungsplatte aus Kautschuk,
1882 führte *Coffin* die Expansionsplatte mit Feder (aus einer Klaviersaite gebogen) ein.

Als Wegbereiter der heutigen Plattenapparaturen sind ferner *Kingsley, Herbst, Nord* (Schraubplatte) und vor allem *A.M. Schwarz* zu nennen, der im deutschsprachigen Raum zur weiten Verbreitung der Plattenapparatur entscheidend beigetragen hat.

Vorteile *der Plattenapparatur*

- Einsatz kann weitgehend unabhängig von Zahnbestand und Zahnwechsel erfolgen
- ganztägiges Tragen möglich
- nur geringe Kariesgefahr
- Gefahr einer Überlastung der Zähne gering
- Wurzelresorptionen kaum zu befürchten
- Behandlung nahezu schmerzlos
- permanente Bißsperre möglich
- kurze Praxiszeiten und längere Kontrollintervalle
- Herstellung im Labor einfach und kostengünstig
- Stabilität der Geräte, daher selten Reparaturen.

Nachteile *der Plattenapparatur:*

- Erfolg von einer guten Patientenkooperation abhängig
- weitgehend nur kippende Zahnbewegungen möglich
- umfangreiche und körperliche Zahnbewegungen lassen sich nicht durchführen
- Führung und Verlagerung des Unterkiefers mit der Standardform der Platte nicht möglich
- Dysfunktionen der orofazialen Muskulatur kaum beeinflußbar
- Desorientierung der Okklusion durch die Drahtelemente nicht zu vermeiden
- Sprache wird mäßig behindert
- relativ lange Behandlungszeiten.

Bevorzugte Aufgabenbereiche *der Plattenapparatur sind:*

- die transversale Zahnbogenerweiterung
- (kippende) Einzelzahnbewegungen in transversaler bzw. sagittaler Richtung
- Protrusion und Retrusion der Inzisivi
- die Überstellung eines frontalen oder eines lateralen Kreuzbisses mit Bißsperre und
- die Korrektur geringgradiger Zahnrotationen.

4.3.1 Bestandteile der Platte

1. Plattenkörper
2. Halteelemente
3. Bewegungselemente
4. Schrauben

4.*3.1.1 Plattenkörper*

Grundsätzlich soll die Platte so grazil wie möglich und so stabil wie nötig gestaltet werden.
Bei der *Standardform* liegt der Kunststoffkörper den Seitenzähnen palatinal bzw. lingual bis an die Grenze zur Okklusalfläche an, bedeckt dieselbe jedoch nicht; dorsal endet die Platte in Höhe der distalen Kante des endständigen Molaren.

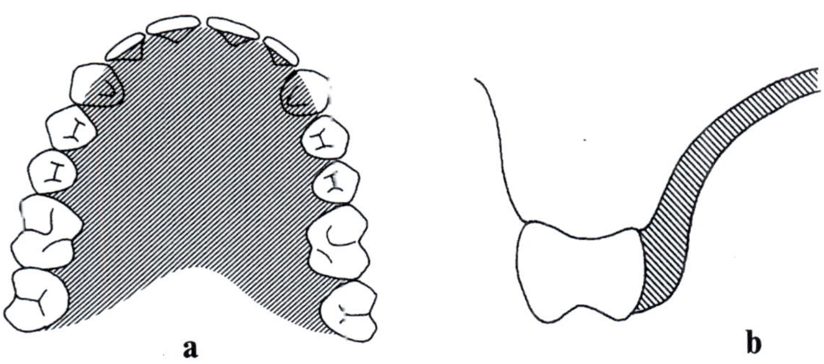

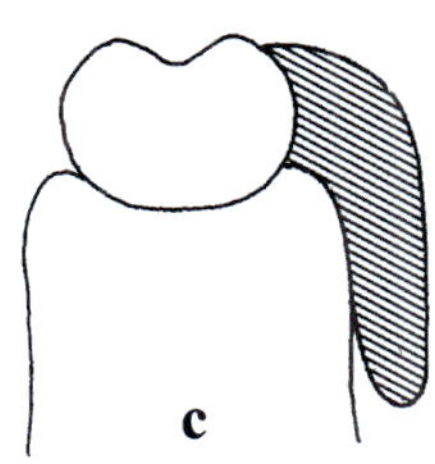

Abb. 163 a bis c Plattenkörper.
a) Form der Oberkieferplatte.
b) Der Plattenkörper endet im Seitenzahnbereich des Oberkiefers an der Grenze zwischen Palatinal- und Okklusalfläche.
c) Im unteren Seitenzahngebiet endet die Platte an der Grenze zwischen Lingual- und Okklusalfläche.

Im hinteren Bereich der Gaumenmitte sowie im Bereich des Zungenbändchens werden die obere und die untere Platte ausgespart.
Im frontalen Abschnitt enden die Platten etwa 1 1/2 mm unterhalb der inzisalen Kante; hierbei ist der Plattenrand nicht arkadenförmig (wie z.B. bei Prothesen) sondern gerade zu modellieren.
Die obere Platte erhält im palatinalen Bereich hinter den Frontzähnen (von Eckzahn bis Eckzahn) ein etwa 8 - 10 mm breites **Aufbißplateau**, das parallel zur Okklusionsebene verlaufen soll, um ein Abgleiten des Unterkiefers nach dorsal zu verhindern (Abb. 164).

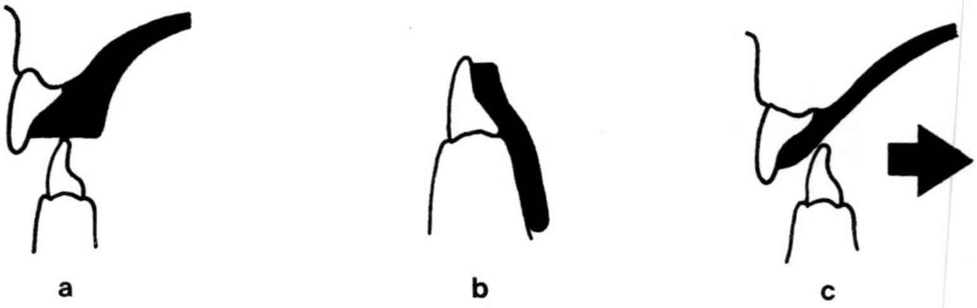

Abb. 164 a bis c Plattenbegrenzung im frontalen Abschnitt.

a) Die Standardform der Oberkieferplatte weist im Bereich der Front (von Eckzahn bis Eckzahn) ein etwa 8 - 10 mm breites Aufbißplateau auf.
b) Im Unterkiefer reicht die Platte im Frontgebiet an den Lingualflächen der Zähne bis fast an die Inzisalkante heran.
c) Wird bei der Herstellung der oberen Platte auf das frontale Aufbißplateau verzichtet und die Platte entsprechend der Zahn- und Gaumenkontur schräg abfallend gestaltet, kann der Unterkiefer nach dorsal abgleiten. Eine (in der Regel unerwünschte) Rücklage des Unterkiefers ist die Folge.

Die lingualen Flügel der unteren Platte haben - abhängig von der Tiefe des Mundbodens - eine Länge von etwa 12 bis 15 mm.
Bei offenem bzw. progenem Biß wird allgemein anstelle des frontalen Aufbißplateaus ein **seitlicher Aufbiß** angebracht (Abb. 165). Dieser hat eine Mindeststärke von 1,5 mm und wird beim Einsetzen der Platte entsprechend dem Gegenbiß eingeschliffen.

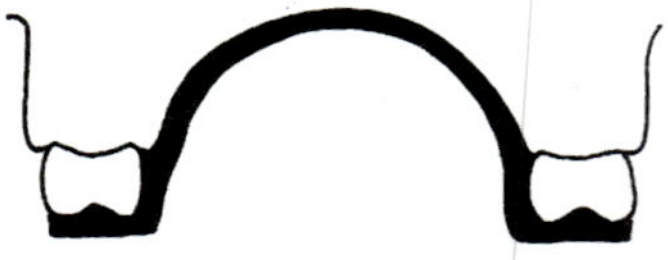

Abb. 165 Oberkieferplatte mit seitlichem Aufbißplateau.

Beim Rückbiß kann das frontale Aufbißplateau der oberen Platte schräg nach vorn eingeschliffen werden (Abb. 166) (s.a. Vorbißplatte nach *Hotz*).

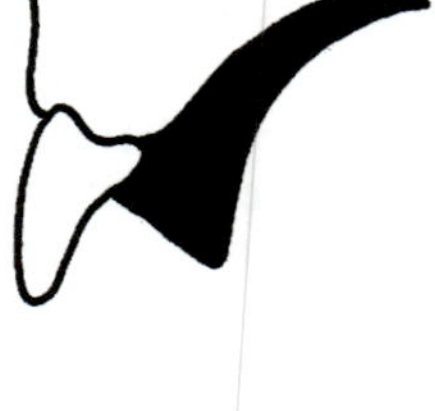

Abb. 166 Der nach vorn schräge Einschliff des frontalen Aufbißplateaus einer Oberkieferplatte soll in der Lage sein, eine geringgradige Rücklage des Unterkiefers auszugleichen.

4.3.1.2 Halteelemente

Halteelemente dienen dazu, die Platte an den Zähnen zu fixieren, sie übernehmen zusätzlich Funktionen der intramaxillären Abstützung.

Als Halteelemente können u.a. verwendet werden:

a) Pfeilklammer
b) Adamsklammer
c) Tropfenklammer (Kugelklammer, Scheuanker)
d) Dreiecksklammer
e) Zugklammer (Einarmklammer)

a) Pfeilklammer

Aufgabe: Halteelement bei geschlossener Zahnreihe mit zusätzlicher Möglichkeit von geringgradigen Zahnverschiebungen in mesio-distaler Richtung.
Die Pfeilklammer wird in der Regel als Doppelklammer in zwei benachbarten Interdentalräumen (meist zwischen 1. und 2. Prämolaren bzw. zwischen 2. Prämolaren und 1. Molaren) gebogen. Als nachteilig muß ihre große Reparaturanfälligkeit erwähnt werden. Ein Klammerbruch (meist in der beim Biegen besonders beanspruchten Pfeilspitze) führt zum Verlust des Plattenhalts auf der betroffenen Seite. Auch besteht häufig die Gefahr einer Einlagerung der Pfeile mit Beschädigung der Zahnfleischpapille. Die Lage der Klammer muß bei den Kontrollsitzungen regelmäßig überprüft werden, da Patienten beim Herausnehmen der Platte den Draht häufig verbiegen.
Drahtstärke: 0,7 mm h (oder fh), benötigte Drahtlänge ca. 12 cm
Herstellung: Das Biegen der Pfeile erfolgt zweckmäßigerweise mit Hilfe zweier Spezialzangen, der Pfeilbiege- und der Pfeilknickzange. Die Pfeilbiegezange wird ca. 4 cm vom Ende angesetzt, die Pfeile werden dann schrittweise geformt (Abb. 167).

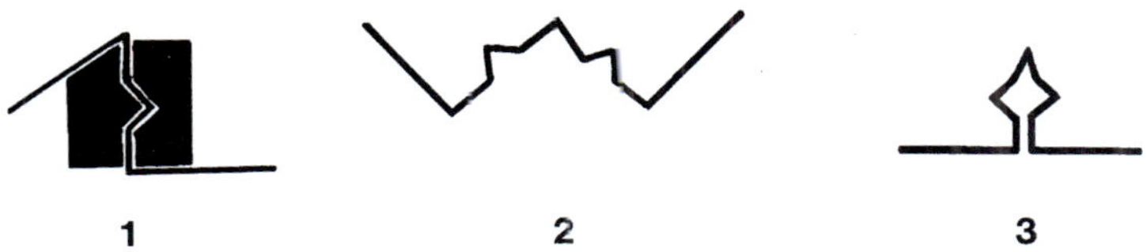

Abb. 167 Die einzelnen Schritte beim Biegen einer Pfeilklammer unter Verwendung einer Pfeilbiegezange.

4.3

Nach dem Biegen des ersten Pfeiles wird die zweite Pfeilspitze in einem Abstand von exakt einer Zahnbreite angebracht (Abb. 168); anschließend werden die Pfeilspitzen mit der Knickzange rechtwinklig abgebogen, um einen besseren Halt im Interdentalraum zu gewährleisten (Abb. 169).

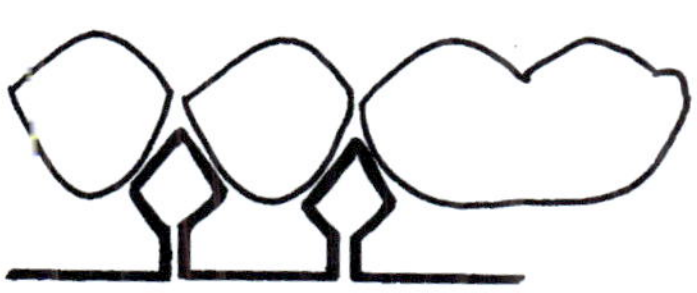

Abb. 168 Der Abstand der Pfeilspitzen soll exakt eine Prämolarenbreite betragen.

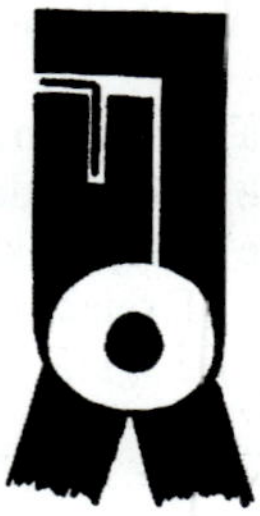

Abb. 169 Funktion der Pfeilknickzange: Abwinkeln der Pfeilspitzen.

Bei der weiteren Drahtführung sind zwei Möglichkeiten gegeben:

1. Normalausführung

Die Schenkel der Pfeilklammer verlaufen durch die mesial bzw. distal von den Pfeilspitzen liegenden Interdentalräume und gehen im palatinalen bzw. lingualen Bereich in die Retention über (Abb. 170).

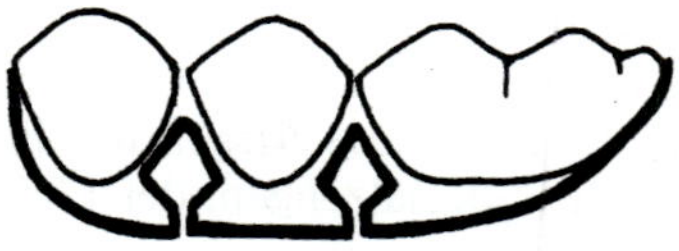

Abb. 170 Normalausführung der Pfeilklammer (von bukkal aus gesehen).

Der bukkal liegende Teil der Klammer soll dabei nur geringfügig vom Alveolarfortsatz abstehen, die Pfeile liegen scharf in den Interdentalräumen (eventuell kann das Gipsmodell ein wenig radiert werden).
Bei Überkreuzung der Okklusionsfläche dicht über dem Kontaktpunkt ist der Zusammenbiß möglichst wenig zu stören. Die Retentionen stehen etwa eine Wachsplattenstärke (ca. 1,5 mm) von der Gingiva ab; sie werden zickzackförmig oder angelhakenförmig gebogen (Abb. 171 a und b). Es ist darauf zu achten, daß die distale Retention bei Anlage am endständigen Molaren schräg nach mesial geführt wird, um ein partielles Aussparen der Platte in der Gaumenmitte zu ermöglichen.

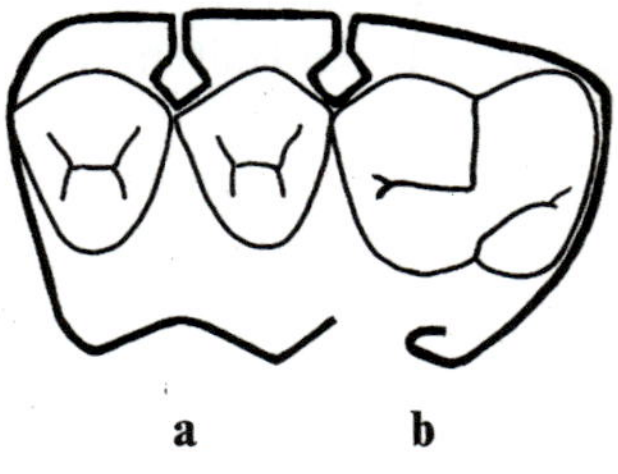

Abb. 171 Palatinale Retentionen einer Pfeilklammer.
a) zickzackförmig gebogen
b) Angelhakenform.

2. Rückläufige Form

Wird der Interdentalraum zwischen dem Eckzahn und dem ersten Prämolaren für ein anderes Drahtelement (z.B. für den orthoradialen Teil des Labialbogens) benötigt, so kann der mesiale Schenkel der Pfeilklammer rückläufig geführt werden (Abb. 172). Er überquert dann die Okklusionsfläche im Interdentalraum des mesialen Pfeils (d.h. zwischen 1. und 2. Prämolaren).

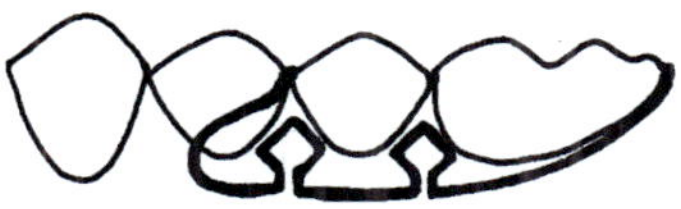

Abb. 172 Rückläufige Form der Pfeilklammer.

b) Adamsklammer

Aufgabe: Die Adamsklammer ist ein körperliches Halteelement, welches bevorzugt an oberen Sechsjahrmolaren, seltener an Prämolaren Verwendung findet. Sie kann das Wachstum in transversaler Richtung blockieren und sollte deshalb über einen längeren Zeitraum nur in Verbindung mit einer Schraube benutzt werden.
Die Verwendung der Adamsklammer ist indiziert bei unterbrochener Zahnreihe, d.h. wenn der Einsatz interdental angreifender Halteelemente nicht möglich ist, bzw. in Fällen, in denen während der betreffenden Behandlungsphase (etwa durch pathologischen Milchzahnverlust oder im Verlaufe des Zahnwechsels) eine Unterbrechung der Seitenzahnreihe droht.
Die Haltefunktion der Adamsklammer ist - vor allem bei kurzen Kronen - nicht optimal, die Bewegung der Klammerzähne in jeder Richtung blockiert.
Drahtstärke: 0,7 mm fh
Herstellung:
Die Adamsklammer besteht aus einem bukkalen Teil, zwei kleinen U-förmigen Schlaufen, je einem distal und mesial anliegenden approximalen Teil sowie den Retentionen. Die Höhe der U-Schlaufen richtet sich nach der vertikalen Kronenausdehnung des Klammerzahnes, sie soll jedoch so klein dimensioniert sein, daß die Okklusion durch die angrenzenden, approximal anliegenden Drahtteile nicht behindert wird. Die einzelnen Stufen der Herstellung sowie die Lage der Klammer am Zahn zeigt die Abbildung 173. Es ist darauf zu achten, daß die approximalen Teile der Adamsklammer sowie die U-Schlaufen dem Zahn exakt anliegen, während der bukkale Klammerteil den Zahn nicht unbedingt berühren muß (Abstand bis 1,5 mm erlaubt). Die U-Schlaufen sind sowohl zum bukkalen wie auch zu den approximalen Klammerteilen in einem Winkel von ca. 45° abgeknickt (Abb. 173 (7)). 4.3
Im palatinalen Bereich steht die Retention etwa um eine Wachsplattenstärke von der Gingiva ab, um einen ausreichenden Halt der Klammer in der Kunststoffplatte zu gewährleisten. Es ist darauf zu achten, daß die

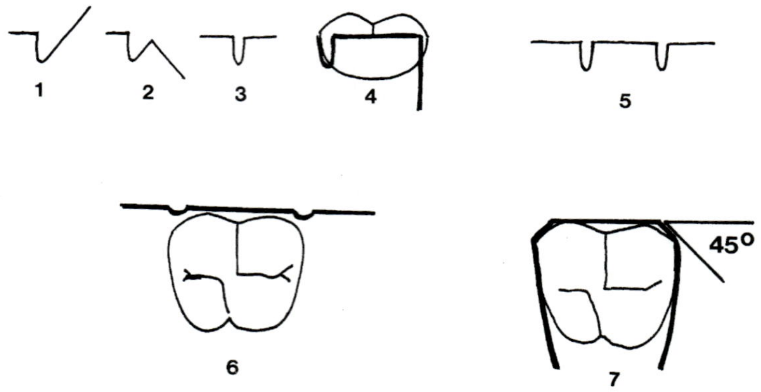

Abb. 173 Die einzelnen Schritte beim Biegen einer Adamsklammer.

distale Retention bei Umklammerung endständiger Molaren schräg nach mesial geführt wird, um ein partielles Aussparen der Platte in der Gaumenmitte zu ermöglichen (Abb. 174).

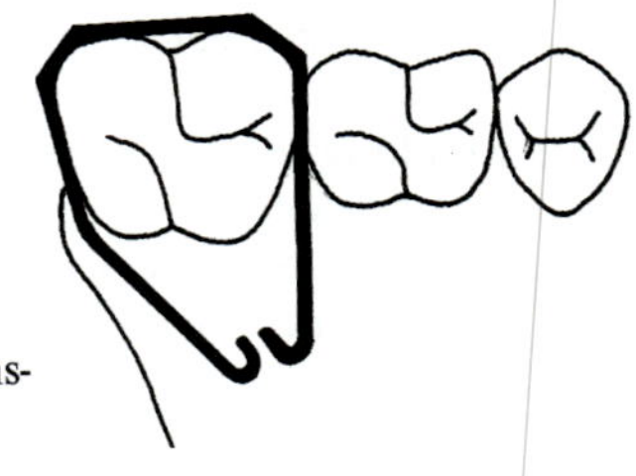

Abb. 174 Adamsklammer an einem oberen Sechsjahrmolaren.

Modifikationen der Adamsklammer

Voss-Klammer: Anstelle der beiden U-Schlaufen kann ein S-förmiger Drahtteil in den Interdentalraum eingreifen (Abb. 175). Hierbei liegt der bukkale Teil wesentlich weiter zervikal als bei der Normalausführung. Auch bei dieser Form ist darauf zu achten, daß die approximalen Klammerteile die Okklusionsebene ohne wesentliche Behinderung des Gegenbisses überqueren.

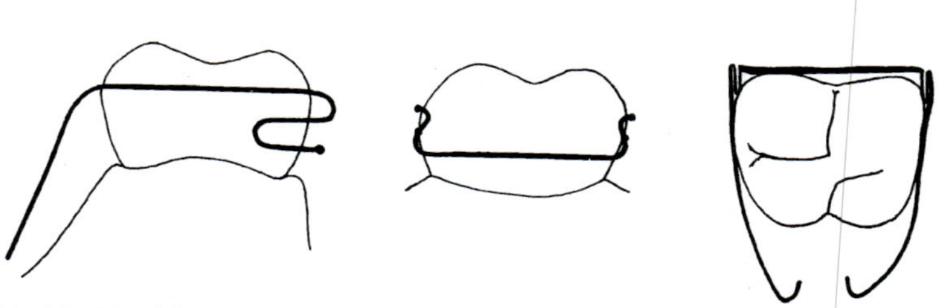

Abb. 175 *Voss*-Klammer.

Eine weitere *Modifikation* der Adamsklammer wird bevorzugt *im Unterkiefer* verwendet, wo die geringe distale Kronenhöhe der Sechsjahrmolaren die Anbringung einer distalen U-Schlaufe erschwert. In diesem Fall kann auf eine zweite U-Schlaufe verzichtet werden, so daß nur eine mesiale Schlaufe vorhanden ist. Der bukkale Teil verläuft dann in Form einer Zugklammer entlang dem Zahnäquator nach distal, um dann unter Zahnkontakt geschwungen in den approximalen Teil überzugehen (Abb. 176). Erst der Retentionsteil der Klammer steht dann wieder eine Wachsplattenstärke von der Gingiva ab. In der Regel wird die distale Retention in Zickzack- oder Angelhakenform gebogen, während die U-förmig verlaufende mesiale Retention in eine Auflage auf die linguale Querfissur des Molaren übergeht, um ein Absinken der unteren Platte zu verhindern.

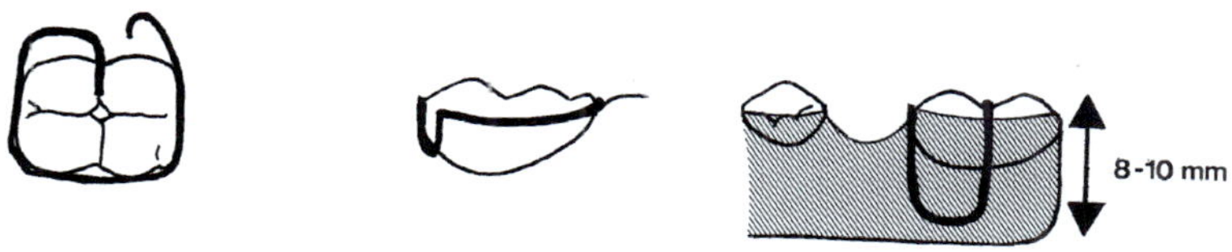

Abb. 176 Modifizierte Adamsklammer im Unterkiefer.

Anmerkung:

Jedes Halteelement, welches im **Unterkiefer** im Interdentalraum zwischen dem 2. Prämolaren bzw. dem 2. Milchmolaren und dem Sechsjahrmolaren angebracht wird, sollte in Fortführung der U-förmig gestalteten Retention eine **Drahtauflage** auf der Okklusalfläche des Sechsjahrmolaren erhalten, um durch diese dentale Abstützung ein Absinken der unteren Platte zu verhindern. Es ist ferner darauf zu achten, daß vor Anfertigung der Unterkieferplatte aus schnellhärtendem Kunststoff untersichgehende Stellen im lingualen Bereich mit Wachs ausgekleidet werden müssen, um die Gefahr von Druckstellen zu reduzieren.

c) Tropfenklammer

4.3

Aufgabe: Die Tropfenklammer, auch Kugelklammer, Ruschanker oder Scheuanker genannt, wird fabrikmäßig in verschiedenen Stärken hergestellt und vertrieben. Sie dient als Halteelement bei geschlossener Zahnreihe. Die Klammer setzt demnach einen Interdentalraum voraus, in den sie sich hineinkrallt. Bei drohendem Verlust von Milchmolaren wird daher vielfach der Adamsklammer der Vorzug zu geben sein.
Die Tropfenklammer wird vor allem in den Interdentalräumen im Bereich der Prämolaren (Milchmolaren) und der Sechsjahrmolaren, gelegentlich auch zwischen Eckzahn und 1. Prämolaren sowie zwischen 1. und 2. permanenten Molaren verwendet. Bei stärkerer Aktivierung ist häufig ein Separierungseffekt zu beobachten.

Als Vorteil gegenüber der Pfeilklammer ist die geringere Bruchgefahr zu nennen; bei paarweiser Anwendung führt die Unbrauchbarkeit eines Elements auch noch nicht zum Verlust des Plattenhalts.

Drahtstärke: Für kieferorthopädische Zwecke hat sich die Stärke von 0,8 mm bewährt.

Herstellung: Das Drahtelement wird knapp unterhalb der Kugel scharfwinklig (in einem Winkel von 45 - 60 Grad) abgebogen (Abb. 177 a).

Die Distanz zwischen endständiger Kugel und dem Knick ist dabei möglichst klein zu halten, damit die Tropfenklammer die Okklusion wenig stört. Der Tropfen liegt tief im Interdentalraum, zu diesem Zweck kann das Gipsmodell in Gegend der Papillenspitze geringfügig radiert werden.
Der lange Drahtschenkel verläuft dann im Interdentalraum möglichst flach über den Kontaktpunkt nach palatinal bzw. lingual. Dort folgt im Abstand von einer Wachsplattenstärke zum Alveolarfortsatz die Retention, welche zickzackförmig oder in Form eines Angelhakens gebogen wird (Abb. 177b bis d).

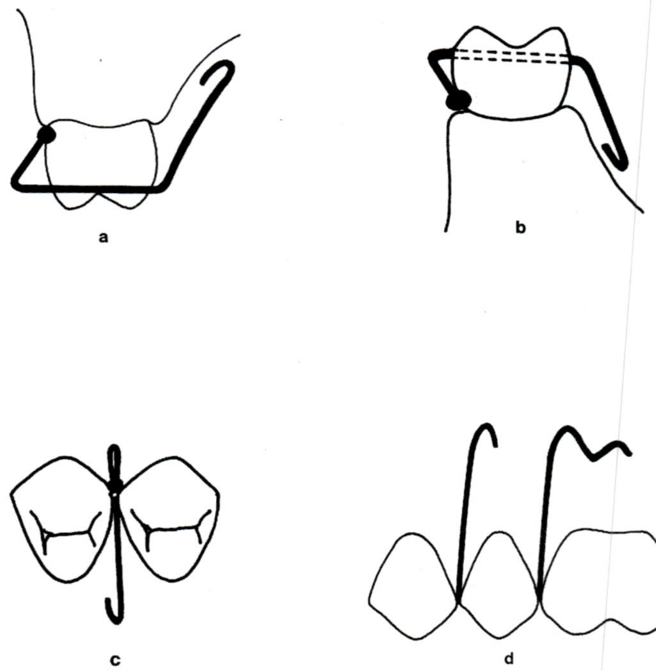

Abb. 177 a bis d Tropfenklammer
a) Abwinkelung um 45 - 60 Grad.
b) Überkreuzen dicht über dem Kontaktpunkt.
c) Die Klammer soll nicht zu weit nach bukkal herausragen, um die Wange nicht zu irritieren.
d) Mögliche Formen der Retention.

d) Dreiecksklammer

Aufgabe: Die Dreiecksklammer ähnelt in Form, Funktion und Indikation der Tropfenklammer sehr. Sie setzt einen Interdentalraum voraus, in welchen sie sich festkrallt, wobei die Anlage an den betreffenden Zähnen jedoch mehr flächenhaft gestaltet ist (Abb. 178).

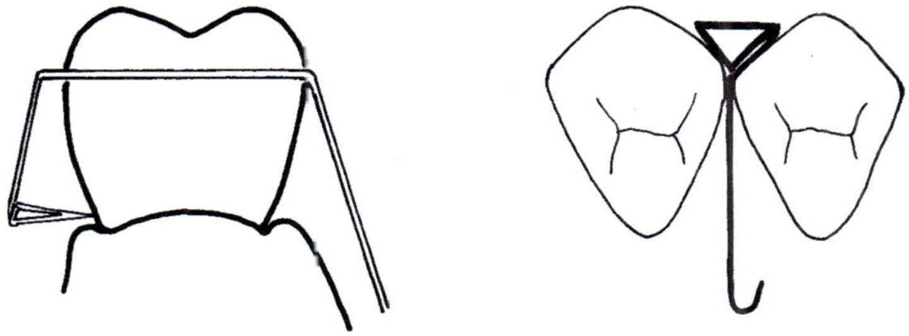

Abb. 178 Dreiecksklammer.

Drahtstärke: 0,7 mm fh
Herstellung: Mit einer feinen Spitzzange wird zunächst ein gleichschenkliges Dreieck gebogen, dessen Schenkellängen 3 mm nicht überschreiten sollten (Abb. 179/I). Parallel über dem Dreiecksschenkel »a« erfolgt sodann eine zweite Abknickung »d« sowie an der Spitze des Dreiecks ein Knick in Verlängerung der Winkelhalbierenden (Abb. 179/II). Da die Spitze des Dreiecks im Interdentalraum dicht über der Zahnfleischpapille liegen soll, der Stiel (e) jedoch den Kontaktpunkt (möglichst ohne Behinderung der Okklusion) überkreuzt, ist ein bajonettförmiges Aufbiegen des Drahtelements erforderlich, wobei das Dreieck (a b c) parallel zur Okklusionsebene verbleibt, der verbindende Drahtteil (d) schräg nach okklusal verläuft, während der Stiel (e) in den palatinalen bzw. lingualen Raum geführt wird und in die Retention übergeht (Abb. 179/III). Diese kann in Form eines Angelhakens oder zickzackförmig gebogen werden und soll etwa eine Wachsplattenstärke Abstand vom Alveolarfortsatz haben.

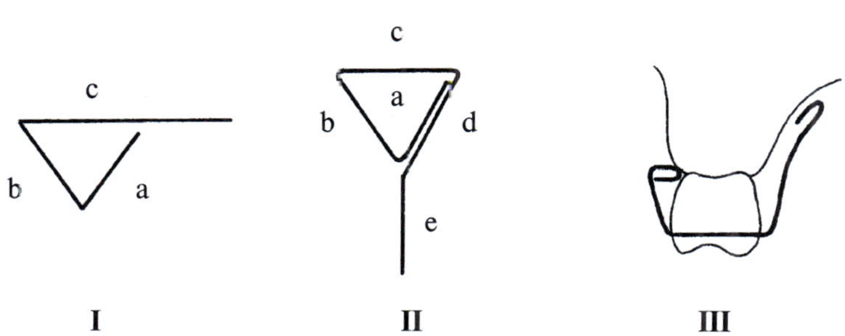

Abb. 179 Die einzelnen Schritte bei Biegen einer Dreiecksklammer.

e) Zugklammer

Aufgabe: Die Zugklammer ist ein der prothetischen Einarmklammer entsprechendes Halteelement, welches im wesentlichen an freistehenden Molaren sowie zur Abstützung bei sagittaler Erweiterung Verwendung findet. Als Halteelement wird sie vor allem an unteren Sechsjahrmolaren, bei sagittaler Erweiterung sowie - nach Extraktionen oder Zahnverlust - zur Verhinderung von unerwünschten Wanderungen der Seitenzähne auch an Prämolaren sowie ggf. an Frontzähnen verwendet (Abb. 180).

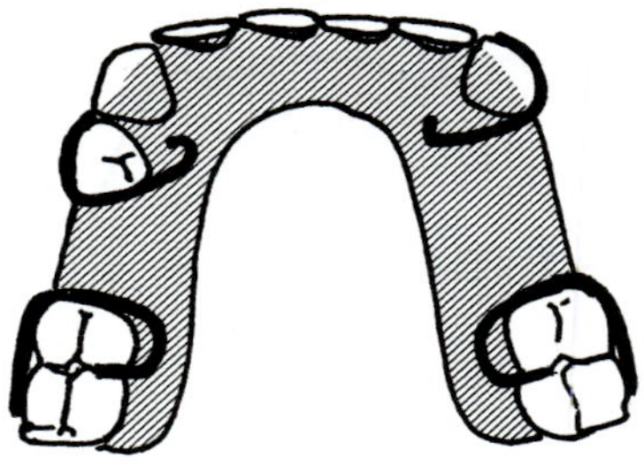

Abb. 180 Zugklammern als Halteelemente in einer Lückenhalterplatte.

Drahtstärke: 0,7 mm fh
Herstellung: Besonders wichtig ist die Anlage des Klammerdrahts an der Approximalfläche des Zahnes, wo der Draht dicht über dem Zahnfleischrand verlaufen soll (Abb. 181 c). Allein die exakte Anlage in diesem Raum sichert die Halte- und Abstützungsfunktion dieses Klammerelements. Auf der bukkalen Seite umfaßt das freie Ende der Zugklammer den Zahn, wobei etwa 1 - 2 mm Abstand zum zervikalen Rand gewahrt werden sollte. Die Klammer endet im letzten Drittel der Bukkalfläche (Abb. 181 b). Im Frontgebiet sowie an Prämolaren kann die Retention im palatinalen bzw. lingualen Bereich relativ kurz gehalten werden (ca. 8 mm), sie endet in Form einer angelhakenförmigen Abknickung. Im Molarengebiet des Unterkiefers wird der Draht in Fortsetzung des approximal anliegenden Schenkels zunächst nach lingual weitergeführt und zur Vermeidung von Druckstellen erst in einer Distanz von ca. 1,5 mm zum Zahn rechtwinklig nach unten abgebogen (Abb. 181 c).
Die im lingualen Bereich liegende Retention hat eine Vertikalausdehnung von etwa 8 mm, wird in Form einer U-Schlaufe gebogen und endet - wie alle Halteelemente an unteren Molaren - als Auflage auf der lingualen Querfissur dieses Zahnes (Abb. 181a und d).
Es ist besonders darauf zu achten, daß die gesamte Retention im lingualen Raum ausreichenden Abstand zum Alveolarfortsatz wahrt, da in dieser Zone der Kunststoffkörper der Platte wegen auftretender Druckstellen häufig reduziert werden muß.

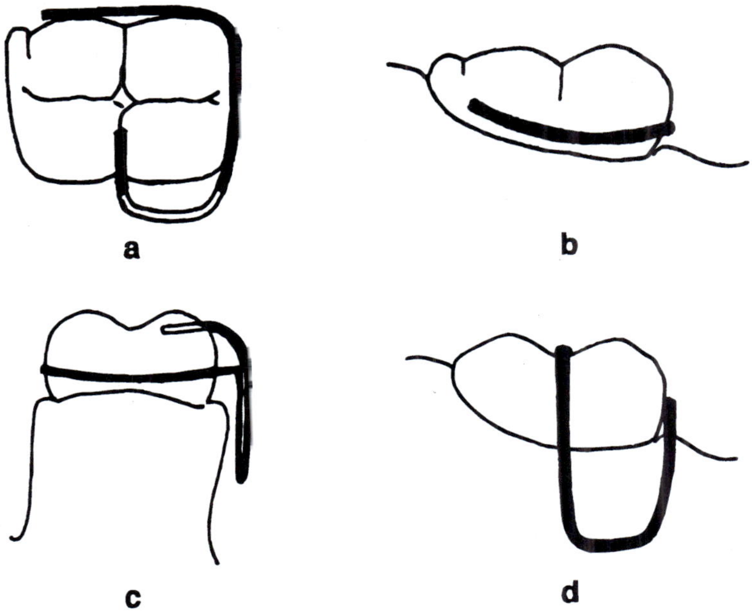

Abb. 181 a bis d Lage einer Zugklammer an einem unteren Sechsjahrmolaren
a) aus okklusaler Sicht (mit der abstützenden Auflage),
b) Lage auf der Bukkalfläche,
c) approximal (wichtig ist der ausreichende Abstand der U-Schlaufe vom Alveolarfortsatz),
d) die linguale U-Schlaufe endet als Auflage auf der lingualen Querfissur.

Dient die Zugklammer als Abstützungselement bei sagittaler Erweiterung mittels einer Schraube (Abb. 181 e), so sollten die Retentionen so geformt werden, daß sie das Einfügen der Schraube nicht behindern und die Platte möglichst grazil gestaltet werden kann.

4.3

Abb. 181 e Schematische Darstellung einer herausnehmbaren Apparatur (Unterkieferplatte) zur Lückenöffnung für einen 2. Prämolaren. Als Halteelemente werden zwei Zugklammern (an 4 4 und 4 6) verwendet. Die Lückenöffnung erfolgt durch Aktivierung der dazwischenliegenden sagittalen Schraube.

e

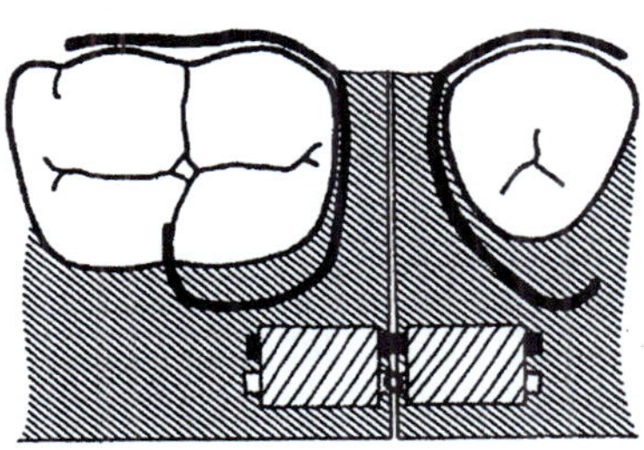

4.3.1.3 Bewegungselemente

Bewegungselemente aus Draht dienen dazu, Positionsänderungen von Zähnen hervorzurufen und in Verbindung mit der (gegebenenfalls eingeschliffenen) Platte den Zahnbogen auszuformen.
Als Bewegungselemente können u.a. verwendet werden:

f) Labialbogen
g) Interdentalfeder
h) überkreuzte Feder
i) Protrusionsfeder
j) Protrusionsschlinge
k) Öse
l) Bukkalfeder
m) Rechter Winkel
n) Rückholfeder.

f) Labialbogen

Aufgabe: Der Labialbogen (Abb. 182), auch Labialdraht oder Labialschlaufe genannt, dient zur Retrusion der Inzisivi und zur Ausformung des Frontzahnbogens, manchmal auch zur Verbesserung des Plattenhalts.

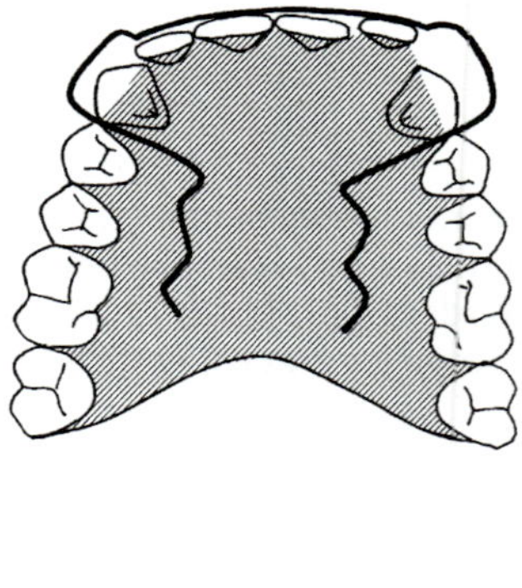

Abb. 182 Labialbogen zum Retrudieren der Schneidezähne und zur Ausformung der Front.

Drahtstärke: Die in Platten eingefügten Labialbögen werden aus 0,7 mm fh Draht hergestellt; einige Autoren empfehlen für die unteren Platten eine Stärke von 0,6 mm. Für funktionskieferorthopädische Geräte (z.B. den Aktivator) findet im allgemeinen eine Drahtstärke von 0,9 mm fh Verwendung.
Herstellung: Der labiale Teil liegt den Labialflächen der Schneidezähne in idealgerundetem Bogen an und endet in einem rechtwinkligen Knick im distalen Drittel des seitlichen Schneidezahnes (Abb. 183a).

Als Modifikation ist auch eine Fortführung des labialen Teiles bis zum Beginn des mittleren Drittel des Eckzahnes (Abb. 183 b) möglich, womit eine Beeinflussung des Eckzahnes nach palatinal bzw. lingual erreicht werden soll. Diese Bewegung ist allerdings einfacher und besser durch Einzelelemente (z.B. den »Rechten Winkel«) zu vollziehen.

a b

Abb. 183 Labialbogen
a) mit Anlage des labialen Teils an den Schneidezähnen,
b) mit Ausdehnung des labialen Teils bis in den Eckzahnbereich.

Vertikal verläuft der labiale Teil etwa in der Mitte der Kronenflächen der mittleren Inzisivi, d.h. ca. 1 mm inzisal der Interdentalpapillen, die der Draht also nicht berühren soll. Im Anschluß an den labialen Drahtteil folgt bei der Standardform des Labialbogens eine U-Schlaufe mit zwei parallel verlaufenden vertikalen Schenkeln, deren distaler im Interdentalraum zwischen dem Eckzahn und dem ersten Prämolaren nach Überquerung des Kontaktpunktes in die Retention übergeht.
Die vertikale Höhe der U-Schlaufe beträgt etwa 8-10 mm. Der Boden der U-Schlaufe liegt im Oberkiefer ca. 2 mm oberhalb des zervikalen Randes des permanenten Eckzahnes (bei Milcheckzähnen entsprechend höher), im Unterkiefer beträgt der Abstand etwa 2-3 mm. Die U-Schlaufen sollten eine Distanz von 1-1,5 mm zur Gingiva wahren, um Druckstellen zu vermeiden (ein größerer Abstand führt hingegen zu Druckstellen in der Wangenschleimhaut).
Modifikationen der U-Schlaufe zeigen die Abbildungen 184 a bis d. Sie dienen zur Einordnung des Eckzahnes in den Zahnbogen, sind aber relativ kompliziert zu biegen und nicht so einfach zu aktivieren wie Einzelelemente (z.B. Bukkalfeder, Rechter Winkel, Öse etc.), die daher vielfach diesen Sonderformen des Labialbogens vorgezogen werden. 4.3
Nach Überqueren der Okklusionsebene verläuft der Draht im Oberkiefer zunächst orthoradial ca. 8 mm nach palatinal (im Unterkiefer ca. 6 mm nach lingual), um im weiteren Verlauf der Retention zickzackförmig nach distal abzuknicken (Abb. 185 a). Aus Gründen der Platzersparnis (insbesondere beim Einbau von Schrauben) kann die Retention auch angelhakenförmig gestaltet werden (Abb. 185 b). Im gesamten Verlauf soll der Draht im Retentionsteil einen Abstand von etwa einer Wachsplattenstärke (ca. 1,5 mm) zum Alveolarfortsatz wahren.

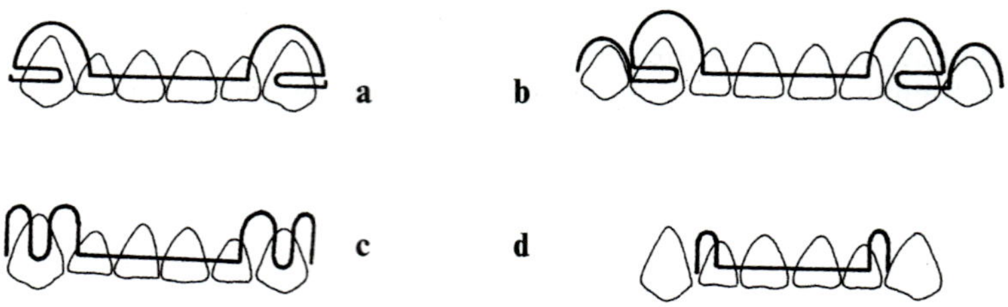

Abb. 184 a bis d Seltener verwendete Modifikationen des Labialbogens.

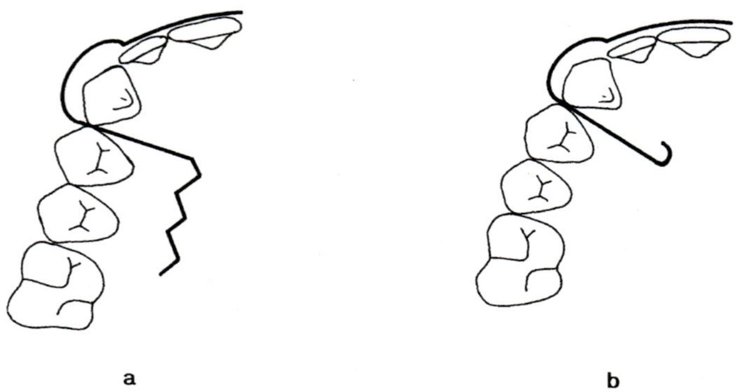

Abb. 185 Retention des Labialbogens im palatinalen (bzw. lingualen) Bereich
a) zickzackförmig gebogen,
b) angelhakenförmig (zur Platzersparnis).

Asymmetrischer Labialbogen

Zur Korrektur alveolärer Mittellinienverschiebungen im Ober- bzw. Unterkiefer kann der Labialbogen asymmetrisch gestaltet werden, was allerdings die Verwendung einer transversalen Schraube in der Plattenapparatur voraussetzt. Der Draht ist dann nur mit einer U-Schlaufe versehen, beide Retentionsteile liegen in einer Plattenhälfte, der Sägespalt in der Platte hat im vorderen Abschnitt einen schrägen Verlauf. In der Regel umschlingt der Labialdraht nur die distale Kante des mittleren Schneidezahnes, wie in Abbildung 186 dargestellt; eine Ausdehnung bis zur distalen Kante des seitlichen Inzisivus ist - insbesondere bei starker Krümmung des Frontzahnbogens - nicht zu empfehlen.

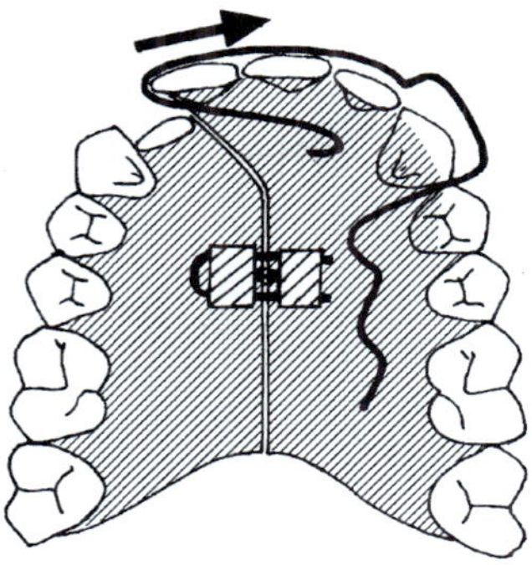

Abb. 186 Der asymmetrische Labialbogen ist in Verbindung mit einer transversalen Schraube in der Lage, alveoläre Mittellinienverschiebungen zu korrigieren.

g) Interdentalfeder

Aufgabe: Die Interdentalfeder dient zur Mesial- bzw. Distalbewegung von Frontzähnen und Prämolaren.
Drahtstärke: An der Platte werden im Schneidezahnbereich Federn aus 0,6 mm fh Draht, an Eckzähnen und Prämolaren solche aus 0,7 mm fh Draht verwendet.
Herstellung: Die Interdentalfeder besteht aus einem haarnadelförmig abgebogenen Drahtteil, welcher der Approximalfläche der betreffenden Zähne dicht über der Schleimhautgrenze anliegt (Abb. 187 und 188). Der Abstand der beiden Drahtteile soll 1,5 mm nicht überschreiten. Der freie Schenkel der Feder liegt dabei immer nach zervikal, der in die Retention übergehende Schenkel nach inzisal (okklusal). Die Spitze der Klammer soll die Labialfläche des Zahnes nicht mehr als 1 mm überragen, um eine Irritation der Lippe bzw. Wange zu vermeiden.
Die Länge des aktiven Teils dieser haarnadelförmigen Feder beträgt etwa 5 mm (an Prämolaren etwa 7 mm). Seine Verlaufsrichtung liegt annähernd parallel zur Okklusionsebene.
Die im palatinalen bzw. lingualen Raum liegende Retention verläuft entweder zickzack- oder angelhakenförmig im Abstand von ca. 1-1,5 mm zum Alveolarfortsatz, ihre Länge soll 10 -12 mm nicht überschreiten. Ein Überkreuzen der Kiefermitte ist bei den Platten zu vermeiden, in welche eine transversale Schraube eingebaut werden soll.

4.3

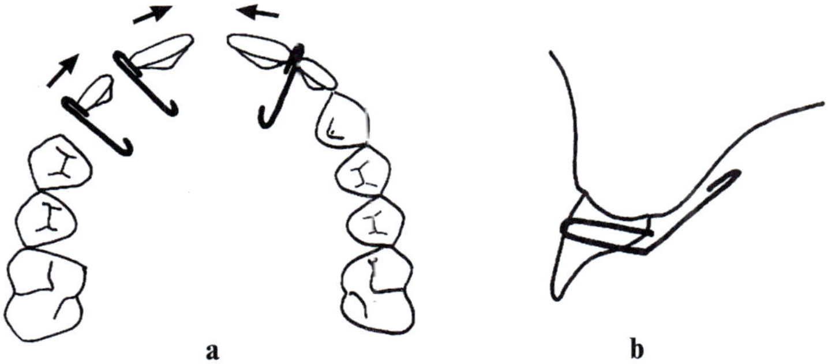

a b

Abb. 187 Interdentalfedern zum Schließen von Lücken im Schneidezahnbereich.

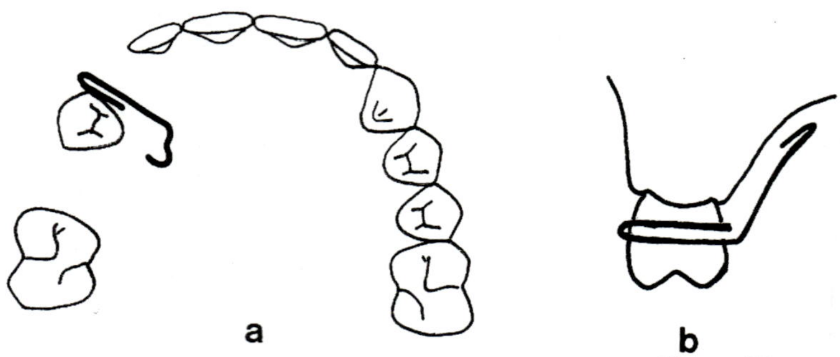

Abb. 188 Interdentalfedern zur Distalisation eines oberen Prämolaren.

Die Aktivierung der Interdentalfeder erfolgt durch bajonettförmiges Abknicken des inzisalen (geschlossenen) Teils der haarnadelförmigen Feder, wobei der zervikal liegende Schenkel in seiner orthoradialen Lage verbleiben soll, um unerwünschte Zahndrehungen zu vermeiden (Abb. 189).

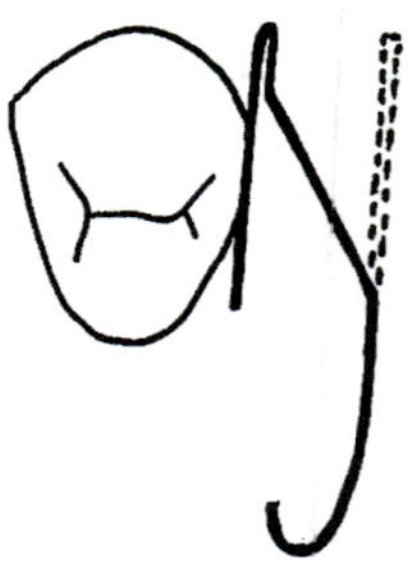

Abb. 189 Aktivierung einer Interdentalfeder.

h) Überkreuzte Federn

Aufgabe: Ein Diastema mediale kann bei gleichzeitigem Einbau einer transversalen Schraube mittels überkreuzter Federn verkleinert bzw. beseitigt werden.
Drahtstärke: 0,7 mm fh
Herstellung: Der Draht umgreift die distale Kante des rechten bzw. des linken mittleren Schneidezahnes und reicht labial bis zur Grenze des distalen Kronendrittels. Approximal verläuft die Feder dicht über dem Zahnfleischansatz, um palatinal in nahem Kontakt zum Zahn bis zur Kiefermitte geführt zu werden (Abb. 190). Erst nach Überkreuzen der Mittellinie beginnt die Retention, die sich also vollkommen in der gegenüberliegenden Kieferhälfte befindet und in einer hakenförmigen Krümmung endet. Vor Modellierung der Kunststoffplatte muß der Teil der Federn, der dem zu bewegenden Zahn labial, approximal und palatinal anliegt, mit Wachs abgedeckt werden, damit bei Betätigung der transversalen Schraube durch die Verankerung der Retention auf der Gegenseite beide Federn

die mittleren Schneidezähne nach mesial bewegen und damit das Diastema verkleinern.

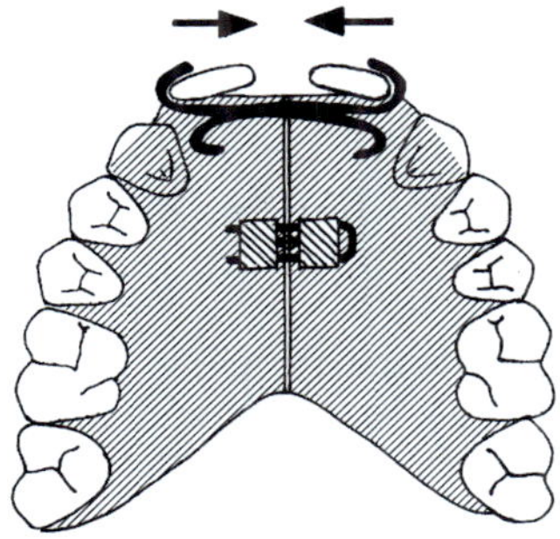

Abb. 190 Überkreuzte Federn können in Verbindung mit einer transversalen Schraube zum Schließen eines Diastema mediale im Oberkiefer dienen.

i) Protrusionsfeder

Aufgabe: Die Protrusionsfeder kann zum Protrudieren von Schneidezähnen sowie zur Bukkalbewegung von Eckzähnen und Prämolaren, d.h. zur Einordnung palatinal bzw. lingual stehender Zähne in den Zahnbogen verwendet werden (Abb. 191).

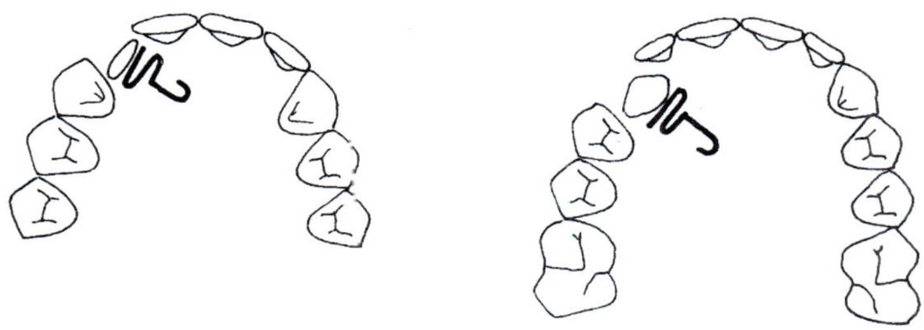

Abb. 191 Protrusionsfedern zur Einordnung eines palatinal stehenden Schneidezahnes bzw. Eckzahnes in den Zahnbogen.

4.3

Drahtstärke: Für die Bewegung von Schneidezähnen werden die Federn aus 0,6 fh Draht, für Eckzähne und Prämolaren aus 0,7 fh Draht gefertigt.
Herstellung: Der Draht wird zunächst doppelt-haarnadelförmig abgebogen, so daß ein »S« mit drei parallel verlaufenden Schenkeln entsteht. Die Breite der Schenkel soll mit der mesio-distalen Ausdehnung des zu bewegenden Zahnes übereinstimmen, die Höhe des »S« beträgt etwa 3 - 4 mm.
In der Mitte des unteren Schenkels wird der Draht rechtwinklig abgebogen und geht in die Retention über, die eine Länge von 10 mm nicht überschreiten soll und in Form eines Angelhakens endet (Abb. 192).

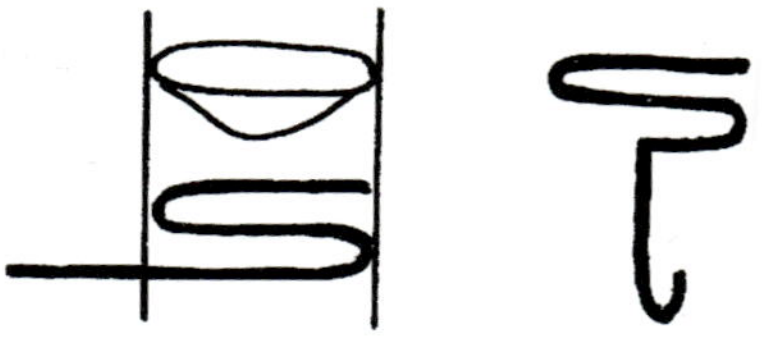

Abb. 192 Biegen einer Protrusionsfeder.

Der geschlossene Teil des »S« sollte immer auf der Seite des Zahnes liegen, die einer stärkeren Belastung bedarf, d.h. die vom normalen Zahnbogenverlauf weiter entfernt ist.
Um die Federkraft voll ausnutzen zu können und ein Abgleiten beim Aktivieren zu vermeiden, soll der aktivierbare S-förmige Teil der Feder annähernd senkrecht zur Zahnachse bzw. parallel zur Okklusionsebene angeordnet sein.
Die Retention ist entsprechend der Form des Alveolarfortsatzes abzubiegen und hält zu diesem einen Abstand von ca. 1,5 mm. Ein Überkreuzen der Mittellinie ist zu vermeiden.
Vor Herstellung der Kunststoffplatte muß der aktivierbare Teil der Feder palatinal mit einem Wachskästchen umgeben werden, welches nicht nur die Feder in der richtigen Lage auf dem Modell fixiert, sondern auch den gesamten S-förmigen Teil umkleidet (Abb. 193). Das Wachskästchen soll so dünn gehalten werden, daß nach okklusal hin noch eine Kunststoffüberdeckung möglich ist.

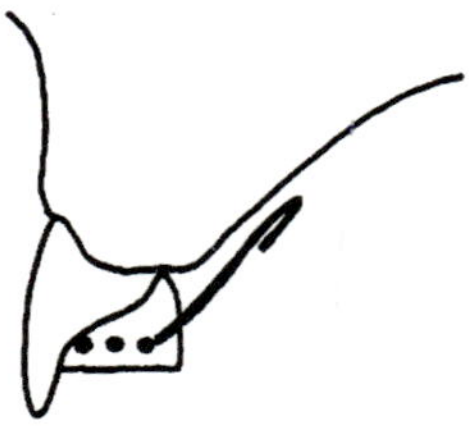

Abb. 193 Der aktivierbare Teil einer Protrusionsfeder soll parallel zum Alveolarfortsatz (Gaumen) liegen. Vor Modellierung der Platte aus Kunststoff muß der aktivierbare Federteil durch ein Kästchen aus Wachs abgedeckt werden.

Eine Aktivierung der Protrusionsfeder geschieht durch Auseinanderziehen des S-förmigen Federteils mittels einer feinen Spitzzange.

j) Protrusionsschlinge

Aufgabe: Ein starreres, weil geschlossenes Protrusionselement stellt die Protrusionsschlinge dar. Sie dient hauptsächlich zum Protrudieren steilstehender unterer Inzisivi sowie - in einer Drahtstärke von 0,7 fh - zur Bukkalbewegung palatinal stehender oberer Prämolaren. Ihre Druckstärke übertrifft aufgrund der starreren Ausführung die der Protrusionsfeder erheblich. Es ist daher üblich, die Protrusionsschlinge bei Verwendung an unteren Schneidezähnen nicht an einzelne, sondern jeweils an zwei benachbarte Zähne anzulegen (Abb. 194).

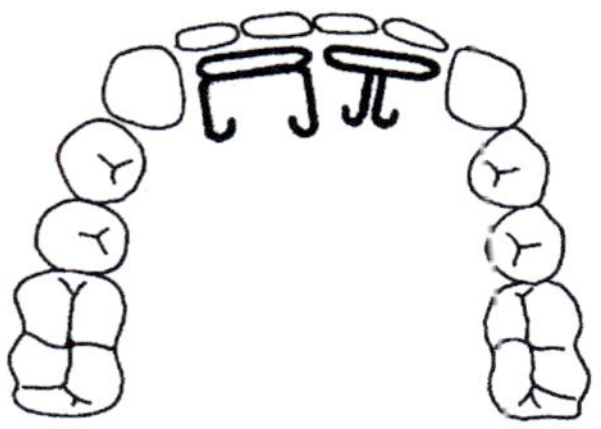

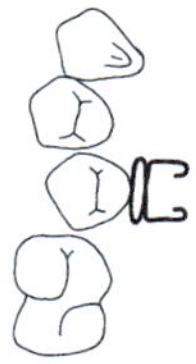

a b

Abb. 194 Protrusionsschlingen zum Protrudieren unterer Schneidezähne (a) und zur Einordnung eines palatinal stehenden, oberen Prämolaren in den Zahnbogen (b).

Drahtstärke: im allgemeinen 0,6 mm fh
Herstellung: Die Protrusionsschlinge kann in zwei verschiedenen Ausführungen gebogen werden:

1. der elastischeren *langgestielten* Schlinge und
2. der starreren *kurzgestielten* Form.

Das Biegen beider Schlingenarten verläuft in der Anfangsphase gleich; der Draht wird zunächst an zwei Stellen in einem Abstand, welcher der mesiodistalen Ausdehnung der zu bewegenden Zähne entspricht, scharf abgebogen, die Biegung danach haarnadelförmig umgeformt (Abb. 195 a/b). Der Zwischenraum zwischen beiden Schlingenteilen sollte 1,5 mm nicht überschreiten.
Bei Anfertigung der langgestielten Form werden die freien Drahtenden in Höhe der haarnadelförmigen Schlingenenden rechtwinklig abgebogen und nach 6 - 8 mm in Form eines Angelhakens zur Retention umgebogen (Abb. 195 c).
Die rechtwinklige Abknickung bei der kurzgestielten Form (Abb. 195 d) erfolgt sofort nach Überkreuzen in der Schlingenmitte mit nach außen abgebogenen, angelhakenförmigen Retentionen.
Da bei beiden Arten der Protrusionsschlinge die Druckrichtung senkrecht zur Zahnachse verlaufen soll, ist ein Abwinkeln von Schlinge und Retention erforderlich, so daß die Schlinge parallel zur Okklusionsebene liegt, während die Retentionen dem Verlauf des Alveolarfortsatzes folgen (Abb. 195 e). Die Anlage der Protrusionsschlingen erfolgt etwa in der Mitte der Lingualfläche der Inzisivi bzw. dicht über dem zervikalen Rand der Prämolaren. Es ist darauf zu achten, daß die Retentionen im Unterkiefer ein Aussparen der Platte im Bereich des Zungenbändchens nicht behindern dürfen. 4.3

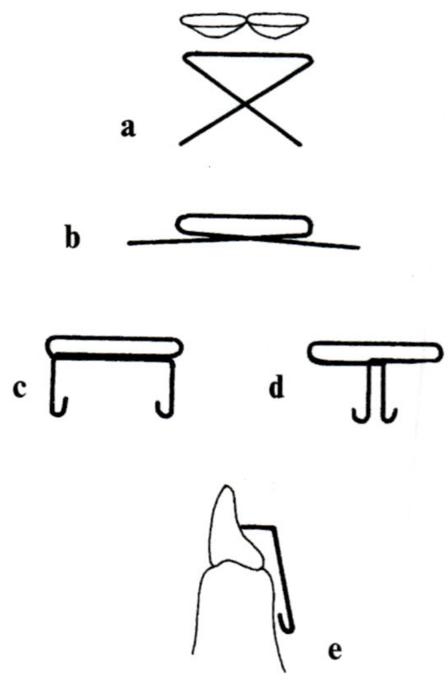

Abb. 195 Die einzelnen Schritte beim Biegen von Protrusionsschlingen.

Modifikation der Protrusionsschlinge

Anstelle der einfachen Schlinge wird mitunter eine Doppelschlinge (Abb. 196) verwendet, die aufgrund des größeren Platzbedarfs allerdings nur als Bewegungselement an oberen Frontzähnen anzubringen ist. Vielfach wird hier die elastischere Protrusionsfeder vorzuziehen sein.

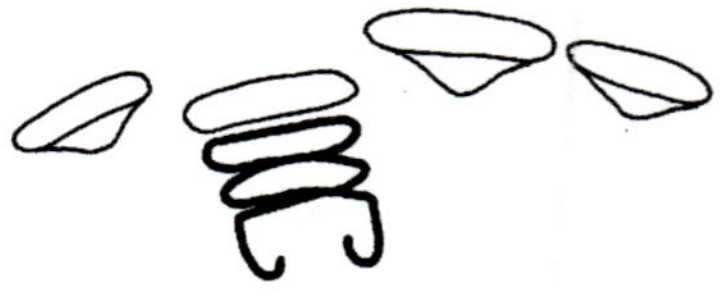

Abb. 196 Doppelschlinge.

k) Öse

Aufgabe: Ösen sind kurzgestielte Drahtelemente mit mehreren Funktionen:

- Verhinderung von Zahnverschiebungen (vor allem im Frontbereich (Abb. 197 a)
- intramaxilläre Abstützung (z.B. Anlage an Eckzähnen beim Protrudieren von Schneidezähnen (Abb. 197 b)
- Distalbewegung von Eckzähnen in geringem Ausmaß (Abb. 197c) sowie
- geringgradige Einzelzahnbewegungen (z.B. Torsion) (Abb. 197 d).

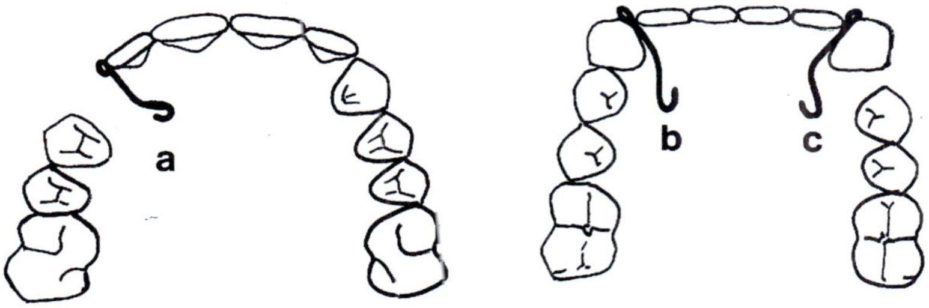

Abb. 197 a bis d Verschiedene Einsatzmöglichkeiten der Öse.
a) Abstützung eines seitlichen Schneidezahnes zum Offenhalten der Lücke für den Eckzahn,
b) intramaxilläre Abstützung am Eckzahn bei Protrusion der Schneidezähne,
c) geringgradige Distalisation des Eckzahnes und
d) geringgradige Torsion des seitlichen Inzisivus.

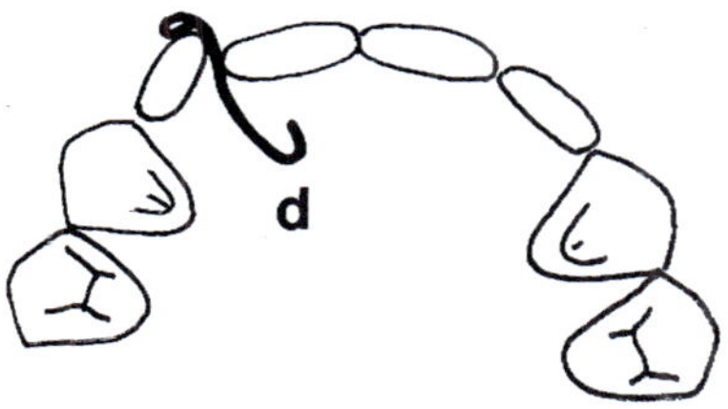

Drahtstärke: 0,7 mm fh
Herstellung: Die feingebogene Öse (Durchmesser etwa 1,5 mm) liegt der Approximalfläche des zur Abstützung verwendeten bzw. zu bewegenden Zahnes im allgemeinen dicht oberhalb der Zahnfleischgrenze an, wobei sie leicht auf die Bukkalfläche übergreift. Der Ösenstiel ist kurz, der Draht soll beim Übergang in die palatinal liegende Retention die Okklusion sowie den Durchbruch benachbarter Zähne nicht behindern. Der Retentionsteil hat eine Länge von ca. 10 mm und ist am Ende angelhakenförmig abgeknickt. Aufgrund der kurzgestielten Form ist die Öse für ausgedehnte Zahnbewegungen nicht zu verwenden. Bei stärkerer Aktivierung kann es zu Drahtbrüchen an der Austrittsstelle aus dem Kunststoff kommen. 4.3

l) Bukkalfeder

Aufgabe: Die Bukkalfeder dient zur Einordnung bukkal stehender Eckzähne, Prämolaren und Molaren in den Zahnbogen (Abb. 198). Wird am Ende des bukkalen Teils zusätzlich eine kleine Öse eingebogen, können Zähne auch in mesio-distaler Richtung bewegt werden, was vorzugsweise im Eckzahnbereich genutzt wird (Abb. 199).

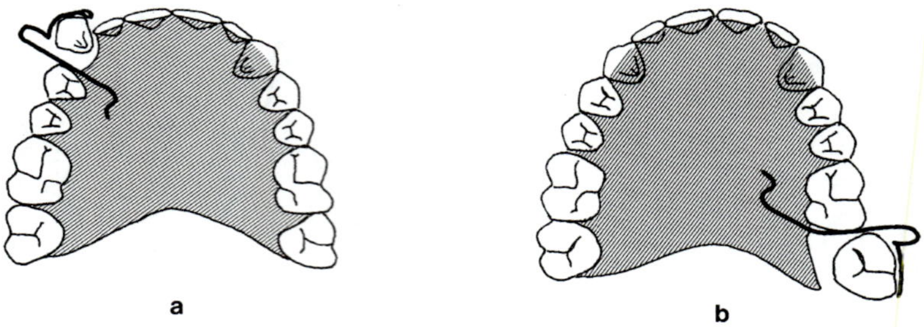

Abb. 198 a und b Bukkalfeder
a) zur Korrektur eines Eckzahnaußenstandes,
b) zur Einordnung eines bukkal stehenden 2. Molaren.

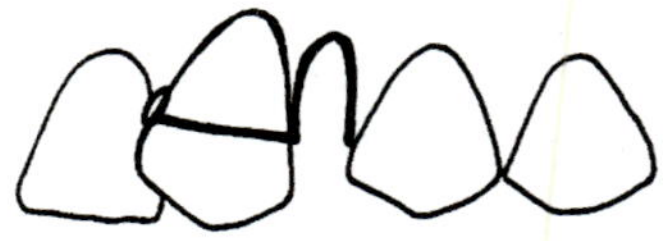

Abb. 199 Bukkalfeder mit endständiger Öse zur Distalisation und Einordnung eines oberen Eckzahnes.

Drahtstärke: 0,7 mm fh
Herstellung: Die Feder besteht aus einem der Bukkalfläche des zu bewegenden Zahnes anliegenden, waagerechten Drahtteil, der mittels einer kleinen ca. 4 - 5 mm langen und 2 mm breiten U-Schlaufe aktiviert werden kann.
An Eckzähnen liegt der bukkale Draht etwa in der Mitte der Bukkalfläche, im Prämolarengebiet weiter zervikal, an Molaren dicht oberhalb der Zahnfleischgrenze.
Die U-Schlaufe liegt dem Zahn nicht an und wird so angebracht, daß der zur Retention weiterlaufende Drahtteil die Bewegung des Zahnes nicht behindert. Ist eine umfangreichere Bewegung des Zahnes in mesio-distaler Richtung erwünscht, so liegt die Schlaufe auf der der Bewegungsrichtung entsprechenden Zahnseite (meist distal). Von der U-Schlaufe aus verläuft der Draht ohne Behinderung der Okklusion nach palatinal bzw. lingual und endet in der üblichen Retention, die eine Länge von 10 - 12 mm nicht überschreiten sollte.

m) Rechter Winkel

Aufgabe: Zur Bewegung eines außerhalb des Zahnbogens stehenden Frontzahnes nach palatinal bzw. lingual kann der sogenannte »Rechte Winkel« verwendet werden. Er entspricht der Bukkalfeder, besitzt jedoch keine verstellbare U-Schlaufe, so daß Zahnbewegungen in mesio-distaler Richtung nicht möglich sind.
In geringem Umfang erlaubt der Rechte Winkel in Kombination mit lingual angreifenden Elementen (Schlingen, Guttapercha etc.) die Durchführung von Zahndrehungen; auch wird er zur intramaxillären Abstützung

beim Protrudieren von Schneidezähnen herangezogen (Abb. 200 a bis d).
Drahtstärke: 0,7 mm fh
Herstellung: Das Element besteht aus einem rechtwinklig abgewinkelten Drahtteil, dessen waagerechter Schenkel der Labialfläche der zu bewegenden Zähne etwa in Kronenmitte anliegt. Der dazu abgeknickte Stiel befindet sich im Interdentalraum zum benachbarten Zahn und soll ohne Behinderung der Okklusion und der gewünschten Zahnbewegung in die Retention übergehen, was im Frontgebiet durch die Bißsperre der Kunststoffplatte erleichtert wird. Der geschlossene Teil des Elements (Stiel) wird an der Seite des Zahnes angebracht, die einer stärkeren Belastung bedarf. Die Retention wird in üblicher Weise in einer Länge von etwa 10 mm gebogen, wobei darauf zu achten ist, daß die Bewegung des Zahnes durch den Draht nicht behindert wird.

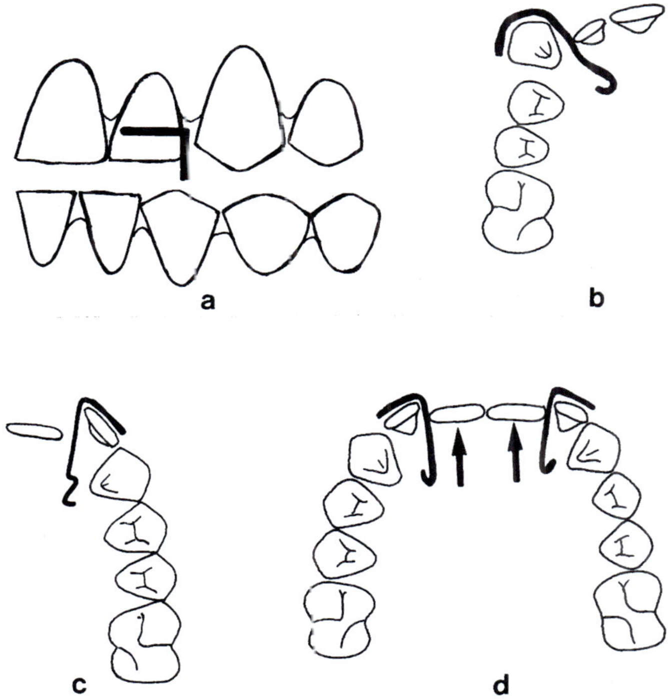

Abb. 200 a bis d Rechter Winkel.
a) Anlage am seitlichen Schneidezahn im Oberkiefer.
b) Rechter Winkel zur Korrektur eines Eckzahnaußenstandes.
c) Verwendung des Elements zur Einordnung des seitlichen Schneidezahnes in den Zahnbogen sowie zur intramaxillären Abstützung beim Protrudieren des benachbarten mittleren Inzisivus.
d) Rechte Winkel an den seitlichen Schneidezähnen 1 2 und 2 2 zur intramaxillären Abstützung beim Protrudieren der mittleren Inzisivi.

n) Rückholfeder

Aufgabe: Vor allem nach Prämolarenextraktionen im Rahmen kieferorthopädischer Behandlungen mit herausnehmbaren Apparaturen stellt sich häufig die Aufgabe, nach mesial gekippte Eckzähne zunächst nach distal zu bewegen, ehe sie in den Zahnbogen eingeordnet werden können. Zu diesem Zweck eignet sich die Rückholfeder recht gut.
Drahtstärke: 0,7 mm fh
Herstellung: Die Form dieses Elements berücksichtigt die Notwendigkeit, die Eckzähne eine größere Strecke nach distal zu bewegen. Eine breite U-Schlaufe - ähnlich der Schlaufe des Labialbogens - erlaubt eine ausreichende Aktivierung über Distanzen bis zu einer Prämolarenbreite (Abb. 201).

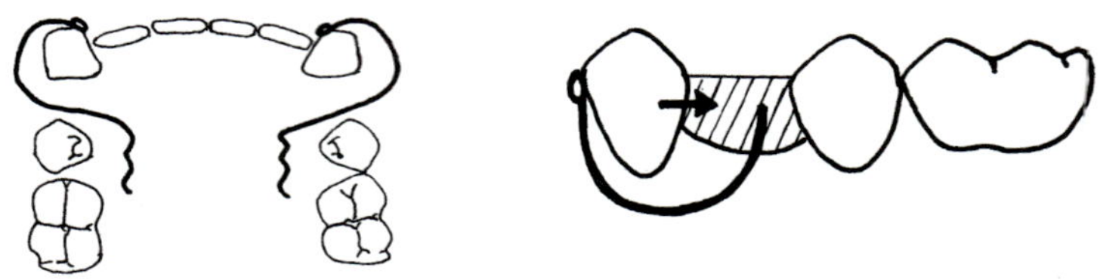

Abb. 201 a und b Rückholfedern zur Distalisation unterer Eckzähne nach Extraktion der 1. Prämolaren.

Zur Erleichterung der Distalverschiebung des Eckzahnes empfiehlt es sich, am Ende der Rückholfelder eine kleine Öse einzubiegen, die der mesialen Kante des zu bewegenden Zahnes dicht über dem Zahnfleischrand anliegt. Die U-Schlaufe, die eine Höhe von ca. 8 - 10 mm aufweisen soll, verläuft ohne Gingivakontakt im Abstand von ca. 2 mm vom zervikalen Rand um den Eckzahn herum so weit nach distal, wie dieser Zahn bewegt werden soll. Die Überkreuzung der Okklusionsebene erfolgt demnach an der Stelle, die der gewünschten endgültigen Position der distalen Approximalfläche des Eckzahnes entspricht; jeder andere Drahtverlauf würde entweder die Distalbewegung des Eckzahnes oder die Mesialverschiebung des Prämolaren zum Lückenschluß behindern.
Bei Nichtextraktionsfällen liegt der die Okklusionsebene überkreuzende Drahtteil der mesialen Kante des ersten Prämolaren an. Die im palatinalen bzw. lingualen Raum befindliche Retention hat eine Länge von 10 - 15 mm und die übliche haken- oder zickzackförmige Abknickung.
Eine Aktivierung der Rückholfeder erfolgt durch Verschmälerung der U-Schlaufe, wobei auf die gleichbleibend korrekte Anlage der mesialen Öse geachtet werden muß. Steht der Eckzahn nach erfolgter Distalverschiebung noch außerhalb des Zahnbogens, kann die Rückholfeder leicht verkürzt und umgebogen werden, so daß mit ihrer Hilfe auch die Einordnung dieses Zahnes in den Zahnbogen vollzogen werden kann. Der Draht der U-Schlaufe wird dabei etwa um die Hälfte gekürzt und - dem Drahtverlauf eines Rechten Winkels entsprechend - waagerecht auf die Mitte der Labialfläche des Eckzahnes gebogen (Abb. 202).

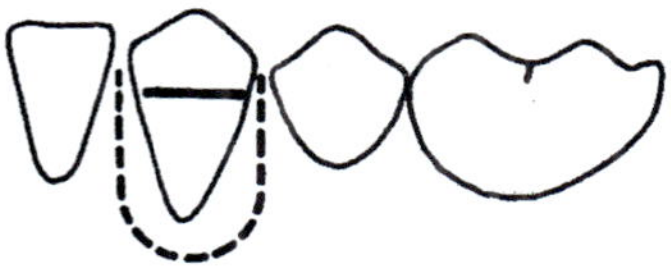

Abb. 202 Umbiegen einer gekürzten Rückholfeder zur Einordnung eines Eckzahnes nach Distalisation in eine Extraktionslücke (der ursprüngliche Drahtverlauf ist gestrichelt eingezeichnet).

4.3.1.4 Schrauben

Während die Erweiterung der Zahnbögen früher mit Hilfe von Federn (z.B. Coffinfeder, W-Feder etc.) durchgeführt wurde, erfolgt sie heute meist unter Verwendung von Schrauben.
Kieferorthopädische Schrauben werden in vielen Formen und für die unterschiedlichsten Zahnbewegungen und Umformungen der Zahnbögen angeboten.

A) Einfache Dehnschraube (Abb. 203)

Sie besteht aus einem zweiteiligen Schraubenblock (Metall- oder Kunststoffgehäuse bzw. skelettiert). Sie wird durch Verstellen eines Gewindes auseinanderbewegt, wobei ein oder zwei Führungsstifte ein Verwinden verhindern.

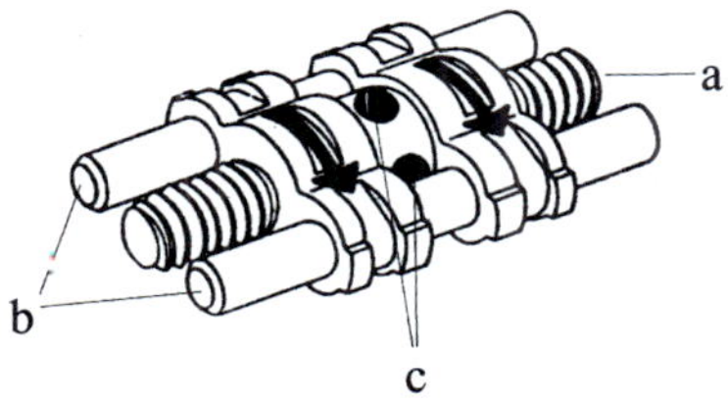

Abb. 203 Kieferorthopädische Schraube. Die zentral gelegene Spindel (a) erlaubt ein Auseinanderbewegen der beiden Schraubenteile, die durch (zwei) Metallstifte (b) geführt werden. In der Mitte der Spindel befinden sich Durchbohrungen (c), die ein Verstellen ermöglichen.

Retentionsrillen oder Löcher sichern den Halt des Schraubengehäuses im Plattenkunststoff. Plastik- bzw. Metallhalterungen ermöglichen die Fixierung der Schraube beim Herstellen der Platten und dichten das Gehäuse gegen einfließendes Autopolymerisat ab.
Kieferorthopädische Schrauben weisen in der Regel eine Gewindehöhe von 0,8 mm pro Umdrehung auf, d.h., eine Viertelumdrehung der Schraubenspindel (= 90°) bewegt die Plattenteile um 0,2 mm auseinander.

4.3

Aufgaben der Schraube:

Mit kieferorthopädischen Schrauben lassen sich dosierte Bewegungen zweier Plattensegmente in einer durch die Schraubenlage fixierten Ebene durchführen.

Vorteile der Schraube:

Die Dosierbarkeit verhindert eine Überlastung der Zähne, da die zumutbare Kompression des Parodontalgewebes bei einer Aktivierung um jeweils 0,2 mm (d.h. nur 0,1 mm pro Seite) nicht überschritten wird.

Da die Patienten bzw. die Eltern die in die Platten eingefügten Schrauben ohne Hilfe des Behandlers verstellen können, lassen sich häufige Kontrollsitzungen vermeiden und ein gleichmäßiger Behandlungsfortschritt erzielen. Die Aktivierung erfolgt in einer festgelegten Ebene, d.h., die bei Expansionsfedern möglichen Verbiegungen der Platte sind nicht möglich.

Nachteile der Schraube:

Bei asymmetrischer Zahnbogenform (vorwiegend anteriorer oder posteriorer Enge) müssen Spezialschrauben eingesetzt werden.
Die Expansion erfolgt langsamer als bei Verwendung elastischer Federn, die allerdings schlechter dosiert werden können (Überlastung!) und wegen ihrer dreidimensionalen Aktivierungs- und Verwindungsmöglichkeit unsicherer und gefährlicher sind.
Selbst skelettierte Schrauben lassen im Vergleich zu Expansionsfedern keine so grazile Plattengestaltung zu.
Einsatzmöglichkeiten der einfachen Dehnschraube zeigen die Abbildungen 204 a bis h.

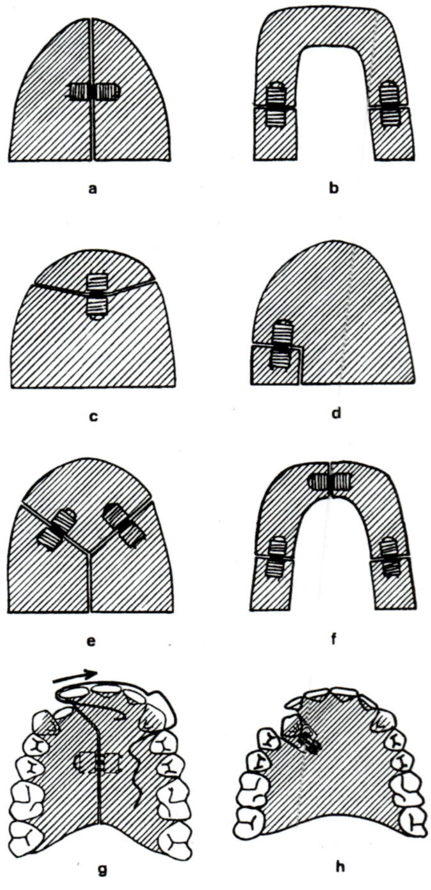

Abb. 204 a bis h Verschiedene Einsatzmöglichkeiten der Dehnschraube.
a) Transversale Erweiterung
b) sagittale Erweiterung
c) Protrusion der Front
d) Distalisation von Molaren
e) transversale und sagittale Erweiterung im Oberkiefer (Y-Platte)
f) transversale und sagittale Erweiterung im Unterkiefer
g) asymmetrische Erweiterung und
h) Einzelzahnbewegung (hier: Überstellen eines palatinal stehenden Eckzahnes).

B) Spezialschrauben

B 1: Offene Schraube

Die offene Schraube dient zur Verkleinerung von Lücken im Seitenzahngebiet durch Mesialbewegung von Molaren (z.B. nach Extraktionen oder bei Nichtanlagen) (Abb. 205).

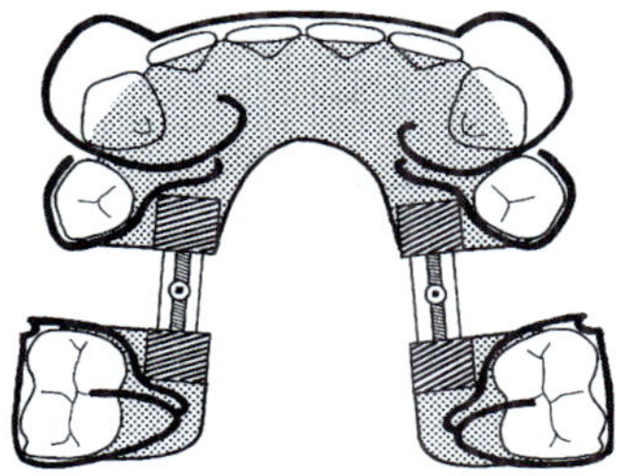

Abb. 205 Unterkieferplatte mit offenen Schrauben zur Mesialisierung der Sechsjahrmolaren (z.B. bei Aplasie der 2. Prämolaren).

Ersatzweise kann auch eine aufgedrehte Normalschraube verwendet werden, deren Gehäusezwischenraum und Spindel mit Wachs abgedichtet werden.
Da eine körperliche Führung der Zähne mit Hilfe der Platte nicht möglich ist, muß bei umfangreichen Zahnbewegungen mit Kippungen gerechnet werden. Ein vorsichtiges Aktivieren der Schraube ist zu empfehlen.
Eine weitere Einsatzmöglichkeit der offenen Schraube ist bei überbreiten oberen Zahnbögen gegeben, wobei der Zahnbogen durch Aktivierung der transversal eingebauten offenen Schraube und Palatinalkippung der Seitenzähne schmaler gestaltet wird; hier empfiehlt sich ein auf die Bukkalflächen übergreifender Aufbiß über die zu bewegenden Seitenzähne (Abb. 206).

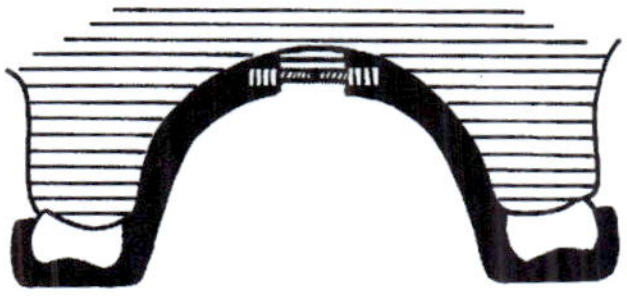

Abb. 206 Oberkieferplatte mit offener Schraube zur Verschmälerung des oberen Zahnbogens (z.B. bei totaler bukkaler Nonokklusion).

4.3

B 2: Dehnschraube nach Bertoni

Spezialschraube mit zwei oder drei Schraubenspindeln zur gleichzeitigen sagittalen und transversalen Erweiterung. Die Funktion einer Platte mit *Bertoni*-Schraube ähnelt der der Y-Platte, jedoch wird sie durch den Schraubeneinbau relativ voluminös (Abb. 207).

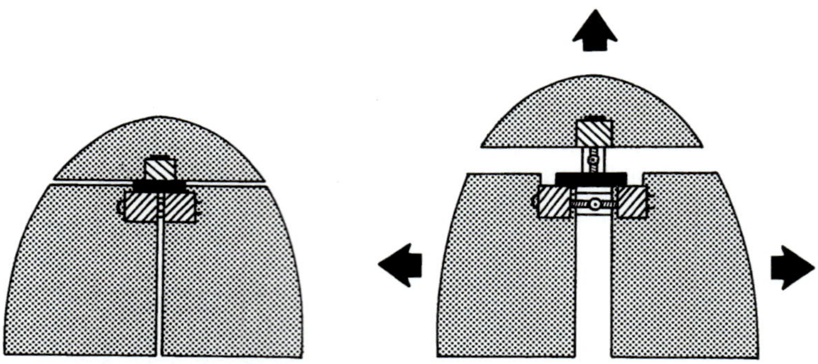

Abb. 207 Schematische Darstellung der Wirkung einer *Bertoni*-Schraube.

B 3: Schwenkdehnschraube

Spezialschraube zur fächerförmigen Erweiterung des Oberkiefers bei vorwiegend anteriorer Kieferenge (Abb. 208).

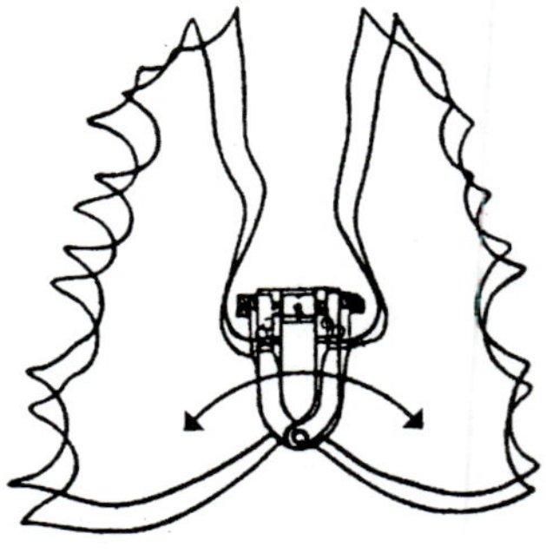

Abb. 208 Schwenkdehnschraube.

B 4: Fächerdehnschraube

Element zur fächerförmigen, vorwiegend anterioren Erweiterung des oberen Zahnbogens (Abb. 209).

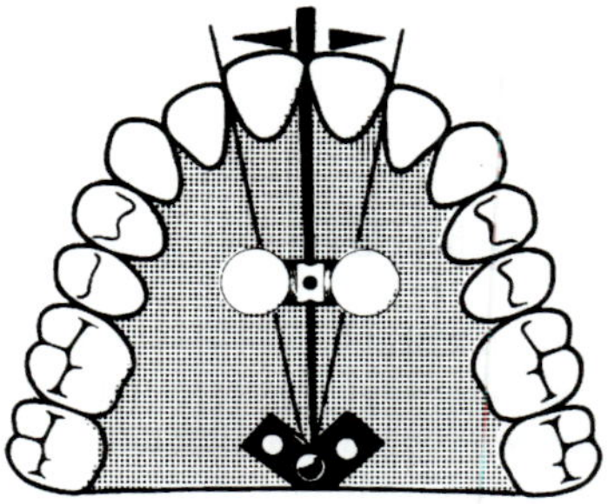

Abb. 209 Fächerdehnschraube.

B 5: Unterkieferbogenschraube

Unterkieferspezialschraube zur transversalen und sagittalen Erweiterung des unteren Frontzahnbogens (Abb. 210).

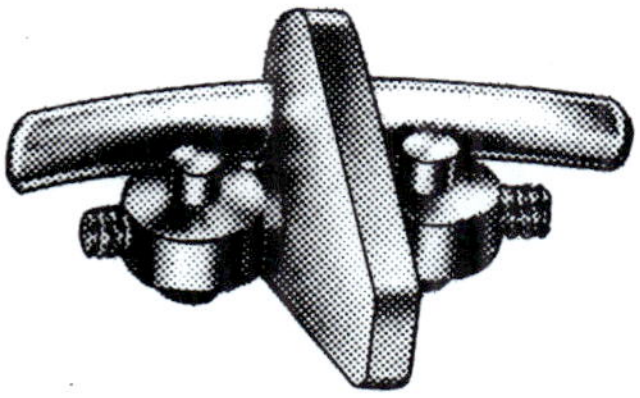

Abb. 210 Unterkieferbogenschraube.

B 6: Maxum-Schraube
Stabile Vollgehäuseschraube für umfangreiche Zahnbogenerweiterungen (bis 12 mm) (Abb. 211).

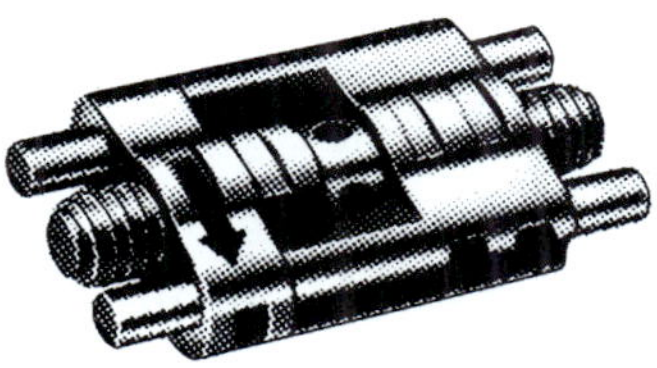

Abb. 211 Maxum-Schraube.

B 7: Hyrax-Schraube

Spezialschraube zur forcierten Erweiterung der Gaumennaht mit Hilfe festsitzender Apparaturen oder Platten/Bandkombinationen (s. Bd. II, Kap. 6.5). Die Retentionsarme der Schraube können entweder an vorgeformte Bänder angelötet oder zur besseren Fixierung der Schraube im Plattenkunststoff verwendet werden (Abb. 212).

4.3

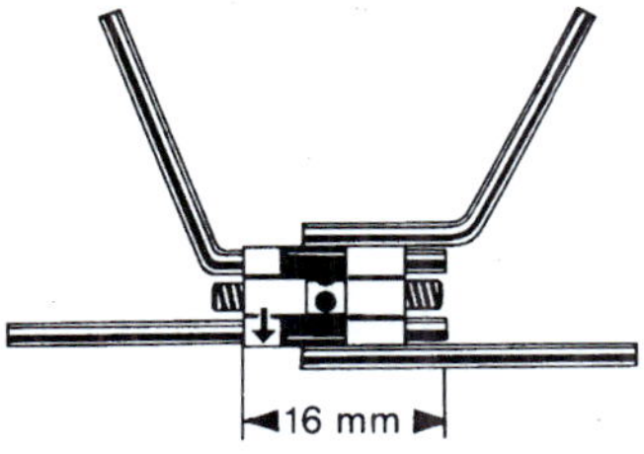

Abb. 212 Hyrax-Schraube zur forcierten Erweiterung der Sutura palatina mediana.

B 8: Federbolzenschraube

Spezialschraube zur Einzelzahnbewegung, die durch eine eingebaute kleine Spiralfeder einen konstanten, elastischen und fein dosierbaren Druck auf den zu bewegenden Zahn ausübt. Die Schrauben laufen in vorgefertigten, in die Platten eingebauten Hülsen und sind in verschiedenen Längen erhältlich (Abb. 213).

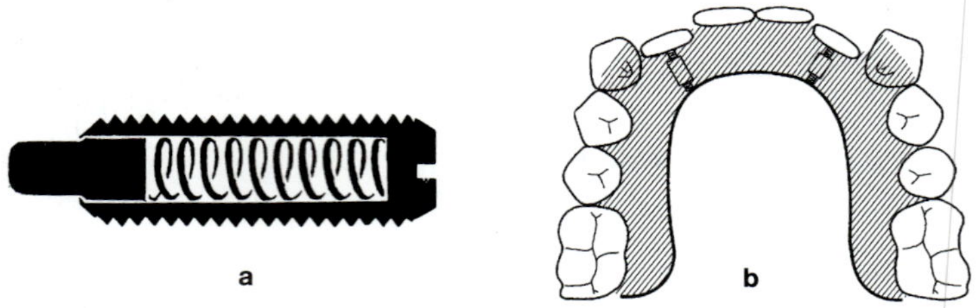

Abb. 213 Federbolzenschraube.
Spezialschraube (a) für Einzelzahnbewegungen, z.B. zur Einordnung lingual stehender Schneidezähne in den Zahnbogen (b).

Weitere Spezialschrauben finden sich in den Prospekten der bekannten Herstellerfirmen.

4.3.2 Herstellung der Platten

4.3.2.1 Vorbereitung der Arbeitsmodelle

Vor dem Auftragen von Kunststoff zur Formung der Plattenapparaturen ist eine Vorbereitung der Arbeitsmodelle unerläßlich. Am unteren Kieferabguß müssen untersichgehende Stellen im lingualen Raum (meist im Gebiet der 2. Prämolaren und der Molaren) mit Wachs oder Gips ausgekleidet werden, da sonst Druckstellen zu befürchten sind (Abb. 214). Danach können die gebogenen Drahtteile auf den Modellen befestigt werden. Dies geschieht in der Regel durch Anwachsen des bukkalen Klammerteils, während die palatinal bzw. lingual liegende Retention frei bleibt. Zur Befestigung sollte rosa Plattenwachs (nicht Klebewachs) verwendet werden.

Abb. 214 Auskleiden untersichgehender Stellen (schraffiert) zur Vermeidung von Druckstellen im unteren Seitenzahnbereich.

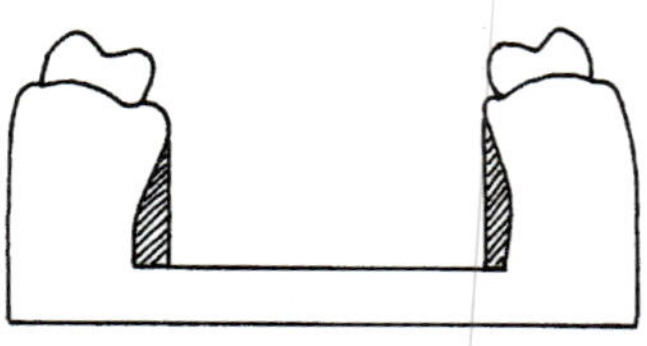

Mit Wachs sind ferner zu bedecken: die interdental verlaufenden Abschnitte der Pfeil-, Tropfen- und Dreiecksklammern sowie die an den Approximalflächen anliegenden Teile der Adams- und der Zugklammer. Die haarnadelförmige Schlaufe der Interdentalfeder wird ebenfalls vollständig mit Wachs umkleidet (Abb. 215). Die Protrusionsfedern und -schlingen sind im aktivierbaren Teil mit einem Wachskästchen zu umgeben, welches nach inzisal hin noch eine Kunststoffüberdeckung erlaubt (Abb. 216 a und b).

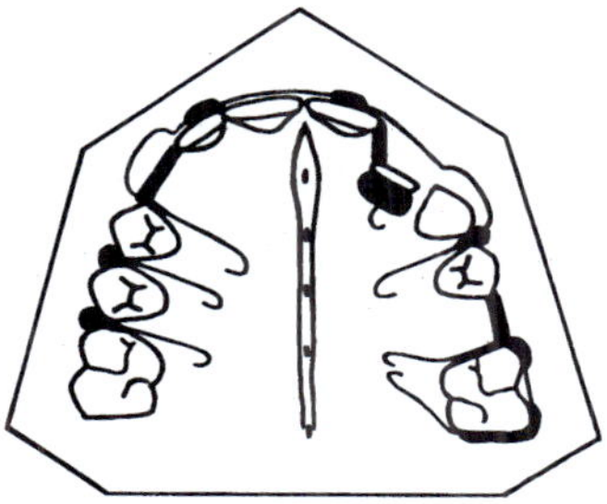

Abb. 215 Festwachsen der Drahtelemente.

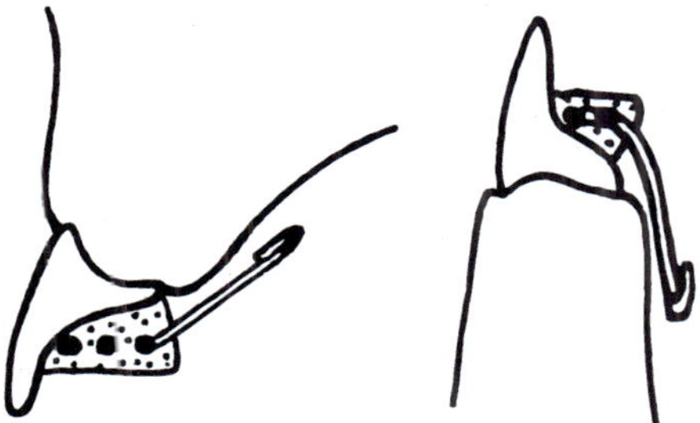

Abb. 216 Wachsumkleidung für die Protrusionsfeder (a) und die Protrusionsschlinge (b).

Neben der Befestigung aller Drahtteile sollte auf dem oberen Kieferabguß die Raphe-Median-Ebene markiert werden, falls das Einfügen einer transversalen Schraube beabsichtigt ist. Man hat ferner darauf zu achten, daß alle Regionen, in welche Schrauben einzufügen sind, von Drahtretentionen freigehalten werden, um eine grazile Gestaltung der Platten zu ermöglichen. Lücken im Zahnbogen können mit Wachsstreifen geschlossen werden, um ein Überlaufen des angeteigten Kunststoffes auf die bukkale bzw. labiale Modellseite zu verhindern. 4.3

Vor dem Isolieren sollten trockene Gipsmodelle einige Minuten in warmes Wasser getaucht werden, um die Luft aus dem Gips entweichen zu lassen und eine porenfreie Polymerisation des Kunststoffes zu ermöglichen. Danach erfolgt das Isolieren mit einem der handelsüblichen Isoliermittel.

4.3.2.2 Fertigstellung der Kunststoffplatten

Zur Plattenherstellung finden heute grundsätzlich nur noch schnellhärtende Kunststoffe Verwendung; die früher übliche Warmpolymerisation nach Einbetten der in Wachs modellierten Platten wird nicht mehr praktiziert.
In jüngster Zeit werden auch lichthärtende Kunststoffe angeboten.
Die meisten schnellhärtenden Acrylate lassen zwei verschiedene Arbeitsmethoden zu:
1. das Anteigen und 2. die sogenannte Sprühtechnik.
Beim **Anteigverfahren** werden Monomerflüssigkeit und Pulver zu einem plastischen Teig vermischt, der auf das Modell aufgebracht und danach ausgeformt werden kann (ein mit Monomer benetztes Modellierinstrument erleichtert diese Arbeit).
Bei der **Sprühtechnik** erfolgt die Vermischung von Pulver und Flüssigkeit auf dem Modell. In kleinen Portionen werden beide Anteile abwechselnd auf den Kieferabguß gesprüht, bis die gewünschte Plattendicke erreicht ist. Ein vorzeitiges Auspolymerisieren kann durch Zugabe von Monomer verhindert werden.
Unabhängig von der Verarbeitungstechnik sollten zunächst die eingeplanten Schrauben mit fest angerührter Kunststoffmasse auf dem Modell fixiert und die Drahtretentionen mit dünnflüssigerem Acrylat umkleidet werden. Die transversale Schraube soll exakt in der Kiefermitte liegen. Im Oberkiefer ist eine Orientierung nach der vorher markierten Raphe-Median-Ebene sinnvoll. Hier wird die Schraube im allgemeinen in Höhe der 1. Prämolaren - bei sehr schmalen, langen Zahnbögen in Höhe der 2. Prämolaren - eingefügt. Die Schraube soll parallel zum Gaumenabhang liegen, damit die Platte an dieser Stelle so dünn wie möglich gehalten werden kann (Abb. 217).

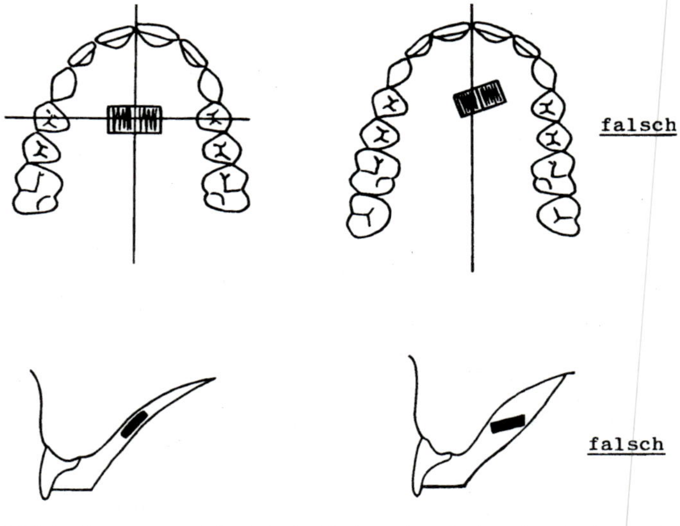

Abb. 217 Der korrekte und der falsche Einbau einer Dehnschraube in die obere Platte.

Nach Aufbringen und Konturieren des Kunststoffs (gegebenenfalls Aufbißplateau im Oberkiefer nicht vergessen!) sollen die Platten etwa 25 - 30 Minuten in einem Drucktopf aushärten, um ein möglichst porenfreies Material zu erhalten.

Nach Entnahme aus dem Drucktopf werden die Platten mit Fräsen, Steinchen, Sandpapier etc. ausgearbeitet, bei eingefügten Schrauben mit einer Laubsäge und einem eingelegten Metallsägeblatt durchtrennt und anschließend poliert. Um einen Bruch des Sägeblatts durch Verkleben des beim Sägen erhitzten und dadurch plastisch werdenden Plattenkunststoffs zu vermeiden, sollte das Sägeblatt vorher mit Seife eingerieben werden.

4.3.3 Hinweise zur Eingliederung von Platten

4.3.3.1 Einschleifen

Vor dem Einsetzen der im Labor gefertigten Platten ist ein Einschleifen durch den behandelnden Zahnarzt erforderlich.
Hierfür werden Fräsen (z.B. Marburger Form) sowie Fissuren- oder Rosenbohrer verwendet. Sollten Drähte freigelegt werden müssen, läßt sich dies gut mit einem heißem Messer bewerkstelligen.
Beim Einschleifen der Platten sind sowohl gewisse Grundregeln als auch anomaliebezogene Richtlinien zu beachten.

A) Standardeinschliff

Grundsätzlich sind beim Einschliff aller Platten folgende Punkte zu berücksichtigen:

- Druckstellen (besonders im lateralen Unterkieferbereich) sind zu beseitigen,
- scharfe Kanten (z.B. Septen) müssen geglättet und nivelliert werden,
- einer Behinderung des Zungenbändchens ist vorzubeugen,
- durchbrechende Zähne sind zu entlasten,
- ein störender Aufbiß der Zähne des Gegenkiefers mit Hebelwirkung sollte durch Einschleifen der Platten korrigiert werden, da sonst der Plattenhalt erschwert sein kann. 4.3
- Das frontale Aufbißplateau im Oberkiefer ist so zu gestalten, daß es nicht nach hinten abgeschrägt verläuft und damit eine Dorsalverlagerung der Mandibula hervorrufen kann; ein gleichmäßiger Aufbiß der unteren Frontzähne muß sichergestellt sein. Für die Kontrolle kann Blaupapier benutzt werden. Gegebenenfalls ist eine Einbißrille einzuschleifen (Vorbißplatte nach *Hotz*).
- Der seitliche Aufbiß an der oberen oder unteren Platte ist entsprechend dem Gegenbiß (unter Verwendung von Blaupapier) einzuschleifen. Eine zu starke Bißsperre ist zu vermeiden, auch sollte für einen gleichmäßigen Aufbiß der Seitenzähne gesorgt werden.

B) Therapeutischer Einschliff
(Einschleifen der Platten unter Berücksichtigung der geplanten Zahnbewegungen).

Anomalieabhängig ist der Standardeinschliff zu ergänzen. Die dabei zu berücksichtigenden Regeln lassen sich auf einen gemeinsamen Nenner bringen:

Die geplanten Zahnbewegungen dürfen weder durch den Plattenkunststoff noch durch die Drahtelemente behindert werden.

Beim Einschleifen sollten daher

- die interdentalen Kunststoffsepten entfernt werden, wenn Zähne in mesio-distaler Richtung bewegt werden sollen (Abb. 218),

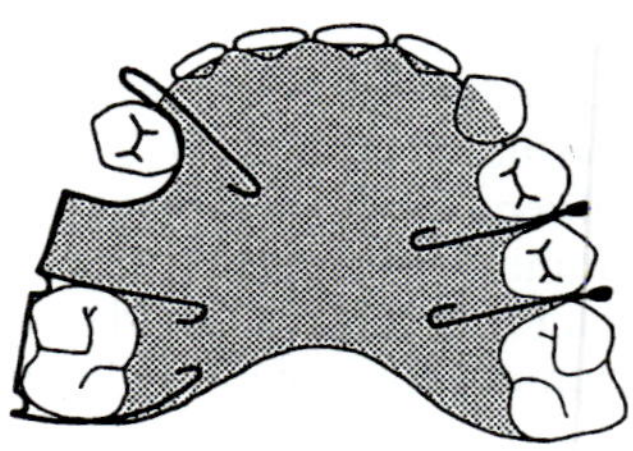

Abb. 218 Einschleifen einer Oberkieferplatte zur Distalisation eines Prämolaren.

- ein großzügiges Freischleifen nach palatinal/lingual erfolgen, wenn die Einordnung bukkal stehender Zähne vorgesehen ist (Abb. 219),

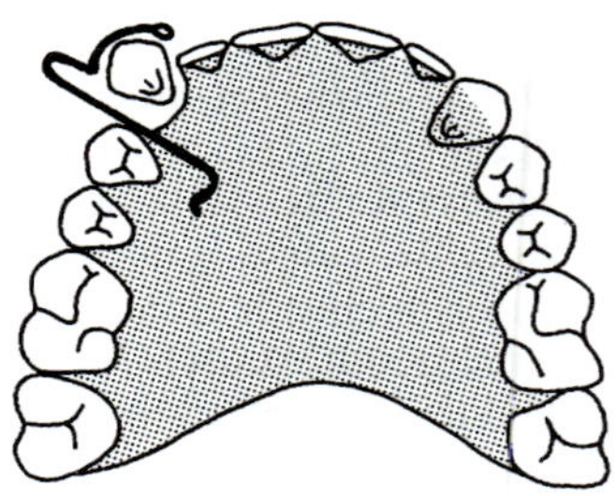

Abb. 219 Freischleifen des Kunststoffs an einer Oberkieferplatte zur Einordnung eines außenstehenden Eckzahnes.

- die palatinalen bzw. lingualen Kunststoffpartien (einschließlich des gingivalen Abschnitts) entlastet werden, wenn Schneidezähne retrudiert werden sollen (Abb. 220),
- die Fronten bei der Behandlung eines offenen Bisses entlastet werden,
- die interdentalen Kunststoffsepten im Frontbereich entfernt werden, wenn eine transversale Erweiterung vorgesehen ist, und

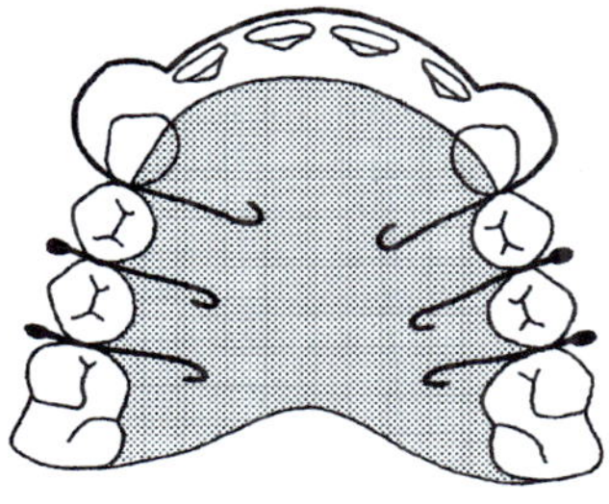

Abb. 220 Freischleifen des Kunststoffs im Bereich der oberen Front zum Retrudieren der Schneidezähne.

- die Kunststoffplatte im palatinalen/lingualen Raum hinter den Inzisivi gezielt gestaltet werden, um eine Ausformung der Front (speziell in Verbindung mit dem Labialbogen und einer transversalen Schraube) zu ermöglichen (Abb. 221).

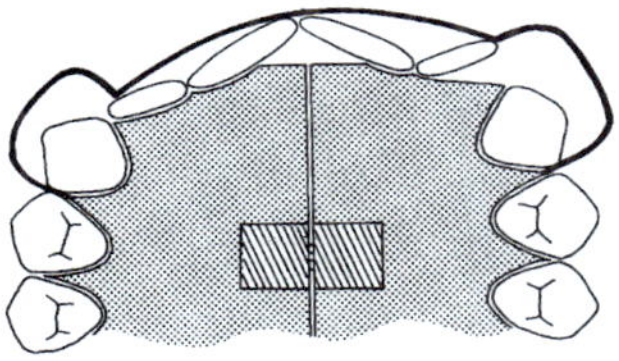

Abb. 221 Einschleifen einer Oberkieferplatte zur Ausformung der Front.

4.3.3.2 Einsetzen der Platte

Beim Einsetzen der Platten ist zu beachten:

- Die Paßform ist zu kontrollieren; dies gilt vor allem, wenn zwischen Abdruck und Einfügen der Platte ein größeres Zeitintervall liegt.
- In der 1. Sitzung sollten die Halteelemente nur schwach und andere Elemente, wie Labialbogen, Schraube, Bewegungselemente etc., nur so weit aktiviert werden, wie es zur Sicherung des Plattenhalts erforderlich ist. (Das Eingewöhnen wird erleichtert, wenn nicht von Anfang an ein vom Patienten zunächst möglicherweise als unangenehm empfundener Spannungszustand besteht). 4.3
- Das Einsetzen und Herausnehmen der Platten muß mit dem Patienten geübt werden. Ggf. ist ein Handspiegel zu Hilfe zu nehmen.
- Für das Einsetzen sollte der Patient folgende Anweisungen erhalten:
  Das Einfügen der Oberkieferplatte erfolgt durch Druck der beiden Daumen auf den Plattenkörper in der Region der 2. Prämolaren.
  Beim Einfügen der Unterkieferplatte drücken die beiden Zeigefinger auf den Plattenrand in Höhe der 2. Prämolaren.
  Niemals soll der Patient die Platten lose einsetzen und dann versuchen, sie durch Draufbeißen in die richtige Lage zu bringen.

- Beim *Herausnehmen* ist die Oberkieferplatte möglichst an den Kunststoffpartien, evtl. an den Halteelementen, niemals aber am Labialbogen anzufassen, da dieser sonst sehr leicht verbogen wird. Die Unterkieferplatte kann der Patient auch mit der Zunge anheben.

4.3.3.3 Anweisungen an Patienten und Eltern

Tragezeit

Die Platten sollten ganztags, außer beim Essen und beim Sport, eingesetzt werden.
Eine Ausnahme stellt die Überstellung eines frontalen Kreuzbisses dar; hier ist das Tragen temporär auch während des Essens erforderlich. Auf eine gute Mundhygiene ist dabei besonders zu achten.
In der Retentionsphase wird die Tragezeit reduziert.

Reinigung der Platten

Zum Reinigen können Zahnpasta und Zahnbürste verwendet werden, dabei ist ein Verbiegen der Drähte möglichst zu vermeiden, indem die Platte am Kunststoffkörper angefaßt wird.
Eine Säuberung ist auch mit Reinigungstabletten (Schnellreiniger) möglich.

Aufbewahrung der Platten

Die Platten sollen in einer Plastikdose (mit Namen und Adresse des Patienten versehen), niemals z.B. in einer Serviette, einem Taschentuch, der Hosentasche, dem Schulranzen oder auf der Badezimmerablage aufbewahrt werden.
(Anmerkung: Hunde mögen Platten sehr gern; nachdem sie sich liebevoll mit dem kieferorthopädischen Gerät befaßt haben, ist dieses für die weitere Behandlung meist nicht mehr nutzbar.)

Zahnpflege

Vor und während der kieferorthopädischen Behandlung ist der Patient zu besonders gründlicher Zahnpflege anzuhalten, da beim Tragen kieferorthopädischer Geräte die natürliche Mundreinigung eingeschränkt ist.
Die Zähne sollten mindestens dreimal täglich, besser nach jeder Mahlzeit gründlich geputzt werden, damit Speisereste zwischen Platte und Zahn nicht zur Karies führen.

Kontrollsitzungen

Eine regelmäßige Kontrolle der Platten ist während der aktiven Behandlung alle drei bis vier Wochen erforderlich.
Unzuverlässige Patienten, Fälle einer Kreuzbißüberstellung oder einer Kombination Band/Platte müssen die Praxis ggf. im Abstand von 8 - 14 Tagen aufsuchen.
In der Retentionsphase können die Kontrollintervalle vergrößert werden.
Bei *Schmerzen* (Druckstellen, zu starke Aktivierung der Elemente),
bei *Beschädigung des Gerätes* (verbogene Drähte, Bruch etc.)
sowie
bei *Verlust* der Platten oder Zahnlockerung muß der Patient, abweichend vom vereinbarten Termin, umgehend in die Sprechstunde kommen.
Es ist hilfreich, die beim Einsetzen der Platten gegebenen Hinweise dem Patienten in schriftlicher Form zur Verfügung zu stellen (s. Informationsbogen, S. 352 und 353).

4.3.3.4 Handhabung von Platten durch den Behandler, Kontrollen und Retention

Handhabung und Kontrollen

Bei Kontrollsitzungen sind vom Behandler Plattensitz und Plattengestaltung zu überprüfen. Dabei kommen - sofern erforderlich - folgende Maßnahmen in Frage:

- Korrektur des Plattensitzes. Häufige Ursache eines unzureichenden Plattensitzes ist ein Rezidiv, wie es z.B. bei Dehnplatten oder aktivierten Bewegungselementen infolge unzureichender Mitarbeit des Patienten auftreten kann.
- Entlastung durchbrechender Zähne, gezieltes Freischleifen zu bewegender Zähne und Beseitigung von Druckstellen.
- Kontrolle, Korrektur und Aktivierung von Schrauben, Bewegungs- und Halteelementen.
- Anbringen oder Ergänzen eines seitlichen Aufbisses oder Änderung der Therapie (z.B. Einstellung einer transversalen Erweiterung) bei Entstehen eines iatrogen offenen Bisses. 4.3
- Unterfütterung der Platte (oder besser Neuanfertigung).
- Umschleifen der Plattenkontur im Zuge des Zahnwechsels (insbesondere bei Ausfall von Milchmolaren).
- Korrektur des Aufbißplateaus (z.B. Neugestaltung der Einbißrille).

Plattenapparaturen

Liebe Patientin, lieber Patient !

Heute wurde Dir eine neue Spange (Platte) eingesetzt, mit der Deine Zahnstellung reguliert werden soll. Der Erfolg der Behandlung hängt davon ab, wie gut Du diese Geräte trägst. Wir erwarten also eine regelmäßige und intensive Mitarbeit und möchten Dir daher erklären, wie solche Spangen wirken und welche Regeln beachtet werden müssen.

Wie setzt man die Platten ein, und wie nimmt man sie heraus ?

Die Oberkieferplatte wird in den Mund gesetzt und mit beiden Daumen gegen den Gaumen gedrückt, bis sie richtig sitzt. Die Unterkieferplatte setzt Du in den Mund und drückst sie mit beiden Zeigefingern nach unten. Setze niemals die Platten lose ein und versuche, sie durch Zubeißen in die richtige Lage zu bringen; die Drähte können dabei leicht verbiegen und die Platte paßt dann nicht mehr oder drückt.
Platten sollen fest zwischen den Zähnen sitzen. Bitte spiele nicht mit ihnen oder biege an den Klammern herum.
Fasse die Platten beim Herausnehmen an den seitlichen Drahtelementen an und nicht an dem vorderen Bogen, der sich sonst zu leicht verbiegt. Die untere Spange läßt sich beim Herausnehmen auch mit der Zunge etwas anheben.

Wann sollen die Spangen getragen werden ?

Je öfter Du Deine Spangen einsetzt, um so besser und schneller läßt sich Dein Gebiß regulieren.
Um richtig wirken zu können, müssen die Spangen regelmäßig die ganze Nacht und mindestens .... Stunden am Tage im Munde sein.
Nur beim Essen und beim Sport sollen sie nicht eingesetzt werden, es sei denn, Dein Behandler gibt Dir eine andere Anweisung. Trägst Du die Spangen beim Essen, so besteht die Gefahr, daß Speisereste zwischen der Platte und den Zähnen kleben bleiben, was zur Entkalkung des Zahnschmelzes und zu Karies führen kann.

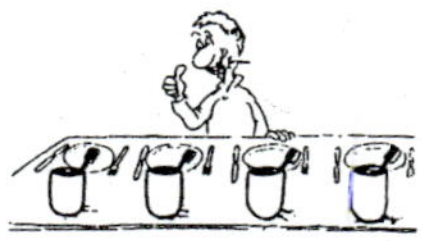

Während der kieferorthopädischen Behandlung ist wegen des erhöhten Kariesrisikos eine besonders gute Mundhygiene erforderlich. Putze daher die Zähne nach jedem Essen und spüle den Mund nach den Zwischenmahlzeiten zumindest aus, wenn Du keine Gelegenheit zum Zähneputzen hast.

Wo sollen die Spangen aufbewahrt werden, wenn sie nicht im Munde sind ?

Wenn Du Deine Spangen nicht trägst, sollst Du sie **stoßgeschützt in einer Spangendose** aufbewahren. Sie gehören weder lose in die Hosentasche oder in den Ranzen noch unter die Schulbank, auch sollen sie zu Hause nicht lose herumliegen. Beim Essen im Restaurant darfst Du die Spangen nicht in eine Serviette wickeln (und dann vergessen), sie gehört auch nicht lose ins Urlaubsgepäck.
Schreibe Namen und Adresse in die Dose hinein, damit Du sie zurückerhältst, wenn sie einmal verloren geht.

Wie bleiben Deine Spangen appetitlich und sauber ?

Du kannst Deine Spangen mit Reinigungstabletten säubern. Genau so gut und billiger geht es auch, indem Du sie jeden Tag mit Zahnbürste und Zahnpasta putzt. Fasse sie dabei aber nicht an den Drähten an (diese könnten sich verbiegen), sondern halte sie am Kunststoff fest. Bitte koche die Spangen niemals aus, weil sie sich dabei verformen und danach nicht mehr passen !

Wann muß Dein Behandler nach Deinen Spangen schauen ?

Soll Deine Regulierung erfolgreich und ohne Probleme verlaufen, müssen die Spangen regelmäßig kontrolliert und nachgestellt werden. Die vereinbarten Termine solltest Du pünktlich einhalten.

Bei auftretenden Schmerzen, Verlust oder Beschädigung der Apparatur oder wenn eine Spange nicht richtig paßt, solltest Du - abweichend vom ursprünglich abgesprochenen Termin - möglichst rasch in die Klinik kommen.
In solchen Notfällen bekommst Du immer kurzfristig einen Termin. Rufe nur die netten Damen in unserer Anmeldung an (☎ 6301 7509) .

Auf keinen Fall solltest Du im Tragen einer Spange längere Zeit aussetzen - aus welchem Grund auch immer (Schmerzen, Krankheit, Ferien, Schullandheim usw.)
Werden die Spangen nicht regelmäßig getragen und läßt Du sie nur ein paar Tage aus, rutschen Zähne und Kiefer sehr rasch wieder in die alte Stellung zurück und Dein monatelanges, fleißiges Tragen war umsonst. Deine Behandlung dauert dadurch nicht nur wesentlich länger, es ist auch schwieriger, ein gutes Ergebnis zu erreichen.
Wäre das nicht schade ?

Regelmäßiges und fleißiges Tragen hat aber noch einen anderen Sinn :
Wird die Möglichkeit, die schief stehenden Zähne in jungen Jahren zu regulieren, durch unzureichendes Tragen vertan, ist eine kieferorthopädische Behandlung später viel aufwendiger, risikoreicher und meist weniger erfolgreich. Häufig müssen dann festsitzende Spangen eingesetzt werden, und nicht selten ist eine spätere Regulierung nur durchführbar, wenn mehrere bleibende Zähne gezogen werden.
Also nutze Deine Chance jetzt !

In manchen Platten ist eine Schraube zum Verstellen; was macht man damit ?

Vielleicht ist auch in einer Deiner Spangen eine Metallschraube, mit der man die Platte breiter stellen kann. Dann kann es sein, daß Dir Dein Behandler einen kleinen Schlüssel mitgibt, mit dem Du die Schraube selbst verstellen kannst. Du mußt das dann genau so tun, wie es Dir gezeigt wurde. Besonders die Richtung, in der Du drehst, ist wichtig; sie ist mit einem Pfeil markiert.

Sollte die Platte nach dem Schrauben einmal zu sehr drücken oder nicht mehr richtig passen, kannst Du Dir selber helfen, indem Du die Schraube (entgegen der Pfeilrichtung) etwas zurückdrehst und mit dem Nachstellen noch ein paar Tage wartest. Läßt sich die Schraube sehr schwer drehen, kannst Du sie etwas ölen (nimm aber Speiseöl aus der Küche dazu).

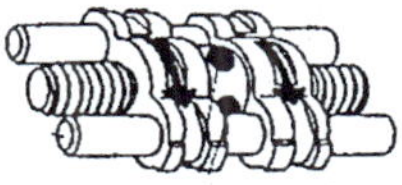

Materialnachweis:
Kieferorthopädische Plattenapparaturen bestehen aus folgenden Materialien (gem. Herstellerangaben):
- Plattenkunststoff: kaltpolymerisierte Methacrylate
- Drahtelemente: rostfreier Chrom-Nickel-Stahl (Cr18, Ni8, Mo2, Fe72, ger. Anteile Mn, Si)
- Schrauben: allgemein aus Chrom-Nickel-Stahl - einige Sonderformen aus Neusilber (verchromt)
- Farbstoffe: Diazo-Farbstoffe bzw. Anthraquinone

Pat Info PI 2 / 97 © ZZMK Uni Frankfurt / M

Aktivieren der Schrauben

Im allgemeinen werden Schrauben wöchentlich um 1/4 Umdrehung (= 90° = 0,2 mm) verstellt, wobei die Reaktion im Oberkiefer meist rascher ist als im Unterkiefer und die transversale Erweiterung wesentlich schneller erfolgt als die sagittale. Sind mehrere Schrauben in die Platte eingefügt, ist ein wöchentliches Verstellen aller Schrauben in der Regel nicht möglich. In diesem Fall (z.B. bei transversaler und sagittaler Erweiterung mit Hilfe einer Y-Platte) werden die Schrauben abwechselnd alle 14 Tage aktiviert. Ein Verstellen durch Patienten oder Eltern ist möglich; dies beschleunigt die Behandlung, jedoch ist eine sorgfältige Kontrolle durch den Zahnarzt erforderlich. Insbesondere muß überprüft werden, ob der Patient die Schrauben in die richtige Richtung verstellt.
Unzuverlässigen Patienten kann man die Führung eines Kontrollbuchs zur Auflage machen.
Bei strammem Plattensitz sollte der Patient angewiesen werden, die Schraubenspindel zunächst nur 45° (= 0,1 mm) weiterzudrehen und erst nach Lockerung der Platte (in 4 - 5 Tagen) den Rest bis zur vollen Viertelumdrehung nachzuholen.
Um ein Aussteigen der Platte zu vermeiden, ist im Zweifelsfall ein langsameres Aktivieren sinnvoll.

Aktivieren der Halteelemente

Halteelemente sollen die Platte fest zwischen den Zahnreihen fixieren; ein »Herumspielen« mit dem Gerät ist unerwünscht.
Die Aktivierung der Adamsklammer, deren Haltefunktion nicht optimal ist, erfolgt durch Anbiegen der kleinen U-Schlaufen.
Die Aktivierung der Pfeil-, Tropfen- und Dreiecksklammer wird durch Eindrücken bzw. Einbiegen des Pfeils, Dreiecks oder Tropfens in den Interdentalraum erreicht. Diese interdental angreifenden Elemente sollten die Papille nicht verletzen.
Die Zugklammer ist nur durch korrekte Anlage des approximalen Teils oder Betätigung einer sagittalen Schraube aktivierbar.

Aktivierung der Bewegungselemente

Die Anspannung der Bewegungselemente sollte so stark erfolgen, wie vom Patienten ohne Schmerzen oder Zahnlockerung zu ertragen ist.
Am Behandlungsbeginn sollten Bewegungselemente nur geringfügig aktiviert werden. Auf jeden Fall ist eine Überlastung der Zähne zu vermeiden.

Das Einsetzen der Platte muß noch leicht und ohne Verbiegen der Bewegungselemente möglich sein.
Der Patient gewinnt im Laufe der Behandlung rasch ein gutes Gefühl für eine optimale Aktivierung und sollte am Ende jeder Kontrollsitzung danach gefragt werden.
Bei Aktivierung des Labialbogens muß für eine ausreichende Entlastung im palatinalen/lingualen Bereich gesorgt werden; gleiches gilt sinngemäß auch für die übrigen Bewegungselemente.
Auf die Aktivierung der Interdentalfeder bzw. der Rückholfeder wurde bereits eingegangen (s. 4.3.1.3 g bzw. n). Beim Aufbiegen der Protrusionsfedern bzw. der Protrusionsschlingen ist auf die Gefahr des Abhebens der Platte besonders zu achten.
Zahnlockerungen und Schmerzen treten vor allem beim Einsatz von Platte/Band-Kombinationen auf. In diesem Fall sollte der Patient das Einhängen der Gummiringe besser unterlassen oder einen größeren Gummiring verwenden und die Praxis umgehend aufsuchen. Um Fehler beim Einhängen der Gummizüge zu vermeiden, ist es ratsam, sich vom Patienten diesen Vorgang von Zeit zu Zeit demonstrieren zu lassen.

Retention

Platten sind keine optimalen Retentionsgeräte, da meist durch okklusal verlaufende Drahtelemente eine Beeinträchtigung der Verzahnung nicht vermieden werden kann.
Aus diesem Grund ist die Zahl der Halteelemente bei Platten in der Retentionsphase auf ein Minimum zu beschränken. Sie sind ferner so zu gestalten und anzubringen, daß eine Störung der Okklusion möglichst gar nicht erfolgt oder nur geringfügig auftritt.
Der Patient sollte eindringlich darauf hingewiesen werden, daß nach jeder aktiven kieferorthopädischen Behandlung noch längere Zeit ein Rückfall droht, und daß während der aktiven Phase das Aussetzen im Tragen der Platte für wenige Tage den Behandlungserfolg vieler Wochen, ja Monate zunichte machen kann.

4.3.4 Plattensonderformen

4.3.4.1 Geführte Platten 4.3
4.3.4.2 Vorschubdoppelplatte
4.3.4.3 Gegenkieferbügelplatte
4.3.4.4 Vorbißplatte
4.3.4.5 Platte mit Zungengitter
4.3.4.6 Platte mit Schiefer Ebene
4.3.4.7 Kombination von Platte und Band

4.3.4.1 Geführte Platten

Unter »Geführten Platten« versteht man eine Kombination von Ober- und Unterkieferplatte, bei denen in die obere Platte eingearbeitete Flügel oder Zapfen aus Kunststoff bzw. Drahtdorne in Aussparungen der unteren Platte eingreifen und durch diese Führung eine Vor- bzw. Rückverlagerung der Mandibula bewirken (Abb. 222).

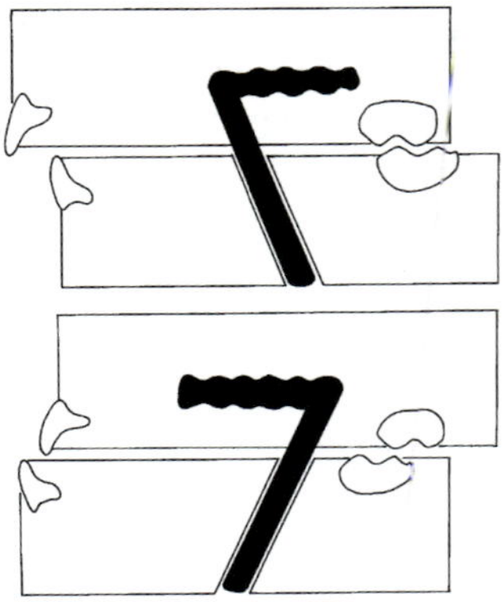

Abb. 222 a und b Schematische Darstellung des Wirkungsprinzips geführter Platten
a) bei Rücklage des Unterkiefers
b) bei progenem Biß.

Als *Indikationen* für den Einsatz Geführter Platten werden beschrieben:

a) Rücklage des Unterkiefers mit umfangreichen, durch funktionskieferorthopädische Geräte nur schwer zu korrigierenden Einzelzahnabweichungen
b) Rückbiß mit Anteinklination der unteren Inzisivi
c) Vorbiß des Unterkiefers.

Gegenüber dem Aktivator und ähnlichen Geräten haben Geführte Platten einige *Vorteile*:
So behindern sie die Sprache weniger und können auch tagsüber intensiv (z.B. in der Schule) getragen werden. Einzelzahnbewegungen und das Retrudieren unterer Schneidezähne sind besser durchführbar.
Als *nachteilig* ist der durch das Abhebeln mitunter eingeschränkte Plattenhalt zu erwähnen. Auch ist eine exakte Einstellung der Unterkiefermitte nicht möglich. Häufig sind anfängliche Inkorporationsschwierigkeiten durch die in den Zungenraum ragenden Drahtdorne zu beobachten.

Herstellung:

Vor Anfertigung der Platten empfiehlt es sich, im Munde des Patienten mit einer Wachsrolle einen Konstruktionsbiß zu nehmen, der die gewünschte Unterkieferlage (allerdings ohne wesentliche Bißsperre) festlegt, so daß im Labor die Führungsdorne bzw. -rillen an der richtigen Stelle angebracht

werden können. Zur Herstellung werden die Modelle in einem Fixator (oder Okkludator) befestigt. Zunächst sollten Ober- und Unterkieferplatte, wie üblich, in ihren Grundformen aus schnellhärtendem Kunststoff polymerisiert werden.
Als Führungselemente haben sich die Drahtsporne am besten bewährt, die entweder aus 1,5 mm starkem Draht selbst gebogen werden können oder über den Fachhandel in konfektionierter Form für Klasse II- und Klasse III-Fälle erhältlich sind (Abb. 223). Das Einfügen dieser Dorne geschieht dergestalt, daß die Retentionen parallel zum zervikalen Rand der oberen Seitenzähne liegen und die vertikalen Dorne etwa in Höhe der zweiten Prämolaren aus der Platte herausragen. Je weiter die Dorne nach mesial gelegt werden, desto kleiner wird ihr transversaler Abstand, was den Zungenraum unnötig einengt. Nach Einfügen der Drahtdorne in die obere Platte erfolgt die Ausformung der Aussparungen im lingualen Bereich der unteren Platte durch Anbringen von Autopolymerisat.

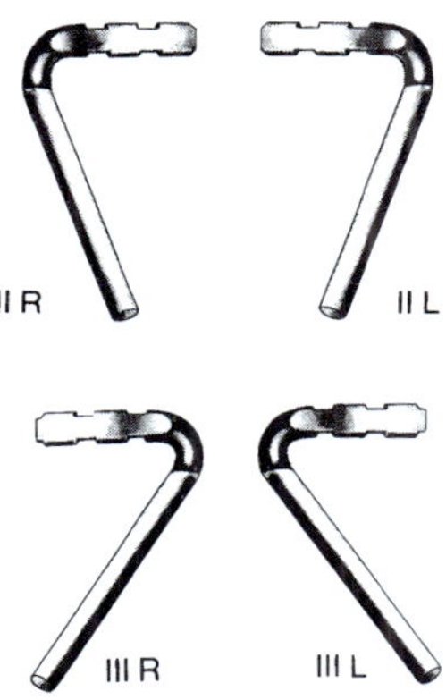

Abb. 223 Konfektionierte Dorne für Geführte Platten
II) zur Rückbißbehandlung
III) zur Therapie progener Formen.

Beim Rückbiß (Klasse II) erhalten die Dorne auf der mesialen Seite eine Führungsfläche durch den Kunststoff, während sie auf der distalen Seite frei liegen (Abb. 224 a).

4.3

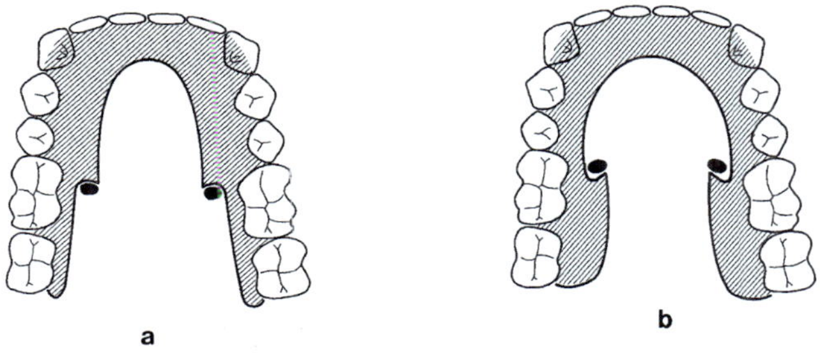

Abb. 224 Dornführung bei Rücklage des Unterkiefers (a) und bei progenem Biß (b).

Bei progenen Fällen (Klasse III) verlaufen die Dorne schräg nach vorn, wobei sie im lingualen Bereich der unteren Platte durch eine distale Kunststoffkante geführt werden (Abb. 224 b).

Die Dorne sind abschließend entsprechend der vertikalen Ausdehnung der unteren Platte und der Tiefe des Mundbodens zu kürzen und am unteren Ende sorgfältig abzurunden und zu polieren, um Verletzungen der Zunge zu vermeiden.
Durch Aktivieren der Dorne im Sinne der Verbreiterung des transversalen Abstandes kann während der Behandlung von Rückbißfällen eine verstärkte Vorverlagerung der Mandibula erreicht werden, da der Unterkiefer dann weiter nach mesial geschoben werden muß, um im Schlußbiß ein Einführen der Dorne in die Aussparungen der unteren Platte und damit ein Schließen des Mundes zu ermöglichen.

4.3.4.2 Vorschubdoppelplatte (VDP)

Eine Weiterentwicklung der Geführten Platten stellt die in letzter Zeit von *Sander* propagierte Vorschubdoppelplatte (VDP) dar. Zwei am Ende etwas abgewinkelte, schräge Führungsstege sind dabei im Frontbereich der Oberkieferplatte angebracht (Abb. 225a).
Sie werden durch eine polierte Schiefe Ebene im frontalen Abschnitt der Unterkieferplatte geführt. Die Stege sind so dimensioniert, daß die Führung an der Unterkieferplatte - und damit die Beeinflussung des Unterkiefers nach ventral - auch bei (weiter) Mundöffnung erhalten bleibt (Abb. 225 b).

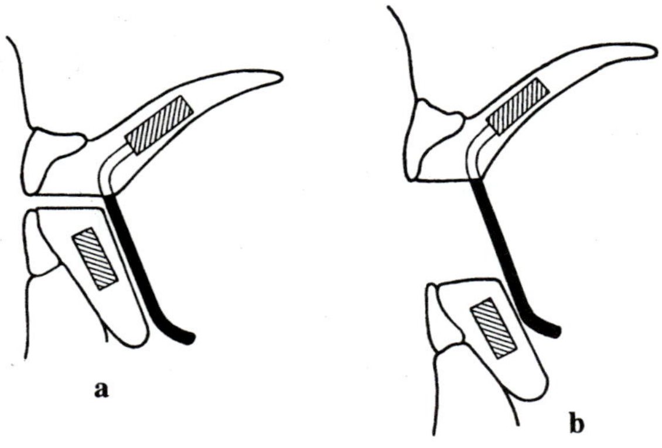

Abb. 225 Vorschubdoppelplatte
(Lage der Stege, a) bei geschlossenem Mund, b) bei geöffnetem Mund).

Unter Nutzung von Spezialschrauben mit angelöteten Stegen im Oberkiefer sowie konventionellen Schrauben in der Unterkieferplatte lassen sich transversale Erweiterungen der Zahnbögen durchführen, wie auch ein Einbau der üblichen Bewegungselemente (s. 4.3.1.3) in die Platten alle mit diesen Elementen möglichen Zahnbewegungen erlaubt. Als Vorteile der Vorschubdoppelplatte werden ferner die Wachstumsbeeinflussung des Ober-

kiefers, die rasche Vorverlagerung des Unterkiefers, die anhaltende Wirkung auch bei Mundöffnung (z.B. während der Nachtzeit), die Erhöhung des Tragekomforts für den Patienten, eine vergleichsweise geringe Behinderung beim Sprechen sowie die Möglichkeit der Beeinflussung von Zungenfehlfunktionen („Zungengitter") hervorgehoben.
Zur Herstellung einer VDP empfiehlt sich die Anfertigung eines Konstruktionsbisses (mit geringer Bißsperre und Einstellung des Unterkiefers in die therapeutisch gewünschte Position) sowie das Eingipsen der Modelle in einen Fixator (oder Okkludator).

4.3.4.3 Gegenkieferbügelplatte

Als Gegenkieferbügelplatte bezeichnet man eine Ober- bzw. Unterkieferplatte mit Frontalbogen aus 0,9 mm fh Draht, der an der Labialfläche der Frontzähne des Gegenkiefers anliegt.
a) Die *obere* Gegenkieferbügelplatte dient zur Therapie progener Fälle, wobei der an den unteren Inzisivi anliegende Frontbogen eine Retrusion dieser Zähne - bzw. bei zusätzlichem Einsatz einer unteren Platte - eine Dorsalverlagerung der Mandibula bewirken soll (Abb. 226). Der Gegenkieferbügel wird zur optimalen Wirksamkeit den Labialflächen der Frontzähne möglichst weit zervikal angebogen; er sollte bis in die Mitte der beiden Eckzähne reichen und dann in die zur Aktivierung erforderlichen U-Schlaufen übergehen, die sich günstiger im Bereich der unteren Front befinden, aber auch nach oben gebogen werden können (Abb. 227). Wie beim Labialbogen verläuft der Draht im Interdentalraum zwischen Eckzahn und erstem Prämolaren über die Okklusionsebene in den palatinalen Raum, wo eine zickzackförmige, etwa 18 - 20 mm lange Retention für ausreichenden Halt in der Kunststoffplatte sorgt.

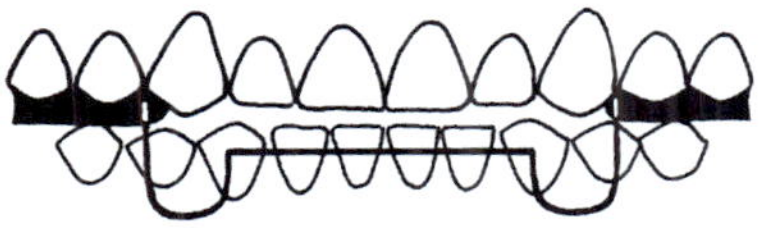

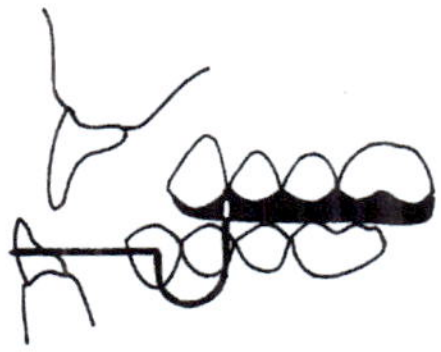

Abb. 226 Gegenkieferbügelplatten zur Therapie progener Formen. 4.3

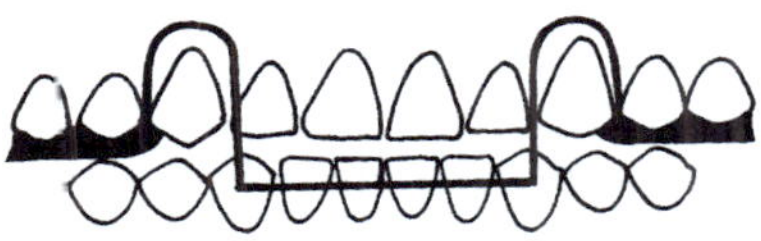

Abb. 227 Gegenkieferbügel mit modifizierten U-Schlaufen.

Im allgemeinen erhält die obere Platte bei der Behandlung von Patienten des progenen Formenkreises einen seitlichen Aufbiß, der die zur Überstellung des frontalen Kreuzbisses erforderliche Bißsperre erzielt und für die Beibehaltung eines möglichst tiefen Frontzahnüberbisses sorgen soll, der die beste Gewähr für ein rezidivfreies Ergebnis bietet.
In Kombination mit einer Kopf-Kinn-Kappe stellt die Gegenkieferbügelplatte ein wirksames Gerät zur Behandlung des progenen Bisses dar.
Schwierigkeiten bereitet im Wechselgebiß mitunter der Plattenhalt, da die Hebelwirkung des Bügels eine sichere Verankerung voraussetzt. Auch sollte auf gelegentlich auftretende Überlastungserscheinungen (Lockerung) der unteren Schneidezähne bei zu starker Aktivierung des Gegenkieferbügels besonders geachtet werden.
Aufgrund der starken Belastung des Gegenbügels sind Drahtbrüche nicht selten.
b) Die *untere* Gegenkieferbügelplatte kann zur Behandlung der Klasse II, 1 eingesetzt werden und bewirkt bei Aktivierung des Bügels neben einer Vorverlagerung der Mandibula auch eine Retrusion der oberen Schneidezähne. Ist letztere erwünscht, kann unter Umständen auf das Einfügen einer oberen Platte ganz verzichtet werden.
Bevorzugtes Einsatzgebiet ist die Rücklage mit Anteinklination beider Fronten, da bei ausreichenden Platzverhältnissen neben dem Gegenkieferbügel ein an der unteren Front anliegender Labialbogen eingefügt werden kann. Die Gestaltung der unteren Platte erfolgt analog der für die obere Platte beschriebenen Konstruktionsmerkmale (Abb. 228).

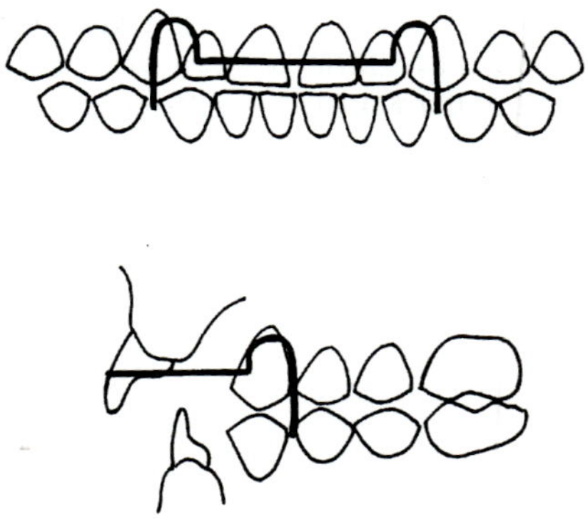

Abb. 228 Gegenkieferbügelplatte zur Rückbißbehandlung.

Schwierigkeiten bereitet der Plattenhalt besonders bei großem Frontzahnabstand. Beide Formen der Gegenkieferbügelplatte lassen im übrigen eine exakte Einstellung der Unterkiefermitte nicht zu.

4.3.4.4 Vorbißplatte

Hotz propagierte eine Oberkieferplatte mit frontalem, mindestens 10 mm breitem Aufbißplateau, das zur Vorverlagerung des Unterkiefers nach vorn abgeschrägt ist (Abb. 229). Durch das Abgleiten der unteren Frontzähne an dieser Schräge soll eine Mesialorientierung der Mandibula erreicht werden, was allerdings selten und nur in sehr begrenztem Umfang geschieht. Mittellinienkorrekturen lassen sich nicht durchführen. Bei großem sagittalen Frontzahnabstand ist die Vorbißplatte nicht einzusetzen, da der erforderliche Aufbißwall zu voluminös gestaltet werden müßte. Durch den frontalen Aufbiß und die Führung des Unterkiefers nach mesial ist die Gefahr der Labialkippung der unteren Inzisivi gegeben; liegt kein Steilstand dieser Zähne vor, ist der unerwünschten Protrusion durch Einfügen einer unteren Platte mit Labialbogen entgegenzuwirken.

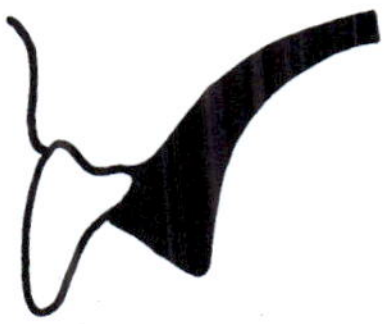

Abb. 229 Abschrägung des frontalen Aufbißplateaus bei der Vorbißplatte.

4.3.4.5 Oberkieferplatte mit Zungengitter

Für Behandlungsfälle, die aufgrund einer Dysfunktion der Zunge (Zungenpressen, anomales Schlucken etc.) eigentlich den Einsatz funktionskieferorthopädischer Geräte erfordern würden, bei denen jedoch auch Zahnbewegungen notwendig sind, die zweckmäßigerweise mit Plattenapparaturen durchgeführt werden, kann die Oberkieferplatte mit einem palatinalen Drahtgitter versehen werden (Abb. 230).

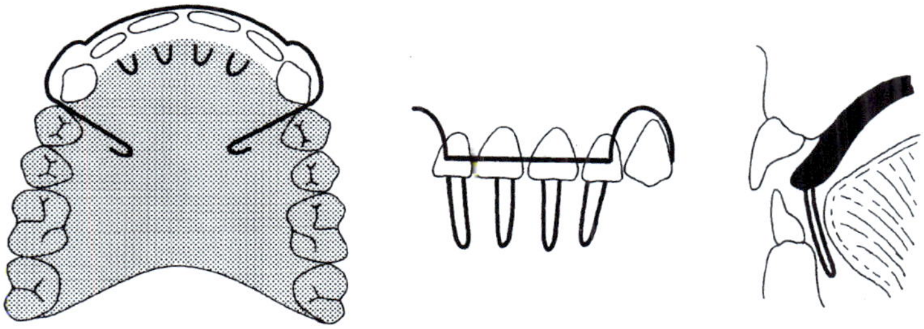

Abb. 230 Oberkieferplatte mit Zungengitter.

Dieses aus vier haarnadelförmig gebogenen, ca. 20 mm langen Drahtschlaufen der Stärke 0,9 mm fh bestehende Zungengitter hält die Zunge aus dem Raum zwischen den Frontzähnen heraus, wo sie vielfach für die Entstehung bzw. Unterhaltung eines offenen Bisses verantwortlich zu machen ist. Mit dem Drahtgitter wird eine Änderung des Funktionsmusters angestrebt.

4.3

Platten mit Zungengitter, die im allgemeinen zusätzlich mit einem seitlichen Aufbiß versehen sind, können ganztags (außer beim Essen) getragen werden. Es ist darauf zu achten, daß die von der oberen Platte in den oralen Raum herunterragenden Drähte die Gingiva lingual der unteren Inzisivi nicht berühren und verletzen.

4.3.4.6 Platte mit Schiefer Ebene

Zur Überstellung eines frontalen Kreuzbisses kann die an einer abnehmbaren Platte angebrachte »Schiefe Ebene« verwendet werden. Sie hat gegenüber einer auf die Frontzähne zementierten (festsitzenden) Schiefen Ebene den Vorteil, daß eine Überlastung der schwachen, unteren Schneidezähne durch die Abstützung der Platte im Seitenzahngebiet vermieden wird. Dies ist besonders bei noch nicht abgeschlossenem Wurzelwachstum von Bedeutung. Auch können Unregelmäßigkeiten der Frontzahnstellung im Unterkiefer mittels eines Labialbogens korrigiert werden, der zudem eine Retrusion anteinkliniert stehender unterer Inzisivi erlaubt und so die Überstellung erleichtert. Bevorzugt werden derartige Geräte beim einfachen, rein alveolär bedingten frontalen Kreuzbiß und beim progenen Zwangsbiß eingesetzt.
Die Schräge der Schiefen Ebene soll einen Winkel von 45 - 60° zur Okklusionsebene aufweisen (Abb. 231). Eine flachere Gestaltung würde die erforderliche Protrusion der oberen Inzisivi erschweren und die Gefahr der unerwünschten Abschwächung des vertikalen Überbisses mit sich bringen. Die transversale Ausdehnung der Schiefen Ebene richtet sich nach der Zahl der zu überstellenden Zähne, die sagittale Ausdehnung nach dem Ausmaß der sagittalen Frontzahnstufe.

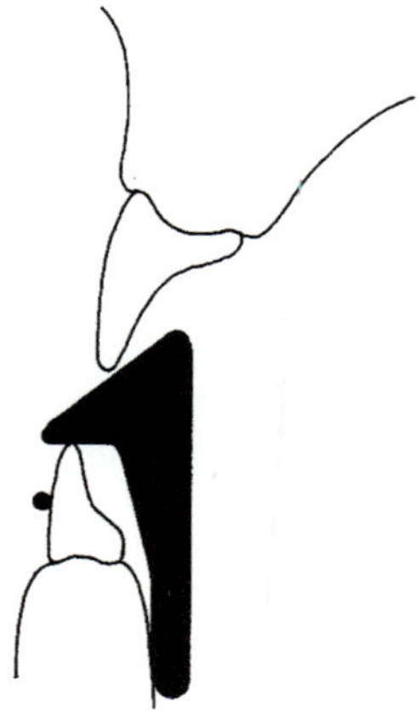

Abb. 231 »Schiefe Ebene« im Frontbereich einer Unterkieferplatte zur Überstellung eines progenen Bisses.

Beim Einsetzen der Platte ist ein Einschleifen der Schiefen Ebene mit Hilfe von Artikulationspapier erforderlich. Während der Phase der Überstellung der Schneidezähne (in einfachen Fällen etwa 1 - 2 Wochen) muß die Platte ganztags - auch beim Essen (!) - getragen werden. Auf die Notwendigkeit einer sorgfältigen Mundhygiene ist hinzuweisen.

4.3.4.7 Kombination von Platte und Band

Komplizierte Einzelzahnbewegungen, insbesondere Torsionen, körperliche Bewegungen etc., können meist nur mit Hilfe festsitzender Behelfe zufriedenstellend durchgeführt werden. Sind nur einzelne Zähne von der Fehlstellung betroffen, reicht es vielfach aus, lediglich diese Zähne zu bebändern bzw. mit aufgeklebten Häkchen oder Brackets zu versehen. Die Bewegung wird durch Gummiringe vollzogen, welche in Ösen eingehängt werden, die an der Platte angebracht sind. Der erforderliche Zug kann durch die Auswahl der in verschiedenen Größen erhältlichen Gummiringe reguliert werden, wobei der Patient die Möglichkeit hat, bei Schmerzen, Zahnlockerungen und anderen Überlastungserscheinungen den Gummiring zu entfernen bzw. eine andere Größe oder Stärke zu wählen.
Bei der Planung der Plattenkonstruktion und dem Anbringen der Zughäkchen am Band bzw. am Zahn sollte die erforderliche Zugrichtung sorgfältig bestimmt werden. Insbesondere bei ausgeprägten Dystopien (z.B. palatinal verlagerten Eckzähnen) muß durch entsprechende Plattengestaltung sichergestellt sein, daß der betreffende Zahn auf seinem Wege weder benachbarte Zähne schädigt noch durch Kunststoff oder Drahtretentionen behindert wird. In manchen Fällen wird die Anbringung einer Drahtführung im Sinne eines Hypomochlions notwendig sein.

4.4 Aktivator und andere funktionskieferorthopädische Geräte

Geschichte

1902 beschrieb *Robin* erstmals eine blockartige bimaxilläre Apparatur, die dem heutigen Aktivator ähnelte und die er »Monobloc« nannte.
1935 führten *Andresen/Häupl* mit dem sog. »Norwegischen System« den klassischen Aktivator ein.

Grundlage bildeten die Erkenntnisse von *Roux*, dem Begründer der Entwicklungsmechanik, daß funktionelle Reize gewebebildend, gewebeformend, gewebeumformend und formerhaltend sind.

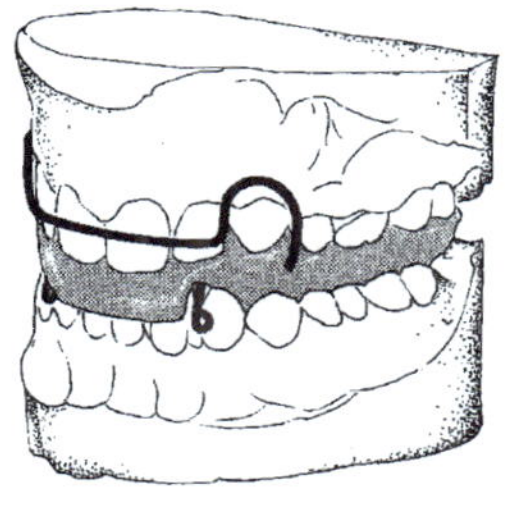

Abb. 232 Aktivator.

In den vierziger Jahren entwickelte u.a. *Petrik* (Wien) den Aktivator durch Einfügen von zusätzlichen Elementen (z.B. Haltedorn, Ösensporn, Rahmenschlinge) weiter (Abb. 232).

In den fünfziger Jahren entstanden als Modifikationen des Aktivators

- durch Einfügen elastischer Elemente:
  der Gebißformer von *Bimler* sowie
  der Kinetor von *Stockfisch*,

- durch Skelettierung des voluminösen Kunststoffblocks:
  der Bionator von *Balters* und
  der Offene Aktivator von *Klammt* sowie

- durch Skelettierung und Verlegung der Basis nach vestibulär:
  der Funktionsregler von *Fränkel*, der sich am weitesten von der Urform entfernt hat, dessen Wirkungsprinzipien mit den anderen funktionskieferorthopädischen Geräten jedoch viele Gemeinsamkeiten aufweisen.

Als Modifikation des Aktivators ist auch der sog. »Schweizer Aktivator« nach *Herren* anzusehen, ein Blockgerät mit großer interokklusaler Sperre, sagittaler Überkompensation, Halteelementen im Oberkiefer (und damit einem Verklemmen des Apparates), der im Gegensatz zu den vorgenannten Apparaturen nur nachts getragen werden soll.
Er ähnelt einigen in den USA gebräuchlichen funktionskieferorthopädischen Geräten (z.B. von *Harvold, Woodside, LSU* etc.).

Viele Wissenschaftler haben Untersuchungen über die Wirkungsweise funktionskieferorthopädischer Apparaturen durchgeführt, so

in Deutschland: *Häupl, Eschler* (Elektromyographie), *Witt, Fränkel, Komposch, Janson und Sander,*
in Europa: *Petrovic* und Mitarbeiter sowie *Ahlgren* und
in den USA: *Harvold, McNamara, Graber* u.a.

4.4.1 Wirkungsprinzip des *Andresen-Häupl*-Aktivators (und vieler seiner Modifikationen) im Vergleich zu Platten und festsitzenden Apparaturen

Bei der Beschreibung der Wirkungsprinzipien der verschiedenen Apparatesysteme sind einige grundsätzliche Unterschiede in den Eigenschaften zu beachten. So ist zu unterscheiden zwischen

- **allodynamischer Wirkung** (Zahnbewegung durch eine Fremdkraft, wie z.B. eine Feder, Schraube, ein elastischer Drahtbogen, eine Gummikette etc.)

und
- **funktioneller Wirkung** (Bewegung durch körpereigene Kräfte, welche eine Positionsänderung der Zähne und der Kieferbasen durch Änderung

bzw. Normalisierung des Funktionsmusters der orofazialen Muskulatur (Zungen-, Lippen-, Wangen-, Kau- und Mundbodenmuskeln) bewirken (Abb. 233)).

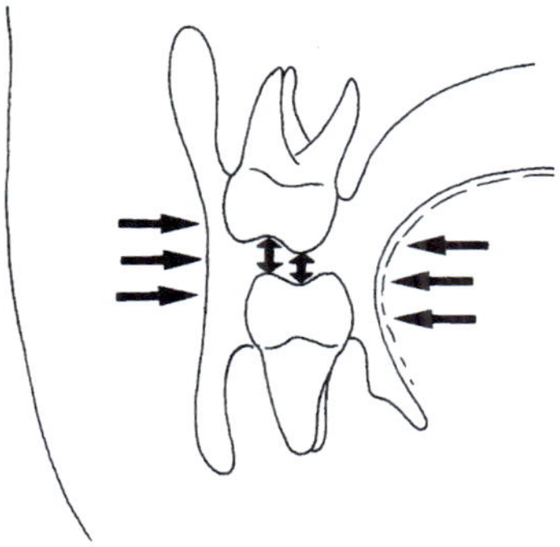

Abb. 233 Die Zähne stehen in einem Kraftfeld, welches durch verschieden gerichtete Einflußfaktoren bestimmt wird. So wirken z.B. auf die Seitenzähne die Kräfte der Wangenmuskulatur (bukkal), der Zungenmuskulatur (lingual) und der Kaumuskeln (okklusal) ein. Eine stabile Zahnposition setzt ein dynamisches Muskelgleichgewicht voraus. Jede Änderung der Einflußgrößen führt zu einer Positionsänderung der Zähne, was sich durch funktionskieferorthopädische Geräte gezielt ausnutzen läßt.

Wenn bei der Beschreibung funktionskieferorthopädischer Geräte in der Folge schwerpunktmäßig auf den Aktivator eingegangen wird und die Modifikationen und andere FKO-Geräte nur kurz erläutert werden, geschieht dies in der Absicht, ein Gerät stellvertretend für das ganze System und umfassend darzustellen sowie beispielhaft Wirkungsprinzipien, Indikation, Vor- und Nachteile sowie klinische Probleme und Handhabung zu erörtern, ohne daß durch eine zu breite Darstellung aller Vertreter dieses Systems die Übersichtlichkeit leidet.

Wirkungskreis funktionskieferorthopädischer Geräte

Die sagittale Lageänderung des Unterkiefers und/oder die vertikale Bißsperre führen zu einer

- **Erhöhung der Muskelspannung** (elektromyografische Untersuchungen der Musc. temporalis und Masseter etc. (*Eschler, Ahlgren* u.a.) ergaben eine erhöhte Schluckfrequenz, erhöhte Masseteraktivität, jedoch keine erhöhte Muskelaktivität während des Schlafs).
- **Tonussteigerung der Muskulatur.**
- **Veränderung des Funktionsmusters** (es kommt zu einem »Spielen« bzw. »Auseinandersetzen« mit dem Gerät - insbesondere bei elastischen Apparaten - beim Tragen am Tage; die dabei auftretenden Muskelkräfte wirken intermittierend, d.h. stoßweise, unmittelbar auf die Zähne ein, wobei kurzfristig (Bruchteile von Sekunden) beim Zubeißen auch sehr starke Kräfte (z.B. der Kaumuskeln) entstehen können.
- **Veränderung des Kraftfeldes**, in dem der Zahn steht (Beispiel: Lippenbeißer).

4.4

Der dadurch ausgelöste **formative Reiz** bewirkt einen Umbau

- im Parodontium,
- im Alveolarknochen,
- in den Suturen,
- im horizontalen und aufsteigenden Unterkieferast sowie
- im Kiefergelenk

und führt bei erfolgreicher Behandlung zu einem neuen funktionellen Gleichgewicht der orofazialen Muskulatur.
Weil die Krafteinwirkung funktionell gesteuert ist, kann eine Überlastung, wie beim Einsatz von Federn, elastischen Drähten etc., vermieden werden. Dies ist eine Erklärung für die klinische Beobachtung, daß im allgemeinen bei Behandlung mit funktionskieferorthopädischen Geräten keine parodontalen Schäden sowie keine Wurzelresorptionen zu beobachten sind. So wird beispielsweise die Muskelaktivität durch eine Druckstelle gehemmt, der Patient beißt nicht mehr fest zu und die Krafteinwirkung unterbleibt oder wird reduziert.
Bei einer Reihe funktionskieferorthopädischer Apparaturen wird die funktionelle Kraft durch eine mechanische Komponente (Schraube, Feder, Labialbogen etc.) ergänzt oder verstärkt.
Einige Autoren (*Herren, Nawrath*) sind der Meinung, daß der Einbau federnder Elemente die Qualität der funktionellen und transformatorischen Kraft herabsetzt.

4.4.2 Indikation des Aktivators

Aus den vorher geschilderten Grundgedanken zur Wirkungsweise einer funktionskieferorthopädischen Apparatur läßt sich ableiten, in welchen Fällen diese Art von Geräten eingesetzt werden kann und bei welchen Patienten besser andere Apparatesysteme verwendet werden sollten.

Der Aktivator erscheint gut geeignet für die Behandlung
- **einer Klasse II**, 1, d.h. Rücklage des Unterkiefers bzw. distale Okklusion mit vergrößerter Frontzahnstufe, Anteinklination der oberen Front und ggf. tiefem Biß (besonders günstig ist ein horizontaler Wachstumstyp),
- **von Dysfunktionen der mimischen Muskulatur**, wie Lippenbeißen, anomales Schlucken, Lutschen, Zungenpressen (?) usw. sowie
- **eines habituell offenen Bisses**.

Der Einsatz des Aktivators zur Korrektur dieser drei Anomalien ist im Sinne einer Frühbehandlung auch im Milchgebiß möglich.

Weitere Einsatzbereiche für den Aktivator sind
- die Korrektur eines tiefen Bisses (in Verbindung mit Wachstum),
- die Feineinstellung der Okklusion bzw. eine Nutzung als Retentionsgerät (z.B. nach Behandlung mit Platten oder festsitzenden Apparaturen), wobei der Aktivator ähnliche Funktionen wie der Positioner übernimmt,
- das Einstellen einer (mandibulär) verschobenen Unterkiefermitte, d.h. Schwenkung des Unterkiefers,
- die Frühbehandlung der Klasse II, 2 sowie

- die Initialbehandlung einer Milchgebißprogenie, in der Absicht, dabei das Unterkieferwachstum zu hemmen und das Oberkieferwachstum zu fördern.

Die Vorteile des Aktivators bei der Anwendung im Milchgebiß liegen vor allem in der Verwendungsmöglichkeit unabhängig von der Dentition, während der Plattenhalt an den kurzen Milchzahnkronen problematisch sein kann und ein Einsatz festsitzender Apparaturen im Milchgebiß gar nicht in Frage kommt.
Mit dem Aktivator sind - als »Nebeneffekt« - noch eine Reihe weiterer therapeutischer Möglichkeiten gegeben:

- die transversale Erweiterung der Zahnbögen, allerdings nur geringfügig und symmetrisch in beiden Kiefern,
- die gesteuerte Lückenverkleinerung bei Extraktionsfällen durch Ausnutzen des physiologischen Mesialtrends der Seitenzähne (»Driftodontics«),
- die Hemmung oder Begünstigung des Vertikalwachstums einzelner Zähne oder Zahngruppen sowie
- die Nutzung als Platzhalter (sagittal und vertikal) bei versehrter Stützzone.

Obwohl von einigen Autoren empfohlen und verwendet, ist der **Aktivator wenig oder nicht geeignet** für die Behandlung folgender Abweichungen:

- Progenie im Wechselgebiß und im bleibenden Gebiß (eine Ausnahme bildet evtl. der Aktivator mit *Wunderer*-Schraube, auch sind mit dem Funktionsregler Typ III von *Fränkel* und dem Umkehr-Bionator nach *Balters* vergleichsweise bessere Resultate zu erzielen)
- Deckbiß (insbesondere, wenn eine Plattenvorbehandlung unterbleibt)
- Mittlere bis hochgradige transversale Enge
- Strukturell/rachitisch offener Biß (besondere Vorsicht ist hier beim vertikalen Wachstumstyp angebracht)
- Sagittale Enge (bei der eine Distalisation von Seitenzähnen erforderlich ist)
- Anteinklination der unteren Front
- Torsionen, Zahnkippungen bzw. andere umfangreiche Einzelzahnabweichungen, insbesondere, wenn sie körperliche Zahnbewegungen erfordern
- Frontaler wie lateraler Kreuzbiß
- Größere Restlücken (z.B. bei Aplasien oder nach Extraktionen), die aktiv geschlossen werden müssen
- Unstimmigkeiten zwischen der Zahnbogenform des Ober- und Unterkiefers (der Einsatz eines Aktivators setzt im allgemeinen kongruente Zahnbögen voraus, daher muß gegebenenfalls eine Vorbehandlung mit Platten erfolgen).

Auch bei Spätfällen (Erwachsenen) ist der Einsatz eines Aktivators infolge der eingeschränkten Tragemöglichkeit, der altersbedingt reduzierten Gewebereaktion und des abgeschlossenen und daher nicht mehr zu nutzenden Wachstums kaum erfolgversprechend.
Eine erschwerte Nasenatmung kann das Tragen dieser voluminösen Apparatur ebenfalls erheblich beeinträchtigen bzw. unmöglich machen.

4.4.3 Wirkungsmechanismus und Behandlungsablauf einer Aktivatortherapie verschiedener geeigneter Anomalien

4.4.3.1 Klasse II, 1

(= Rücklage des Unterkiefers mit Anteinklination der oberen Inzisivi, vergrößerter Frontzahnstufe und gegebenenfalls tiefem Biß)

Durch einen Konstruktionsbiß aus Wachs (s. 4.4.7) wird der distal okkludierende Unterkiefer in eine mehr ventrale Position verlagert. Das Tragen des so eingestellten Aktivators bewirkt in der Folge unter Ausnutzung des Wachstums eine Positionsänderung der Mandibula.
Dabei erfolgt zunächst eine Verlagerung des Gelenkköpfchens aus seiner normalen Position in der Fossa nach ventral/kaudal.

In der **1. Phase** stellt sich - zunächst nur muskulär geführt - eine neue Position der Mandibula ein, die allerdings ungesichert, d.h. jederzeit reversibel ist und die sich erst zunehmend festigt.
Die Dauer dieser 1. Phase kann mit vier bis sechs Monaten angegeben werden. Ein Effekt der Apparatur ist im allgemeinen bereits bei der 3. oder 4. Kontrolle sichtbar; der Patient wird unsicher beim Zubeißen, er »schwimmt«, es entsteht ein »Dualbiß«.
Durch die Veränderung der Unterkieferlage bzw. der Relation der oberen und unteren Zahnbögen zueinander kann in dieser Phase temporär ein seitlich offener Biß entstehen. Dabei ist bei muskulärer Führung des Unterkiefers häufig nur eine dentale Abstützung im Frontgebiet zu finden (Abb. 234).

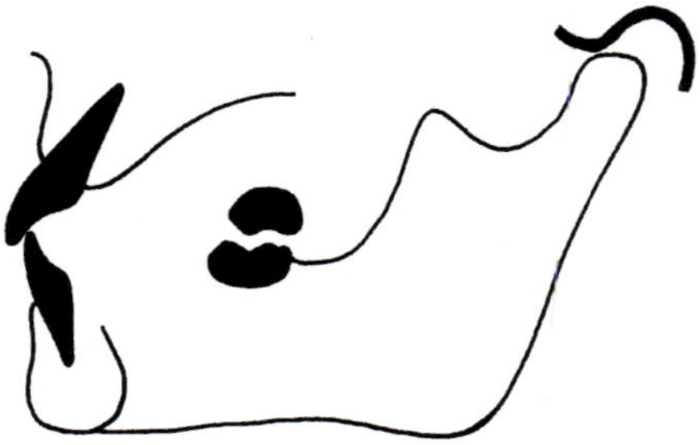

Abb. 234 Im Zuge der Vorverlagerung des Unterkiefers mit dem Aktivator wird die Mandibula in der 1. Phase zunächst muskulär nach ventral geführt. Es entsteht häufig ein seitlich offener Biß. Das Gelenkköpfchen steht nicht in der zentralen Fossa-Position.

In der 2. **Phase** kommt es - mit fließenden Übergängen - zu Umbauvorgängen im gesamten Gebißsystem:

- im Kieferwinkel
- im aufsteigenden Unterkieferast
- im Kiefergelenk (Capitulum und Fossa)
- im Bereich der Alveolarfortsätze des Ober- und Unterkiefers
- im Front- und Seitenzahngebiet sowie
- in der orofazialen Muskulatur (Abb. 235).

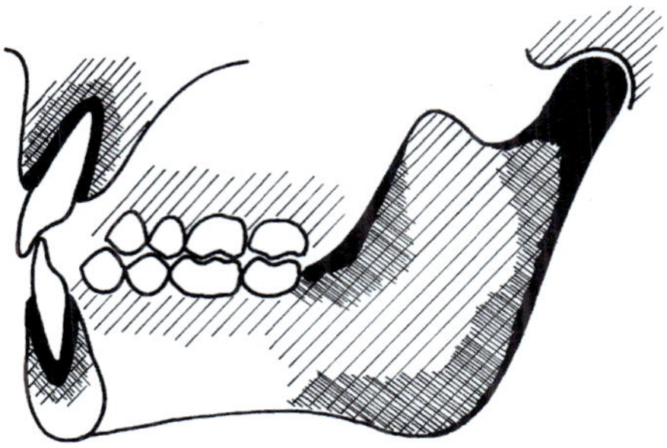

Abb. 235 Die Umbauvorgänge in der 2. Phase der Bißverlagerung betreffen nahezu alle Regionen des Gebisses (schraffiert), besonders den Bereich der Kieferwinkel, der aufsteigenden Äste und der Gelenke sowie die Alveolarfortsätze der oberen und unteren Front.

Der wissenschaftliche Streit zwischen zwei Lagern, ob die durch den Aktivator hervorgerufenen Veränderungen nur skelettal, d.h. durch Vorverlagerung der Mandibula, oder dentoalveolär, d.h. durch Mesialbewegung der unteren und Distalbewegung der oberen Seitenzähne, zu erklären sind, läßt sich in den meisten Fällen nicht absolut zugunsten einer Version entscheiden.
Unstrittig ist, daß mit dem Aktivator die Änderung einer distalen Verzahnung in eine neutrale Verzahnung möglich ist.
In der Regel kommt es im Zuge einer Aktivatorbehandlung der Klasse II sowohl zu einer

- skelettalen Vorverlagerung des Unterkieferkörpers,
- einer Verstärkung des Unterkieferwachstums (*Petrovic/McNamara*) und
- evtl. zu einer Änderung der Wachstumsrichtung,

als auch - durch die Wirkung der Muskulatur, die den Unterkiefer in die ursprüngliche, mehr dorsale Lage zurückziehen möchte, und eine Übertragung dieser Kraft über den Kunststoffblock und den Labialbogen auf den oberen und den unteren Zahnbogen und den Alveolarfortsatz - zu einer

- deutlichen dentoalveolären Reaktion, d.h. zu einer
- Mesialbewegung der unteren Seitenzähne,
- einer Distalbewegung der oberen Seitenzähne und einer
- teilweisen oder vollständigen Hemmung der physiologischen Mesialwanderung der oberen Seitenzähne bzw. des Oberkieferwachstums in anteriorer Richtung, d.h. einem Effekt, wie er auch im Zuge einer Headgear-Therapie zu beobachten ist.

Das Zurückweichen des Unterkiefers in Richtung seiner ursprünglichen Position durch den Muskelzug (insbesondere der Muskeln, die am Innenrand der Symphyse ansetzen) kann andere **nachteilige Folgen** haben, nämlich ein

Protrudieren der unteren Inzisivi

Da der Patient selten fest auf die Apparatur beißt, wird der Unterkiefer durch den Kunststoffeinbiß und die Kappe (oder den Labialbogen) im unteren Frontbereich nicht in der gewünschten ventralen Position gehalten, er kann bei Mundöffnung nach dorsal gleiten (bzw. wird nach dorsal gezogen). Dabei schlagen die Lingualflächen der unteren Inzisivi an den Kunststoffblock, die Zähne werden nach labial belastet und kippen in diese Richtung (protrudieren) (Abb. 236).

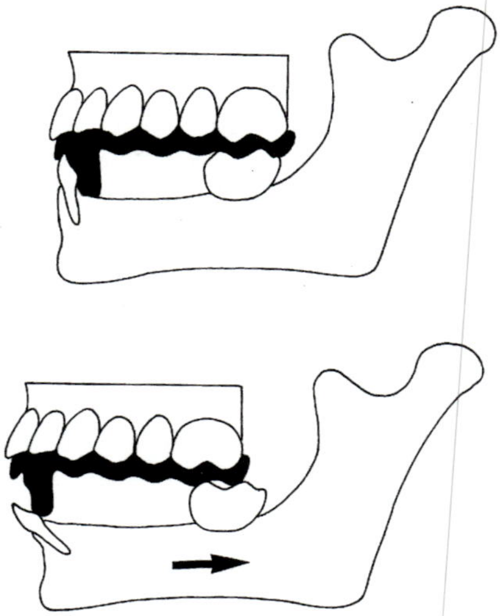

Abb. 236 Die Tendenz des Unterkiefers, in der Phase der noch ungesicherten Ventralverlagerung in die alte Position zurückzugleiten (bzw. durch die Muskulatur zurückgezogen zu werden), kann infolge der Belastung der Lingualfläche der unteren Inzisivi durch den Kunststoffblock des Aktivators zur Protrusion der unteren Front führen.

Ist dieser Effekt nicht erwünscht, kann er verhindert werden, indem

- der Unterkiefer durch den Konstruktionsbiß nur etappenweise (jeweils 2 - 3 mm) vorverlagert wird,
- die lingualen Kunststoffpartien hinter den Frontzähnen großzügiger freigeschliffen werden, so daß bei Mundöffnung kein Kontakt der Zähne mit dem Kunststoffblock erfolgt, und
- der Unterkiefer über möglichst lange linguale Kunststoffflügel im Seitenbereich und nicht über die frontalen Apparateteile, wie Einbißrille, Kappe und Labialbogen, geführt wird.

Auch kann erwogen werden, die Front aktiv zu retrudieren, etwa durch kombinierte Anwendung des Aktivators und einer festsitzenden Apparatur im Unterkiefer.
Werden diese Regeln nicht beachtet, kann es zu einer massiven Labialkippung der unteren Inzisivi kommen, wodurch eventuell eine korrekte Einstellung des Unterkiefers in Neutrallage unmöglich wird.
Eine Protrusion ist nur bei deutlichem Steilstand der Schneidezähne erlaubt (bzw. sogar erwünscht). In diesem Fall wird auf das Anbringen einer Kunststoffkappe im unteren Frontgebiet verzichtet.

Wesentlich für den Erfolg der Aktivatortherapie bei Klasse II ist das Alter des Patienten.

Da eine nennenswerte Vorverlagerung des Unterkiefers nur durch Beeinflussung, Lenkung bzw. Anregung des Wachstums erfolgt, kann eine derartige kieferorthopädische Behandlung nur so lange sinnvoll und erfolgversprechend sein, wie noch Wachstumspotenz vorhanden ist. Entscheidend ist also das skelettale Entwicklungsstadium, d.h. der Ablauf des Unterkieferwachstums.
Hierzu einige Feststellungen:

- Untersuchungen von *Hunter, Roche* u.a. haben nachgewiesen, daß das Wachstum des Unterkieferkörpers im wesentlichen condylär (chondral) erfolgt und eng mit dem Ablauf der skelettalen Entwicklung, d.h. des Körperlängenwachstums korreliert ist.
- Der günstigste Zeitpunkt für die Rückbißbehandlung mit dem Aktivator liegt vor Erreichen des pubertären Wachstumsgipfels (Abb. 237), d.h. im Falle einer normalen skelettalen Entwicklung
  - bei Mädchen vor dem 12. Lebensjahr,
  - bei Jungen vor dem 14. Lebensjahr,

  im Falle einer skelettalen Frühentwicklung deutlich vor diesen Daten.

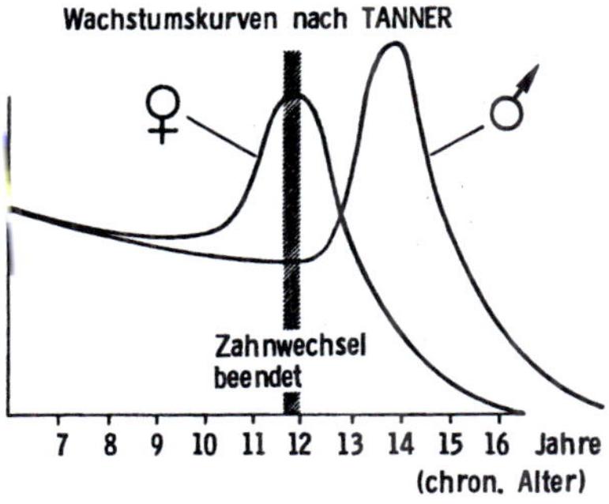

Abb. 237 Wachstumskurven nach *Tanner*. Der pubertäre Gipfel der skelettalen Wachstumskurve wird bei den Mädchen durchschnittlich mit 12 Jahren, bei den Jungen mit 14 Jahren erreicht. Die geschlechtsspezifischen Unterschiede im dentalen Alter sind bei weitem nicht so ausgeprägt.

- Dies bedeutet nicht, daß nach Überschreiten des Wachstumsgipfels (oder beim Mädchen nach Einsetzen der Menarche) kein Wachstum mehr erfolgt, die kieferorthopädisch nutzbare Wachstumspotenz ist aber deutlich geringer.

  Selbst bei guter Kooperation des Patienten sind daher die therapeutischen Möglichkeiten einer Bißverlagerung nach Überschreiten des pubertären Wachstumsgipfels eingeschränkt, zunehmend geringer und schließlich gar nicht mehr gegeben.

Aus diesen Überlegungen ergeben sich *unterschiedliche therapeutische Ansätze* der Korrektur einer Rücklage des Unterkiefers (Retrogenie = Klasse II) in den verschiedenen Lebensaltern:

Bei einem jungen Patienten mit Unterkieferrücklage läßt ein Ausnutzen des Wachstums eine Ventralorientierung der Mandibula mit Hilfe von funktionskieferorthopädischen Apparaturen zu.
Dies bewirkt eine Verbesserung des Profils, das Kinn kommt nach vorn. Das Unterkieferwachstum führt auch zu mehr Platz für die unteren Weisheitszähne.
Bei einem älteren Patienten ohne Wachstum ist eine Verringerung der vergrößerten Frontzahnstufe nur auf zwei Wegen möglich, die beide mit erheblichen Nachteilen verbunden sind, nämlich

1. *durch Zurückbewegen der oberen Front*
   - nach Distalisation der oberen Seitenzähne (z.B. mit Hilfe eines Headgears) oder
   - nach Extraktion der ersten oberen Prämolaren.

Dabei wird
- die Dorsallage der Mandibula belassen,
- der Oberkiefer, d.h. die Oberlippe nach hinten bewegt,
- die Nase relativ groß,
- das Gesichtsprofil im Sinne einer konkaven Form verschlechtert und
- der Raum für die oberen Weisheitszähne durch die Headgearbehandlung eingeengt.

Wenn diese negativen Einwirkungen nicht erwünscht sind, bleibt beim ausgewachsenen Patienten nur

2. *die chirurgische Lagekorrektur der Mandibula,*
   in der Regel verbunden mit einer prä- und postoperativen orthodontischen Behandlung, d.h. ein relativ großer operativer Eingriff (s. Bd. II, Kap. 7.3).

Hieraus muß die Schlußfolgerung gezogen werden, daß eine Behandlung der Klasse II/1, bei der ein dorsal liegender Unterkiefer nicht mehr vorverlagert (durch Wachstum nach ventral verlagert) werden kann, als Kompromißbehandlung anzusehen ist, bei welcher der optimale Zeitpunkt für einen Behandlungsbeginn versäumt wurde.
Bei spätem Beginn ist zudem die Gefahr eines Dualbisses relativ groß.
Als optimaler Beginn einer Rückbißbehandlung ist daher auf jeden Fall ein Zeitpunkt deutlich vor dem pubertären Wachstumsgipfel zu wählen.
Dies bedeutet, daß die Behandlung von Jungen mit normaler skelettaler Entwicklung mit zwölf Jahren oder früher, bei Mädchen mit zehn Jahren oder früher eingeleitet werden sollte.
Kein vernünftiger Grund spricht aber gegen einen Behandlungsbeginn bereits mit acht oder neun Jahren, zumal die Gefahr einer traumatischen Schädigung der oberen Frontzähne bei vergrößerter Frontzahnstufe und Anteinklination der oberen Inzisivi signifikant größer ist.
Eine zu lange Behandlungszeit kann durch eine **2-Phasen-Behandlung** vermieden werden.
In der 1. Phase werden die skelettalen Probleme (Retrogenie) wachstumsunterstützt früh gelöst. Es folgt dann eine Behandlungspause. Dentale Probleme werden - falls erforderlich - später in der 2. Phase angegangen.

Erwähnenswert erscheint noch ein Problem, das bei jeder Korrektur einer vergrößerten Frontzahnstufe beim wachsenden Patienten auftreten kann, wenn bereits im 11./12. Lebensjahr ein Overjet von 1,5 bis 2 mm (d.h. Zahnkontakt) erreicht wurde. In diesem Fall ist denkbar, daß ein weiteres Wachstum des Unterkiefers bei geringerem Wachstum des Oberkiefers zu einer Retrusion der unteren Front führen und so an der Entstehung eines späten frontalen Engstandes im Unterkiefer mitbeteiligt sein kann.
Nicht nur der zeitliche Ablauf der skelettalen Entwicklung ist für den Erfolg einer kieferorthopädischen Behandlung mitbestimmend; auch die **Richtung des Unterkieferwachstums** ist von großer Bedeutung.
In jedem kephalometrischen Analyseverfahren gibt es Werte, welche die Wachstumsrichtung der Mandibula in Relation zum Gesichtsschädel anzeigen. So werden zur Differenzierung des horizontalen (brachyfazialen) bzw. des vertikalen (dolichofazialen) Gesichtstyps z.B. der Summenwinkel, der untere Gonionwinkel, der Winkel Facial axis, der Basiswinkel u.a. verwendet (s. Kap. 3.8).
Eine Zuordnung zum Wachstums-(Gesichts-)typ ist für die Rückbißbehandlung wichtig, da das Wachstumsmuster in der Regel während der Entwicklung beibehalten wird und zweifelhaft ist, ob es durch orthodontische, funktionelle oder extraorale Apparaturen grundlegend geändert werden kann.

Ein *horizontaler Wachstumstyp* (= anteriore Rotation der Mandibula = brachyfazialer Typ = counter clockwise growing face) ist für eine Rückbißbehandlung besonders günstig; allenfalls bestehen Probleme bei der Tiefbißkorrektur.

Ein *vertikaler Wachstumstyp* (= posteriore Rotation der Mandibula = dolichofazialer Typ = clockwise growing face) bedeutet wegen des nach kaudal/dorsal gerichteten Unterkieferwachstums hingegen eine Verschlechterung der Prognose.
In den Fällen einer derart ungünstigen Wachstumsrichtung besteht die Gefahr der Entstehung eines frontal offenen Bisses, es kann kaum eine wesentliche (positive) Änderung des Profils erwartet werden und das Erreichen eines ungezwungenen Lippenschlusses ist häufig erschwert.
Aus diesen Gründen ist bei der Aktivatorbehandlung von Patienten mit vertikalem (dolichofazialem) Gesichtstypus eine Reihe klinischer Regeln zu beachten:

1. Vorsicht ist beim vertikalen Freischleifen der interokklusalen Sperrleiste im (oberen) Molarenbereich geboten, da dies eine verstärkte Unterkieferrotation zur Folge haben kann (ein ähnlicher Effekt ist auch bei Elongation der oberen 1. Molaren durch einen zervikalen Headgear oder die Elongation der unteren Molaren durch Kl. II-Elastics zu beobachten). 4.4
2. Eine Vorbeugung gegen diesen vertikalen Trend durch Verwendung einer Kombination von Aktivator und High pull-Headgear (*Teuscher*) ist sinnvoll.
3. Im Extremfall ist sogar ein Verzicht auf die Aktivatorbehandlung angebracht, obwohl die Prognose einer Multibandtherapie von Patienten mit dolichofazialem Typus auch nicht besonders günstig ist.

4.4.3.2 Tiefbißbehandlung

Neben einer Rückbißbehandlung kann mit dem Aktivator unter Nutzung des Wachstums auch eine Bißhebung erfolgreich durchgeführt werden. Durch die *vertikale Bißsperre* mittels Konstruktionsbiß kommt es zur Anregung eines verstärkten Wachstums des aufsteigenden Unterkieferasts, durch *Freischleifen der Seitenzähne und Belassen des Aufbisses im Frontbereich* wird ein Längerwachsen der oberen und unteren Seitenzähne gefördert.
Auf diese Weise läßt sich das physiologische Vertikalwachstum der Seitenzähne für eine Bißhebung ausnutzen.

Nach Untersuchungen von *Björk*
- vergrößert der Zahndurchbruch im Oberkiefer die dentoalveoläre Höhe in der Wachstumsphase um ca. 1 mm/Jahr (s. Abb. 238 a bis c),
- im Unterkiefer um ca. 0,75 mm/Jahr;
- der naso-maxilläre Komplex sinkt ca. 1,5 mm/Jahr und
- die Zuwachsraten im kondylären Bereich betragen ca. 2,5 mm/Jahr.

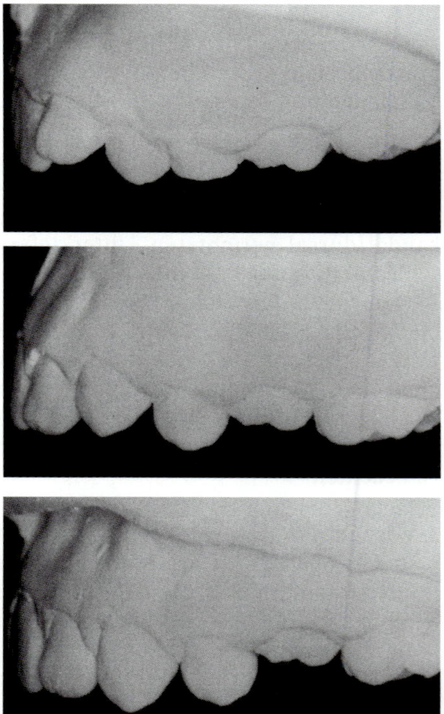

Abb. 238 a bis c Die Vertikalentwicklung der permanenten Zähne (insbesondere 26) während der Wachstumsphase läßt sich gut am zunehmenden Niveauunterschied zu dem Milchmolaren (65) erkennen, der - vermutlich infolge einer Ankylose - in seiner Position verharrt, während die Nachbarzähne sich vertikal weiterentwickeln.

Für die Tiefbißkorrektur ist im Gegensatz zur Rückbißbehandlung der vertikale (dolichofaziale) Wachstumstyp besonders günstig.

Insbesondere bei großem Basiswinkel (großer vorderer Gesichtshöhe) und einer Vorverlagerung des Unterkiefers kommt es rasch zu einer Verminderung des vertikalen Frontzahnüberbisses.
Bei Extremformen des vertikalen Wachstumsmusters ist bei Tiefbißbehandlung sogar Vorsicht geboten, da leicht ein offener Biß erzeugt werden kann.
Als besonders positiv ist zu vermerken, daß bei einer Bißhebung durch Vertikalwachstum der Zähne bzw. des aufsteigenden Unterkieferastes ein Rezidiv des tiefen Bisses nicht zu erwarten ist.
Erfolgt hingegen der Ausgleich der *Spee*'schen Kurve mittels festsitzender Apparatur, etwa durch Intrusion der Front, ist häufig eine Rezidivprophylaxe, z.B. durch Überkompensation, erforderlich.

4.4.3.3 Offener Biß

Eine Aktivatortherapie ist auch bei einigen Formen des offenen Bisses erfolgreich möglich. Der Aktivator ist besonders bei einem habituell offenen Biß im frontalen oder seitlichen Bereich gut geeignet.
So kann er z.B.

- beim lutschoffenenBiß (auch im Sinne einer Frühbehandlung),
- zur Abgewöhnung des Daumenlutschens (Daumenersatz),
- zum Heraushalten der Zunge aus dem Raum zwischen oberen und unteren Frontzähnen sowie
- zur Verbesserung des Lippenschlusses gute Dienste leisten.

Dabei ist ein Schließen des offenen Bisses ohne aktive Verlängerung der Inzisivi möglich.
In diesen Fällen wird die seitliche interokklusale Kunststoffleiste des Aktivators belassen, während im Bereich der Front großzügig freigeschliffen wird. Die Prognose der Aktivatorbehandlung eines lutschoffenen Bisses ist in der Regel gut.
Nicht ganz so günstig ist die Prognose beim zungenoffenen Biß, da zwar durch den Kunststoffkörper des Aktivators versucht werden kann, eine Umerziehung der Zungenlage zu erreichen, der Erfolg aber nicht sicher ist und Rezidive nach Ablegen der Apparatur vorkommen können.
Ähnliche Probleme bestehen bei aktiver Verlängerung der Front mittels festsitzender Apparaturen und dem Versuch der Beeinflussung der Zungenlage mit »Spikes«, da auch damit die Zungenlage in einer Reihe von Fällen nur temporär korrigiert wird.

4.4.3.4 Dysfunktionen

Ganz allgemein ist der Aktivator in der Lage und prädestiniert, jede Art von **Dysfunktionen der orofazialen Muskulatur** zu behandeln, wie z.B.: **4.4**

- die Einlagerung der Unterlippe zwischen die Inzisivi
- Lippenbeißen
- mangelhaften Lippenschluß
- anomales Schlucken
- Wangenbeißen (-saugen) mit seitlich offenem Biß

- Zungenpressen sowie
- die habituelle Mundatmung (mit offenem Biß und Schmalkiefer).

Da hierbei Wachstum nicht erforderlich ist, sondern eine Änderung des Funktionsmusters der mimischen Muskulatur erreicht werden soll, sind Erfolge prinzipiell auch beim Erwachsenen denkbar; d.h. Dysfunktionen und durch sie ausgelöste Fehlstellungen der Zähne lassen sich z.T. auch nach Abschluß des Wachstums mit dem Aktivator korrigieren, so daß der Einsatz dieser Apparatur beim Erwachsenen nicht nur als Retentionsgerät oder zur Entlastung des Kiefergelenks, sondern auch zur kieferorthopädischen Behandlung möglich wäre.
Aufgrund der altersbedingt schlechteren Gewebereaktion sind Erfolge im Erwachsenenalter allerdings seltener, mühevoller und rezidivgefährdeter, während eine Korrektur von Dysfunktionen im Milch- oder Wechselgebiß schneller, sicherer und stabiler zu erzielen ist.

4.4.4 Zur Stabilität der Ergebnisse einer Aktivatorbehandlung

Andresen und *Häupl* sowie mit ihnen viele Vertreter der Funktionskieferorthopädie (z.B. *Balters, Bimler, Petrik* u.a.) waren der Auffassung, daß bei richtigem Vorgehen im Anschluß an eine funktionskieferorthopädische Therapie keine Rezidive zu erwarten seien. Eine derart pauschale Aussage ist jedoch nicht zulässig.
Grundsätzlich kann festgestellt werden:

Alle Veränderungen, bei denen Wachstum therapeutisch genutzt wurde, bleiben weitgehend stabil, d.h.,
- die Korrektur einer Klasse II durch Unterkieferwachstum nach ventral,
- die Bißhebung durch Längenwachstum des aufsteigenden Astes und der Molaren sowie
- die Enthemmung des Oberkieferwachstums (z.B. durch die vestibulären Pelotten des Funktionsreglers oder die Buccinatorschlaufen eines Bionators)

neigen nicht zum Rezidiv.

Alle Veränderungen, die durch bleibende Korrektur des Funktionsmusters der orofazialen Muskulatur (ohne Anwendung aktiver Kräfte) bewirkt wurden, sind wenig rezidivgefährdet;
dies gilt ebenso für die Korrektur einer durch Anteinklination der oberen und Retroinklination der unteren Inzisivi vergrößerten Frontzahnstufe nach Lagekorrektur der Unterlippe und Achsenkorrektur der Front.
Wird ein offener Biß nach Abstellen von kausalen Habits und Erreichen eines zwanglosen Lippenschlusses geschlossen, ist (bei korrekter Zungenlage und -funktion) mit einem Rezidiv nicht zu rechnen.

Rezidive bzw. Veränderungen nach Behandlungsabschluß sind jedoch möglich bei:
- Weiterbestehen oder Wiederaufnahme von Habits (z.B. Zungenpressen),
- mangelhaftem Lippenschluß (schwache Lippenmuskulatur, Mundatmung),

- nicht optimaler statischer und dynamischer Okklusion sowie bei
- »Dualbiß« (»sunday-bite«, »Doppelbiß«), einer muskulär geführten, habituellen Ventrallage des Unterkiefers ohne artikuläre Korrektur, z.B. nach Rückbißbehandlung von Spätfällen. Hierbei befindet sich der Condylus im Schlußbiß nicht in zentraler Lage in der Fossa.
  Bei rechtzeitigem Behandlungsbeginn ist ein Dualbiß zu vermeiden, vorausgesetzt, die Patientenkooperation ist gut.
  Bei verspätetem Beginn, wenn wenig oder gar kein Wachstum mehr vorhanden war, wird ein Dualbiß hingegen häufiger auftreten.

Als Sonderfall ist die **Entstehung eines frontalen Engstandes im Unterkiefer gegen Ende des Wachstums** zu betrachten. Er tritt nicht selten in einer Phase auf, in welcher der Unterkiefer noch nach ventral wächst, während das Oberkieferwachstum bereits abgeschlossen ist, was bei knappem Overjet zu einem Steilstand der unteren Inzisivi führen kann. Der hierdurch entstehende tertiäre Engstand hat häufig mit der ursprünglichen Anomalie nichts zu tun, ist also kein »Rezidiv«, sondern eine neue Fehlstellung. Die Entstehung eines späten Engstandes ist übrigens auch nicht spezifisch für die Behandlung mit funktionskieferorthopädischen Geräten, sondern wird auch bei Verwendung von festsitzenden oder Plattenapparaturen beobachtet.

4.4.5 Modifikationen des Aktivators

Bei weitestgehender Auslegung können alle funktionskieferorthopädischen Geräte als Modifikationen, Abkömmlinge oder Weiterentwicklungen des Standard-Aktivators angesehen werden, wenngleich einige (z.B. der Funktionsregler von *Fränkel,* der Gebißformer von *Bimler* etc.) sich relativ weit von der »Urform« entfernt haben.
Ihr Wirkungsprinzip ist jedoch häufig identisch bzw. ähnlich.
Grundsätzlich lassen sich drei Typen unterscheiden:

Typ 1: **Starre Form**, aber abweichend vom klassischen Aktivator:
a) höherer Konstruktionsbiß
(z.B. *Herren, Harvold* und *Woodside, LSU [Shaye]),*
b) skelettierte Basis
(z.B. Bionator *[Balters],* Kybernetor *[Schmuth],* und Offener Aktivator *[Klammt])* sowie
c) in der Sperrleiste durchtrennt und mit Verstellmöglichkeiten bzw. Spezialschrauben versehen
(z.B. Progenie-Aktivator *[Wunderer]*, U-Bügel-Aktivator *[Karwetzky]).*

Typ 2: **Elastische Form**
(z.B. Gebißformer *[Bimler]* und Kinetor *[Stockfisch]*).

Typ 3: **Vestibulär liegende Basis** (Funktionsregler *[Fränkel]*).

Ad 1 a) **Starre Geräte mit höherer interokklusaler Sperre**

Nach einem Vorschlag von *Herren,* der von *Harvold* und *Woodside* sowie *Shaye* übernommen bzw. »überboten« wurde, sollte für den »Aktivator« eine vertikale Bißsperre von 12 - 20 mm (!) gewählt werden.
Herren ging bei seiner Überlegung davon aus, daß beim Schlafenden keine Steigerung der Bewegungsfrequenz des Unterkiefers zu beobachten ist und daher der Aktivator als passives, verklemmendes Gerät zu konzipieren sei. Die Wirkung solle durch passive Dehnung der Muskeln erreicht werden. Durch eine Ausnutzung des »Erinnerungsvermögens« der Muskulatur soll das Gerät auch in der Zeit (nach-)wirken, in der es nicht im Munde ist (*Petrovic*).

Ad 1 b) **Skelettierte Geräte**

Beim **Bionator** (*Balters)* wird der Apparat durch Beschränkung der Kunststoffbasis auf den Bereich der Seitenzähne und der unteren Front graziler gestaltet als der Aktivator. Der Bereich der oberen Front bleibt frei. Zusätzlich wird die Normalisierung der Zungenlage durch einen omegaförmigen Palatinalbügel gefördert; ein Abhalten der Wangen erfolgt durch die Buccinatorschlaufen im Seitenzahngebiet (Abb. 239).

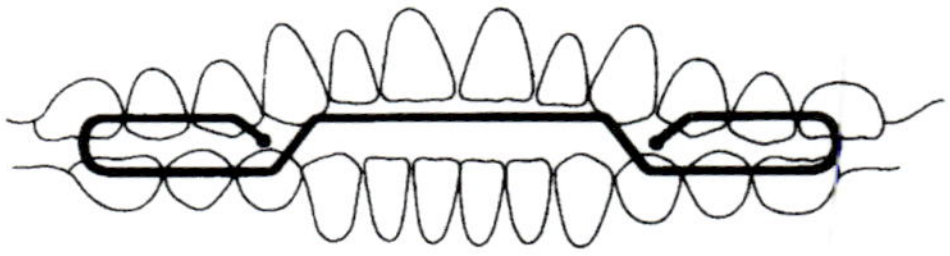

a

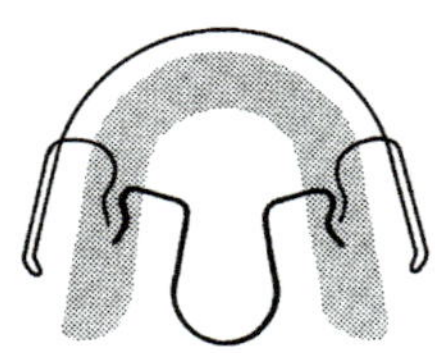

b

Abb. 239 a und b
Bionator nach *Balters*

a) Labialbogen mit Buccinatorschlaufen im Seitenzahnbereich,
b) Aufsicht auf den Bionator mit omegaförmigem Palatinalbügel.

Auch der **Offene Aktivator** (*Klammt*) wird durch Verzicht auf Kunststoffanteile im Bereich der oberen Front graziler gestaltet als die Standardform. Im Gaumenbereich enthält das Gerät eine transversale Schraube oder einen Palatinalbügel (ähnlich dem Bionator), es enthält jedoch keine Buccinatorschlaufen.
Der **Kybernetor** (*Schmuth*) läßt sich als skelettierter Aktivator mit Gaumenbügel und normalem Labialbogen beschreiben.

Ad 1 c) **Aktivatoren mit speziellen Verstell- bzw. Nachstellmöglichkeiten**

Der **Progenie-Aktivator nach Wunderer** ist ein sehr voluminöses Gerät mit einer Spezialschraube, welches zur Behandlung progener Formen eingesetzt wurde.
Beim **U-Bügel-Aktivator** (*Karwetzky*) kann eine allmähliche Lagekorrektur des Unterkiefers nach ventral bzw. dorsal bei Klasse II bzw. III durch 1,0 mm starke, U-förmige Drahtschlaufen erreicht werden, welche den oberen und unteren Apparateteil (nach Durchtrennung der Apparatur in der Sperrleiste) verbinden (Abb. 240). Durch diese Konstruktion wird das Gerät relativ reparaturanfällig.

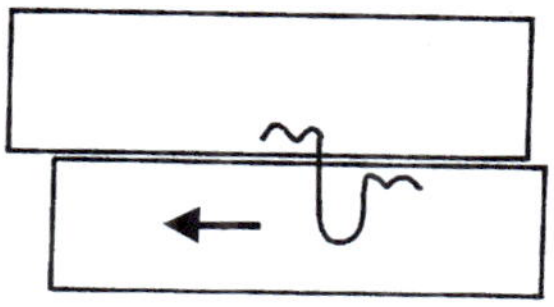

Abb. 240 Prinzip des U-Bügel-Aktivators (*Karwetzky*) zur Korrektur einer Unterkieferrücklage.

Ad 2 **Elastische Geräte**

Der **Gebißformer** von *Bimler* und der **Kinetor** von *Stockfisch* sind sehr grazile Geräte, bei denen der Kunststoff weitgehend durch Draht ersetzt wurde. Der obere und der untere Apparateteil sind elastisch miteinander verbunden, was die Reparaturanfälligkeit dieser Geräte erklärt. Für den Kinetor wurden aus diesen Gründen auswechselbare Steckteile entwickelt.

Ad 3 **Vestibulär liegende Apparatur**

Der **Funktionsregler** von *Fränkel* besteht aus einer ins Vestibulum verlagerten, skelettierten Kunststoffbasis mit Schilden im Seitenzahnbereich und Pelotten zum Abhalten der Lippen, die mit Draht verbunden sind (Abb. 241). Als weitere Elemente lassen sich z.B. palatinale Versteifungsbügel, labiale und linguale Drahtbügel, Schlaufen, Auflagen, Abstützungselemente, Schrauben sowie ein Aufbiß integrieren.

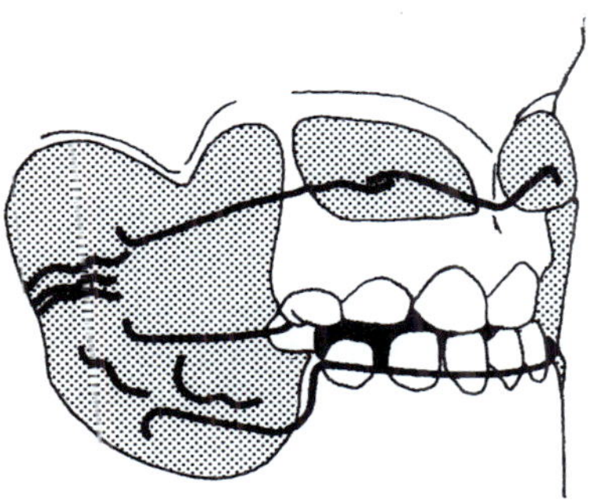

Abb. 241 Funktionsregler nach *Fränkel*.

4.4

Da die skelettierte, vestibulär liegende Apparatur der Zunge viel freien Raum läßt, wird die Sprache nur geringfügig behindert, so daß der Funktionsregler von den Kindern auch in der Schule gut getragen werden kann. Die Herstellungskosten sind allerdings vergleichsweise hoch; die Reparaturanfälligkeit und die Deformierbarkeit sind groß.
Mit seinem Gerät möchte *Fränkel* u.a. folgende Veränderungen erreichen:

- eine Eliminierung des perioralen Weichteildrucks durch die abstehenden Wangenschilde, die eine transversale und sagittale Entfaltung der Zahnbögen und Kiefer bewirken sollen,
- Positionsänderungen der Zähne durch die Druckwirkung anliegender Kunststoffteile und Federn und
- eine Förderung des Wachstums der apikalen Basis durch gerichtete Zugapplikation im Bereich der Umschlagfalte (z.B. im Oberkieferfrontbereich bei der Progenie).

Die Indikation für den Einsatz von Funktionsreglern sieht *Fränkel* in der »Inhibition von Fehlfunktionen und Haltungsfehlern der perioralen Muskulatur mit Umerziehung aller zum Gebißsystem gehörenden Muskelgruppen sowie einer Korrektur funktionsbedingter Lageanomalien des Unterkiefers, der Zunge und der Lippen«. Sie ist damit weitgehend identisch mit der Indikation und den Aufgaben anderer funktionskieferorthopädischer Geräte.

Bei einer Abwägung der Vor- und Nachteile des Aktivators gegenüber seinen Modifikationen und Derivaten ergeben sich folgende Gesichtspunkte:

Aktivator	**Modifikationen**
Das Gerät ist voluminös und klobig.	Skelettierte Apparate sind graziler und vermeiden diesen Nachteil (Bionator, Gebißformer, Kinetor, besonders Funktionsregler).
Die Sprache ist deutlich behindert.	Bei allen skelettierten Geräten, besonders beim Funktionsregler, ist die Sprache weniger bzw. kaum behindert.
Das Tragen am Tage kann evtl. problematisch sein, die Einstellung und Überzeugungskraft des Behandlers ist von großer Bedeutung.	Jede skelettierte, besonders die vestibulär liegende Apparatur, ist am Tage besser zu tragen; die Einwirkungszeit ist länger, was zu einem rascheren Erfolg führen kann.

Aktivator	**Modifikationen**
Die Möglichkeit der Beeinflussung einer Progenie im Wechselgebiß ist nicht sehr groß.	Erfolge bei der Behandlung einer Klasse III sind im Wechselgebiß eher durch Einsatz eines Funktionsreglers oder eines Umkehr-Bionators zu erzielen.
Die Vorverlagerung des Unterkiefers bei Behandlung eines Rückbisses erfolgt in einem Schritt durch den Konstruktionsbiß (wie beim Bionator).	Eine stufenlose Lagekorrektur der Mandibula ist z.B. mit dem U-Bügel-Aktivator möglich, dabei ist die Gefahr einer Protrusion der unteren Front geringer.
Die Herstellung ist einfach und nicht teuer.	Die Herstellung ist z.T. komplizierter und teurer (bes. Funktionsregler, aber auch Kinetor, Gebißformer und U-Bügel-Aktivator).
Handhabung und Kontrolle des Aktivators sind einfach.	Oft gestaltet sich die Handhabung schwieriger, so sind z.B. die Kontrollmöglichkeiten beim Funktionsregler durch die Schilde eingeschränkt, auch ist die Aktivierung der vielen elastischen Elemente oft nicht einfach.
Wenig reparaturanfällig.	Skelettierte und elastische Modifikationen sind reparaturanfälliger, häufiger muß mit Drahtbrüchen, besonders der elastischen Elemente des Funktionsreglers, des Gebißformers, des Kinetors bzw. des U-Bügel-Aktivators, gerechnet werden.
Bei dem stabilen Block ist kein Verbiegen möglich, ein Verbiegen des Labialbogens kommt selten vor.	Elastische Apparaturen (besonders der Funktionsregler) werden vom Patienten bei unsachgemäßer Behandlung leicht verbogen und deformiert; eine Korrektur ist selbst für den Geübten mitunter sehr schwierig.

4.4.5.1 Kombination Aktivator/extraorale Apparatur

Einige Probleme der Therapie mit funktionskieferorthopädischen Geräten, wie z.B.

- die ungünstigere Prognose bei vertikalem Wachstumstyp,
- das »Verlieren« des Apparates beim Tragen in der Nacht sowie

- die in einigen Fällen nicht genügend große Hemmung des Oberkieferwachstums (z.B. bei prognather Komponente),

sind unter Umständen durch eine Kombination von Aktivator und extraoraler Apparatur (High pull-Headgear) (Abb. 242) zu vermeiden (*Teuscher* und *Pfeiffer/Grobety*).

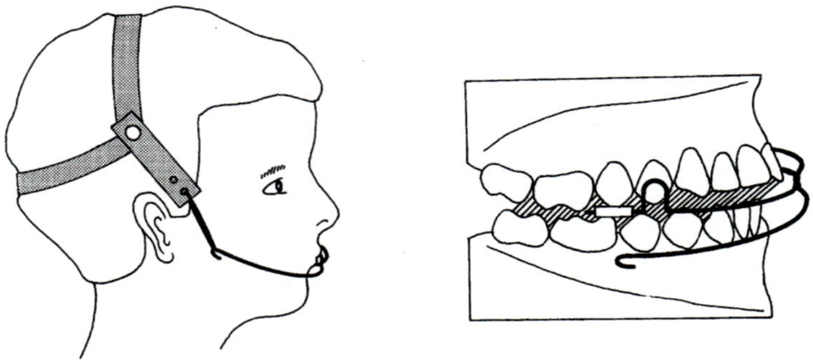

Abb. 242 Kombination des Aktivators mit einem Headgear (posterior angreifend).

Die Vorteile dieser Kombination liegen

- in der Erweiterung der therapeutischen Möglichkeiten (insbesondere einer besseren Hemmung des Oberkieferwachstums), was vor allem wichtig sein kann, wenn nur noch wenig Unterkieferwachstum zu erwarten ist (d.h. bei spätem Behandlungsbeginn oder bei Mädchen),
- in der Verbesserung des Apparatehalts sowie
- in der möglicherweise besseren Eingewöhnung der Apparatur in der ersten Therapiephase, wobei später ein Verzicht auf den Headgeareinsatz denkbar ist.

Bei der Kombination von Aktivator/Bionator und Headgear verwendet man einen anterior angreifenden Highpull-Headgear beim Tiefbiß oder wenn der Oberkiefer nach dorsal beeinflußt werden soll; während ein posterior angreifender Headgear beim offenen Biß eingesetzt wird. Schwache Kräfte kommen beim »Verlieren« des Geräts, starke Kräfte bei therapeutischer Indikation zum Einsatz.

4.4.6 Vor- und Nachteile des Aktivators
(und anderer funktionskieferorthopädischer Apparaturen) vor allem im Vergleich zur Therapie mit festsitzenden Geräten.

Ausgehend von der Überlegung, daß funktionskieferorthopädische Geräte funktionell, d.h. »passiv« wirksame Apparaturen sind, die mit körpereigenen Kräften arbeiten, während festsitzende Apparaturen (und Platten) als »aktive« Behelfe im wesentlichen eine allodynamische Wirkung entfalten, lassen sich für den Aktivator (und viele seiner Abkömmlinge) eine Reihe von Vor- und Nachteilen erklären:

- Wenn aktive Positionsänderungen von Zähnen erforderlich sind, ist das funktionskieferorthopädische Gerät, selbst mit aktiven Elementen, weniger effizient als die festsitzende Apparatur.
- Gezielte, kontrollierte Einzelzahnbewegungen, wie Torsionen, körperliche Zahnbewegungen etc., sind mit funktionellen Geräten nicht, mit Platten nur in geringem Umfang realisierbar.
- Der Erfolg einer funktionskieferorthopädischen Therapie ist nicht sicher (garantierbar), da er weitgehend von der Kooperation des Patienten abhängig ist.
- Im Rahmen einer funktionskieferorthopädischen Therapie ist ein sehr rascher Erfolg, zumindest bei der Korrektur dentaler Probleme, nicht zu erwarten; daher ist ein höherer Anspruch an die Geduld des Patienten zu stellen.
- Selbst bei guter Mitarbeit und Reaktion ist mit einer vergleichsweise längeren Behandlungszeit zu rechnen.
- Die meisten bimaxillären Geräte behindern die Sprache.
- Die voluminösen Typen (z.B. der Aktivator) können Probleme bei verlegter Nasenatmung (Mundatmer, Schnupfen) hervorrufen, sie sind aufgrund ihres Volumens auch weniger komfortabel, was durch Skelettierung gemildert werden kann.

Bei richtiger Indikation und guter Mitarbeit überwiegen jedoch die positiven Aspekte. Als **Vorteile** der funktionskieferorthopädischen Geräte lassen sich anführen:

- Die funktionskieferorthopädische Therapie führt meist zu akzeptablen kosmetischen und guten funktionellen Resultaten.
- Mit den bimaxillären Geräten ist eine gute Einstellung der Okklusion möglich, auch im Gegensatz zu Platten, deren Halteelemente die Okklusionseinstellung behindern können. Durch gezieltes Einschleifen ist ein gutes »Settling« (Einspielen der Okklusion) zu erreichen.
- Nach funktionskieferorthopädischer Therapie ist die Rezidivgefahr gering (zumindest, wenn Wachstum ausgenutzt und keine aktiven Kräfte verwendet wurden).
- Durch FKO-Geräte ist eine Steuerung sowie eine optimale Ausnutzung des Wachstums möglich, was insbesondere bei der Rückbißbehandlung zu einer deutlichen Profilverbesserung führen kann.
  Durch die Wachstumsförderung im Unterkiefer und den Verzicht auf eine aktive Distalisation der oberen Molaren mit Hilfe des Headgears läßt sich gegebenenfalls auch die Situation der 3. Molaren verbessern. 4.4
- Funktionskieferorthopädische Geräte erlauben eine gute Korrektur von Dysfunktionen der mimischen Muskulatur, bewirken eine Stärkung der Kaumuskulatur und eine Verbesserung des Lippenschlusses sowie eine Umstellung auf die physiologische Nasenatmung bei habitueller Mundatmung.

- Funktionskieferorthopädische Apparate sind unabhängig von der Dentition
  - im Milchgebiß,
  - im frühen Wechselgebiß,
  - im Wechselgebiß,
  - bei durch Milchzahnverlust unterbrochener Zahnreihe oder
  - im bleibenden Gebiß (falls indiziert)

einsetzbar.

- Bei funktioneller Therapie ist zwar mit längeren Gesamtbehandlungszeiten zu rechnen, die Intervalle zwischen den Kontrollterminen lassen sich jedoch strecken (seltenere Kontrollen sind vor allem in der Retentionsphase möglich).
  Bei kombinierter Behandlung mit funktionskieferorthopädischen und festsitzenden Apparaturen ist bei Vorbehandlung mit dem funktionellen Gerät auch eine Verkürzung der Multibandphase (z.B. von 18 - 24 Monaten auf 6 - 12 Monate) möglich.
- Die technische Herstellung von Aktivatoren sowie der meisten seiner Modifikationen ist einfach; viele (zeitraubende) Arbeitsgänge lassen sich ins Labor verlagern.
- Als Vorteil von FKO-Geräten ist besonders hervorzuheben, daß mit ihnen eine biologisch-schonende Behandlungsweise möglich ist.
  So sind im Vergleich zu der Therapie mit festsitzenden Apparaturen
- keine parodontalen Schäden,
- keine Schmerzen während der Behandlung,
- keine Einschränkung der Möglichkeit der Zahnreinigung durch Bänder, Brackets, Bögen, Hilfsteile usw.,
- keine Karies oder demineralisierter Schmelz unter Bändern oder neben Brackets (besonders bei unzureichender Mundhygiene!),
- kein Schmelzverlust nach Entfernen der Brackets sowie
- keine Wurzelresorptionen

zu beobachten.

4.4.7 Konstruktionsbiß

Der Konstruktionsbiß, auch Einbiß (*Eschler*), Arbeitsbiß (*A.M. Schwarz*) oder Aktivierungsbiß (*Hotz*) genannt, dient zur Festlegung der therapeutisch gewünschten Lagerelation von Unter- und Oberkiefer in sagittaler, transversaler und vertikaler Richtung.
Da die funktionelle Wirkungsweise des Aktivators die Erregung einer Muskelspannung, d.h. die Aktivierung von Protraktoren, Retraktoren oder der Schließmuskeln erfordert, wird der Unterkiefer im Rahmen der funktionskieferorthopädischen Therapie in sagittaler und/oder vertikaler (z.T. auch in transversaler) Richtung in seiner Lage verändert.
Die therapeutisch gewünschte Position des Unterkiefers wird durch einen Wachsbiß (Konstruktionsbiß) im Munde des Patienten festgelegt und bei der Fertigstellung des Apparates im Labor auf den Aktivator übertragen.

Die Herstellung des Konstruktionsbisses

1. Die gewünschte Unterkieferlage sollte mit dem Patienten zunächst ohne eingefügte Wachsrolle geübt werden (»Trockentraining«).
2. Eine halbe Platte rosa Wachs wird über der Spiritusflamme erwärmt und zu einer Wachsrolle geformt (innen fester als außen, damit der starrere Kern ein Durchbeißen erschwert und die plastischere Außenschicht eine gute Abformung der Zahnkonturen ermöglicht).
3. Die zahnbogenförmige Wachsrolle wird auf die unteren Zähne aufgesetzt. Danach wird der Patient angewiesen, langsam in der angestrebten Richtung, eventuell nicht ganz bis zur endgültigen vertikalen Bißhöhe, zuzubeißen.
4. Der Wachsbiß wird abgenommen, bukkale und labiale Überschüsse werden mit einer Schere entfernt, um durch Aufsicht auf die Bukkal- und Labialflächen eine bessere Kontrolle des Okklusionsbildes und der Zahnbogenmitten zu gewährleisten.
5. Die gewünschte Lageänderung wird durch Auflegen des Wachsbisses auf das obere und untere Modell überprüft, wobei evtl. geringe Korrekturen durch Verschieben der Modelle gegeneinander vorzunehmen sind.
6. Nach Wiedereinsetzen der erkalteten Wachsrolle in den Mund des Patienten erfolgt auch hier eine Überprüfung des exakten Sitzes. Falls erforderlich, kann die Bißhöhe noch geringfügig vermindert werden.

Modelle und Konstruktionsbiß werden anschließend zur Herstellung des Aktivators ins Labor gegeben.

Standardregeln für den Aktivator-Konstruktionsbiß
(nach *Andresen/Häupl/Petrik/Nawrath*)

Sagittal erfolgt eine Einstellung des Unterkiefers in die gewünschte Bißlage (normalerweise in Neutralbiß = Klasse I).
Ein Überkompensieren ist nur bei progenen Formen und zur Korrektur einer mandibulären Mittellinienverschiebung erlaubt.

Vertikal wurde ursprünglich von *Andresen* und *Häupl* eine interokklusale Sperre von nur 2 mm gewählt, die später auf 4 - 6 mm erhöht wurde *(Petrik)*. Eine größere vertikale Sperre (10 mm und mehr) kann die Muskulatur ermüden und evtl. Schmerzen im Gelenk und den Muskeln hervorrufen, was zum Entfernen des Apparates durch den Patienten (»Verlieren«) führen kann und die Realisierung funktioneller Aufgaben des Gerätes gefährdet (z.B. wird die Sprache deutlich behindert).
Als Regel kann gelten:
- Je weiter die sagittale Vorverlagerung des Unterkiefers erfolgt, desto geringer kann die vertikale Sperre ausfallen. 4.4
- Wird die Bißlage beibehalten, ist eine stärkere interokklusale Sperre erforderlich.
- Auf jeden Fall sollte ein vertikales Überlappen der Front vermieden werden und der Lippenschluß noch möglich sein.

Durchschnittlich wird im Frontbereich eine interinzisale Sperre von 1 1/2 mm (»Streichholzstärke«) gewählt.

Transversal ist auf eine Übereinstimmung von Ober- und Unterkiefermitte zu achten (Abb. 243).
(Hinweis: Die Kiefermitten sind nicht unbedingt mit den Zahnbogenmitten identisch; alveoläre Mittellinienverschiebungen sind zu berücksichtigen.)

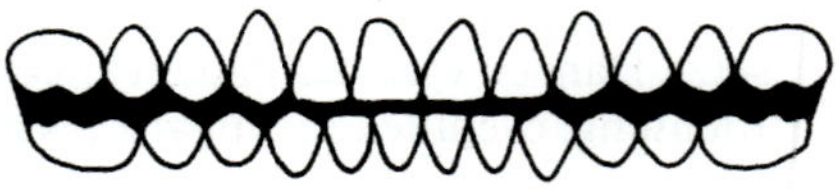

Abb. 243 Konstruktionsbiß für den Aktivator (Standardform).

Anomalieabhängige Abweichungen von den Standardregeln für einen Aktivator-Konstruktionsbiß

a) **Rücklage des Unterkiefers (Klasse II) mit Anteinklination der unteren Front:**

Wegen der Gefahr einer (weiteren) Protrusion der unteren Inzisivi im Zuge der Vorverlagerung der Mandibula (Abb. 244) erfolgt eine **etappenweise Vorverlagerung des Unterkiefers** (jeweils nur ca. 1/3 Pb = 2,5 mm).
Anmerkung: Durch lange linguale Kunststoffflügel im Seitenzahnbereich ist eine bessere Führung des Unterkiefers möglich, dies sollte schon bei der Abdrucknahme berücksichtigt werden.

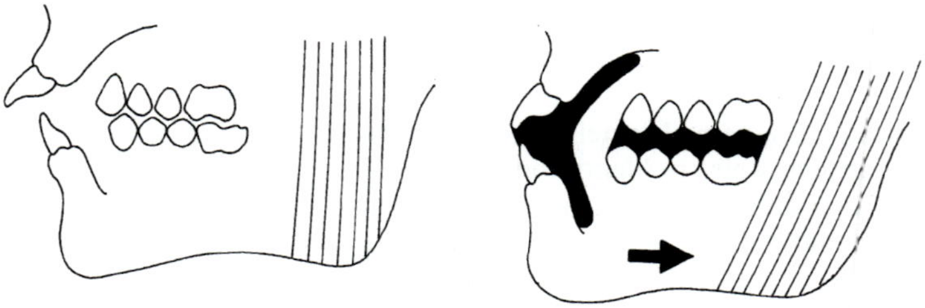

Abb. 244 Bei Rücklage des Unterkiefers mit Anteinklination der unteren Front besteht bei zu starker Ventralverlagerung des Unterkiefers die Gefahr, daß der Unterkiefer durch die angespannte Muskulatur wieder nach dorsal gezogen wird und die unteren Schneidezähne durch den Druck der lingualen Kunststoffpartien weiter nach labial gekippt werden.

Ein großzügiges Einschleifen der lingualen Kunststoffpartien im unteren Frontbereich ist bei Klasse II mit Anteinklination der unteren Front unerläßlich.

b) **Deckbiß** (Klasse II,2):

Konstruktionsbiß im **Kantenbiß.**
Wegen der oft hochgradigen Retroinklination der oberen Inzisivi ist nicht immer eine Einstellung in die neutrale Bißlage möglich, da sonst ein frontaler Kreuzbiß entstehen könnte.

Vertikal erfolgt im Frontgebiet nicht die übliche Sperre von 1 1/2 mm, da beim tiefen Biß die Einstellung im Kantenbiß bereits eine vertikale Sperre im Seitenzahngebiet von 6 mm und mehr mit sich bringt (Abb. 245).

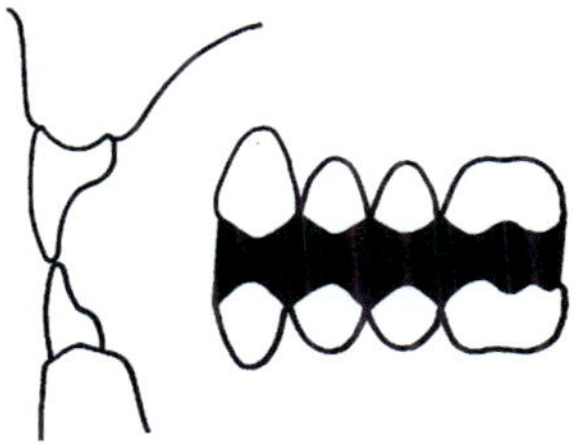

Abb. 245 Konstruktionsbiß beim Deckbiß.

c) **Frontal offener Biß**

Sperrung im Seitenzahngebiet um ca. 2 (bis 3) mm; dabei fällt die Bißsperre im Frontzahngebiet mit 4 mm und mehr (abhängig von der Ausprägung des offenen Bisses) deutlich höher aus als normal (Abb. 246).

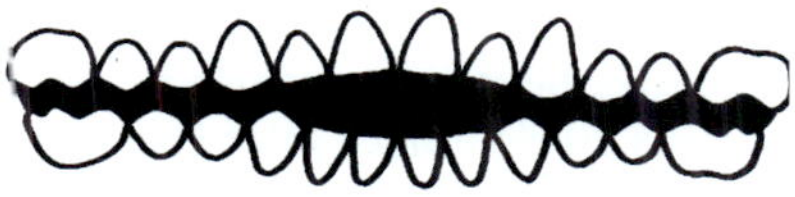

Abb. 246 Konstruktionsbiß beim frontal offenen Biß.

d) **Progene Formen**

Konstruktionsbiß im **maximalen Rückbiß** (Abb. 247).
Diese Einstellung kann durch Dorsalflexion des Kopfes und (leichten) unterstützenden Druck auf das Kinn erleichtert werden.
Nach Möglichkeit sollte zumindest ein Kantenbiß erreichbar sein. Die Einstellung einer geringen distalen Bißlage ist (wenn überhaupt möglich) unschädlich und erwünscht.
Wegen der Gefahr der Abschwächung des vertikalen Frontüberbisses (s.a. offener Biß) wählt man auch bei progenen Formen nur eine relativ geringe interokklusale Sperre im Seitenzahnbereich.

4.4

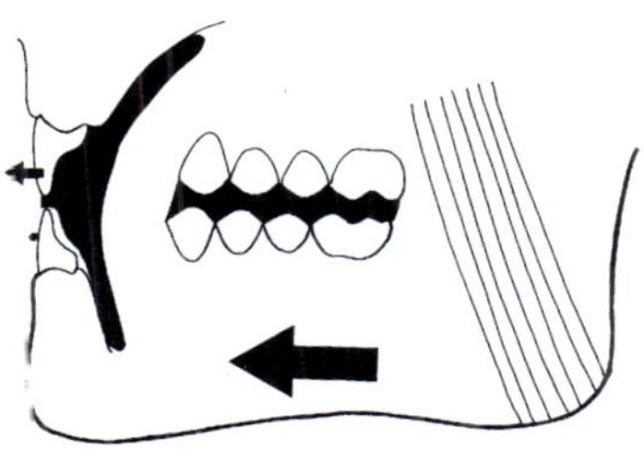

Abb. 247 Konstruktionsbiß bei progenen Formen.

Modifikationen des Aktivator-Konstruktionsbisses durch andere Autoren

Sagittal:

Herren empfiehlt bei der Rückbißbehandlung eine sagittale Überkompensation um 3 mm, d.h. eine Vorverlagerung des Unterkiefers um das Ausmaß des Rückbisses plus 3 mm.
Stockfisch verlagert den Unterkiefer nicht mehr als 1/3 der maximalen Vorschubmöglichkeit nach ventral.
Shaye führt den Unterkiefer auch bei Anteinklination der unteren Front gleich in Neutralbißlage; eine weitere Protrusion sei angeblich nicht zu befürchten, da der Aktivator an den unteren Schneidezähnen nicht anliegen solle und die Führung des Unterkiefers nach ventral durch lange linguale Flügel im Seitenzahnbereich erreicht werden könne.

Vertikal:

Harvold sperrt den Biß vertikal um 12 mm.
(Anmerkung: Der Aktivator wird nur nachts getragen.)
Woodside bevorzugt sogar eine vertikale Sperre von 12 bis 15 mm (zum Teil bis 20 (!) mm). Unter Durchbrechung des reinen funktionellen Prinzips erfolgt die Krafteinwirkung durch passive Dehnung der Muskeln ohne Bewegungsstimulation.
Herren empfiehlt bei der Rückbißbehandlung eine vertikale Sperre im Seitenzahngebiet von 8 bis 10 mm.
Shaye wählt eine Sperrschicht von 8 - 12 mm zwischen den Schneidekanten (der Apparat wird - wie bei den drei vorgenannten Autoren - jedoch nur nachts eingesetzt).
Einige Autoren (z.B. *Harvold, Ahlgren, Woodside*) machen die Höhe des Konstruktionsbisses abhängig von der Ruhe-Schwebe; verschiedene Untersuchungen haben aber gezeigt, daß eine allzeit stabile Ruhe-Schwebe-Lage nicht vorhanden ist, sondern daß eine Abhängigkeit vom Muskeltonus, der Erregung, der Atmung, der Zungenlage, dem Mundschluß etc. besteht. Daher ist es fraglich, ob man ihr einen Einfluß auf die Höhe des Konstruktionsbisses zugestehen soll.

4.4.8 Aktivatorherstellung

4.4.8.1 Sockeln der Modelle für den Aktivator

Als erster Schritt bei der Herstellung eines Aktivators ist - zumindest wenn eine Rückenplatte verwendet werden soll - das Sockeln der Modelle erforderlich, um das obere und das untere Modell zueinander orientieren zu können. Auch aus didaktischen Gründen und im Rahmen der dreidimensionalen Modellanalyse ist ein nach verschiedenen Bezugsebenen gesockeltes Modellpaar von Vorteil. Zum Sockeln werden spezielle Sockelbestecke verwendet.

Arbeitsgang

Die Seitenzahnokklusion im Schlußbiß wird mit Bleistiftstrichen markiert. Nach kurzem Wässern der Modelle und des Socklers wird Gips (etwa je zur Hälfte Hart- und Weißgips) in fester Konsistenz angerührt und in den Sockler eingerüttelt.
Zunächst wird das Oberkiefermodell unter Beachtung der Raphe-Median-Ebene in den Sockler eingesetzt (Abb. 248).

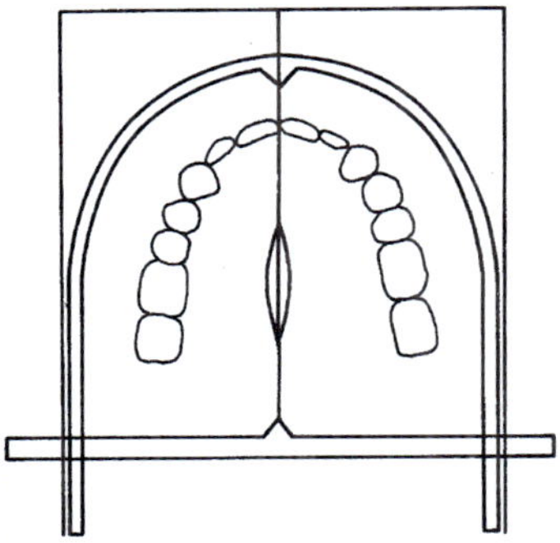

Abb. 248 Justierung des oberen Modells im Sockelgerät nach der Raphe-Median-Ebene, die nach der Mittelmarkierung der durchsichtigen Meßscheibe orientiert wird.

Die Okklusionsebene soll parallel zur Socklergrundfläche orientiert werden (Abb. 249), der Alveolarfortsatz ist freizulassen.

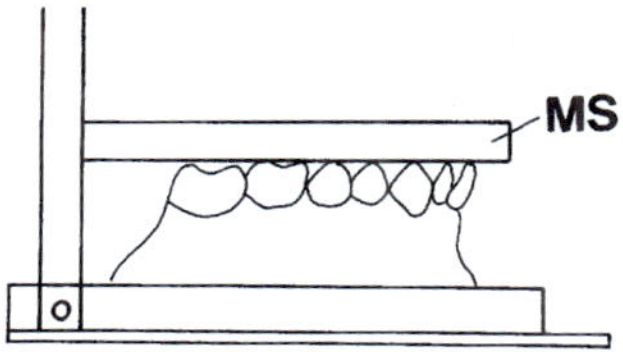

Abb. 249 Orientierung der Okklusionsebene parallel zur Socklergrundfläche unter Nutzung der Meßscheibe (MS).

Nach Erhärten des oberen Modells wird das Unterkiefermodell in Schlußbißstellung eingesockelt. Das Oberkiefermodell soll dabei exakt in die Führungsrille an der Socklerrückenfläche eingesetzt werden (Abb. 250).

4.4

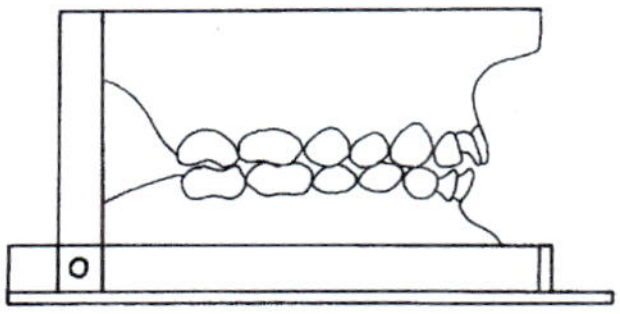

Abb. 250 Einsockeln des unteren Modells. Das bereits gesockelte Oberkiefermodell sitzt exakt in der Führungsrille der Rückenfläche des Sockelgerätes.

Anschließend erfolgt das Ausarbeiten der Modelle; kantige Übergänge zwischen Modell- und Sockelgips sowie untersichgehende Partien an der Sockelrückenfläche sind zu vermeiden.

4.4.8.2 Übertragung der durch den Konstruktionsbiß festgelegten Kieferrelation

Der Aktivator dient als bimaxilläres Gerät der Bißverlagerung, Bißeinstellung und Bißhebung. Dabei wird der Unterkiefer aus der dysgnathen Lage heraus in eine neue Position geführt. Ausmaß und Richtung der Unterkieferverlagerung sowie der Bißsperre sind durch den Konstruktionsbiß festgelegt, der am Patienten genommen wird. Dieser Wachsbiß dient im Labor dazu, obere und untere Aktivatorhälfte in der richtigen sagittalen und vertikalen Lagebeziehung zusammenzufügen.
Zur Fixierung der Kiefermodelle zueinander in der durch den Konstruktionsbiß vorgegebenen Lage können folgende Behelfe verwendet werden:
1. eine Rückenplatte aus Gips (Abb. 251)

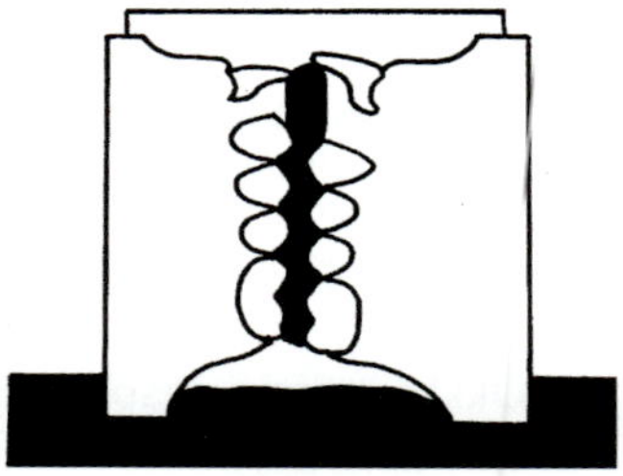

Abb. 251 Zur Orientierung des oberen und unteren Modells in der durch den Konstruktionsbiß vorgegebenen Lage werden die Modelle mit dem eingefügten Wachsbiß in einer Rückenplatte aus Gips fixiert.

2. ein Okkludator und
3. ein Modellfixator (Abb. 252).

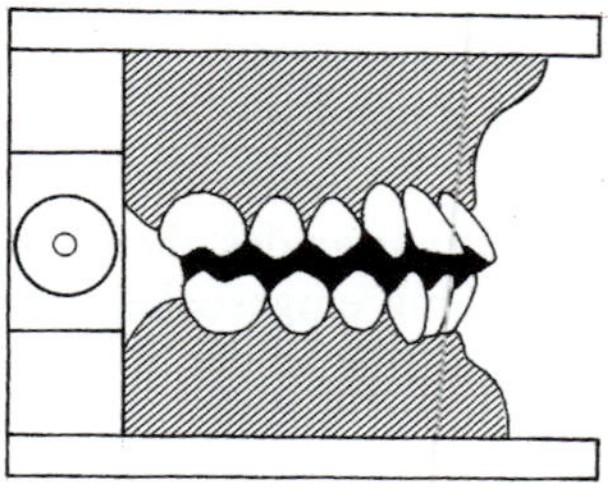

Abb. 252 Ober- und Unterkiefermodell, mit eingefügtem Wachsbiß in den Fixator eingesetzt.

Herstellung der Rückenplatte

Vor Herstellung der Rückenplatte ist darauf zu achten, daß die Modellrückenflächen keine untersichgehenden Stellen aufweisen.
Aus Wachsstreifen wird ein etwa 13 x 10 cm großer rechtwinkliger Rah-

men hergestellt (es kann auch eine Pappschachtel oder ein Metallrahmen ähnlicher Größe verwendet werden). Der Rahmen sollte eine Höhe von ca. 1,5 cm haben. Er wird mit Hartgips fester Konsistenz gefüllt, worauf die isolierten Modellrückenflächen senkrecht in die Gipsmasse hineingedrückt werden. Die Tiefe der Führungsrillen soll etwa 3 - 5 mm (max. 7 mm) betragen.
Zur Abstandbestimmung im vorderen Abschnitt kann ein starrer Drahtbügel mit zwei rechtwinklig abgebogenen Enden verwendet werden, der eine Abstandsmessung zwischen zwei auf dem oberen und dem unteren Modell angebrachten Markierungspunkten ermöglicht.

4.4.8.3 Drahtelemente am Aktivator

A) Bewegungselemente

1. Labialbogen
2. Ösensporn
3. Rechter Winkel
4. Interdentalfeder
5. Geschlossene Schlinge

A 1 Labialbogen
(auch Labialschlaufe, Labialdraht oder Retrusionsschlinge genannt).

Drahtstärke: 0,9 mm fh

Aufgaben:
Der Labialbogen dient zum Retrudieren der Inzisivi, zur Ausformung der Front, zum Abhalten der Lippen sowie zur geringfügigen Distalisation erster Prämolaren.

Lage:
Der labiale Teil liegt den Labialflächen der Schneidezähne in idealgerundetem Bogen an und endet in einem rechtwinkligen Knick im distalen Drittel des seitlichen Schneidezahnes (Abb. 253).

4.4

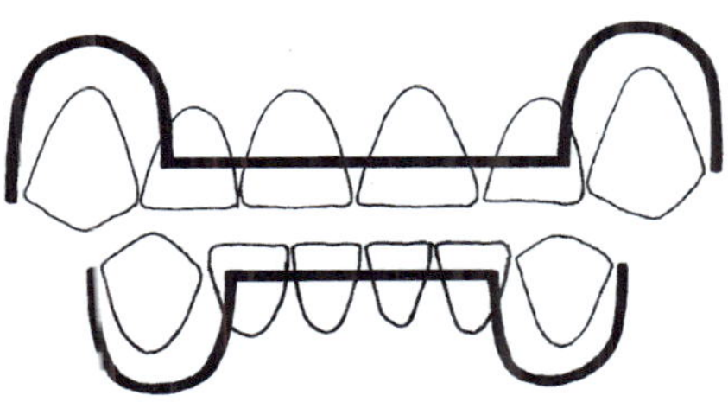

Abb. 253 Standardform des oberen und unteren Labialbogens im vestibulären Bereich.

Vertikal die Kronenflächen der mittleren Inzisivi halbierend, liegt er etwa 1 mm inzisal der Interdentalpapillen.
Die anschließende U-Schlaufe besteht aus zwei parallelen vertikalen Schenkeln, die durch eine abgerundete U-förmige Passage verbunden sind.
Die vertikale Höhe der U-Schlaufen soll ca. 8 - 10 mm betragen; die Schlaufen enden etwa 2 mm oberhalb des zervikalen Randes des oberen permanenten Eckzahnes bzw. im Unterkiefer 2 - 3 mm unterhalb desselben. Sie wahren einen Abstand zur Gingiva von ca. 1 - 1,5 mm.
Der orthoradiale Teil (die Verbindung von der U-Schlaufe zur Retention) strahlt entweder direkt in die Sperrleiste ein, z.B. wenn die Gefahr der Verlängerung von Milchzähnen besteht bzw. Zahnverschiebungen durchzuführen sind, die durch den Draht nicht behindert werden sollen (Abb. 254 a), oder er liegt an der Mesialfläche des ersten Prämolaren an (was eine geringe Distalbewegung des Prämolaren bzw. Absicherung gegen dessen Mesialwanderung ermöglicht), wobei er dann bis zur Retention außerhalb des Kunststoffs geführt wird (Abb. 254 b).

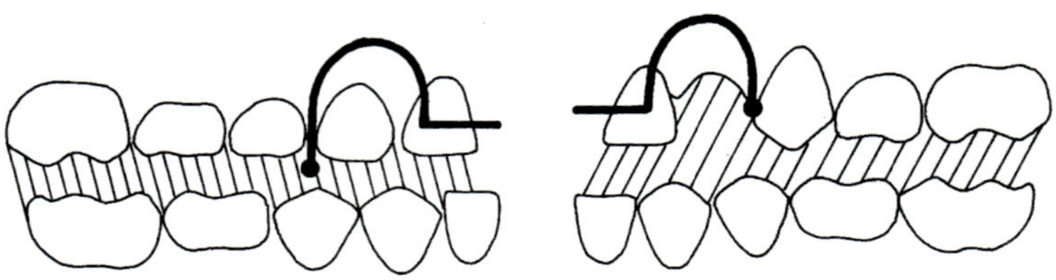

a b

Abb. 254 a und b Lage des orthoradialen Teils
a) in die seitliche Kunststoff-Sperrleiste einstrahlend
b) in direktem Kontakt mit der mesialen Approximalfläche des 1. Prämolaren.

Die Länge des orthoradialen Teils beträgt im Oberkiefer ca. 8 mm, im Unterkiefer etwa 6 mm. Der Draht wahrt bei der freiliegenden Form einen Abstand zur Gingiva von maximal 1 mm.
Die Retention verläuft zickzackförmig vom orthoradialen Teil bis etwa in Höhe der Querfissur des 1. Molaren und wahrt dabei einen gleichmäßigen Abstand zum zervikalen Rand der Seitenzähne. Von der Gingiva steht sie etwa 1,5 mm (eine Wachsplattenstärke) ab.
Im Bereich der Unterkieferfront sind drei Möglichkeiten der Aktivator-Gestaltung gegeben:

1. **Labialbogen** - bei progenen Formen,
   - bei Anteinklination der Front bzw.
   - bei Gefahr einer Protrusion der Front (Abb. 255).
2. **Kappe im Bereich der Front**, von Eckzahn bis Eckzahn etwa die Hälfte der Labialflächen überdeckend (= Standardform, Abb. 256) und
3. **Front frei**, d.h. weder Kappe noch Labialbogen, wenn ein Steilstand der Inzisivi durch Protrudieren behoben werden soll und eine Ausformung der Front nicht erforderlich ist (Abb. 257).

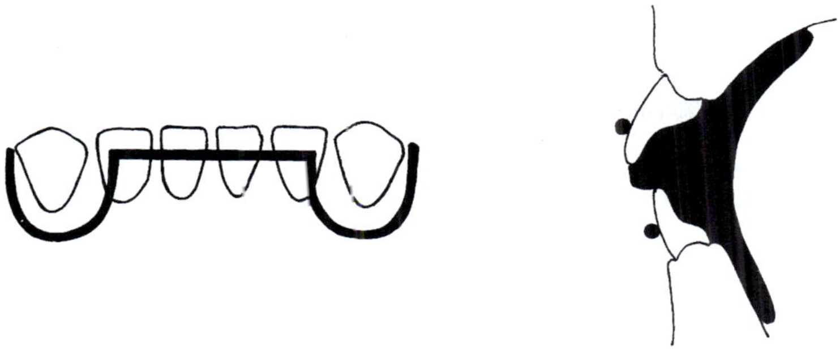

Abb. 255 Labialbogen in der unteren Front bei Anteinklination der unteren Inzisivi oder bei progenen Formen.

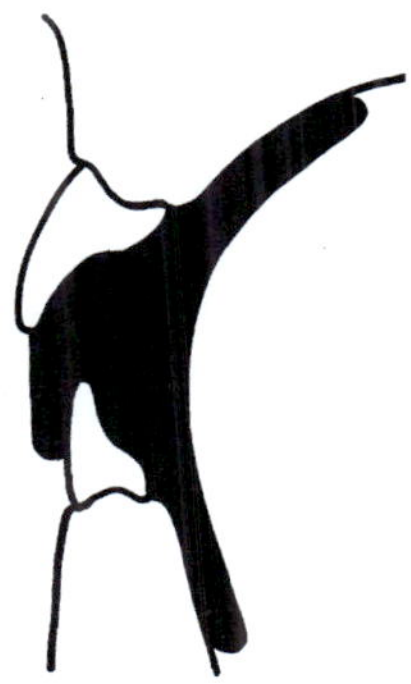

Abb. 256 Labiale Kappe im unteren Frontbereich.

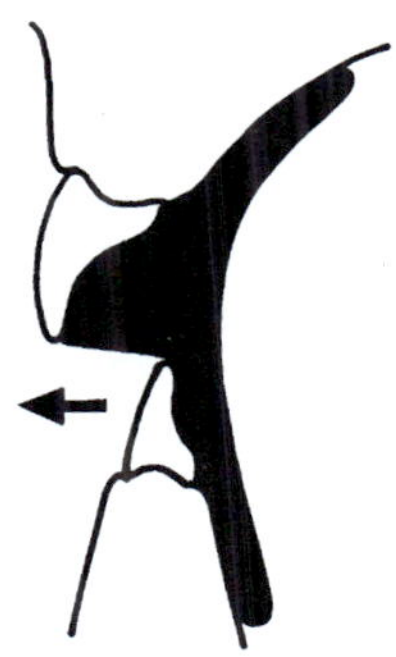

Abb. 257 Beim Steilstand der unteren Inzisivi kann gegebenenfalls auf das Anbringen einer Kappe oder eines Labialbogens verzichtet werden. Die Labialflächen der Schneidezähne bleiben dann zum Protrudieren frei.

A 2 Ösensporn

Drahtstärke: 0,8 mm fh
Aufgaben: Bewegung von Frontzähnen in mesio-distaler Richtung
Lage:

Eine endständige Öse liegt an der stärksten Zirkumferenz der mesialen bzw. distalen Fläche der Frontzähne mit etwa 1 - 1,5 mm Abstand zur Interdentalpapille, und zwar mit dem offenen Teil der Öse nach labial und dem Stiel nach palatinal.
Der Stiel verläuft parallel zur Zahnachse nach inzisal und geht in eine kleine U-förmige Schlaufe über. Der Abstand des Schlaufenbodens von der inzisalen Kante beträgt ca. 4 mm, die Breite der Schlaufe ca. 1/3 der Zahnbreite.

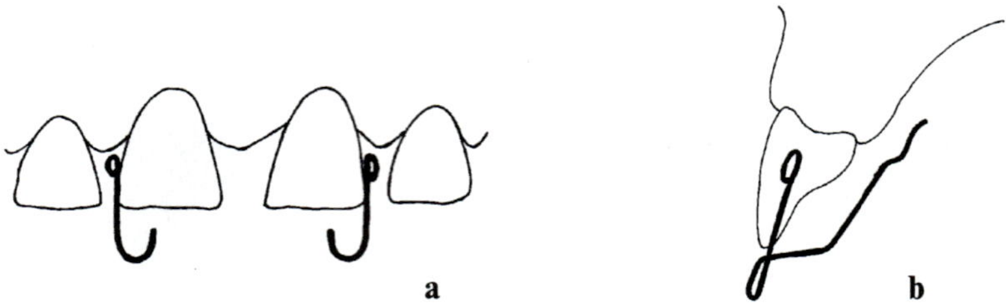

Abb. 258 a und b Ösensporn.
a) Ösensporne an den mittleren Schneidezähnen zum Schließen eines Diastema mediale
b) Lage des Elements an der Approximalfläche eines Schneidezahnes.

Die U-Schlaufe soll nicht zu weit nach labial herausragen und knickt etwa 1 mm unterhalb der Schneidekante rechtwinklig in den palatinalen Raum ab, die nachfolgende Retention (zickzackförmig) hält einen Abstand von etwa 3 mm zur Palatinalfläche des Zahnes und etwa 1,5 mm zur Gaumenschleimhaut (Abb. 258).

A 3 (B 3) Rechter Winkel

Drahtstärke: 0,8 mm fh

Aufgaben: Palatinal- bzw. Lingualbewegung von Front- und Seitenzähnen, Drehung von Frontzähnen, intramaxilläre Abstützung (z.B. beim Protrudieren von Frontzähnen).

Lage:
Ein waagerecht verlaufender Drahtteil liegt den Zähnen im inzisalen Kronendrittel bzw. in der Kronenmitte an und knickt im Interdentalraum rechtwinklig nach inzisal (okklusal) ab (Abb. 259).

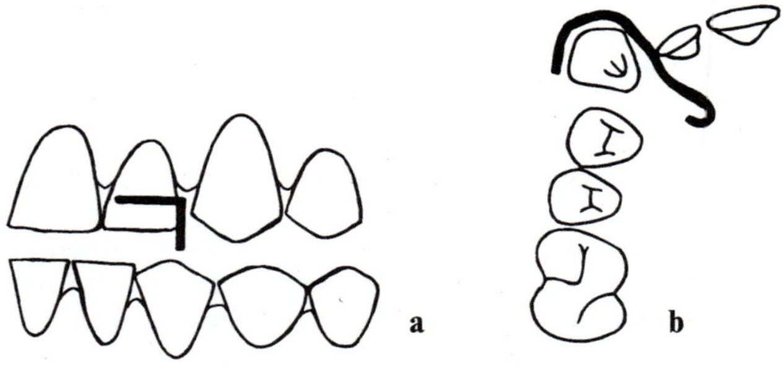

Abb. 259 a und b Rechter Winkel.
a) Anlage des Elements am seitlichen Schneidezahn.
b) Rechter Winkel zur Einordnung von 13.

Der Stiel des Elements liegt auf der Seite des Zahnes, die einer stärkeren Belastung bedarf.
Um die Bewegung des Zahnes nicht zu behindern, wird der absteigende Teil (Stiel) bis in die Mitte der interokklusalen Sperrschicht verlängert, ehe er die Schneidekanten bzw. Okklusalflächen scharfwinklig abknickend überquert, um im oralen Bereich in die Retention überzugehen.
Die Retention verläuft zickzackförmig; ihre Länge beträgt etwa 10 mm. Die Bewegung des Zahnes nach palatinal darf durch die Retention nicht behindert werden.

A 4 Interdentalfeder

Drahtstärke: 0,8 mm fh

Aufgaben: Bewegung von Prämolaren in mesio-distaler Richtung

Lage: Das haarnadelförmig gebogene Element liegt der Approximalfläche des zu bewegenden Zahnes dicht über der Schleimhautgrenze an; der offene Teil der Schlinge zeigt nach zervikal (Abb. 260).

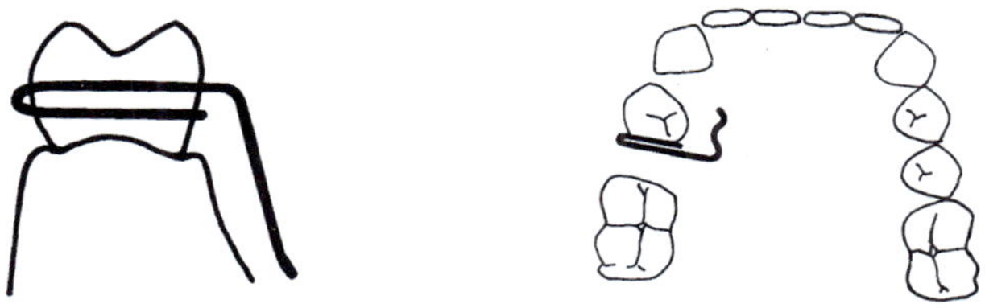

Abb. 260 Interdentalfeder zur Mesialbewegung eines unteren Prämolaren.

Die Spitze der Schlinge überragt die Bukkalfläche des Zahnes nicht mehr als 1 mm, die Gesamtlänge der Haarnadel beträgt ca. 7 mm.
Am Ende der Schlinge knickt die Retention rechtwinklig in den palatinalen bzw. lingualen Raum ab.

A 5 Geschlossene Schlinge

Drahtstärke: 0,7 mm fh

Aufgaben: Bewegung palatinal stehender bzw. lingual gekippter Seitenzähne nach bukkal (evtl. auch Protrusion von Schneidezähnen). 4.4

Lage:
Die Breite der geschlossenen Schlinge (Abb. 261) entspricht dem mesiodistalen Kronenumfang des (der) zu belastenden Zahnes (Zähne).

Eine möglichst linienförmige Anlage am Zahn ist erwünscht. Die lichte Weite der haarnadelförmig gebogenen, relativ starren Schlinge beträgt ca. 2 mm. Nach Überkreuzen der beiden Schlingenteile nahe der Mitte knickt

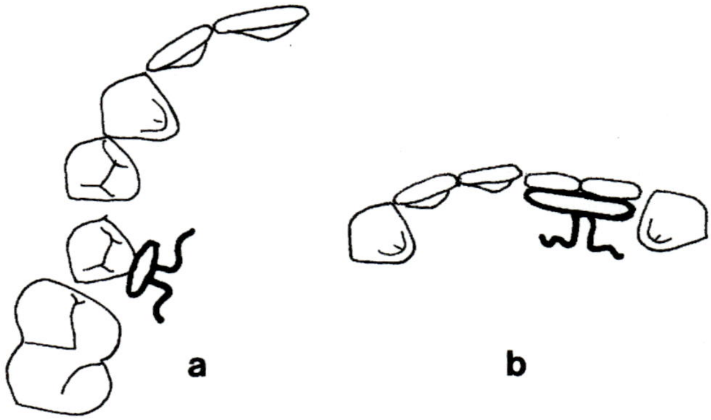

Abb. 261 Geschlossene Schlingen,
a) zur Einordnung eines palatinal stehenden, oberen Prämolaren,
b) zum Protrudieren zweier unterer Schneidezähne.

der Draht (fast rechtwinklig) in die Retention ab. Bei zickzackförmiger oder angelhakenförmiger Gestaltung der Retentionsenden ist auf die Begrenzung der Aktivatorgrundplatten zu achten.

B) Abstützungselemente

1. Haltedorn
2. Ösendorn
3. Rechter Winkel (s. Bewegungselemente)
4. Rahmenschlinge

B 1 Haltedorn

Drahtstärke: 0,8 mm fh
Aufgaben:
Haltefunktion bei Gefahr des Stützzoneneinbruchs (z.B. Milchzahnverlust, kariöser Defekt, Zahnverlust in absehbarer Zeit) sowie intramaxilläre Abstützung beim Protrudieren der Frontzähne (Abb. 262).

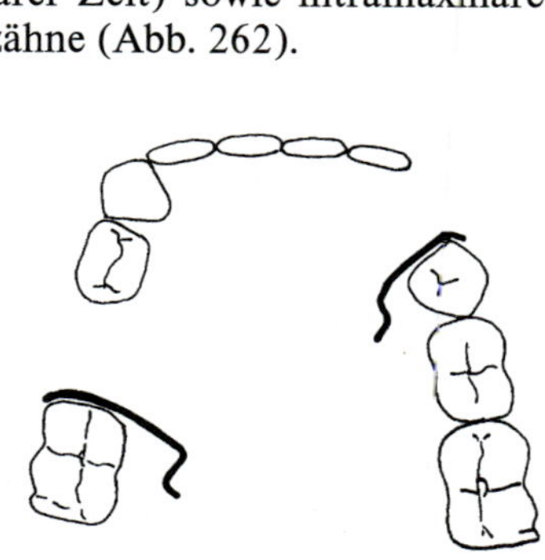

Abb. 262 Haltedorne zur Verhinderung eines Stützzoneneinbruchs bzw. zur intramaxillären Abstützung.

Lage:
Der Haltedorn liegt an der Mesialfläche von Molaren in Höhe der stärksten Zirkumferenz bzw. eher nach zervikal orientiert (Abb. 263 a), mit dem freien Schenkel auf die Bukkalfläche übergreifend und dort nach ca. 2 mm endend. Aus technischen Gründen ist zur besseren Retention im Gips vor dem Einbetten und Polymerisieren ein längeres bukkales Drahtstück mit endständiger, abstehender Öse zu belassen (s. Abb. 263 b, gestrichelter Teil), das vor dem Einsetzen des Aktivators abgekniffen wird.
Nach Verlassen der Mesialfläche des Zahnes (Prämolar, Milchmolar oder Molar) verläuft der Draht noch etwa 2 mm nach lingual, um dann rechtwinklig nach apikal abzuknicken (Abb. 263 c).
Der zweite rechtwinklige Knick im Verlauf der Retention (vom vertikalen zum horizontalen Teil der Retention) folgt ca. 6 mm später. Daraufhin verläuft die Retention zickzackförmig nach distal, um in Höhe der Distalfläche des betreffenden Zahnes zu enden.
Die gesamte Retention muß ausreichenden Abstand zur Gingiva wahren (um Druckstellen zu vermeiden). Als ausreichend ist eine Distanz von 1,5 mm (= eine Wachsplattenstärke) anzusehen. Untersichgehende Stellen des Alveolarfortsatzes im Unterkiefer sind vorher mit Gips auszukleiden.

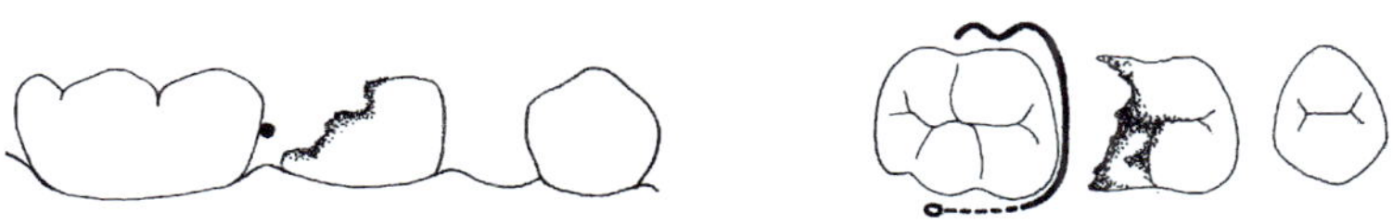

a b

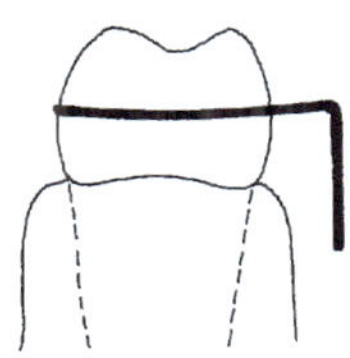

c

Abb. 263 Lage des Haltedorns an einem unteren Sechsjahrmolaren.
a) Absicherung gegen eine Mesialwanderung des Molaren durch exakte Anlage des Elements an der Approximalfläche.
b) Der gestrichelt gezeichnete Teil des Elements dient nur zur Fixierung im Gips beim Einbetten und wird später abgekniffen.
c) Um Druckstellen zu vermeiden, ist auf ausreichenden Abstand der Retention zum Alveolarfortsatz zu achten.

B 2 Ösendorn

Drahtstärke: 0,8 mm fh
Aufgaben: Intramaxilläre Abstützung im Frontbereich (z.B. bei Mesialbewegung von Frontzähnen oder beim Protrudieren der Unterkieferfront) (Abb. 264). 4.4

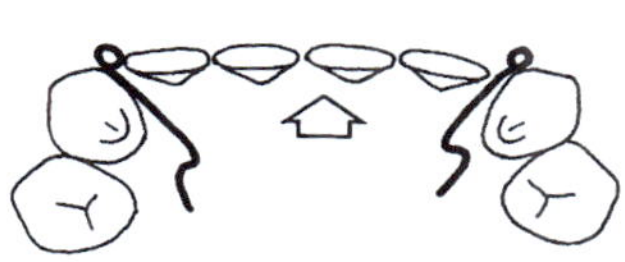

Abb. 264 Ösendorne an den unteren Eckzähnen zur intramaxillären Abstützung beim Protrudieren der Front.

Lage:
Der Verlauf entspricht dem des Ösensporns, jedoch wird auf eine U-Schlaufe verzichtet, da eine Aktivierung nicht erforderlich ist (Abb. 265).
Die Länge der Retention beträgt etwa 8 - 10 mm. In ihrem Verlauf ist darauf zu achten, daß ein Überkreuzen der Mittellinie vermieden wird (Schraubenspalt).
Die zickzackförmigen Retentionsknicke sollen parallel zum Gaumenabhang liegen.

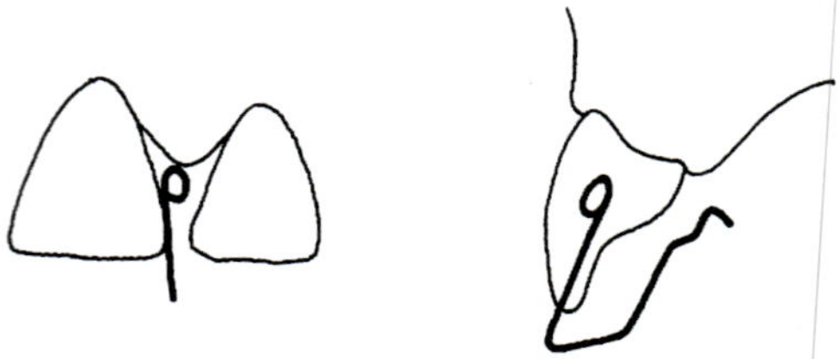

Abb. 265 Lage eines Ösendorns am mittleren oberen Schneidezahn.

B 4 Rahmenschlinge

Drahtstärke: 0,8 mm fh.
Aufgaben: Abstützung bei Aufrichtung lingual gekippter Seitenzähne, Bewegung bukkal stehender Seitenzähne nach palatinal bzw. lingual.

Lage: Das Drahtelement liegt dem Seitenzahn bukkal in mittlerer Kronenhöhe an und biegt erst im mesialen und distalen Interdentalraum rechtwinklig nach okklusal ab (Abb. 266).

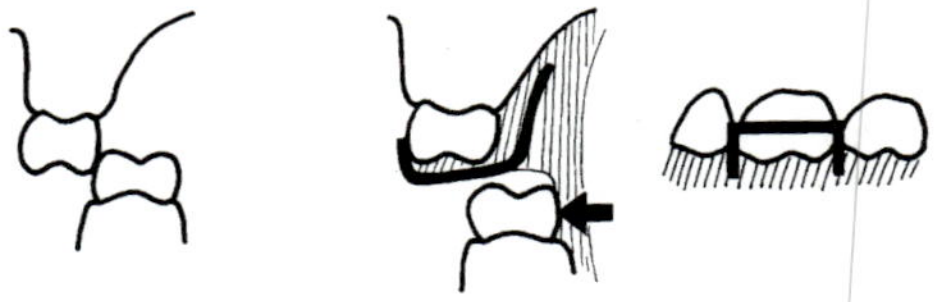

Abb. 266 Rahmenschlinge zum Versuch der Korrektur einer Bukkalokklusion.

Der Draht überkreuzt sodann die Okklusalflächen in der Mitte der interokklusalen Sperrschicht und geht im palatinalen bzw. lingualen Bereich in die zickzack- oder angelhakenförmige Retention über.
Es ist darauf zu achten, daß die Bewegung der Zähne durch die interokklusalen Teile und die Retention nicht behindert wird.
Die Aktivierungsmöglichkeit dieses Elements ist gering, die Abstützungsfunktion überwiegt.

C) Halteelemente am Aktivator

Einige Autoren empfehlen - zumindest in der Eingewöhnungsphase - das Anbringen von Haltelementen (Tropfen-, Pfeilklammern oder ähnliche Elemente), die den Aktivator im oberen Zahnbogen fixieren sollen *(Shaye)*.
Auch beim »Verlieren« des Apparates soll diese Ergänzung hilfreich sein.

Ein Verlieren des Aktivators hat aber erfahrungsgemäß Ursachen, die durch Halteelemente nicht beseitigt, allenfalls verdeckt werden, z.B.:
Druckstellen, scharfe Kanten, Überaktivierung von Drahtelementen oder der Schraube, verlegte Nasenatmung, mangelnde Eingewöhnung (häufig durch zu geringe Tragedauer), lockere Milchzähne, durchbrechende Zähne, welche dann isoliert belastet werden, etc.
Sinnvoll erscheint daher die Eruierung und Beseitigung der Ursachen und nicht das Anbringen von Fixierungselementen, die dem Prinzip der funktionell wirksamen Apparatur nicht entsprechen.

D) Schrauben im Aktivator

Der Einbau einer Schraube in den Aktivator ist in transversaler und sagittaler Richtung möglich.
Während die transversale Schraube häufig Verwendung findet, ist der Einbau einer sagittalen Schraube - z.B. zur Distalisation von Seitenzähnen - selten indiziert und in der Wirkung umstritten.
Aufgaben der transversalen Schraube sind:

- Nachstellen der Apparatur bei funktions- oder wachstumsbedingten Zahnbogenerweiterungen;
- aktive transversale Erweiterung, jedoch in geringerem Umfang als etwa mit Plattenapparaturen (da die tägliche Tragezeit des Aktivators in der Regel kürzer ist; außerdem ist nur eine symmetrische Erweiterung der Zahnbögen im Ober- und Unterkiefer möglich).

Das Ausmaß der Expansion der Zahnbögen ist auf maximal 4 - 5 mm beschränkt. Die Aktivierung der Schraube wird dabei durch den Behandler im Abstand von 3 - 5 Wochen (jeweils um 1/4 Umdrehung = 0,2 mm) vorgenommen, wobei darauf zu achten ist, daß ein Verklemmen des Gerätes vermieden wird und eine gute Paßform erhalten bleibt.

4.4.8.4 Herstellung des Aktivators

Für die Herstellung eines Aktivators werden mehrere Verfahren angegeben.

1. Direktes Verfahren

Nach Fixierung der Modelle in einem Okkludator, Fixator oder einer Rückenplatte aus Gips in der durch den Konstruktionsbiß festgelegten Relation wird der Aktivator durch Auftragen von kaltpolymerisierendem Acrylat direkt auf den Modellen geformt. 4.4
Dieses Verfahren hat den Vorteil einer raschen Herstellung; als Nachteile müssen erwähnt werden:

- die ungenaue Paßform, wenn die Übertragung der Kieferrelation durch den Konstruktionsbiß nicht genau gelingt,

- die längere Ausarbeitungszeit des Kunststoffblocks und
- evtl. Porositäten im Kunststoff.

2. Indirektes Verfahren

Nach Fixierung der Modelle in einem Okkludator, Fixator bzw. einer Rückenplatte aus Gips in der durch den Konstruktionsbiß festgelegten Relation wird zunächst eine Wachsform modelliert, die nach Einprobe (Einbeißen) und ggf. Korrektur im Munde des Patienten ohne Modelle in eine Küvette eingebettet wird. Nach Ausbrühen des Wachses wird die Form mit kaltpolymerisierendem Acrylat gestopft und auspolymerisiert.
Dieses Verfahren hat den Vorteil einer exakteren Paßform und einer kürzeren Ausarbeitungszeit.

Nachteile dieses Verfahrens sind

- zeitaufwendigere Laborarbeiten (Einbetten, Ausbrühen, Ausbetten etc.),
- ein Besuchstermin des Patienten mehr (zur Einprobe der Wachsform) und
- bei Herstellung in einem Labor außer Haus: ein zusätzlicher Hin- und Rücktransport der Apparatur.

Beschreibung der indirekten Herstellung des Aktivators

Arbeitsgang

1. Die Modelle werden in der durch den Konstruktionsbiß festgelegten Kieferrelation in einem Fixator, Okkludator bzw. einer Rückenplatte fixiert.
2. Um die Verarbeitungszeit des Wachses zu verlängern, werden die Modelle in heißem Wasser erwärmt. Danach wird eine halbe Platte rosa (Sommer-)Wachs in heißem Wasser erwärmt und mit den Fingern auf dem oberen bzw. unteren Modell adaptiert.
3. Das Auskonturieren dieser Grundplatte erfolgt mit einem birnenförmigen oder kugeligen Stopfinstrument in den Interdentalräumen, auf den Okklusalflächen der Seitenzähne und am zervikalen Rand. Scharfe Konturen sind unerläßlich.
4. Die Begrenzung der Grundplatte reicht im **Oberkiefer** bis zur inzisalen Kante der Schneidezähne sowie über die Okklusalflächen. Die Labial- bzw. Bukkalflächen der oberen Zähne bleiben frei. Dorsale Begrenzung ist zunächst die Verbindungslinie der distalen Flächen der endständigen Molaren (Abb. 267). Überschüsse werden mit dem Wachsmesser weggeschnitten.

Vor dem Einlegen eines Labialbogens wird im Bereich des orthoradialen Teils ein schmaler Wachsstreifen aus der Grundplatte herausgetrennt (Abb. 267), wenn der orthoradiale Teil des Labialbogens freiliegen soll. In diese Vertiefung wird dann der Draht des Labialbogens eingepaßt. Anschließend erfolgt das Anwachsen der Retentionen auf der Grundplatte.

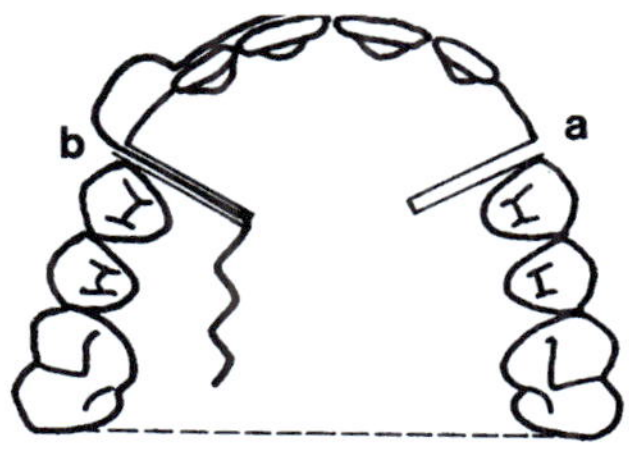

Abb. 267 Ausstanzen eines schmalen Wachsstreifens aus der Grundplatte (a) zum Einfügen des orthoradialen Teils des Labialbogens (b).

Gleichzeitig werden gegebenenfalls auch die übrigen Elemente mit Wachs fixiert. Enthält der Aktivator auch Haltedorne, ist im Bereich der Anlagefläche der betreffenden Zähne (in der Regel mesial) ein schmaler Wachsstreifen auszustanzen.

5. Danach wird über der Bunsenflamme eine zweite (halbe) Wachsplatte erwärmt und über die erste Grundplatte gedrückt.
6. Im Unterkiefer wird die Grundplatte im lingualen Bereich so weit gekürzt, daß sie etwas 10 mm unterhalb des zervikalen Randes der Seiten- und Frontzähne endet. In der Gegend der mittleren Inzisivi wird die Platte für das Zungenbändchen etwas ausgespart (Abb. 268). Im Bereich der Frontzähne (von Eckzahn bis Eckzahn) überdeckt die Wachsplatte die Labialflächen zur Hälfte; sie endet knapp oberhalb der Papillenspitzen (Abb. 269).

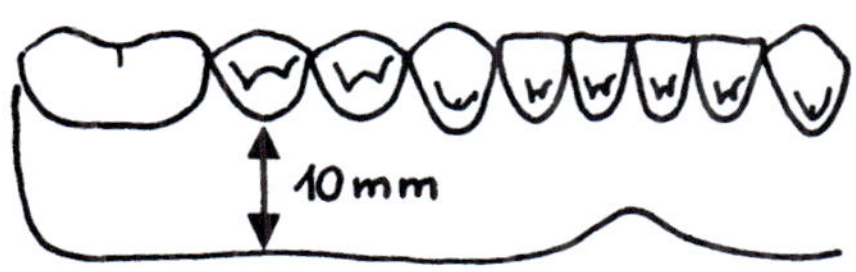

Abb. 268 Ausdehnung der lingualen Flügel des Aktivators im Unterkiefer.

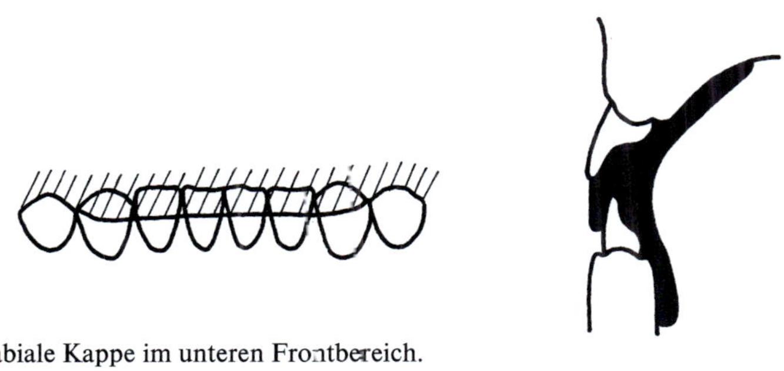

Abb. 269 Labiale Kappe im unteren Frontbereich.

4.4

7. Dorsale Plattenbegrenzung ist auch im Unterkiefer die distale Fläche der endständigen Molaren. Ist das Einfügen von Haltedornen geplant, wird - wie im Oberkiefer - im Bereich der mesialen Fläche der betreffenden Zähne ein schmaler Wachsstreifen herausgeschnitten und danach die Retention der Dorne angewachst. Gleiches geschieht ggf. mit dem Labialbogen und anderen Drahtelementen.

8. Auch im Unterkiefer wird die erste Grundplatte mit einer zweiten Wachsplatte überdeckt, welche die gleiche Begrenzung aufweist wie die erste Platte.
9. Es empfiehlt sich, die oberen und unteren Wachsplatten vor dem endgültigen Zusammenfügen des Aktivators kurz vom Modell abzuheben.
10. Das obere und das untere Modell mit den Wachsplatten werden sodann in die Rückenplatte eingesetzt bzw. der Fixator (Okkludator) wird zusammengefügt. Um Bißerhöhungen zu vermeiden, sollte zwischen den Wachsplatten im gesamten interokklusalen Raum ein schmaler Spalt bestehen. Höhere Wachsauflagen auf den Okklusalflächen sind entsprechend zu kürzen.
    Anschließend können die oberen und unteren Wachsplatten in der durch den Konstruktionsbiß fixierten Lagebeziehung zusammengewachst werden.
11. Zur Reduzierung des Volumens wird die Wachsplatte im Oberkiefer palatinal ausgeschnitten (Abb. 270).

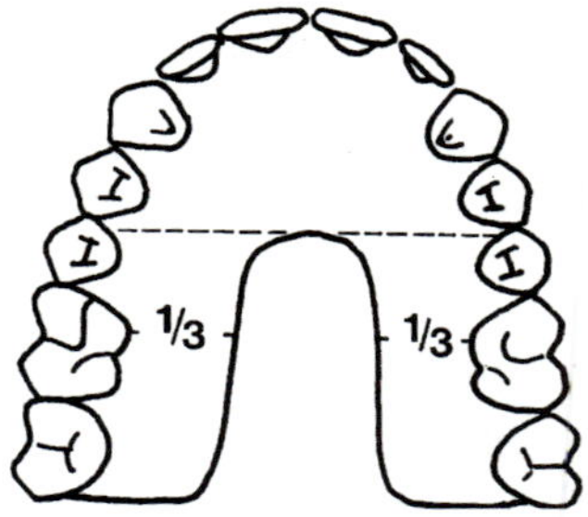

Abb. 270 Konturierung der oberen Grundplatte des Aktivators. Im Gaumenbereich wird ein Drittel der Wachsplatte bis in Höhe der Prämolaren ausgeschnitten.

Die Gaumenpartie wird so weit freigeschnitten, daß in transversaler Richtung im Bereich des Alveolarfortsatzes beidseitig etwa ein Drittel der Plattenbreite stehen bleibt.
Der runde Ausschnitt endet in Höhe der ersten Prämolaren.

12. Falls nötig erfolgt nun das Einfügen der Schraube(n).
13. Nach Ausmodellieren der Wachsform (Abb. 271) wird diese in der Regel im Mund des Patienten einprobiert und die Paßform evtl. durch Erwärmen und Zubeißenlassen optimiert.

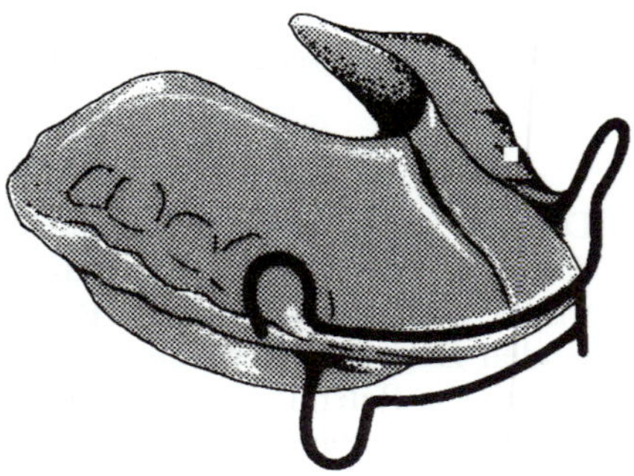

Abb. 271 Wachsform des Aktivators mit eingefügten Labialbögen im Ober- und Unterkiefer.

14. Die Wachsform wird nach der Einprobe entfettet und dann ohne Modelle eingebettet, wobei alle Teile des Aktivators in der unteren (höheren) Küvettenhälfte liegen sollen (s. Abb. 272). Deshalb darf das in Wachs geformte Gerät im lingualen Bereich keine untersichgehenden Stellen aufweisen; dieser Bereich des Apparates ist also dementsprechend mit Wachs auszukleiden.

Beim Einbetten in einem Stück wird zunächst Gips in dünnerer Konsistenz angerührt (halb Weiß-/halb Hartgips). Der Gips wird mit einem Pinsel auf dem Rüttler unter Vermeidung von Luftblasen auf die zahn- und schleimhautbedeckenden Teile des Aktivators aufgetragen (besondere Sorgfalt erfordert der Bereich der Kauflächen und der Kappe im Unterkiefer). Anschließend wird der tiefere Teil einer Küvette mit Gips gefüllt und der Aktivator senkrecht mit dem Frontteil nach unten in den Gips hereingedrückt (Abb. 272).

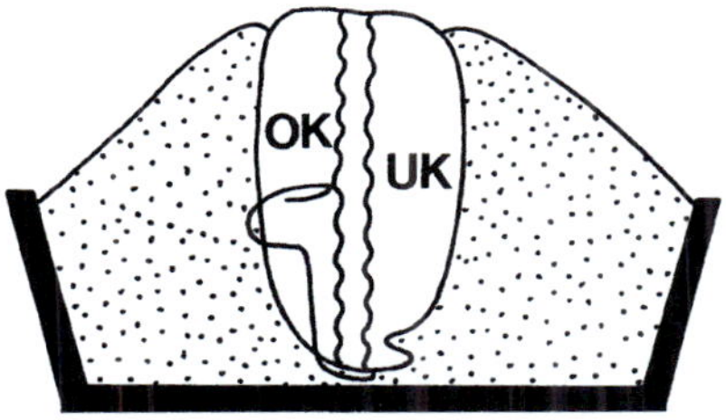

Abb. 272 Senkrechtes Einbetten des Aktivators in einer (hohen) Küvettenhälfte.

Ist der Aktivator sehr lang und die Küvette für das senkrechte Einbetten nicht hoch genug, muß er leicht schräg eingebettet werden (Abb. 273).

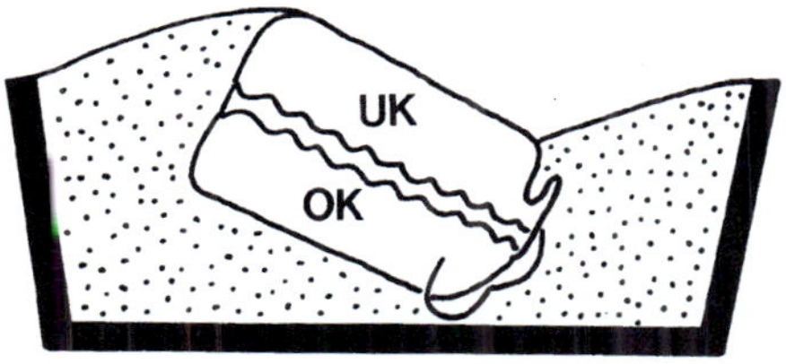

Abb. 273 Schräges Einbetten des Aktivators in einer Standardküvette. Der gesamte Apparat befindet sich in der unteren Küvettenhälfte, wobei der obere Teil des Geräts zum Küvettenboden zeigt.

Über die Okklusalflächen im Oberkiefer und Unterkiefer wird der Gips wallartig hochgezogen.
Der linguale Apparateteil bleibt frei, seine Abformung übernimmt der Konter.

15. Das Gießen des Konters erfolgt nach Isolation der unteren Küvettenhälfte.
16. Nach dem Ausbrühen des Wachses, dem sorgfältigen Isolieren (besonders im Bereich der Okklusalflächen und der Kappe) erfolgt das Stopfen mit (kaltpolymerisierendem) Acrylat.

Vorsichtiges und langsames Pressen ist unerläßlich, andernfalls fließen die untersichgehenden Stellen (insbesondere die Kappe im Bereich der unteren Front) nicht aus.
Die Polymerisation des Acrylats dauert etwa 30 - 40 Minuten; in dieser Zeit bleibt die Küvette unter der (Spindel-)Presse stehen.

17. Beim Ausbetten ist besondere Vorsicht geboten, um die eingefügten Drahtelemente nicht zu verbiegen. Danach erfolgt das Ausarbeiten und Polieren des Apparates. Vor allem im lingualen Raum soll durch weitmögliche Reduzierung des Kunststoffblocks eine zu starke Einengung des Zungenraums vermieden werden. Die dem Modell anliegenden Kunststoffteile werden nicht poliert. Das Einschleifen des Aktivators erfolgt später durch den Behandler.

4.4.9 Einschleifen des Aktivators

Eine für den Erfolg einer Therapie mit dem Aktivator sehr wichtige und entscheidende Maßnahme ist das Einschleifen des Gerätes. Wegen seiner Bedeutung kann der Einschliff keinesfalls im Labor durchgeführt werden, es ist vielmehr eine Aufgabe des Behandlers.

Das Einschleifen wird erleichtert, wenn das Gerät aus opakem, nicht aus glasklarem oder transparentem Kunststoff hergestellt wird.
Als Instrumente werden beim Einschleifen birnenförmige, zylinderförmige oder spitze Kunststoff-Fräsen (z.B. »Marburger Form« oder auch walzenförmige Finierer) verwendet.

4.4.9.1 Als Grundregeln für alle klinischen Fälle sind beim ersten Einschleifen sowie den Kontrollsitzungen zu beachten:

- Alle untersichgehenden Stellen sind durch Einschleifen auszugleichen, damit ein Verklemmen des Aktivators vermieden wird.
- Scharfe Kanten (z.B. Septen, inzisale Vorsprünge etc.) sind zu glätten und zu nivellieren.
- Die dentalen und gingivalen Partien im lingualen Bereich der unteren Front sind zu entlasten.
- Durchbrechende Zähne sollen freigeschliffen, lockere Milchzähne entlastet werden.

4.4.9.2 Einschleifregeln bei therapeutisch geplanten Zahnbewegungen

Grundsätzlich müssen alle *Kunststoffpartien freigeschliffen* werden, die die geplanten Zahnbewegungen behindern könnten, z.B.:

- Entfernung störender Septen und des Kauflächenreliefs bei angestrebter Bewegung von Zähnen in mesio-distaler Richtung (Abb. 274).

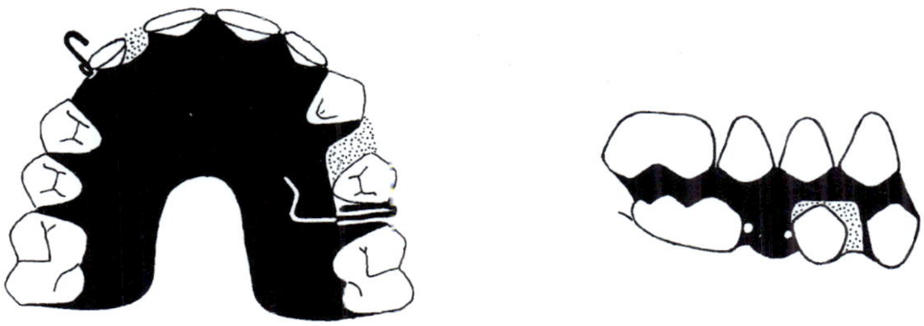

Abb. 274 Entfernung störender Interdentalsepten sowie des Kauflächenreliefs bei Bewegung von Zähnen in mesio-distaler Richtung.

- *Entfernen der interdentalen Septen im Frontbereich,* insbesondere bei transversaler Erweiterung mittels einer Schraube.
- *Teilweise Entlastung lingualer bzw. palatinaler Kunststoffpartien bei Torsion* von Zähnen oder auch zur Ausformung der Front (Abb. 275).
- *Entlastung der lingualen bzw. palatinalen Kunststoffpartien* (auch im gingivalen Abschnitt), wenn ein Retrudieren der Front geplant ist oder die Gefahr einer Protrusion der Front droht (Abb. 276).
- Großzügiges *Freischleifen der Front beim offenen Biß* (Abb. 277).
- *Entfernung der interokklusalen Sperrleiste bei tiefem Biß* (dabei muß auch der zervikale Kunststoffzwickel weggeschliffen werden, der eine Verlängerung der Seitenzähne behindern würde (Abb. 278).
- *Einschliff bei progenen Formen:*
  linguale Entlastung der unteren Front, Belassen der seitlichen interokklusalen Sperrschicht, da eine Verlängerung der Seitenzähne verhindert werden soll und beim progenen Biß ein möglichst tiefer vertikaler Frontzahnüberbiß erwünscht ist (Abb. 279).
- *Plateaueinschliff:*
  Bei Extraktionsfällen mit gleichzeitiger Anteinklination der Front muß zum Retrudieren im Bereich der Schneidezähne (lingual bzw. palatinal) freigeschliffen werden; die seitliche Sperrleiste muß jedoch zur vertikalen Abstützung erhalten bleiben.
  Um ein Vorwandern der Seitenzähne zum Schließen der Restlücken unter Ausnutzung des physiologischen Mesialtrends zu ermöglichen, wird das Kunststoffrelief im Seitenzahngebiet plateauartig nivelliert; auch müssen die interdentalen Septen weggeschliffen werden (Abb. 280).
- *Fraktionierter Einschliff:*
  - Bei Anteinklination der Front und Tiefbiß,
  - bei Deckbiß in der Eingewöhnungsphase. 4.4

In einer Reihe von Fällen widersprechen sich die eben aufgeführten Grundregeln für das Einschleifen und können unmodifiziert nicht angewandt werden.
So müßte z.B. bei anteinkliniert stehender Front und Tiefbiß sowohl die Sperrschicht im frontalen wie auch im seitlichen Abschnitt entfernt werden, um die geplanten Bewegungen in einem Schritt realisieren zu können.

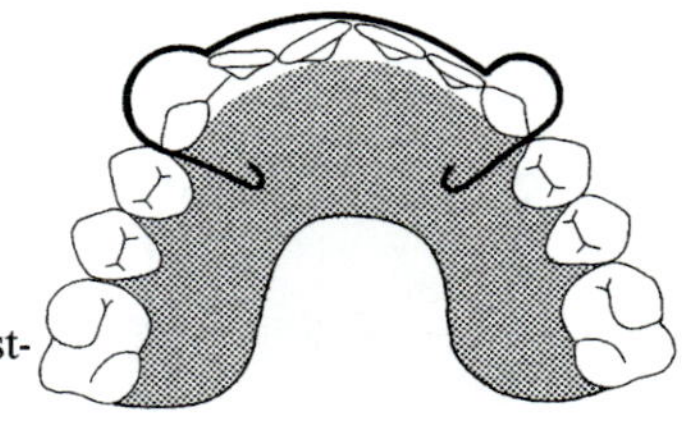

Abb. 275 Einschleifen der palatinalen Kunststoffpartien zur Ausformung der Front.

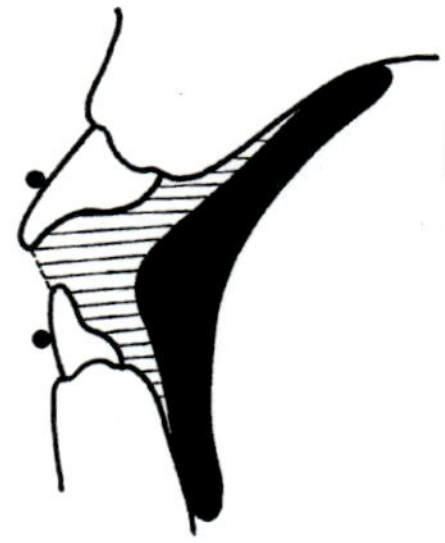

Abb. 276 Ausschleifen lingualer bzw. palatinaler Kunststoffpartien bei bialveolärer Anteinklination der Schneidezähne.

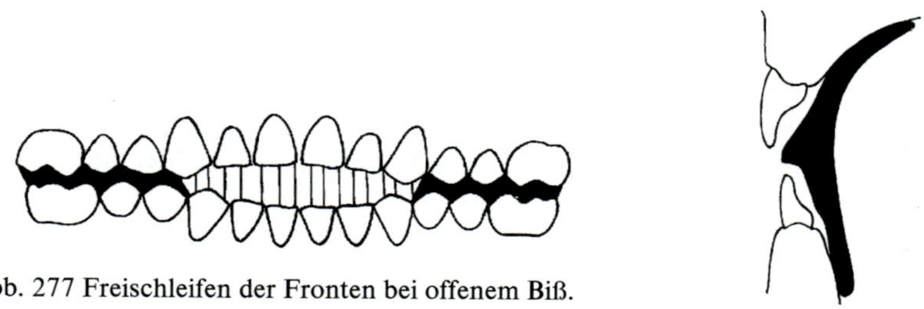

Abb. 277 Freischleifen der Fronten bei offenem Biß.

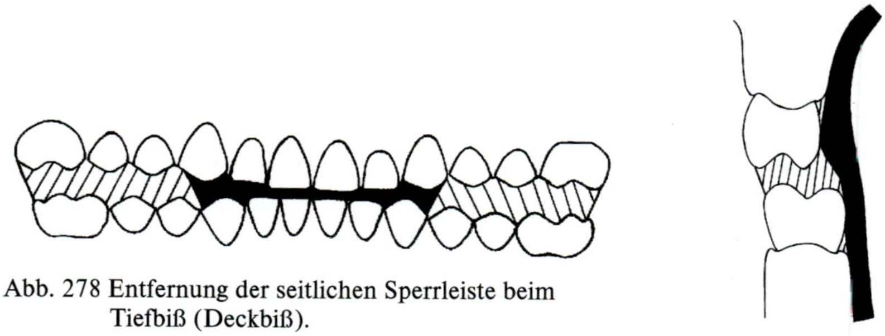

Abb. 278 Entfernung der seitlichen Sperrleiste beim Tiefbiß (Deckbiß).

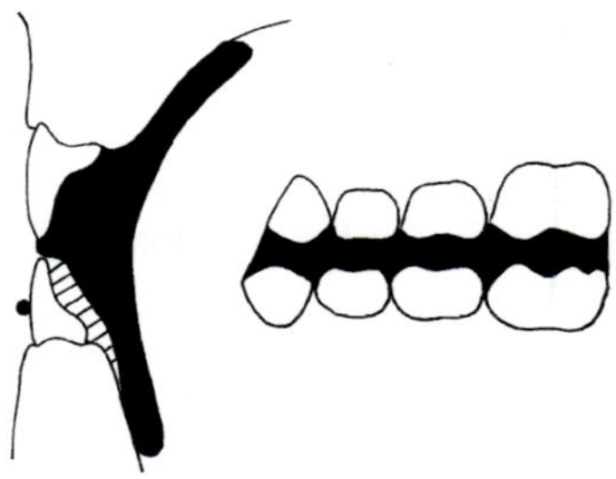

Abb. 279 Einschliff des Aktivators bei progenen Formen.

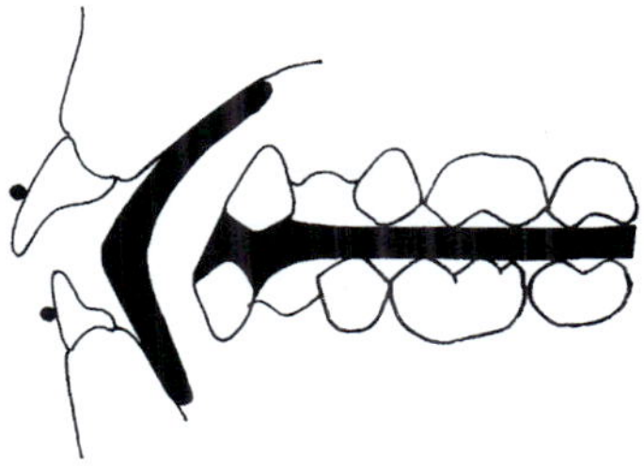

Abb. 280 Plateaueinschliff zum Ausnutzen des physiologischen Mesialtrends der Seitenzähne beim Versuch des Lückenschlusses nach Extraktion der ersten Prämolaren im Falle einer bialveolären Anteinklination der Inzisivi.

Dabei ginge aber die vertikale Abstützung des Apparates verloren, was zu einem Kompromiß, d.h. zu einem Nacheinander der Einschleifaktionen zwingt. So kann in diesem Fall z.B. im frontalen Bereich sowie im Bereich der Milchmolaren freigeschliffen werden, während die Eckzähne sowie die Sechsjahrmolaren die vertikale Abstützung übernehmen (Abb. 281 a). Auch ist es im Seitenzahngebiet möglich, die interokklusale Sperrschicht im Gebiet der ersten Molaren zu entfernen und in der Region der Milchmolaren zu belassen, wenn die Milchzähne noch längere Zeit erhalten bleiben (Abb. 281 b).

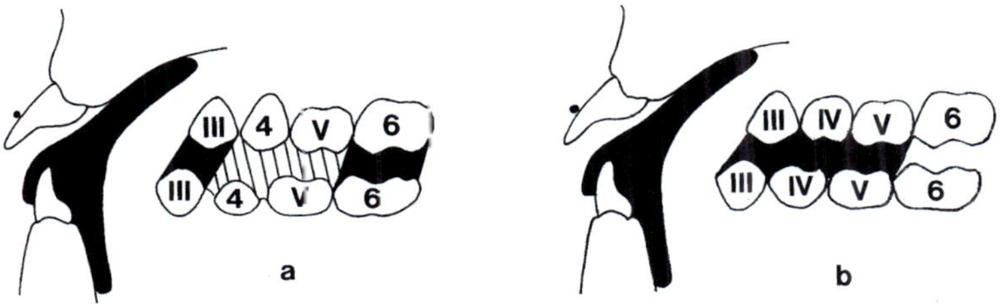

Abb. 281 a und b Fraktionierter Einschliff bei Anteinklination der oberen Front und Tiefbiß.

a) Freischleifen im Prämolaren- bzw. Milchmolarenbereich
b) Freischleifen der Sechsjahrmolaren

Ferner wird zum Nivellieren der Spee'schen Kurve häufig ein fraktionierter Einschliff gewählt, wobei die Sperrschicht im Bereich der Zähne entfernt werden muß, die am weitesten vom Niveau der normalen Okklusionskurve entfernt sind.

Auch vermag das Belassen der interokklusalen Sperrleiste im Bereich der Sechsjahrmolaren in der Eingewöhnungsphase einer Deckbißbehandlung die Gewöhnung an den Aktivator zu erleichtern (Abb. 282).

4.4

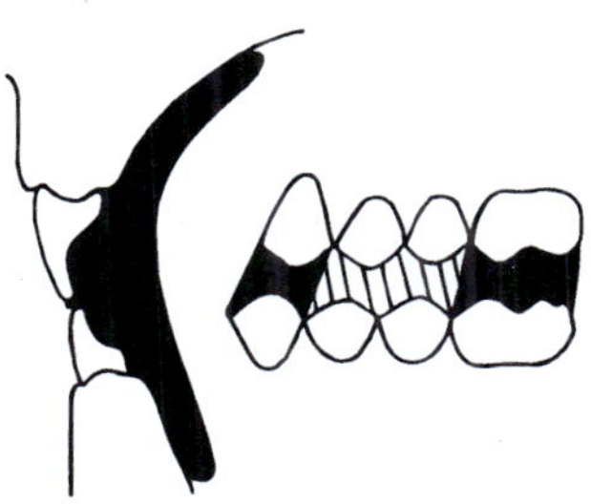

Abb. 282 Fraktionierter Einschliff beim Deckbiß in der Eingewöhnungsphase.

4.4.9.3 Modifikationen des Aktivator-Einschliffs

Von einigen Autoren (z.B. *Schmuth, Shaye* u.a.) wird zur Erleichterung einer Einstellung in die neutrale Verzahnung bei der Behandlung einer Klasse II (Rückbiß) der schräge Einschliff der interdentalen Septen vorgeschlagen, bei welchem die Seitenzähne im Oberkiefer nach distal, im Unterkiefer nach mesial freigeschliffen werden. Dabei besteht allerdings bei entsprechender Disposition im Unterkiefer die erhöhte Gefahr der Entwicklung eines frontalen Engstandes. Dieser dentale Ausgleich einer skelettalen Anomalie ist im Regelfall (d.h. bei günstigem Wachstumsstadium und -trend) nicht erforderlich.
Zur Expansion (transversalen Erweiterung) wird ferner ein vertikal schräger Einschliff im Seitenzahngebiet vorgeschlagen. Dieser hemmt jedoch die Vertikalentwicklung der Zähne und bringt daher keine Vorteile; in diesem Fall ist das Einfügen einer transversalen Schraube vorzuziehen.

4.4.10 Handhabung des Aktivators

Beim Einsetzen des Gerätes sind folgende Punkte zu beachten:

- Ist der Einschliff korrekt?
- Ist die Paßform optimal?
- Liegen die Drahtelemente korrekt?
- Sind Druckstellen vorhanden, die durch Einschleifen zu beseitigen sind?

In der Eingewöhnungsphase sollten die Drahtelemente passiv liegen, allenfalls geringfügig aktiviert werden. Besser ist es, die Apparatur ganz locker einzusetzen und mit der Aktivierung der Elemente erst nach 3 - 4 Wochen zu beginnen.

Anweisungen an den Patienten

1. Tragezeit

Der Aktivator sollte nachmittags und nachts (mindestens 15 Stunden pro Tag) getragen werden, wobei auf ein regelmäßiges Tragen zu achten ist. Gegen ein Tragen in der Schule ist nichts einzuwenden (außer in den Pausen und beim Sport).
Bei entsprechender Skelettierung (Funktionsregler, Bionator, Kinetor, Gebißformer etc.) kann das funktionskieferorthopädische Gerät vom Patienten auch intensiver genutzt werden, was den Behandlungsfortschritt sehr fördert.
Apparate mit höherer Sperrleiste (*Herren, Shaye, Harvold, Woodside*) werden nur nachts getragen, was wegen des Volumens auch anders nicht zumutbar wäre. Für die angestrebte Änderung des Funktionsmusters ist es aber günstiger, wenn der Aktivator während der Funktion (tagsüber) im Munde ist und nicht nur während relativer Funktionsruhe (nachts).

2. Aufbewahrung

Kieferorthopädische Geräte sollten stoßgeschützt in einer Spangen- oder Seifendose, im Zahnputzbecher oder ähnlichen Behältern, niemals aber lose in der Tasche, im Schulranzen, auf Regalen, Schränken, Tischen etc. aufbewahrt werden. Beim Essen im Restaurant sollen sie nicht in eine Serviette gewickelt, sondern in der Spangendose verwahrt werden. Auch sind sie vor Hunden geschützt aufzubewahren.
Die Spangendose sollte mit Namen und Adresse des Patienten versehen sein.

3. Pflege der Apparatur

Die Säuberung der Geräte erfolgt mit Zahnbürste und Zahnpasta oder durch Einlegen in ein Reinigungsbad.

4. Hinweise auf die Notwendigkeit einer Gewöhnung an die Apparatur

In der ersten Woche kann es in der Nacht zum »Verlieren« des Apparates kommen. Die Eltern und Patienten sollten darauf vorbereitet werden.
Nach 5 - 8 Tagen wird das Gerät in der Regel problemlos akzeptiert und fällt nicht mehr aus dem Mund bzw. wird vom Patienten nachts nicht mehr herausgenommen. Nach 1 - 2 Wochen haben sich die Patienten in der Regel auch so gut an die Apparatur gewöhnt, daß sie mit ihr zunehmend gut sprechen können.

5. Verhalten bei Druckstellen, Schmerzen sowie bei Beschädigung oder Verlust der Apparatur

Bei besonderen Vorkommnissen sollte die Praxis, unabhängig vom vereinbarten Termin, umgehend aufgesucht werden, da schon wenige Tage ohne Gerät ein massives Rezidiv zur Folge haben können.

6. Masseterspannübungen

4.4

Zur Förderung der Wirkung funktionskieferorthopädischer Geräte kann dem Patienten empfohlen werden, pro Tag 3 x 100 Masseterspannübungen durchzuführen. Hierbei wird die Kaumuskulatur mit eingefügtem Aktivator im Wechsel kurzfristig angespannt und entlastet.
Es ist hilfreich, die beim Einsetzen des Aktivators (der funktionskieferorthopädischen Apparatur) gegebenen Hinweise dem Patienten in schriftlicher Form zur Verfügung zu stellen (s. Informationsbogen, S.410 und 411).

Funktionskieferorthopädische Geräte

Liebe Patientin, lieber Patient !

Heute wurde Dir eine neue Spange eingesetzt, mit der Deine Zahnstellung reguliert werden soll. Der Erfolg der Behandlung hängt davon ab, wie gut Du dieses Gerät trägst. Wir erwarten von Dir also eine regelmäßige und intensive Mitarbeit und möchten Dir daher erklären, wie eine solche Spange wirkt und welche Regeln beachtet werden müssen.

Bedenke bitte, daß die eingesetzte Spange zur Regulierung nur so lange erfolgreich verwendet werden kann, wie Du noch wächst. Wird die Möglichkeit, das Kieferwachstum zu fördern, durch unzureichendes Tragen der Spange vertan, ist die kieferorthopädische Behandlung später viel aufwendiger, risikoreicher und weniger erfolgreich. Häufig müssen dann festsitzende Spangen eingesetzt werden, und nicht selten ist später eine Regulierung nur durchführbar, wenn mehrere bleibende Zähne gezogen werden.

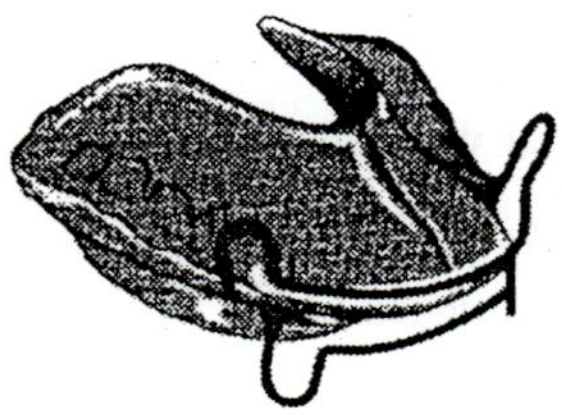

Also nutze Deine Chance jetzt !

Informationen für die ersten Tage :

Im Gegensatz zu anderen (vor allem festsitzenden) Apparaturen sitzt Deine Spange **lose** im Mund, klammert sich also nicht an den Zähnen fest. Es kann daher sein, daß sie in den ersten Nächten manchmal herausfällt ("verloren wird"). Nach einer kurzen Zeit der Eingewöhnung wird sich das rasch geben. Du gewöhnst Dich an die neue Spange besonders gut, wenn Du sie auch am Tage recht viel trägst.

Gib uns sofort Bescheid, wenn

- die Spange drückt, scheuert, schlecht paßt oder defekt ist
- Drähte zu stark angespannt sind
- durchbrechende Zähne, lockere Milchzähne oder andere Umstände Dich daran hindern, die Spange beschwerdefrei zu tragen. Wir helfen Dir dann.

Sprich bitte auch mit Deinem Behandler, wenn Du Schwierigkeiten haben solltest, durch die Nase zu atmen.

Wann soll die Spange getragen werden ?

Je öfter Du Deine Spange einsetzt, um so besser und schneller läßt sich Dein Gebiß regulieren.

Um richtig wirken zu können,
muß die Spange nachts und mindestens .... Stunden am Tage im Munde sein!

Beim Essen und beim Sport soll sie nicht eingesetzt werden; gegen das Tragen in der Schule ist aber nichts einzuwenden.

Funktionskieferorthopädische Apparate sind eine Art "Turngerät", mit welchem Deine Kaumuskeln gestärkt und Störungen der Muskelfunktion normalisiert werden sollen.

Da Du Deine Muskeln aber in der Nacht selten benutzt, ist es besonders wichtig, die Spange auch am Tage zu tragen. Aus den gleichen Gründen sollst Du sie beim Sprechen nicht herausnehmen, auch wenn die Aussprache in der Eingewöhnungsphase etwas schwieriger ist und Du manchmal nicht so gut verstanden wirst.

Wo soll die Spange aufbewahrt werden, wenn sie nicht im Munde ist ?

Wenn Du Deine Spange nicht trägst, sollst Du sie **stoßgeschützt in einer Spangendose** aufbewahren. Sie gehört weder lose in die Hosentasche oder in den Ranzen noch unter die Schulbank, auch soll sie zu Hause nicht lose herumliegen. Beim Essen im Restaurant darfst Du die Spange nicht in eine Serviette wickeln (und dann vergessen), sie gehört auch nicht lose ins Urlaubsgepäck.
Schreibe Namen und Adresse in die Dose hinein, damit Du sie zurückerhältst, wenn sie einmal verloren geht.

Wie bleibt Deine Spange appetitlich und sauber ?

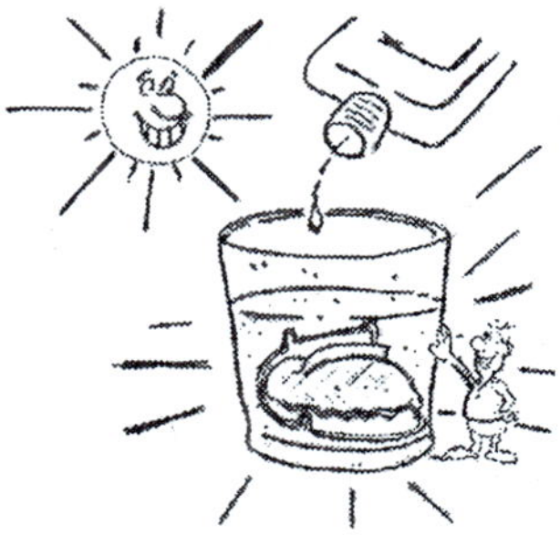

Reinige Deine Spange jeden Tag mit Zahnbürste und Zahnpasta oder mit Reinigungstabletten. Legst Du sie nach dem Zähneputzen in den mit Wasser gefüllten Zahnputzbecher und gibst ein paar Trofen Mundwasser dazu, dann schmeckt sie immer frisch nach Pfefferminz und riecht auch nie schlecht.
Bitte koche die Spange niemals aus, weil sich der Kunststoff dabei verformt !

Wann muß Dein Behandler nach der Spange schauen ?

Soll Deine Regulierung erfolgreich und ohne Probleme verlaufen, muß die Spange regelmäßig kontrolliert und nachgestellt werden. Die vereinbarten Termine solltest Du pünktlich einhalten (und Deine Spange mußt Du natürlich jedesmal zur Kontrolle mitbringen).

Bei auftretenden Schmerzen, Verlust oder Beschädigung der Apparatur oder wenn die Spange nicht richtig paßt, solltest Du - abweichend vom ursprünglich abgesprochenen Termin - möglichst rasch in die Klinik kommen.
In solchen Notfällen bekommst Du immer kurzfristig einen Termin. Rufe nur die netten Damen in unserer Anmeldung an (☎ 6301 7509) .

Auf keinen Fall solltest Du im Tragen der Spange längere Zeit aussetzen - aus welchem Grund auch immer (Schmerzen, Krankheit, Ferien, Schullandheim usw.)
Wird die Spange nicht regelmäßig getragen und läßt Du sie nur ein paar Tage aus, rutschen Zähne und Kiefer sehr rasch wieder in die alte Stellung zurück und Dein monatelanges, fleißiges Tragen war umsonst. Deine Behandlung dauert dadurch nicht nur wesentlich länger, es ist auch schwieriger, ein gutes Ergebnis zu erreichen.

Wäre das nicht schade ?

Materialnachweis:
Funktionskieferorthopädische Apparate bestehen aus folgenden Materialien (gem Herstellerangaben):
- Kunststoffbasis : kaltpolymerisierte Methacrylate
- Drahtelemente: rostfreier Chrom-Nickel-Stahl (Cr16, Ni10 Mo2, Fe72, ger. Anteile Mn, Si)
- Schrauben: Chrom-Nickel-Stahl
- Farbstoffe: Diazo-Farbstoffe bzw. Anthraquinone

Kontrollsitzungen

Die Kontrolle des Gerätes erfolgt etwa alle 4 (-6) Wochen, in Fällen rein mandibulärer Umstellung und in der Retentionsphase auch seltener. Eine gute Sprache mit dem Aktivator im Mund ist ein brauchbares Indiz für eine gute Eingewöhnung und ein regelmäßiges Tragen.

Die Kontrollen erstrecken sich auf folgende Maßnahmen:

- Überprüfung der Paßform (wenn nötig unterfüttern).
- Überprüfung und Ergänzung des Einschliffs:
  - Ist der Einschliff für die geplanten Zahnbewegungen ausreichend?
  - Sind lockere Milchzähne oder durchbrechende Zähne vorhanden?
  - Hat ein Zahnwechsel stattgefunden; ist evtl. ein Milchzahnrelief in der Sperrleiste zu verändern und der Kontur des permanenten Zahnes anzupassen?
- Sind Glanzpunkte auf dem Kunststoff oder anämische Zonen an der marginalen Gingiva als Zeichen einer (unerwünschten) isolierten Belastung einzelner Zähne zu beobachten?
- Klagt der Patient über Druckstellen oder Schmerzen, was auch durch ein zaghaftes Zubeißen zu erkennen ist?
  (Am häufigsten treten Druckstellen im lingualen Bereich der Unterkieferfront sowie der lingualen Flügel, bei durchbrechenden Prämolaren und durch die U-Schlaufen der Labialbögen auf.)
- Nachstellen der transversalen Schraube, die im allgemeinen ein- bis zweimal im Monat jeweils 90° (= 0,2 mm) weitergestellt wird. Dabei ist ein Verklemmen des Aktivators allenfalls in der Eingewöhnungsphase erlaubt, danach sollte das Nachstellen nur bei lockerem Sitz erfolgen.
- Anlegen, Aktivieren bzw. Korrektur von Drahtelementen:
  - Bewegungselemente (z.B. ein Sporn) liegen richtig, wenn sie erst bei maximalem Zusammenbeißen unter geringe Spannung geraten. Eine zu starke Aktivierung birgt die Gefahr einer reflektorischen Hemmung der Muskeltätigkeit.
  - Der Labialbogen sollte zum Retrudieren der Front nicht unter Spannung oder verklemmend, sondern schabend anliegen. Beim Protrudieren hingegen muß er von den Zähnen abstehen, um Raum für die zu protrudierenden Zähne zu lassen und die Lippe abzuhalten. Gerät der Labialbogen leicht hinter die (oberen) Inzisivi, muß er entweder weiter zervikal gebogen oder durch einen Hochlabialbogen oder »Einfangschlingen« ersetzt werden.
- Beim Durchbruch der 2. Molaren (besonders in Fällen mit offenem Biß oder knappem Überbiß) ist ggf. der Aufbiß zu verlängern.
- Bei Milchzahnverlust müssen Abstützungselemente (z.B. ein Haltedorn) erwogen werden, wenn der Durchbruch des bleibenden Nachfolgers nicht unmittelbar bevorsteht (Abb. 283).
- Sollte der Aktivator nachts »verloren« werden, ist zunächst zu prüfen, ob
  - Druckstellen, lockere oder durchbrechende Zähne, scharfe Kanten o.ä. vorhanden sind,
  - Drahtelemente oder Schrauben zu stark aktiviert wurden,
  - die Paßform noch korrekt ist,

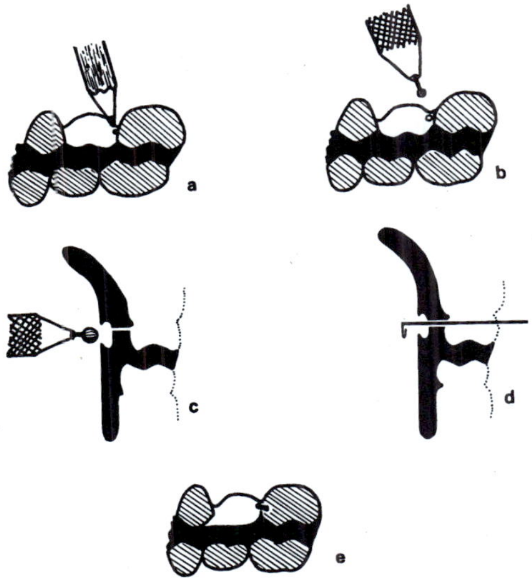

Abb. 283 a bis e Nachträgliches Einfügen eines Haltedorns zur Verhinderung eines Stützzoneneinbruchs bei vorzeitigem Milchmolarenverlust.

a) Markierung der vorgesehenen Austrittsstelle des Haltedorns aus dem Kunststoff mit einem Bleistiftpunkt
b) Anbringen einer dünnen Durchbohrung mit einem feinen Rosenbohrer an der markierten Stelle
c) Schaffung einer größeren Höhlung im palatinalen Bereich des Aktivators zum Einfügen der Drahtretention
d) Ein mit einer Retentionsöse versehener 0,8 mm (fh) starker Draht wird nach bukkal durchgezogen; anschließend wird die Retention im palatinalen Bereich mit Autopolymerisat fixiert
e) Anbiegen und Kürzen des eingefügten Drahts.

- eine erschwerte Nasenatmung vorliegt oder
- einzelne Zähne isoliert belastet werden.

Nach Ausschluß dieser Ursachen muß auch geprüft werden, ob die Tragezeit eingehalten wurde, da ein Tragen nur in der Nacht nicht ausreicht.
In den allermeisten Fällen ist mit der Korrektur von Fehlern bzw. dem besseren Tragen das Problem schon aus der Welt, so daß weitergehende (von anderer Seite empfohlene) Maßnahmen, wie das Überkleben des Mundes mit Leukoplast oder das Anbringen von Halteelementen am Aktivator unterbleiben können. 4.4
Bei Weiterbestehen der Inkorporationsschwierigkeiten kann an eine Kombination des Aktivators mit einem Headgear gedacht werden.

Die Nutzungszeit eines Aktivators ist abhängig vom Zahnwechsel und den durchgeführten Zahnbewegungen. In der Regel ist nach 12 - 18 Monaten eine Neuanfertigung erforderlich; einige Geräte können aber auch zwei bis drei Jahre verwendungsfähig sein.

Eine Umarbeitung zwecks Änderung der Bißlage ist selten empfehlenswert. Die Durchtrennung der interokklusalen Kunststoffschicht, ein neuer Konstruktionsbiß bzw. das Zusammenfügen der beiden Teile im Munde mit Kaltplast sind häufig so arbeitsaufwendig, daß in der Regel eine Neuanfertigung der Apparatur sinnvoller erscheint.

4.5 Apparateplanung/Planskizzen/ Zusammenarbeit mit dem Labor

Für den verantwortungsbewußten kieferorthopädischen Behandler sollte selbstverständlich sein, daß er die Diagnostik sowie die Planung der kieferorthopädischen Behandlung - einschließlich der Konstruktionsplanung der einzusetzenden Apparaturen - selbst durchführt und diese wichtigen, den Erfolg einer Therapie mitentscheidenden Maßnahmen nicht einem Labor überläßt.

Obwohl eine Reihe von sogenannten »Fachlaboratorien« dem Zahnarzt anbieten, ihm diese Arbeit (weitgehend) abzunehmen, ist die intensive Analyse der gesamten diagnostischen Unterlagen (Modelle, Röntgenbilder des Gebisses, des Schädels und ggf. der Hand, Anamnesebogen, klinischer extraoraler und intraoraler Befund etc.) durch den Behandler für die Therapieplanung unerläßlich.

Fehlt ein umfassendes diagnostisches Fachwissen und ist es einem Behandler nicht möglich, alle diagnostischen Unterlagen selbst auszuwerten und in ihrer Bedeutung richtig einzuschätzen, ist er auch nicht in der Lage, eine kieferorthopädische Behandlung qualifiziert durchzuführen.
Hinzu kommt, daß ein Labor in der Regel nicht über alle diagnostischen Unterlagen verfügt und so nicht alle Informationen über den Patienten berücksichtigen kann. Auch ist die so wichtige »fortlaufende Diagnostik« nur dem Behandler möglich, es sei denn, er würde in kürzeren Zeitabständen Modelle und andere Unterlagen dem Labor übersenden und auf diese unzulässige, unärztliche und unverantwortliche Weise dem Labor die Verantwortung für die Therapie überlassen.
Selbst wenn die Überwachung der einzelnen Behandlungsschritte dort durch qualifiziertes Personal - evtl. sogar durch einen Kieferorthopäden - erfolgen würde, wäre eine solche »Fernbehandlung« weder juristisch noch moralisch zu rechtfertigen.

Aus den genannten Gründen sollte sich die Zusammenarbeit zwischen Zahnarzt (Kieferorthopäden) und Labor darauf beschränken, daß die Techniker die kieferorthopädischen Behandlungsgeräte auf Anweisung des Behandlers anfertigen. Da eine optimale Gestaltung der Apparaturen ein Verständnis für die klinischen Behandlungsschritte und Ziele voraussetzt, ist insoweit eine enge Kooperation sinnvoll und geboten.
Wie auch in anderen Fachdisziplinen der Zahnheilkunde, sollte auch in der Kieferorthopädie die Übersendung einwandfreier Patientenunterlagen selbstverständlich sein. Dies gilt insbesondere für die Abdrücke, welche

die oberen und unteren Zahnbögen, Alveolarfortsätze und Kieferbasen so weit wie möglich und präzise abformen sollen, sowie für die sachgerechte Lagerung und den raschen Transport der Alginat-Abdrücke ins Labor.
Den Patientenunterlagen sollten genaue Angaben über die Gestaltung der gewünschten Apparatur beigefügt werden.
Als zweckmäßig hat sich die Verwendung einer Vorlage für eine Planskizze (Abb. 284) erwiesen, auf der die einzelnen Bestandteile des kieferorthopädischen Gerätes eingezeichnet werden können.
Die Markierung der Elemente direkt auf dem Arbeitsmodell ist weniger sinnvoll, zumal dann eine für die Dokumentation und Abrechnung wichtige schriftliche Unterlage fehlt.
Neben den Halte- und Bewegungselementen, den Schrauben, dem Aufbiß etc. können auf den Planungsskizzen auch die zu verwendenden Drahtstärken vermerkt werden, falls keine Standardabmessungen vereinbart wurden oder von dieser Regel abgewichen werden soll.

Die Abb. 285 a-d zeigen einige Planskizzen für herausnehmbare kieferorthopädische Apparaturen

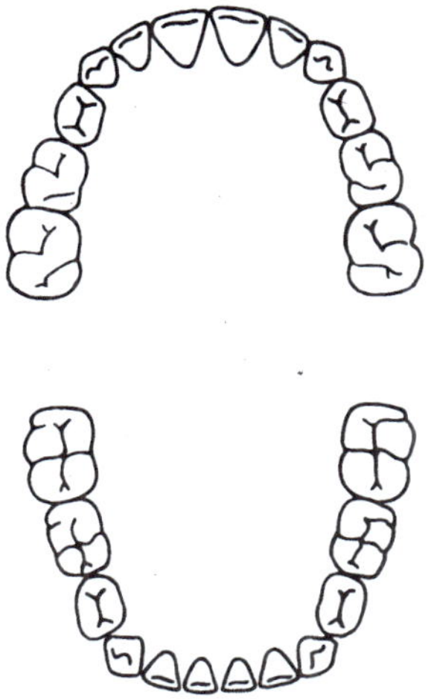

Patient:		Nr.:	Beh.:	Techn.:
Einprobe:	fertig:	Abrechnung:		

Abb. 284 Musterblatt für Planskizzen.

4.5

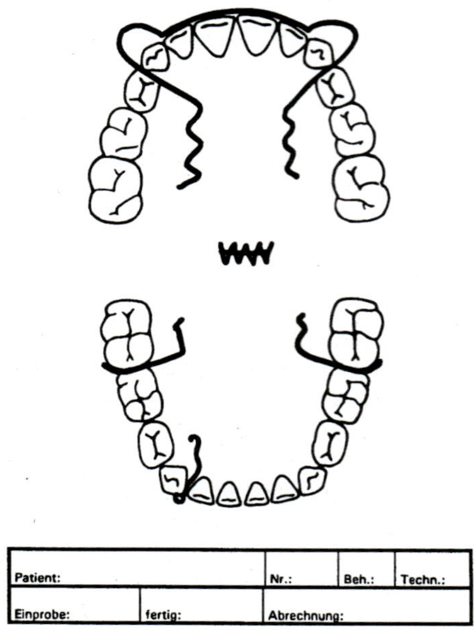

Abb. 285 a Planskizze für herausnehmbare Apparaturen.

Aktivator mit oberem Labialbogen, Haltedornen an 36 und 46, Ösendorn an 43 und transversaler Schraube.

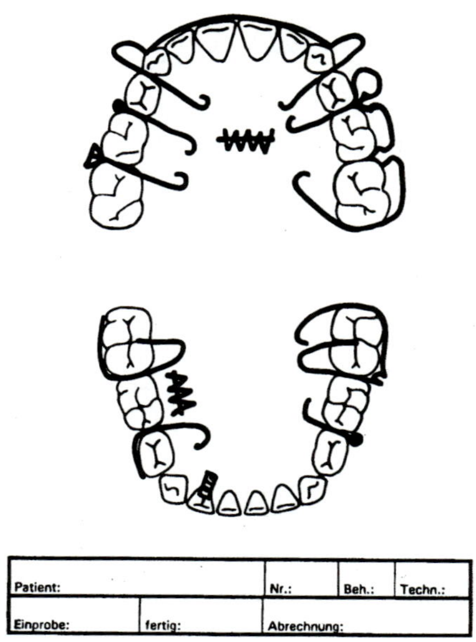

Abb. 285 b Planskizze für herausnehmbare Apparaturen.

Oberkieferplatte mit Labialbogen, Dreiecks-, Tropfen- und Pfeilklammer sowie transversaler Schraube,
Unterkieferplatte mit 2 Zugklammern, modifizierter Adamsklammer an 36, Tropfenklammer, sagittaler Schraube zwischen 84 und 46 sowie Federbolzenschraube an 42.

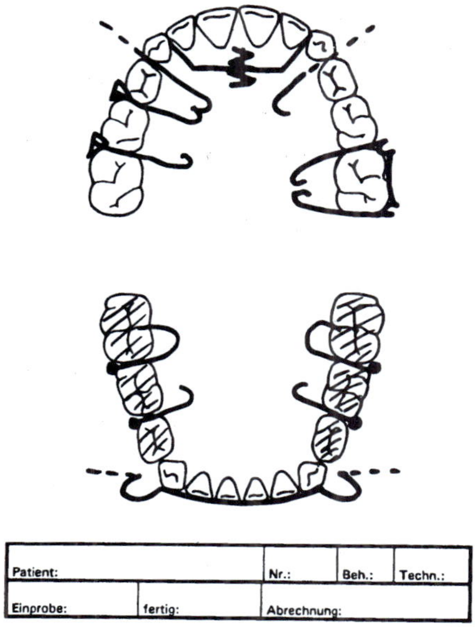

Abb. 285 c Planskizze für herausnehmbare Apparaturen.

Obere Gegenkieferbügelplatte mit frontaler Sagittalschraube, Dreiecksklammern und Adamsklammer, Unterkieferplatte mit Aufbiß im Seitenzahnbereich und Tropfenklammern.

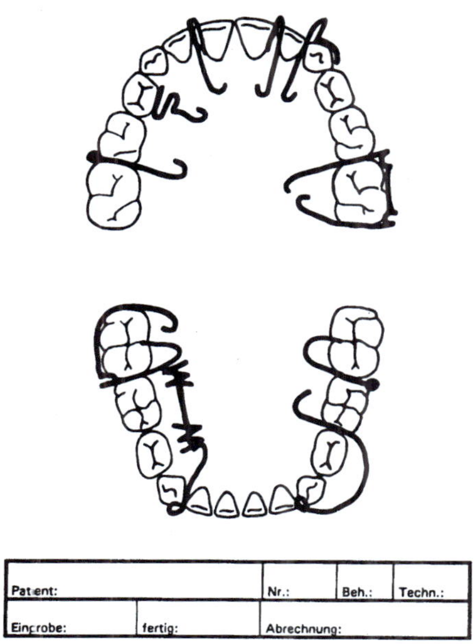

Abb. 285 d Planskizze für herausnehmbare Apparaturen.

Oberkieferplatte mit Interdentalfedern an 11 und 21, Bukkalfeder an 23, Protrusionsfeder an 14, Adams- und Tropfenklammer.

Unterkieferplatte mit offener Schraube im rechten Quadranten, Rückholfeder an 33, modifizierter Adamsklammer an 46 und Tropfenklammer an 36.

Literaturhinweise

Für weitere Informationen über einzelne Fachgebiete stehen ergänzend folgende, im Literaturverzeichnis aufgeführte Publikationen zur Verfügung:

- Gewebereaktion: 50, 51, 52, 58, 59, 69, 70, 77, 94, 109, 112, 129, 134, 141, 165.
- Platten: 1, 24, 29, 31, 40, 59, 85, 129, 130, 132, 134, 139, 141, 158, 167, 171, 175.
- Funktionskieferorthopädische Geräte

  Aktivator u.ä.: 6, 29, 31, 40, 81, 85, 113, 118, 124, 129, 132, 134, 141, 158, 162, 171, 175.

  Funktionsregler: 42, 43, 44, 118, 129, 158, 175.

  Bionator: 9, 11, 12, 76, 118, 129, 158, 175.

  Gebißformer/Kinetor: 18, 158, 159.

Verwendete und weiterführende Literatur

(Lehrbücher, Handbücher und Monographien, vorwiegend deutschsprachig)
Handbücher, die das gesamte Fachgebiet der Kieferorthopädie darstellen, sind mit * gekennzeichnet.

1. *Adams C P:* Kieferorthopädie mit herausnehmbaren Geräten. Quintessenz, Berlin 1988
2. *Alexander, R G:* The Alexander Discipline - Contemporary Concepts and Philosophies, Ormco Corp., Glendora 1986
3. *Andreassen J O:* Farbatlas der Replantation und Transplantation von Zähnen. Dt. Ärzte V., Köln 1993
4. *Andreassen J O, Andreassen F M:* Farbatlas der Traumatologie der Zähne. Dt. Ärzte V., Köln 1992
5. *Andreassen, J O, Koelsen Petersen, J, Laskin, D M:* Textbook and color atlas of tooth impaction. Munksgaard, Copenhagen 1997
6. *Andresen V, Häupl K, Petrik L:* Funktionskieferorthopädie. 6. Auflage, Barth, München 1957
7. *Andrews, L F:* The Straight-Wire Appliance: Syllabus of Philosophy and Techniques. L.F.Andrews, San Diego 1975
8. *Angle E H:* Die Okklusionsanomalien der Zähne. 2. Aufl., Meusser, Berlin 1913
9. *Ascher F:* Praktische Kieferorthopädie. Urban & Schwarzenberg, München 1968
10. *Austermann K H:* Chirurgische Behandlung der Dysgnathien, in: Horch H H (Hrsg.): Mund-Kiefer-Gesichtschirurgie II (Bd. 10, Praxis der Zahnheilkunde) Urban & Schwarzenberg, München 1991
11. *Bahnemann F, Püllmann H und Schubert W:* Der Bionator in der Kieferorthopädie. Grundlagen und Praxis. Haug, Heidelberg 1993
12. *Balters W:* Eine Einführung in die Bionatorheilmethode. (Hrsg. C. Hermann) Hölzer, Heidelberg 1973
13. *Barrett R H, Hanson M L:* Oral Myofunctional Disorders. Mosby, St. Louis 1974
14. *Becker, A:* Orthodontic treatment of impacted teeth. M. Dunitz, London 1998
15. *Begg P R, Kesling P C:* Begg Orthodontic Theory and Technique. 3. ed., Saunders, Philadelphia 1977
16. *Benner K U, Fanghänel J, Kowalewski R, Kubein-Meesenburg D u. Randzio J:* Morphologie, Funktion und Klinik des Kiefergelenks. Quintessenz, Berlin 1993
17. *Bennett J C, MacLaughlin R P:* Kieferorthopädische Behandlungsmechanik mit vorprogrammierten Apparaturen. Dt. Ärzte V., Köln 1998
18. *Bimler H P:* Hinweise zur Handhabung der Gebißformer. Bimler, Wiesbaden 1967
19. *Björk A:* The Face in Profile. Odontologisk Boghandels Forlag, Copenhagen 1972
20. *Bössmann, K:* Kompendium der Zahnärztlichen Hygiene. 2. Aufl. Quintessenz, Berlin 1995
21. *Bolender, C J, Bounoure, G M, Barat, Y:* Extraction versus Nonextraction, Neuer Merkur, München 1995
22. *Borneff J:* Hygiene. 5. Aufl. Thieme, Stuttgart 1991
23. *Borneff, M:* Infektionsprobleme der zahnärztlichen Tätigkeit und ihre Prophylaxe. Heidelberger Verlagsanstalt, Heidelberg 1993
24. *Bredy E, Hinz R:* Die Aktive Platte. ZFV, Herne 1986
25. *Bredy E und Reichel I:* Zahnextraktionen in der Kieferorthopädie. 2. Aufl., Barth, Leipzig 1977

26. *Broadbent B H und Golden W:* Bolton Standards of Dentofacial Developmental Growth. Mosby, St. Louis 1975

27. *Carrière, J:* Festsitzende kieferorthopädische Behandlungstechnik mit Aufbau der Verankerung im Oberkiefer. Quintessenz, Berlin 1991

28. *Clark G T, Solberg W K:* Perspektiven der Kiefergelenkstörungen Quintessenz, Berlin 1988

29. *Clark, W J:* Die funktionelle Therapie mit dem Twinblock. Hüthig, Heidelberg 1998

30. *Cooper H C, Harding R L, Krogman W M, Mozaheri M, Millard R T:* Cleft Palate and Cleft Lip. A Team Approach to Clinical Management an Rehabilitation of the Patient. Saunders, Philadelphia 1979

*31. *Dausch-Neumann D:* Kieferorthopädie (in: Zahn-Mund-Kiefer-Heilkunde Band 5, Hrsg. Schwenzer N).Thieme, Stuttgart 1987

32. *Derichsweiler H:* Gaumennahterweiterung. Hanser, München 1956

33. *Diedrich P:* Bracket-Adhäsivtechnik in der Zahnheilkunde. Hanser, München 1983

34. *Droschl H:* Die Fernröntgenwerte unbehandelter Kinder zwischen dem 6. und 15. Lebensjahr. Quintessenz, Berlin 1984

35. *Duterloo, H:* Atlas der Gebißentwicklung. - Kieferorthopädische Befunde und Diagnostik anhand von Panorama Schichtaufnahmen. Schlüter, Hannover 1992

36. *Enlow D H:* Handbuch des Gesichtswachstums. Quintessenz, Berlin 1989

37. *Epker B N und Fish L C:* Dentofacial Deformities: Integrated Orthodontic Surgical Correction. Mosby, St. Louis 1985

38. *Epker, B N, Stella, J P, Fish, L C:* Dentofacial Deformities, Vol I - III. Mosby, St. Louis 1995 - 1996 - 1998

39. *Exner M und Wegmann U:* Hygiene in der zahnärztlichen Praxis, in: Ketterl W (Hrsg.): Grundlagen der Zahn-, Mund- und Kieferheilkunde (Bd.I, Praxis der Zahnheilkunde). 2. Aufl., Urban & Schwarzenberg, München 1988

40. *Fischer-Brandies H und Stahl A:* Kieferorthopädische Technik. Thieme, Stuttgart 1990

41. *Fischer-Brandies, H und Stahl, A:* Kieferorthopädische Modellanalyse. Hanser, München 1995

42. *Fleischer-Peters A und Scholz U:* Psychologie und Psychosomatik in der Kieferorthopädie. Hanser, München 1985

43. *Fränkel R:* Funktionskieferorthopädie und der Mundvorhof als apparative Basis. Volk und Gesundheit, Berlin 1967

44. *Fränkel R:* Technik und Handhabung der Funktionsregler. 3. Aufl., Volk und Gesundheit, Berlin 1984

45. *Fränkel R, Fränkel Chr:* Der Funktionsregler in der orofazialen Orthopädie. Hüthig, Heidelberg 1992

46. *Freesmeyer W B:* Zahnärztliche Funktionstherapie Hanser, München 1992

47. *Frenkel G, Aderhold L, Leilich G, Raetzke P:* Die ambulante Chirurgie des Zahnarztes. Hanser, München 1989

48. *Garliner D:* Myofunktionelle Therapie in der Praxis. 2. Aufl., Dinauer, Germering 1989

49. *Gernet W:* Funktionsanalysen im stomatognathen System: Vergleichende Untersuchungen. Hanser, München 1982

50. *Göz G:* Die kieferorthopädische Zahnbewegung. Hanser, München 1987

*51. *Graber T M und Swain B F:* Grundlagen und moderne Techniken der Kieferorthopädie. Quintessenz, Berlin 1989

52. *Graber, T M, Vanarsdall, R L: Orthodontics:* Current Principles and Techniques. 2. Aufl. Mosby, St.Louis 1994

53. *Graf H:* Rezidivprophylaxe bei kieferorthopädischer Therapie mit abnehmbaren Geräten. Barth, Leipzig 1979

54. *Greulich W W und Pyle S J:* Radiographic Atlas of Skeletal Development of the Hand and Wrist. 2. ed., Stanford Univ. Press, Stanford/Calif. 1959

55. *Grummons, D:* Orthodontics for the TMJ-TMD Patient. Wright, Scottsdale 1994

56. *Harndt E und Weyers H:* Zahn-, Mund- und Kieferheilkunde im Kindesalter. Quintessenz, Berlin 1967

57. *Harzer W:* Kieferorthopädischer Gewebeumbau - mit einem Nachweismethodenkatalog für die wissenschaftliche und praktische Arbeit. Quintessenz, Berlin 1991

58. *Harzer W:* Die Frontzahnlücke im Kindes- und Jugendalter. Hanser, München 1993

59. *Harzer, W:* Lehrbuch der Kieferorthopädie. Hanser, München 1999

60. *Hasund A:* Klinische Kephalometrie für die Bergen-Technik. Univ. Bergen 1972

61. *Hasund A:* Die Bergen-Technik. Univ. Bergen 1975

62. *Hasund A und Janson I:* Der kieferorthopädische Behandlungsplan. Hanser, München 1978

63. *Heintze S D, Finke Chr, Jost-Brinkmann P G, Miethke R R:* Individualprophylaxe in der Kieferorthopädie. Quintessenz, Berlin 1992

64. *Hinz R:* Die Röntgenaufnahme der Hand. ZFV, Herne 1979

65. *Hinz R und Schumann A:* Die Extraktions-Therapie. ZFV, Herne 1981

66. *Hinz R und Schumann A:* Multiband II (Anwendung und Wirkung orthodontischer Hilfsmittel) ZFV, Herne 1984

67. *Hinz R und Schumann A:* Multiband I (Grundlagen der Multibandbehandlung) 2. Aufl.,ZFV, Herne 1987

68. *Hockel J:* Kieferorthopädie und Gnathologie. Quintessenz, Berlin 1984

69. *Hösl E u. Baldauf A:* Mechanische und biologische Grundlagen der kieferorthopädischen Therapie. Hüthig, Heidelberg 1991

70. *Hösl E u. Baldauf A:* Retention and Long-term Stability. Proceedings of the 8th International Conference for Orthodontics. October 24-26, 1991, Munich, Hüthig, Heidelberg 1993

71. *Hösl H, Baldauf A, Diernberger R und Grosse P:* Kieferorthopädie und Parodontologie. Quintessenz, Berlin 1985

72. *Hotz M, Gnoinski W, Perko M:* Early Treatment of Cleft Lip and Palate. Huber, Bern 1985

73. *Hotz R:* Orthodontie in der täglichen Praxis. 5. Aufl., Huber, Bern 1980

74. *Hotz R:* Zahnmedizin bei Kindern und Jugendlichen. 2. Aufl., Thieme, Stuttgart 1981

75. *Ingersoll B:* Psychologische Aspekte in der Zahnheilkunde. Quintessenz, Berlin 1987

76. *Janson I:* Bionator-Modifikationen in der kieferorthopädischen Therapie. Hanser, München 1987

77. *Jarabak J R und Fizzell J A:* Light-wire Edgewise Appliance. Mosby, St. Louis 1972

78. *Kehrer B, Slongo T, Graf B und Bettex M:* Long Term Treatment in Cleft Lip and Palate. Huber, Bern 1981

79. *Kent, G G, Blinkhorn, A S:* Psychologie in der Zahnheilkunde. Hanser, München 1993

80. *Kirchhoff J:* Crozat-Technik leichtgemacht. Quintessenz, Berlin 1981

81. *Klammt G:* Der Elastisch-Offene Aktivator. Barth, Leipzig 1984

*82. *Klinck-Heckmann U, Bredy E:* Kieferorthopädie. 3. Aufl. Barth, Leipzig 1991

83. *Koeck, B (Hrsg.):* Funktionsstörungen des Kauorgans (Bd. 8, Praxis der Zahnheilkunde) u.a. mit den Beiträgen „Klinische Funktionsdiagnostik" (Fuhr, K und Reiber, T) sowie „Instrumentelle Funktionsdiagnostik" (Koeck, B und Lückerath, W). 3. Aufl., Urban & Schwarzenberg, München 1995

84. *Korbendau J M u. Guyomard:* Mukogingivale Chirurgie bei Kindern und Jugendlichen. Quintessenz, Berlin 1992

*85. *Korkhaus G:* Gebiß-, Kiefer- und Gesichtsorthopädie (in Bruhn C: Handbuch der Zahnheilkunde, Bd 4). Bergmann, München 1939

86. *Krogman W M und Sassouni V:* Syllabus in Roentgenographic Cephalometrie. Philadelphia Center for Research in Child Growth, Philadelphia 1957

87. *Krüger E:* Lehrbuch der chirurgischen Zahn-, Mund- und Kieferheilkunde (2 Bde). 7. Aufl., Quintessenz, Berlin 1993

88. *Künzel W:* Kinderstomatologie. 2.Aufl., Barth, Leipzig 1988

89. *Künzel W u. Toman J:* Kinderzahnheilkunde. Hüthig, Heidelberg 1985

90. *Lehnhardt E:* HNO-Heilkunde für Zahnmediziner. 2. Aufl., Thieme, Stuttgart 1992

91. *Leiber, B:* Die klinischen Syndrome. 8. Aufl., CD-ROM, Urban & Schwarzenberg, München 1997

92. *van der Linden F P:* Gebißentwicklung. Quintessenz, Berlin 1983

93. *van der Linden F P:* Gesichtswachstum und faziale Orthopädie. Quintessenz, Berlin 1984

94. *van der Linden F P:* Probleme und Vorgänge in der Kieferorthopädie. Quintessenz, Berlin 1991

95. *van der Linden, F P:* Praktische Kieferorthopädie. Quintessenz, Berlin 1996

96. *van der Linden, F P:* Kieferorthopädie mit festsitzenden Apparaturen. Quintessenz, Berlin 1997

97. *van der Linden F P u. Boersma H:* Diagnose und Behandlungsplanung in der Kieferorthopädie. Quintessenz, Berlin 1988

98. *Loevy H T:* Grundlagen und Praxis zahnärztlicher Kinderbehandlung. Quintessenz, Berlin 1984

99. *Marcotte M R:* Segmentierte Bogentechnik in der Praxis - Leitfaden für eine rationelle Kieferorthopädie. Dt. Ärzte V., Köln 1992

100. *Martin R und Saller K:* Lehrbuch der Anthropologie. Fischer, Stuttgart 1957

101. *Mayerhöfer G:* Prärestaurative Kieferorthopädie. Quintessenz, Berlin 1987

102. *McDonald R E und Avery D R:* Dentistry for the Child and Adolescent. 4. ed., Mosby, St. Louis 1993

103. *Mc Namara, J A, Trotman, C A:* Creating the compliant patient. Craniofac. Publications, Univ. of Michigan, Ann Arbour, 1997

104 *Miethke R R:* Zur intrauterinen Entwicklung der Kiefer und Lippen bei menschlichen Feten von der 17. bis zur 42. Woche. Quintessenz, Berlin 1981

105. *Miethke, R, Drescher, D:* Kleines Lehrbuch der Angle-Klasse II,1 unter besonderer Berücksichtigung der Behandlung. Quintessenz, Berlin 1996

106. *Mohl N D, Zarb G A, Carlsson G E, Rugh J D:* Lehrbuch der Okklusion. Quintessenz, Berlin 1990

107. *Mongini F, Schmid W:* Schädel-, Kiefer- und Gelenkorthopädie. Quintessenz, Berlin 1989

108. *Motsch A:* Funktionsorientierte Einschleiftechnik für das natürliche Gebiß. Hanser, München 1977

*109. *Moyers R:* Handbook of Orthodontics. 4. ed., Year Book Med. Publ., Chicago 1988

110. *Nakajima E:* Einführung in die Ricketts-Technik. Quintessenz, Berlin 1982

111. Nanda, R: Craniofacial Growth. Univ. of Oklahoma, 1978

112. Nanda, R: Biomechanics in Cinical Orthodontics. Saunders, Philadelphia 1996

113. Orton, H S: Funktionskieferorthopädische Geräte in der kieferorthopädischen Behandlung. Quintessenz, Berlin 1992

114. Posselt P: Der Headgear. 2. Aufl., ZFV, Herne 1985

*115. Proffit W R und Fields W: Contemporary Orthodontics. Mosby, St. Louis 1992

116. Proffit W R u. White R P: Surgical Orthodontic Treatment. Mosby, St.Louis 1991

117. Raith E und Ebenbeck G: Psychologie für die zahnärztliche Praxis. Thieme, Stuttgart 1986

118. Rakosi T: Funktionelle Therapie in der Kieferorthopädie. Hanser, München 1985

119. Rakosi T: Atlas und Anleitung zur praktischen Fernröntgenanalyse. 2. Aufl., Hanser, München 1988

120. Rakosi T und Jonas I: Kieferorthopädie: Diagnostik. Thieme, Stuttgart 1989

121. Ricketts R M: Bioprogressive Therapie. 3. Aufl., Hüthig, Heidelberg 1995

122. Riolo M L, Moyers E, McNamara J A und Hunter W S: An Atlas of Craniofacial Growth. Univ. of Michigan, Ann Arbor 1974

123. Ruhland A: Kieferorthopädische Diagnostik. 2. Aufl., Hanser, München 1982

124. Sander F: Zur Frage der Biomechanik des Aktivators. Westdeutscher Verlag, Opladen 1980

125. Schatz J P/Joho J P: Atlas der Anatomie im Fernröntgenbild. Quintessenz, Berlin 1986

126. Schatz J P und Joho J P Minor Surgery in Orthodontics. Quintessenz, Berlin 1992

127. Schilli W und Krekeler G: Der verlagerte Zahn. Quintessenz, Berlin 1984

128. Schmidt-Flath I: Dysgnathien des Spaltträgers - Ursachen, Diagnostik und kieferorthopädische Therapie im Rahmen komplexer Rehabilitation. Barth, Leipzig 1990

*129. Schmuth G P F: Kieferorthopädie - Grundzüge und Probleme. 3. Aufl., Thieme, Stuttgart 1993

*130. Schmuth G P F (Hrsg.): Kieferorthopädie I (Bd. 11 "Praxis der Zahnheilkunde"). 3. Aufl. Urban & Schwarzenberg, München 1994

*131. Schmuth G P F (Hrsg.): Kieferorthopädie II (Bd. 12 "Praxis der Zahnheilkunde"). 3. Aufl. Urban & Schwarzenberg, München 1992

132. Schmuth G P F, Holtgrave, E A, Drescher, D: Kieferorthopädie - Klinische Technik. Checklisten der Zahnmedizin. Thieme, Stuttgart 1997

133. Schneller T und Kühner M: Mitarbeit des Patienten in der Zahnheilkunde. Dt. Ärzte V., Köln 1989

*134. Schulze C: Lehrbuch der Kieferorthopädie, 3 Bde., (Bd 1: Einführung, Bd. 2: Therapie mit abnehmbaren Geräten, Extraktionstherapie, Bd. 3: Gebißentwicklung). 3.(2.) Aufl., Quintessenz, Berlin 1993 -1981-1993

135. Schumacher G H: Der Maxillo-Mandibuläre Apparat unter dem Einfluß formgestaltender Faktoren. Barth, Leipzig 1968

136. Schumacher G H: Funktionelle Anatomie des orofazialen Systems. 4. Aufl. Hüthig, Heidelberg 1985

137. Schumacher G H: Odontographie. 4. Aufl. Barth, Leipzig 1983

138. Schupp, W: Funktionslehre in der Kieferorthopädie. FDK-Verlag, Bergisch Gladbach 1993

139. Schwarz A M: Gebißregelung mit Platten. 6. Aufl., Urban & Schwarzenberg, Wien 1949

*140. Schwarz A M: Lehrgang der Gebißregelung, Band 1. Urban & Schwarzenberg, Wien 1961

*141. Schwarz A M: Lehrgang der Gebißregelung, Band 2. Urban & Schwarzenberg, Wien 1956

142. Schwarz A M: Röntgenostatik. Urban & Schwarzenberg, München 1958

143. Schwarzkopf F und Vogl E: Die Crozat-Technik. Neuer Merkur, München 1980

144. Schwindling F P: Therapie und Praxis der Segmentbogentechnik nach Burstone. Eigenverlag, Merzig 1991

145. Schwindling F P: Jasper-Jumper - Color Atlas. Eigenverlag, Merzig, 1997

146. Scott, J H: Dento-facial Development and Growth. Pergamon Press, New York 1967

147. Segner D und Hasund A: Individualisierte Kephalometrie. Hansa Dont, Hamburg 1991

148. Sergl H G: Festsitzende Apparaturen in der Kieferorthopädie. Hanser, München 1990

149. Sergl, H G (Hrsg.): Psychologie und Psychosomatik in der Zahnheilkunde. Urban & Schwarzenberg, München 1996

150. Sicher, H, Dubrul, E L: Oral Anatomy. 5.ed. Mosby, St.Louis 1970

151. Siebert,G K: Atlas der zahnärztlichen Funktionsdiagnostik. Hanser, München 1995

152. Simon P: Gebißanomalien. Grundzüge einer systematischen Diagnostik der Gebißanomalien. Meusser, Berlin 1922

153. Solberg W K und Clark G T: Das Kiefergelenk, Diagnostik und Therapie. Quintessenz, Berlin 1983

154. Solberg W K und Clark G T: Kieferfunktion, Diagnostik und Therapie. Quintessenz, Berlin 1985

155. Steinhäuser E W und Janson I: Kieferorthopädische Chirurgie - eine interdisziplinäre Aufgabe. Band I und II. Quintessenz, Berlin 1988/1994

156. Stewart R E, Barber T K, Troutman K C und Wei S H Y: Pediatric Dentistry. Mosby, St. Louis 1982

157. Stockfisch H: Fernröntgen-Diagnose, Fernröntgen-Prognose für die kieferorthopädische Allgemein- und Fachpraxis. 2. Aufl., Hüthig, Heidelberg 1980

*158. Stockfisch H: Rationelle Kieferorthopädie, 2 Bde. Quintessenz, Berlin 1985

159. Stockfisch H: Aktuelle Kieferorthopädie mit dem Kinetor. Quintessenz, Berlin 1989

160. Taatz H: Kieferorthopädische Prophylaxe und Frühbehandlung. Hanser, München 1976

161. Tanner J M: Wachstum und Reifung des Menschen. Thieme, Stuttgart 1962

162. Teuscher U: Quantitative Behandlungsresultate mit der Aktivator- Headgear-Kombination. Hüthig, Heidelberg 1988

163. Thiele E, Clausnitzer R u. V: Myofunktionelle Therapie 1 - aus sprechwissenschaftlicher und kieferorthopädischer Sicht. Hüthig, Heidelberg 1992

164. Thiele E (Hrsg.): Myofunktionelle Therapie 2 - in der Anwendung. Hüthig, Heidelberg 1992

165. Thilander, B, Rönning, O: Introduction to Orthodontics, 2.ed. Gothia, Stockholm 1995

166. Timms D J: Forcierte Gaumennahterweiterung. Quintessenz, Berlin 1986

167. Tränkmann J: Die Plattenapparatur in der Kieferorthopädie. Quintessenz, Berlin 1985

*168. Tweed C: Clinical Orthodontics. Mosby, St. Louis 1966

169. Viazis AD: Farbatlas der Kieferorthopädie. Dtsch. Ärzte V., Köln 1998

170. Weinstein Ph, Getz T und Milgrom P: Prävention durch Verhaltensänderung. Dt. Ärzte V., Köln 1989

171. Weise W: Kieferorthopädische Kombinationstherapie - Möglichkeiten und Grenzen der Behandlung mit Platten und Aktivatoren. Urban & Schwarzenberg, München 1992

173. Wiebrecht A T: Crozat appliances in interceptive maxillofacial orthopedics. Wiebrecht, Milwaukee 1969

174. Wilson W L und Wilson R C: Manual-Modular Orthodontics. Rocky Mountain Orthodontics, Düsseldorf 1981

174. Winnberg G und Forberger F: Psychologie in der Zahnarztpraxis. Hüthig, Heidelberg 1992

175. Witt E und Gehrke M E: Leitfaden der kieferorthopädischen Technik. 2. Aufl., Quintessenz, Berlin 1988

Sachregister (Band I und II)

A

A-Punkt 219
Abdrucknahme 174
Abduktorentest 257
Abformmaterialien 456
Abgewöhnen von Lutschhabits 79
Abrechnung Band II, Anhang 795
Abstützung (extraoral, reziprok, intermaxillär) 283, 483
Achsenstellung der Inzisivi 193, 233
Acrylate 455
Adamsklammer 319
Adaptor 295
Adduktorentest 257
Adenotomie 140
*Aderer*zange 530
Ätiologie von Dysgnathien 52, 70
Akromegalie 34
Aktivator *(Andresen-Häupl)* 363
- Einschleifen 404
- Herstellung 388, 399
- Informationsbogen für Patienten 410
- Kombination mit extraoraler Apparatur 381
- Modifikationen 377
- Tragezeit 408
Alastics 491
Alginate 457
Allergien 136, 772
allodynamische Wirkung 296, 364
Alter
- chronologisches 42
- dentales 42, 60
- skelettales 26, 42, 60
Amelogenesis -aplastica 52
- imperfecta 52
Anamnese 130
ANB-Winkel 229
angeborene Anomalien 52
Angle-Drahtbiegezange 530
Angle (Klassifizierung nach...) 204, 550
Angulation 498, 539
ankylosierter Zahn 710
anomales Schlucken 84
Anteigverfahren (Plattenherstellung) 346
Anteinklination (der Inzisivi) 233, 307
Anteposition (der Inzisivi) 233, 308
anteriore Rotation der Mandibula 230
anteriore Zungenposition 84
„Anti Spee" 495
API (Approximalraum-Plaque-Index) 113
apikale Basis 164
Aplasie 66, 310, 631, 708
Apparateplanung 414
Apparatesysteme 296
Apparaturpflege 350, 409
Apposition 280
appositionelles Wachstum 24
Approximalraum-Plaque-Index (API) 113
Arbeitsmodelle 344
Arthritis 138
Articulare 221
Artikulator 263
Artistics 494
Asymmetrien des Schädels 148, 215
asymmetrischer Labialbogen 328
Atmung 140
Aufbewahrung der Apparaturen 350, 409
Aufbewahrungspflicht 174, 790
Aufbißaufnahme 213
Aufbißplateau (an der Platte) 316
Aufklärungspflicht 788
Auflösung der Frontzahnstufe 236, 554

Aufrichtung gekippter
Zähne 492, 520, 723
Ausgleichsextraktion 649, 693
Außenstand (Eckzahn-) 672
Axiographie 263

B

B-Punkt 220
Band 485
- Abnehmezange 530
- andrücker 533, 535
- driver 533
- entfernung 526
- Schlitzzange 531
- setzer 533
- zementierung 521
Bandansätze 162
Band-und Bracket-Positionier-
instrument 534
Basion 221
Basiswinkel 232
Bebänderung 521
Befunderhebung 123, 129
Behandlungsbedürftigkeit 55, 124
Behandlungsbeginn 60, 65, 125
BEMA Bd. II, Anhang 796
Bennett-Winkel 249
Beratung 117
Bertoni-Schraube 341
Beruhigungssauger 78
Beschleunigung des Zahn-
durchbruchs 49, 92
Bewegungselemente
- Platte 326
- Aktivator 391
Biegesteifigkeit von Drähten 458
Biegungen 1., 2. und 3. Ordnung 493
Biokompatibilität metall.
Werkstoffe 462
Biometgesicht 148, 208
Bionator (Balters) 378
Bird Biegezange 531
Bißhebung
- physiologische 43
- therapeutische 299, 374, 519, 594
Bißlage 203
Bißlagebestimmung 204, 237
Bißverlagerung
- nach mesial 301, 368, 557
- nach distal 302, 570
Bite-wing-Aufnahme 213
Blasinstrumente 141
Blutgerinnungsstörungen 138
Blutungs-Index 116
Bögen 486, 489, 500
Bogenbiegezange 531
Bogenformer 534
Bolton-Diskrepanz 185, 674
Box-Loop 507
brachyfazialer Typus 230, 373
Bracket 486
- Abnehmezange 531
- Entfernung 526
- Kleben (direkt) 522
- Kleben (indirekt) 522
- Pinzette 534
- Position 522
Bukkalbiß 200
Bukkalfeder 335, 623
Bukkalokklusion 200, 306, 520, 619
Bull-Loop 507

C

Cephalometrie = siehe Kephalometrie
chirurgische Kiefer-
orthopädie 64, 372, 558, 571, 726
chirurgisch unterstützte
Gaumennahterweiterung 612, 735
chondrales (kondyläres) Wachstum 23
Chrom 467, 772
chronologisches Alter 42
„clockwise growing face“ 230
Coffin-Feder 314, 605
Composite-Kleber 455
Convertible -Entfernungs-
instrument 534
Convexity 240
„counter-clockwise growing face“ 230
„Criss-Cross“-Gummizüge 511, 529, 623
Crozat-Apparaturen 547

D

Dachbiß 591
DC (Punkt) 222
Deckbiß 65, 300, 386, 588, 685
Deflektionsvermögen (Draht) 463
Deflexion 250
Dehngrenze 463
Dehnschraube 339, 399

„Dekompensation" 728, 730
Delaire-Maske 546, 573
De La Rosa-Konturenzange 531
dentaler Rückbiß 151, 552, 558
dentales Alter 42, 60
Dermatologie 772
Desinfektion 778
Deviation 250
Diagnose 206
diagnostischer Set up 275
Diastema mediale 63, 311, 623
direktes Kleben von Brackets 522
direktes Verfahren der Aktivatorherstellung 399
Diskusknacken 261
Diskusperforation 262
Diskusverlagerung 250
Distalbiß (s. Rückbiß)
distaler Zwangsbiß 556
Distalisation von Seitenzähnen 309, 518
Distalschneider 531
Distalstand 192
Dokumentationspflicht 790
dolichofazialer Typ 230, 373
Doppel-Delta-Loop 507
Down-Syndrom 87
Draht
- bearbeitung 471
- dimensionen 187
- „Electropolishing" 471
- festigkeit 464, 467
- Kaltverformung 471
- Löten 472
- material 467, 487, 500
- ligaturen 490
- schneider 531
- Schweißen 472
- Vergütung 472
- Weichglühen 471
- Werkstoffeigenschaften 458
Dreiecksklammer 323
Druckfeder 492, 528, 580
Druckpelotte 657
Druckseite (bei Zahnbelastung) 280
Drucktopf 347
DT (Hauptpogonion) 221
Dualbiß 368, 377
Duktilität (von Drähten) 463
Durchbruchsbeschleunigung 49, 92
Durchbruchsverzögerung 49, 92
Durchbruchszeiten
- der Milchzähne 37
- der permanenten Zähne 41, 43
Dysfunktion der orofazialen Muskulatur 74, 313, 375, 521
Dysostosis cleido-cranialis *(Maire-Sainton)* 34, 655
Dysostosis cranio-facialis *(Crouzon)* 34
Dysostosis mandibulo-facialis *(Franceschetti)* 34

E

echtes Diastema 66, 311, 624
Eckzahndystopie 627
Eckzahnführung 54, 248
Edgewise-Technik 493
Einarmklammer 324
Eingliederung von Platten 349
Einlagerung der Maxilla und der Mandibula in den Gesichtsschädel 227
Einschleifen
- der Platte 347
- des Aktivators 404
- von Milchzähnen 101
„einseitiger" Headgear 543
Elastics 491, 510
elastische Verformung (Draht) 464
Elastizität (Draht) 464
embryonale Progenie 36
E-Modul 464
Endgefühl 257
endokrine Erkrankungen 139
Enface-Bild 208
Engstand
- primärer 601, 672
- sekundärer 601
- tertiärer 601, 712
EN (Punkt) 221
Entbänderung 526
Entwicklung des Gesichtsschädels 28
Erbanlagen 53, 70, 133
Ernährung 111
Ernährungsberatung 95, 111
Erwachsenenbehandlung 64, 722, 726
Erweiterung
- sagittale 676
- transversale 605
erworbene Anomalien 53, 70

Esthetic plane *(nach Ricketts)* 222
Eugnathie 54
exogene Einflüsse 53, 71
Expansionsbogen 502
Expansionsheadgear 543
Extraktion 310, 681
- gesteuerte 705
- von Milchzähnen 704
- der 2. Molaren 691
- der 2. Prämolaren 689, 691
- von Schneidezähnen 692
- der Sechsjahrmolaren 698
- der Weisheitszähne 712
extraorale Abstützung 285
extraorale Apparaturen
- Gesichtsmaske 546, 573
- Headgear 381, 536, 562
- Kombination mit funktionskieferorthopädischen Geräten 381
- Kopf-Kinn-Kappe 545, 573, 585
extraoraler Befund 146
Extrusion 286, 475, 725

F

Facial axis *(nach Ricketts)* 233, 239
Facial depth 239
Facial taper 240
Fächerdehnschraube 342
Familienanamnese 132
fazialer Typ 230
Federbolzenschraube 344
Federwaage 535
fehlerhafte Sprachlautbildung 74, 142
Fernröntgenseitenbild 213
Festigkeit (Draht) 464
festsitzende Apparaturen 473
- Informationsbogen für Patienten 878
festsitzende Lückenhalter 97
Fingernägelkauen 74
Fissurenversiegelung 116
Flaggenhalter 265
Flaschenernährung 73, 134
Fluoridierung 107
Fokus-Film-Abstand 217
Foramen mentale mediale 614
forcierte Gaumennahterweiterung 610
Formgedächtnis-Effekt 464
Fotostataufnahme 207
Frankfurter Horizontale 223
Freilegung (retinierter bzw. verlagerter Zähne) 657, 737
Friktion 465, 481
frontaler Engstand 306, 520, 600
frontaler Kreuzbiß 303, 520, 564
frontal offener Biß 298, 375, 387, 519, 577
Frontsegment 183
Frontzahnabstand 198
Frontzahnführung 248
Frontzahnstufe (Overjet) 65, 157, 198, 550
Frontzahnverlust 50, 640
Frühbehandlung 61
Frühbehandlung von Lippen-Kiefer-Gaumenspalten 667
Führungsbogen 501
Führungsphase 515
funktionelle Kraft (Wirkung) 364
funktionelle Therapie 296
Funktionsanalyse 248
- instrumentelle 262
- klinische 251
funktionskieferorthopädische Apparaturen 363
- Informationsbogen für Patienten 410
Funktionsregler *(Fränkel)* 379, 573
Funktionsstatus 253
Funktionsstörungen 160, 248

G

Gable bend (Giebelbiegung) 494
Gaumen 35, 164
Gaumennahterweiterung
- chirurgisch unterstützte 612, 735
- forcierte 610
- Informationsbogen für Patienten 882
Gaumennahtsprengung 610
Gebißentwicklung 34
Gebißformer *(Bimler)* 379
Geburt 134
Geführte Platten 356, 560
Gegenkieferbügelplatte 359, 560, 572
Gelenkbahnneigung 268
gelenkbezügliche Registrierung 263
Gelenkgeräusche 252
Gelenkknacken 252
Gelenkspiel 259
Germektomie (der 3. Molaren) 712
geschlossene Schlinge 332, 395

Gesichtsbogen (Montage) 269
Gesichtsdrittel 151, 208
Gesichtshöhe 154, 224
Gesichtsmaske *(Delaire)* 546, 574
Gesichtstyp 148, 230
Gesprächsführung 760
gesteuerte Extraktion 705
Gingiva 162
Gingivitis 162
Gipse 457
Glasionomerzement 456
Gleithaken 512
Gnathion 151, 210
Gnathostatik 215
Goniontangentenpunkt 221
Gonionwinkel 232
Goshgarian (Transpalatinalbogen) 483
GOZ Band II, Anhang 832
Großnasenprofil 150
Gulden-Therapie 89
Gummiringe -ungesicherte 630
Gummizüge 483, 510, 561, 574
„gummy smile" 154

H

Habits 74, 141, 756
habituelle Okklusion 157
habituell offener Biß 76, 298, 375, 576
Habsburger Progenie 569
Häufigkeit dysgnather Zustände 70
Haftung bei Überweisung 791
Halbretention (Infraokklusion) 652, 710
Haltedorn 396
Halteelemente (Platte) 316
- am Aktivator 398
- Aktivierung 354
Hals-Nasen-Ohren-Heilkunde 771
Handröntgenbild 214, 241
Haut 145
Headgear 381, 536, 562, 680
-Informationsbogen für Patienten 880
-zange 531
Hebel-Seitenschneider 532
Hepatitis 775, 782
herausnehmbarer Lückenhalter 98
Herbst-Scharnier 561
Herren-Aktivator 378
High pull-Headgear 538
hintere Gesichtshöhe 224
HIV-Infektion 782
HNO-Behandlung 140, 771
hochinfektiöse Patienten 775, 782
Hochlabialstand 672
horizontales Wachstumsmuster 230, 373
Horizontal-Loops 507
How Zange 532
Humangenetik 774
Hyalinisierungsphase 280
Hygiene 781
Hygieneplan 782
Hyrax-Schraube 343

I

iatrogen offener Biß 579
Idealbogen 500
Idealisator *(Sergl)* 295
IKP 159
Implantate
- als Verankerung 484
- i.d. Wachstumsforschung 27
Incision inferius 220
Incision inferius apicale 220
Incision superius 219
Incision superius apicale 219
Incisura masseterica 220
Indikation
- des Aktivators 366
- festsitzender Apparate 474
- kfo. Behandlungen 55, 65, 124
- von Plattenapparaturen 314
Indikationsschema (-system) 57, 797
indirektes Kleben von Brackets 522
indirektes Verfahren der
Aktivatorherstellung 400
Individualprophylaxe 112
Indizes
(Behandlungsnotwendigkeit) 56
Infektionskrankheiten 138
Infektionsschutz 774
Informationsbögen
- allgemein 872
- festsitzende Apparaturen 878
- funktionskieferorthopädische
Geräte 410, 876
- Gaumennahterweiterung 882
- Headgear 880
- Platten 352, 874
- Positioner 884
- Retention 885
Infraokklusion 652, 710

Infraposition 710
Inklination der Inzisivi 234
Innere Medizin 772
innere Sekretion 772
Inset 494
Instrumentarium 530
Interdentalfeder 329, 395
Interdentalraumbürste 106
Interinzisalwinkel 237
intermaxilläre Gummizüge
- Klasse II 285, 483, 511, 561
- Klasse III 511, 575
Interkondylarachse 249
intermittierende Krafteinwirkung 282
interokklusales Registrat 271
intramaxilläre Abstützung 284
intraoraler Befund 155
Intrusion 136, 286, 475
Inzisivi
- Achsenstellung 193, 233
- Anteinklination 193, 233, 307, 550
- Anteposition 233, 308
- Breitensumme (SI) 182
- Protrudieren 369, 517
- Retroinklination 193, 233, 307, 550, 590
- Retroposition 233, 308
- Retrudieren 193, 517
IOTN 56
IP-Positionen 112
isometrische Anspannung 257
Izard'scher Index 147, 602

J

Jarabak-Drahtbiegezange 532
Jasper-Jumper 561
J-Hook-Headgear 544
Jigglingbewegungen 280, 288, 743
Jochbeogenbreite 147
Justierungsphase 517

K

Kahn-Sporn 544
Kariesgefährdung 161, 290
Kariesprophylaxe 58, 67
Kau-und Abbeißfunktion 58
Keimlage 39, 566
Kephalometrie 215
- Analyseverfahren 219
- Befundbogen 225
- Punkte 219
- Referenzlinien 222
Kephalostat 218
keramische Werkstoffe 457
„Kieferformer" (NUK) 78
Kiefergelenk 160, 255
-geräusche 255
-knacken 255
Kiefergelenkstörungen 160, 250
Kiefergelenkaufnahmen 214, 262
Kieferkompression 601
Kieferlängen 232
Kiefermitte 201, 613
kieferorthopädisch-chirurgische Therapie 64, 372, 558, 571, 726
kieferorthopädische Behandlungsindikation 55, 124
kieferorthopädischer Lückenschluß 310, 635, 645
Kiefer-Profil-Feld 208
Kieferrelationsbestimmung 249, 273
Kinderheilkunde 770
Kinderkrankheiten 138
Kinetor *(Stockfisch)* 379
Klasse I 204, 550
Klasse II 204, 368, 386, 550
Klasse III 204, 550
Kleben von Brackets
- direkt 522
- indirekt 522
Kleber 455
klinische Okklusionsprüfung 251
klinische Untersuchung 144
Knirschen 141
Knochen
- abbau (-resorption) 279
- anbau (-apposition) 279
- form 21, 25
- struktur 21
- umbau 280
- wachstum 23
Kobalt-Nickel-Chrom-Drähte 469, 487
Körperbau 144
körperliche Zahnbewegung 282, 474, 479
Kollmann'schen Proportionen 151, 208
Kombi-Headgear 538
Komposit -Entfernungszange 532
Kompressionsbogen 503
Kompressionsheadgear 543

Kompressionstest 260
Kondylenbahn 241
Kondylussubluxation 250
konfektionierte Stahlkronen 95, 98
Konfliktgespräche 760
Konstitution 70
Konstruktionsbiß (Aktivator) 384
kontinuierliche Krafteinwirkung 282
Kontraktionsbogen 502
Kontraktionsphase 516
Kontrollsitzungen
- Aktivatorbehandlung 412
- Plattenbehandlung 351
Konturbandfüllung 95
Konturenzange 532
Kopf-Kinn-Kappe 545, 573, 585
Korrosion 462
Kortikale Drift 25
Kräfte, orthodontische 281, 480
Kinderkrankheiten 138
Kreuzbiß
- frontaler 198, 303, 564
- seitlicher 79, 200, 304, 520
Kronenfraktur 155, 640
Kugelklammer 321
Kybernetor *(Schmuth)* 378

L

Labialbogen
- an der Platte 326
- am Aktivator 391
- asymmetrischer 328
Labiale inferius 219
Labiale superius 220
Länge
- der Oberkieferbasis 224, 233, 554, 566
- des Unterkiefers 224, 233, 554, 566
- der vorderen Schädelbasis 224
lateraler Zwangsbiß 101, 612
Laterognathien 612
Laterotrusion 249
Latexallergie 137
Latham-Apparatur 668
Le Fort I -Osteotomie 735
Legierungen 468
Ligaturen 490
Ligaturenschneider 532
Ligaturen Spannzange 532
Ligaturinstrument 535
Lingualbogen 97, 484
Lingualokklusion 306, 520, 619
Lingualstand 620
Lipbumper 484
Lippen
- aktivator 89
- bändchen 162, 624
- bandexzision 741
- beißen 78, 142, 555
- haltungsfehler 142, 152
- saugen 78, 142
- treppe 152
Lippen-Kiefer-Gaumenspalten 61, 66, 164, 312, 662
Lippen-/Wangenhalter 535
LL (Punkt) 221
LL/Est. plane (mm) 229
Löten 472
Loops 505
Loop-Biegezange 533
Lower face height 239
Lückenhalter 96
- festsitzend 97
- herausnehmbar 98
Lückenöffnung 518, 680
Lückenschluß
- kieferorthopädischer 310, 518, 636, 645
- prothetischer 635, 645
Lutschen 75, 141, 756

M

Makrogenie 179, 233, 565
Makroglossie 566
Mandibula
- Länge 244, 233
- Lage 227
- Neigung 227
Mandibular arc (Winkel) 240
Mandibular-Linie 222
Mandibular plane 239
Mandibularplanum 222
Mandibular-Positions-Indikator (MPI) 273
manuelle Funktionsanalyse 256
Masseterspannübungen 409
Maxilla
- Länge 224, 232
- Lage 227
- Neigung 227

maximale Mundöffnung 256
Maxum-Schraube 343
Mechanik 478
mediane Gesichtsspalten 663
mediane Oberlippenspalte 663
Medikamente 137
Median-Sagittal-Ebene (MSE) 179, 613
Mediotraktorentest 258
Mediotrusion 249
Memory Effekt 464
Menarche 145
Menstruation 145
Menton 220
Mesialstand 193, 309, 674, 683, 687
Mesiodens 212, 626
Meßpunkte
- Modellanalyse 188
- kephalometrische 220
Mikrogenie 179, 233, 552, 603, 674, 684
Milchgebiß 37
Milchzähne
- Durchbruchszeiten 37
- Extraktion 704
- Mineralisation 37
- Verlust 48, 91
- Wurzel 95
Mineralisation
- der Milchzähne 37
- der permanenten Zähne 39
Mißverhältnis zwischen Zahn- und Kiefergröße 189, 602, 674, 683
Mittellinienverschiebung 157, 200, 520, 612
- alveoläre 200, 612
- Bestimmung 200, 612
- mandibuläre 200, 612
ML NSL-Winkel 228
Mobilität des Unterkiefers 256
Modellanalyse 178
Modellherstellung 177
Modellmontage 272
Molarenabstand in Abbißstellung 157
Monobloc *(Robin)* 363
Montage der Modelle im Artikulator 272
Morbus Down 87
Motivation 143, 763
MPI = Mandibular-Positions-Indikator 273
Mukosa 162
Multibandapparatur (s. festsitzende Apparaturen)
Munddatmung 87, 140, 601
Mundhygiene 160
- Maßnahmen 102
- Verhaltensänderung 754
Mundhygienestatus 112
Mundvorhofplatte 82, 89, 585
Musikinstrumente 141
Muskelpalpation 255
Myo-Arthropathien 141, 160
Myofunktionelle Übungen 86

N

Nance-Bogen 482
Nance Schlaufenbiegezange 532
Nasal-Linie 222
Nasion 151, 210, 219
Nasionsenkrechte 208
Nichtanlage (s. Aplasie)
nichtrostender Stahl 468
Nickel 468, 772
Nickelallergie 136, 462, 470, 772
Nickel-Titan-Drähte 469, 488
Niveauunterschied 197
Nivellierungsphase 513
NL NSL-Winkel 228
Nomenklatur 179, 248
Non-Ex-Behandlung 676
normofacialer Typ 230
„Norwegisches“ System 363
Notfälle bei kfo. Behandlung 720
N S Ba-Winkel 224, 227
Nuckel (Beruhigungssauger) 78

O

oberer Schneidezahnwinkel 234
Oberkieferlänge 224, 232
Obwegeser-Dal Pont 733
Öse (als Plattenelement) 334
Ösendorn (am Aktivator) 396
Ösensporn (am Aktivator) 393
offene Schraube 341
offener Aktivator *(Klammt)* 378
offener Biß 65, 76, 79, 298, 368, 375, 387, 519, 576, 699
Offset 494
Ohr-Augen-Ebene 207
OK 1-Winkel 234

OK 6/PTV (mm) 240
Okklusion 203, 248
- dynamische 158, 248
- habituelle 158, 248
- statische 248
- zentrische 248
Okklusionsebene 158, 178, 224, 249
Okklusionskonzepte 250
Okklusionsprüfung, klinische 258
Okklusionsstörungen 250, 724
Omega-Loop 505
Orbitale 207, 221
Orbitalsenkrechte 208
orthognather Profiltyp 227
Orthopädie 774
Orthopantomogramm 202, 210, 615
Ossifikation
- chondrale 22
- desmale 23
Osteoblasten 22
Osteoclasten 22, 280
Osteocyten 22
Osteoidgewebe 280
Osteoplastik im Spaltbereich 666, 670
Overbite (vertikaler Frontzahnüberbiß) 199, 588
Overjet (Frontzahnstufe) 65, 157, 199, 550
Overlaybogen 504

P

p.a.-Aufnahme 215, 602, 615
Pädiatrie 770
Palatal bar (Transpalatinalbogen) 483, 586
Panoramaröntgenbild 210
Papillen-Blutungs-Index (PBI) 115
Parafunktionen 141
para-okklusaler Löffel 263
PAR-Index 57
Parodontalbehandlung 742
parodontale Schäden 161, 291, 742
Parodontalindizes 113, 161
Parodontalprophylaxe 58, 67, 742
Passivbewegung 257
passive Kompression 260
Patientendaten 118
PBI (Papillen-Blutungs-Index) 115
permanente Zähne
- Durchbruchzeiten 41
- Mineralisation 39
Persönlichkeitsstörungen 767
Pfeilklammer 317
Phonetik 58
Phosphatzement 456
physiologische Zahnwanderung 45
Pierre Robin-Syndrom 34
Planungsskizzen für kfo.Geräte 414
Plaque-Einfärbung 114
Plaque-Index
- nach *Sillness* und *Löe* 115
- nach *Quigley/Hein* 114
plastische Verformung (Draht) 465
Platte
- Aufbewahrung 350
- Aufbißplateau 316
- Eingliederung 349
- Einschleifen 347
- Form 315
- Herstellung 344
- Informationsbogen für Patienten 352
- Kombination mit Bändern/Brackets 363
- Planungsskizzen 414
- Reinigung 350
- mit schiefer Ebene 362
- Tragezeit 350
Platzmangel 672
Pm (Punkt) 222
Pogonion
- Haut 208
- knöchernes 220
Pog/NB (Strecke) 224, 228
Polymerisation von Platten 346
Pont'scher Index 182, 187, 601
Porion 221
Positioner 294, 527
- Informationsbogen für Patienten 884
Positionsbestimmung des Unterkiefers 273
posteriore Rotation 230
pränatale Prophylaxe 72
prä- bzw. postoperative Kieferorthopädie 59, 372, 558, 571, 726
präprothetische Behandlung 59, 722
Praxishygiene 774
primärer Engstand 601
Primatenlücken (Baume) 44
Problempatienten 768

Profildiagnostik 148, 207
Profiltyp 148, 208, 227
progene Formen 65, 387, 564
progener Zwangsbiß 101, 159, 565
Progenie 65, 228, 302, 564
- embryonale 36
Progenie-Aktivator nach *Wunderer* 379
prognather Profiltyp 227
Prognathie 228, 552
Prophylaxe 67, 72
prothetischer Lückenschluß 635, 645, 657
Protraktorentest 258
Protrudieren der Inzisivi 369, 517
Protrusionsfeder 331
Protrusionsschlinge 332
Pseudoelastizität (Draht) 465
Pseudoprogenie 303, 565
psychische Entwicklung 146
psychologische Aspekte 748
psychologische Behandlungsindikation 764
Pterygoid-Vertikale (PTV) 224
Pterygomaxillare 221
Pt-Punkt 221
pubertärer Wachstumsgipfel 247, 371

Q

Quadhelix 608
quere Mundspalte 663

R

rachitisch offener Biß 577, 699
Rachitisprophylaxe 72
Rahmenschlinge 398
Raphe-Median-Ebene 178, 190, 192, 202, 613
Ratio 231
Raummangel/Platzmangel 672
Raumverlust 672
Rechter Winkel 336, 394
Registrat, interokklusales 271
Registrierung
- gelenkbezüglich 263
- schädelbezüglich 272
Reifungsstadium der Handknochen 245
Reinigung der Platte 350
Reinklusion 593, 710
Rekonstruktion (zur Bestimmung der Bißlage) 204, 554
Replantation (nach traumat. Frontzahnverlust) 644
Resilienz (Draht) 466
Resorption
- Knochen- 279
- Wurzel- 280, 287, 477, 660
- unterminierende Wurzel- 48, 92
Retainer 293, 527
Retention
- eines Behandlungsresultats 293, 355, 376, 517
- Informationsbogen für Patienten 885
- nach chirurgisch-kieferorthopädischen Maßnahmen 731
- von Zähnen 66, 312, 651
Retentionsgeräte 293, 527
Retraktion der Eckzähne 518
Retraktion der Gingiva 162
Retrogenie (s. a. Rückbiß) 179, 550
retrognather Profiltyp 227
Retrognathie 227
Retroinklination der Inzisivi 193, 234, 307, 550, 589
Retroposition der Inzisivi 204, 308
Retrudieren der Inzisivi 193, 517
Rezidiv 291, 376, 731
reziproke Abstützung 283, 536, 676
Ricketts-Analyse 221, 239
Röntgenkephalometrie 219
Röntgenstatus 210
„Rollentausch“ 647
Rotation 475, 521
Rückbiß (Unterkieferrücklage) 65, 301, 368, 386, 550
Rückenplatte 390
Rückgesicht 148, 208
Rückholfeder 338
Ruhelage 249

S

Säuglingsernährung 73, 134
sagittale Dimension 179
sagittale Enge 65, 672
sagittale Erweiterung 676
sagittaler Symmetrievergleich 192
SAM 263
Scaler/Bandandrücker 535
Schachtelbiß 38

Schädel
- asymmetrien 148
- breite 147
- form 146
- index 147
- wachstum 28
schädelbezügliche Registrierung 263
Scharnierachse 248
Scharnierachsenbestimmung 265
Scheuanker 321
Schieblehre (zur Modellanalyse) 182
schiefe Ebene 362
schiefes Rückgesicht 149, 208
Schlaufen 505
Schlucken:
- anomales 84
- somatisches 84
- viszerales 84
Schmalkiefer 89, 600
Schmelzhypoplasien 52
Schneidekantendistanz 159, 256
Schneidezahn
- Achsenstellung 193, 233
- Anteinklination 193, 234, 307, 550
- Anteposition 234, 308
- Extraktion 691
- Retroinklination 193, 234, 307, 550, 589
- Retroposition 234, 308
Schrauben
- Aktivierung 354
- im Aktivator 399
- in Platten 339
schräge Gesichtsspalte 663
Schutzimpfung 777
Schwangerschaftsverlauf 134
Schweißen 472
Schwenkdehnschraube 342
Sechsjahrmolarenextraktion 698
Sechsjahrmolarenverlust 50
Seitbiß 612
seitliche Nonokklusion 620
seitlicher Aufbiß 316, 622
seitlicher Kreuzbiß 79, 520
seitlicher Vorbeibiß 520, 619
seitlich offener Biß 519, 577
Sella-Punkt 219
sekundärer Engstand 601
Senkbiß 590
Separierzange 533
„settling" 294
Set up 275
SI 182
Situationsbiß 177
SKD = Schneidekantendistanz 159, 256
skelettale Klasse II 552
skelettales Alter 26, 60, 241
SNA-Winkel 227
SNB-Winkel 228
SN Pog-Winkel 228
Sockeln der Modelle 177, 388
Sollwerttabelle (Modellanalyse) 190
somatisches Schluckmuster 84
Somatogramm 144
Sonne-Regen-Karte 82
soziales Umfeld 146
Spätanlagen 50
Spalten 662
Spannungs-/Dehnungsdiagramm 463, 466
Splint 733
Spikes 86, 586
Spina nasalis anterior 219
Sport 141
Sprachlautbildung 83, 142
Spring-Retainer 295
Sprühtechnik (Plattenherstellung) 346
S-Stadium (Handröntgenbild) 245
Stahlkronen, konfektionierte 95, 98
Standardextraktion 690
stationäre Abstützung 284
Steifigkeit (Draht) 466
Steilstand der Front (s. Retroinklination)
Step up/down 495
Sterilisation 778
Stiffness (Draht) 458
Stillen 73, 134
Störungen der Zahnbildung 41
Straight-Wire-Apparatur 496
Stripping 186
strukturell offener Biß 298, 577
Stützzonen 46, 89, 191
- einbruch 46, 90
- erhaltung 89
- Tabelle (nach Berendonk) 190
Stufenbiß 37
Subnasale 151, 210
Summenwinkel 232
Superposition (von Fernröntgenaufnahmen) 238
suturales Wachstum 24
Sweep 495

Symmetrievergleich (Modellanalyse) 190, 192
Syndrome 34, 145

T

tertiärer Engstand 601, 712
Tetracyclinzähne 52, 136
tiefer Biß 299, 374, 519, 588
tiefer Biß mit Gingivakontakt 589
tiefer Biß mit traumatischem Einbiß 589
Tip back-Biegung 495
Titan-Molybdän-Drähte 468
Tma-Punkt 220
Tmh-Punkt 220
Toe in-Biegung 494
Tonn'sche Formel 183
Tonsillektomie 140, 164
Torque 286, 476, 492, 495, 518
Torsion 286, 311
Tragezeit herausnehmbarer Geräte 350, 408
Transformationsgesetz *(Wolff)* 279
Translation 476, 479
Translationstest 259
Transpalatinalbogen *(Goshgarian)* 483, 586
transversale Dimension 179
transversale Enge 65, 189, 305, 600
transversale Erweiterung 194, 520, 605
transversaler Symmetrievergleich 190
transversale Zahnbogenbreite 187
Trema
- convergens 624
- divergens 624
Trichion 151, 210
Trinkplatte 668
Tropfenklammer 321
Tuberebene 178
Tweed Schlaufenbiegezange (Loop Biegezange) 533
Two by four-Bogen 504

U

U-Bügel-Aktivator *(Karwetzky)* 379
überkreuzte Federn 330
UK 1/A Pog (Winkel) 240
UK 1/A Pog (Strecke) 240
UL (Punkt) 221
umgekehrter Frontzahnüberbiß 564
unechtes Diastema 624
Unfälle 136
ungesicherte Gummiringe 630
unterer Gonionwinkel 232
unterer Schneidezahnwinkel 233
Unterkieferbogenschraube 343
Unterkiefer
- Bewegungen (Aufzeichnung) 267
- Länge 224, 233
- Lage 229
- Mitte 201, 613
- Positionsbestimmung 273
- Schwenkung 201, 302, 613
Unterlippe 153, 313
unterminierende Resorption 48, 92
Utility-Bogen 503

V

Verankerung 482
Vererbung 53, 70, 133
Vergoldung (von Drähten) 462
Vergüten 472
Verhaltensauffälligkeiten 145, 667
Verhaltensgewohnheiten 145, 752
Verlagerung 66, 312, 651
Verlust (permanenter Zähne) 50, 66, 640
vertikale Dimension 179
vertikale Zahnstellungsfehler 197
vertikaler Frontzahnüberbiß (Overbite) 199
vertikales Wachstumsmuster 230, 373
Vertikal-Loop 505
Verzögerung des Zahndurchbruchs 49, 92
vestibulärer Durchbruch 672
Vestibulum 165
viszerales Schluckmuster 84
Vitalfärbung 27
Vorbißplatte *(Hotz)* 360, 560
vordere Gesichtshöhe 224
Vorgesicht 148, 208
Vorhofplatte 82, 89, 585
Vorkontakte 250
Vorschubdoppelplatte 358, 561
vorzeitiger Milchzahnverlust 48, 90
Voss-Klammer 320

W

Wachs 457
Wachstum
- appositionelles 24
- chondrales (kondyläres) 23
- epiphysäres 23
- suturales 24
- translatorisches 25
Wachstums-
- gipfel 247, 372
- kurve 26, 247, 371
- muster 32
- prognose 219, 231
- störungen 34
- studien 27
- theorien 29
- typ - horizontal 230
  - vertikal 230
Wanderungsgesetze nach Zahnextraktion *(Baume)* 699
Wangenhabits 142
Wasserstrahlgerät 106
Weingart Zange 533
Weisheitszähne 42, 712
weite Keimlage 566
Werkstoffe
- metallische 458
- nichtmetallische 455
Wilson-Apparatur 518
Wirkungskreis funktionskieferorthopädischer Geräte 364
Wurzelresorption 280, 287, 477, 660

X

Xi-Punkt 223

Y

Y-Platte 340, 598, 679

Z

Zahnarzt-Patient-Beziehung 749
Zahnbewegungen 285, 474
Zahnbildungsstörungen 52
Zahnbogenbilanz 194
Zahnbogenbreite 187
Zahnbogenmitte 201, 513
Zahnbürste 102
Zahndurchbruch
- Beschleunigung 49, 92
- Verzögerung 49, 92
Zahnfleischstimulatoren 106
Zahnkegel *(De Coster)* 32, 605
Zahnluxation 640
Zahnpasten 110
Zahnputztechniken 103
Zahnseide 105
Zahnstatus 155, 180
Zahnstocher 106
Zahnunterzahl 66, 310, 633
Zahnverlust 50, 66, 310, 640
Zahnwanderungen, physiologische 43
Zahnwechsel 41
Zeitpunkt kfo. Behandlungen 60, 65
Zemente 456
zentrische Kondylenposition 248
Zielinsky-Modus 44
ZKP 159
Zugfeder 492
Zugfestigkeit 467
Zugklammer 324
Zugseite (bei Zahnbelastung) 280
Zug- und Druckwaage 535
Zungen-
- abhalter 535
- bändchen 163
- fehlfunktion 83, 163, 521
- gitter 86, 361, 585
- habits 83, 313
- lutschen 83
- pressen 83
- schild 86
Zwangsbiß 65, 101, 159, 565, 612, 709
- lateraler 101, 612
- progener 101, 565
Zwei-Phasen-Behandlung 61, 125, 372, 559

Inhaltsverzeichnis der CD-ROM

Band 2 dieser Ausgabe liegt eine CD-ROM bei. Sie enthält alle Informationsbögen und eine Reihe von Formularen aus Band 1 und 2. Da die meisten Bögen in Word 97 wie auch in RTF gespeichert wurden, lassen sie sich für den Praxisgebrauch ändern und individuell gestalten. Eine Ausnahme bilden die Auswertungsbögen für die Modellanalyse und die kephalometrische Analyse, die als TIFF-Datei vorliegen und daher nur ausgedruckt, nicht aber modifiziert werden können. Außerdem enthält die CD-ROM die Bögen in PDF. Beachten Sie auch die „Lies-mich"-Datei auf der CD-ROM.

Folgende Bögen und Formulare sind auf der CD verfügbar:

01. Formular für Patientendaten	S. 119
02. Fragen i. R. der Voruntersuchung	S. 166-168
03. Befundbogen (Anamnese/klin. Unters.)	S. 169-173
04. Auswertungsbogen Modellanalyse	S. 181
05. Kephalometrische Analyse	S. 226
06. Auszug GOZ / GOÄ	S. 866
07. GOZ / GOÄ- Gebühren-Sätze	S. 867-868
08. Vergleich GOZ, GOÄ / BEMA	S. 869-870
09. Allgemeine Patienteninformationen	S, 872-873
10. Informationsbogen - Platten	S. 874-875
12. - Festsitzende Apparate	S. 878-879
13. - Headgear	S. 880-881
14. - Gaumennahterweiterung	S. 882-883
15. - Positioner	S. 884
16. - Retentionsphase	S. 885
17. Muster: Behandlungsplan (privat)	S. 889
18. Muster: Verlängerung (privat)	S. 892
19. Abrechnung Mat.- und Lab Kosten	S. 895
a) als doc-Datei	
b) als xls-Datei	
20. Einverständniserklärung	S. 896
21. Ermahnung 1	S. 900-901
22. Ermahnung 2	S. 902